Siegfried W. F. Pagel

Gesünder durch Sonnenkost

Chance aus eigener Hand

– stark erweiterte Neuauflage –

make a book

Siegfried W. F. Pagel

Gesünder durch Sonnenkost

Chance
aus eigener Hand

VERLAG
make a book

ISBN 978-3-940218-20-9

M. Böhme • Osterdeich 52 • 25927 Neukirchen
Tel.: 04664 - 9839902 • Fax: 04664 - 635
eMail: mb@make-a-book.de
http://make-a-book.de

Gesamtherstellung:	make a book, Neukirchen
Photos:	Siegfried W. F. Pagel,
Titelphoto (Tochter Ulrike)	Inga Sommer Photographie, Hamburg
Umschlag, -Entw. -Gestaltung:	M. Böhme, Neukirchen
Seitenlayout:	M. Böhme, Neukirchen

Bibliografische Information Der deutschen Nationalbibliothek
Die deutsche Nationalbibliothek verzeichnet diese Publikation in der Deutschen Nationalbibliografie; detaillierte bibliografische Daten sind im Internet über http://dnb.ddb.de abrufbar.
Bibliographic information published by deutsche Nationalbibliothek
Die Deutsche Bibliothek lists this publication in the Deutsche Nationalbibliografie; detailed bibliographic data are available in the Internet at http://dnb.ddb.de.

Inhalt

Einsichten eines ›Sonnenköstlers‹
- im Darwin-Jahr 2009 -

1-

Der Gott, der Gold und Marmor schuf
und eine Welt voll Wunder,
steht eh im höchsten Schöpferruf
von Elefant bis Flunder.
rief Er doch uns, den Menschen, auch
ins Licht und nun vorm Spiegel –
entdecken wir gar Gottes Hauch
und kränzen uns mit Lorbeerstrauch
zum King vom Schöpfungshügel.
Was, homo 'illusionicus',
bloß dieser Selbstbejubelschmus?

2-

Als Schöpfungs-Krone du dich preist,
doch nur aus Lehmkristallen
hat Gott geformt und gab uns Geist
nach seinem Wohlgefallen.
Im so kreierten größten Hirn
wollt' Er vor allen Rassen
sein Ebenbild mit Denkerstirn
wie Gold im Abendsonnenfirn
der Höhen glänzen lassen.
Zur schönen Erde tat als Clou
Er uns den Früchteschatz hinzu.

3-

Was haben wir daraus gemacht
und aus der Welt für morgen,
geräubert, auf Profit bedacht,
vergaßen wir zu borgen.
Fürwahr, wir leben wirklich dreist
und pflegen unsern Dünkel,
verlachen frühe Warner meist
und tauchen Gott-geschenkten Geist
in Bier bei Kohl und Pinkel.
Da ist kein Ruhm, der uns umscheint,
schon gar nicht als Planetenfreund.

4-

Drum höchste Zeit, daß Darwin kam,
uns von dem Thron zu kicken,
das selbst bestallte Zepter nahm,
kein blankestes Entzücken
für uns, doch er den Ruhm genoß
und fabrizierte weiter
an uns'rem Sturz vom hohen Roß,
jetzt reicht es grad' zum höchsten Sproß
der rüden Affenleiter.
Ist das nun einzig, was uns ziert?
Sind wir denn da nicht angeschmiert?

5-

Vielleicht ja heilt uns dieser Gram.
Seit Charles uns unverhohlen
ins Strafgebet der Arten nahm,
da schielen wir verstohlen
aufs rabenschwarze Affenvolk
und halten sie für Brüder,
verzeihen dort Klamauk und Polk,
seh'n Menschenähnlichkeitserfolg,
die Äffin fast im Mieder.
So wandelt Ansicht sich, ihr Leut',
und uns're Überheblichkeit.

6-

Der Lack ist ab, ganz offenbar,
nun müssen wir kapieren,
daß wir wohl nicht als Superstar
im Schöpfungskreis agieren.
Gern 'Gottes erste Garnitur',
doch wissenschaftserwiesen
sind wir bloß Laune der Natur
und spielen schlechte Partitur
zu selbstgemachten Krisen,
in denen uns – so stolzgeschwellt -
viel Flickwerk auf die Füße fällt.

7-

Hier tickt das Kardinalproblem,
weil wir den Globus ändern
aus Sucht nach Fleisch und opfern dem
den Wald in Tropenländern,
per Kettensäge, die da kreischt
nach Mais für uns're Rinder
und Soja, aber Not erheischt
dies dort, denn wir sind 'zugefleischt',
und dort verhungern Kinder.
Paßt Palmöl so zu Biosprit? -
Und Strom aus Korn? – Wir machen mit!

8-

Vonnöten ist, mit Fleischverzicht
Zerstörung zu entsagen
und nun aus ganzheitlicher Sicht
den Lebensstil zu wagen,
der – klar doch - Urkost nicht verschmäht.
Brillantester Erfinder
ist die Natur, die 'ganz' versteht,
sich an der Schöpfung nicht vergeht,
wie wir verstockte Sünder.
Sie hat uns Früchtekost gereicht,
die niemals unsern Grips erweicht.

9-

Den, Primus, zeig' und wende dich
mit Herz zu Urwalds Schätzen,
auch unsre Enkel sollen sich
an grüner Pracht ergötzen.
Sie hegen, doch was Süße füllt,
uns Mund und Zunge mehren,
in Lebenskräften überquillt
und Kinder-Zukunft nicht bestiehlt,
von Früchten laßt uns zehren.
Sie dienen uns in Umwelthut
und tun auch Bauch und Seele gut.

10-

So hört die Botschaft dieser Welt:
Das Sonnenlicht ist Leben! -
Es kann, was uns'ren Takt erhält,
uns mit dem Raum verweben.
Wo wir im Kosmos-Schulterschluß
auf großem Schwingkreis wandeln,
wird jede Frucht zum Medikus
und schwelgend' Durian-Hochgenuß
uns energie-verbandeln.
Drum eßt 'natur' und paukt Euch frei
von Junk-und Murksfood-Tyrannei.

11-

Ja, ›Sonnenkost‹ bringt Kompetenz
für Seele, Geist und Glieder,
beseitigt lässig Korpulenz
und Biegsamkeit kehrt wieder,
die wir bei Jungendrauferei
in toller Kühnheit hatten,
die Rippenröllchen-Schaukelei -
mit Sport und Früchten fix vorbei,
die Polster nicht gestatten.
Wer dies nun weiß und macht es mit,
wird strotzgesund, bleibt immer fit.

12-

Mensch, wähl' das Licht, das Leben weckt,
es strahlt aus bunten Früchten;
in Kräutern und Gemüsen steckt
es, nie in Kochgerichten.
Banane, wie's schon immer hieß,
sei ganz für uns geschaffen,
der Megawurf des Großgenies
als süßer Gruß vom Paradies
und nicht nur 'Eis für Affen'.
Vertrauen wir der ›Sonnenkost‹,
sie schenkt Gesundheit. – Dies zum Trost.

(Siegfried W.F. Pagel)

EINFÜHRUNG
SCHÖN, DASS SIE ›REINSCHAUEN‹

Sie sind ein gesundheitsbewußter Mensch und trachten danach, mit Ihrer Lebenskraft künftig noch sorgsamer umzugehen? – Dann tun Sie das Richtige, und dann haben Sie auch zum ›Extra-Buch für Sie‹ gegriffen. Und wenn Sie mit dem Anlesen bis hierhin gekommen sind, dann werden Sie meiner vorangestellten ›versfüßigen‹ Einführung eigentlich auch schon zugestimmt – oder bin ich zu voreilig? - und die Marschrichtung dieses Buches zweifelsfrei ermittelt haben. Und Sie wollen fortfahren? - Das freut mich. - Herzlich willkommen.

Sie schauen herein, weil Sie inzwischen erkannt haben mögen, daß es in der Lebensmittelindustrie heute längst nicht mehr um unsere Gesundheit und um das Wohl unserer Kinder geht, sondern wesentlich um den Profit. Dabei ist bedauerlicherweise viel Verantwortungsbewußtsein seitens der Produzenten auf der Strecke geblieben. Daraus erwuchs auch die Notwendigkeit eines Verbraucherschutzministeriums. Wahrlich ein Armutszeugnis für den menschlichen Geist im Sinne des einleitenden Gedichtes.

Es ist inzwischen zu einer ernsten Alltagswissenschaft für jedermann geworden, die naturgegebene Gesundheit über das Leben hinwegzuretten. Noch schlimmer, es gerät immer mehr zu einem wahren Hürdenlauf. Gesund zu bleiben oder schnell wieder zu werden, das ist nicht nur ein kleines persönliches Glück, sondern angesichts der explodierenden Gesundheitskosten, die ja eigentlich Krankheitskosten sind, sogar ein Gebot der Stunde. – Denn zu diesen Lasten müssen noch jene aus den krankheitsbedingten Arbeitsausfällen hinzugezählt werden. So gesehen, ist ein krankes Volk prinzipiell auch ein armes Volk. Und wir Deutschen stehen nun am Rande des Begreifens. Es gehen uns langsam einige Lichter auf.

Über Auswege aus dieser Kostenfalle und über eine neue

Strategie zur Krankheitsvermeidung nachzudenken, lohnt sich für jeden einzelnen von uns. Auch durch eigenes gründliches Nachdenken kommt man zu wichtigen, manchmal lebensbestimmenden Erkenntnissen. Dies gilt so besonders für unser völlig aus den Fugen geratenes Gesundheitssystem. Hier ruhig auf den Staat zu warten, wäre ein schlechter Rat. Die aktuelle Diskussion darüber dreht sich im Kreis und läßt den durch unaufhaltsam steigende Krankenkassenbeiträge drangsalierten Bürger schier verzweifeln. Dabei sind wir alle in Gemeinschaft da eigentlich gar nicht zum ohnmächtigen Zuschauen und Erdulden des beklemmenden Zustandes verurteilt. Wir besitzen, würden wir ihn denn nur erkennen, einen mächtigen Hebel zur Abhilfe.

Ihn wirklich zu betätigen, bedürfte es lediglich einer – allerdings einschneidenden – erkenntnisorientierten Änderung unserer Ernährungsweise. Der Hebel zur positiven Wende in der Kosten- und Gesundheitssituation liegt also wirklich in unserer Hand. –

Wie? -

Jedem ist doch inzwischen bekannt, falsch essen macht krank, und genauso gegenwärtig ist uns allen, daß Industrienahrung die falsche Kost ist. – Nein, sie ist in Wahrheit eine Geißel für unsere Gesundheit. Diese Behauptung wird hier gleich unter Krankenhaus-Essen begründet werden.

Angesichts dieser zivilisatorischen Beschädigung unserer Nahrung vor der Aufnahme ist eine Rückbesinnung auf die ursprüngliche Nahrungsform dringend erforderlich. Sie macht schlank und biegsam. Wir müssen nur inzwischen verlorengegangenes altes Wissen wiedererwerben und – wünschenswert – auch neues hinzugewinnen.

Zu dessen Vermittlung möchte dieses ›**Sonnenkost**‹-Buch beitragen.

Der Begriff der ›**Sonnenkost**‹ steht für den unbedingt erhaltenswerten Urzustand der Nahrung.

Die Grundidee des ›**Sonnenkost**‹-Konzeptes ist es, das

in Früchten, Gemüse und Wildpflanzen/Kräutern pulsierende *›Potential des Lebens‹*, von dem noch ausführlich zu reden sein wird, in ganzer Vollkommenheit zu erhalten und unserem Organismus unbeschadet zugänglich zu machen. Ausschließlich in diesem Originalstatus *›höchster natürlicher Ordnung‹* kann die gespeicherte und übermittlungsfähige Sonneninformation die ihr von der Natur zugedachte Schlüsselrolle in unserem Organismus spielen. Sie alleine ist die Garantie für Leben und Gesundheit. Und erst mit dieser ihr innewohnenden *›vibrierenden Lebendigkeit‹* wird uns die naturverordnete Speise auch tatsächlich zuteil.
Und warum ist das so? –

Nun, grundsätzlich weiß jeder von uns, daß wir täglich mehrmals essen müssen, um überhaupt leben zu können. Dabei ist es aber keineswegs egal, was wir uns dabei einverleiben. Hier hapert es schon an dem allgemeinen Wissen darüber. Und das soll nun ›erleuchtet‹ werden. Warum hier nun gerade ›erleuchtet‹, und das auch noch in Gänsefüßchen steht, wird bald klar werden.

Beginnen wir also mit der Erklärung.

Der Mensch gilt – rein physikalisch – als ein offenes System, das laufend Energie aufnehmen muß, um (weiter) existieren zu können. Und er führt einen Teil davon auch wieder ab, z.B. durch Bewegung. In der Fachsprache ausgedrückt, ist der menschliche Organismus ein *dissipatives Ungleichgewichtssystem*, das täglich auf einen fein abgestimmten Nachschub an absolut intaktem Schwingungspotential aus dem Sonnenlicht angewiesen ist. Und damit ist auch schon die Verbindung zum **›Sonnenkost‹**-Buchtitel hergestellt. Das Sonnenlicht rückt damit augenfällig in unser Blickfeld.

Eines der vielen Geheimnisse ›rund um das Leben‹ kennen wir inzwischen schon oder haben zumindest davon gehört: Das, wovon wir leben und uns bewegen, auch was wir täglich zerkauen und verfuttern, verdauen und ›zerdenken‹, ist eigentlich Sonnenenergie. – Wir sind demnach an Leib und Seele tatsächlich *›Kinder der Sonne‹*. –

Wenn wir nun aber in der Alltagspraxis der vergangenen Jahrtausende von der ursprünglichen Sonnennahrung als naturbestimmter Kost, wie sie unsere Vorfahren vor Entdeckung des Feuers auch noch zu sich nahmen, abgekommen sind, dann kann das nicht ohne Folgen geblieben sein, und das bleibt es auch fürderhin nicht. Aber es ist keine evolutionäre Anpassung erfolgt, wie sie von einigen Fleischverfechtern gerne mit der Größenzunahme unseres Gehirns angeführt und begründet wird. Dafür gibt es andere Ursachen, wie später in Kap. 14 erläutert werden wird. Die generelle Industrienahrung – und zu ihr zählt nach dem ›**Sonnenkost**‹-Prinzip auch das so geliebte heimische Küchenessen – totgeschnipselt und totgeheizt – ruiniert unsere Gesundheit. Und dies ist nicht einfach nur eine unbewiesene Behauptung. Nein, nein. Die im Augenblick 40.000 bekannten sog. Zivilisationskrankheiten sind der Auswuchs der üblichen Zubereitungspraxis. Und wenn wir ehrlich sind, dann haben wir auch schon vernommen, daß die Vitamine durch Erhitzung beschädigt werden. Das ist zwar richtig, aber längst nicht alles. Es geschieht physikalisch weit mehr und entscheidend Falsches.

Durch die Garhitze werden die eben erwähnten Sonnenlichtschwingungen in der Nahrung vernichtet, so daß unserem Körper das erforderliche *Schwingungsquantum* völlig entgeht. Darüber hinaus werden ihre ursprünglichen Molekularstrukturen beschädigt und verändert, was dazu führt, daß unser Organismus, hier insbesondere unser präzise arbeitendes Verdauungssystem, diese hinterher nicht mehr richtig erkennen kann. Und das ist fatal. Daraus folgend kommt es zu Fehlern bei der Bereitstellung der erforderlichen Enzyme und so zu beträchtlichen Verlusten von wertvollen Inhaltsbestandteilen bei der Nahrungsverwertung. Auf diese Weise entsteht Mangelernährung, selbst wenn füllige Körperformen in irreführender Weise auf einen gesunden Ernährungszustand hinweisen. Das ist trügerisch. Es sind schon Menschen an Mangelernährung gestorben, die drei und fünf Zentner schwer waren, nur noch im Bett liegend existieren konnten und mittels Kran beerdigt werden mußten. Filmdokumente darüber gibt es, und nicht selten.

Es ist wirklich so, daß die aus den so fehlgeleiteten Lebensprozessen hervorgehenden Stoffe nicht mehr richtig in unseren Organismus passen, ihn damit über Gebühr belasten und verunreinigen. Der geordnete Verwertungsablauf ist massiv gestört. Ergebnis: Der Großteil der ursprünglich wertvollen Inhaltsstoffe, wie beispielsweise viele Vitamine und andere wichtige Vitalstoffe, die unser Organismus so dringend benötigt, werden durch die Hitze unwiederbringlich zerstört und damit vergeudet.

Als eine weitere sehr schlimme Folge werden die Mineralien aus ihrem wertvollen *›organischen Verbund‹* gerissen, der aber die höchste *›Bio-Verfügbarkeit‹* für alle Lebensprozesse gewährleistet. Zerstörung dieser Ursprünglichkeit, hier mit *›vibrierender Lebendigkeit‹ bezeichnet,* heißt, es wird – jetzt physikalisch gesagt – jegliche feinstoffliche und sonneninformatorische Ordnung (später erklärt) über den Haufen geworfen und das vormals fein ausgeklügelte Naturprogramm unserer energetischen Anbindung an die Biosphäre bis zur Wirkungslosigkeit verstümmelt. Die massenhaften Auswirkungen dessen bekommen wir heute eben mit der desolaten Volksgesundheit und dem erschreckenden Ausmaß an allgemeiner Fettleibigkeit zu spüren. Dazu ist jeder 10. Bundesbürger Diabetiker, 2020 werden es doppelt soviel sein. Bei den Ärzten gilt diese Krankheit heute schon als die Pest des 21.Jahrhunderts. Steigende Allergikerzahlen setzen diesen Reigen fort, die Psoriasis (Schuppenflechte) hat 3 Millionen im Griff. Viele Krankheiten, die früher nur bei älteren Menschen auftraten, beispielsweise Diabetes Typ II (Altersdiabetes) oder Rheuma, gibt es nun schon bei unseren Kindern. Unter ihnen haust sogar der Krebs, an dem inzwischen schon jeder zweite Bundesbürger stirbt.

Und dieses schon erkennbare Horrorszenario ist nur die sichtbare Spitze des gigantischen Eisbergs von Krankheiten, der auf uns alle und auf unser Gesundheitssystem zukommt. Darüber beschleicht die meisten Zeitgenossen noch nicht einmal eine leise Ahnung.

Vermeidungsstrategien gegen dieses anrollende Desaster gibt es also nicht, weder bei den eigentlichen Wissensträgern in der sog. wissenschaftlichen Medizin und Ernährungslehre – wo bleibt da der wissenschaftliche Weitblick(?) – noch in der Politik. Stattdessen blanke Erkenntnisunfähigkeit allerorts über den naturwissenschaftlich erkennbaren und zweifellos fundamentalen Zusammenhang zwischen Lebenspotentialvernichtung der Nahrung durch ihre Erhitzung und dem allgemeinen gesundheitlichen Niedergang bei der Bevölkerung.

So also nichts Richtungsweisendes von oben und damit auch keine geeigneten Gegenmaßnahmen. Hier wäre nachhaltiges Handeln bitter nötig. Die große Bedeutung der Nachhaltigkeit ist bisher nur im Zusammenhang mit dem Umweltschutz verstanden und ›en vogue'. In dieser sichtlichen Abwärtstendenz der Volksgesundheit bleibt der Schulmedizin sowie den anderen Heilberufen in der kurzsichtigen Verfahrensweise lediglich die ›Fuchsjagd‹. Was wohl im Overkill der Folgekrankheiten daraus werden wird? -

Wer Kritik übt, der sollte auch Vorschläge zur Problemlösung unterbreiten, muß sagen, wie es besser geht.

Nun, nach der Problemlösung brauchen wir nicht lang und weit zu suchen. Sie war eigentlich schon immer da, wir haben sie nur gedankenlos verstoßen. Es ist das überaus kluge Konzept der **›Sonnenkost‹** von Mutter Natur. Würde es wirklich als solches erkannt, die Allgemeinheit ausreichend darüber informiert und durchgehend angewandt, könnte es zu einem mächtigen Hebel für die Gesundheit der Menschen werden. Die **›Sonnenkost‹** enthält das *›vibrierende Leben‹* in Form des *kreativen* Sonnenlichtes, eines elektromagnetischen Schwingungsquantums, das alle unverfälschten Inhaltsstoffe der Nahrung mit Schwingung durchwirkt und auf die höchste Stufe ihrer Bio-Verfügbarkeit hebt. Wir können sie schon alle aufzählen: *Vitamine* und *Enzyme*, *sekundäre Pflanzenstoffe*, *Spurenelemente* und *Mineralien* und, nicht zu vergessen, die für die Darmperistaltik so wichtigen Ballaststoffe. Alles wird ausnahmslos von den Sonnenlichtfrequenzen in Schwingung und Vibration gehalten. Und genau das braucht unser Körper, weil wir mit jeder unserer Somazellen im Rhythmus des Sonnenlichtes schwingen. ›**Sonnenkost**‹ ist die komplexe energetische und materielle Botschaft unserer Umwelt an unseren Körper. Und wir, die wir in ihr leben, müßten diese Botschaft jetzt auch schnellstens in unseren Verstand lassen.

Unser Bewußtsein dafür wäre die Grundvoraussetzung für die Beendigung der weit verbreiteten Zerstörung des Essens durch die heiße Küchenpraxis, die sich dann schon in der Abnahme der Zivilisationskrankheiten klar als Wurzel dieses ganzen Übels herausstellen würde. An vorderster Stelle wäre die konsequente Ernährungsumstellung auf Urkost natürlich beim Krankenhausessen geboten, denn das soll ja gesund und stark machen. So würde man dort einen hohen Frischwarenanteil erwarten. Dem ist aber nicht so. Und weil die Verdeutlichung dieses Problems so wichtig ist, soll es hier beispielhaft beschrieben werden.

Das Klinik-Essen kommt aus der hauseigenen Großküche, in der, wie generell in Großküchen, die Mahlzeiten nicht aus frischen Zutaten, sondern aus vielen Fertigprodukten, sog. convinience-food von ›zertifizierten‹ Zulieferern der Nahrungsmittelindustrie zusammengestellt werden. Diese Anteile in Form von Tiefkühl- und Dosenware haben vor ihrem Eintreffen in der Krankenhausküche schon diverse Verarbeitungs- und Erhitzungsprozesse durchstehen müssen. Das liegt in den rationellen Fertigungsmethoden dort begründet und wird von der Allgemeinheit als üblich akzeptiert. Nicht jedoch von informierten Rohköstlern.

Alles, was dort auf den Produktions- und Maschinenstraßen geschieht, verstößt gegen das ›Sonnenkost‹-Prinzip. Hinzu kommt die strikte Einhaltung von Qualitätsstandards und Richtlinien für Lebensmittelsicherheit. Gesetzliche Bestimmungen sind es, die die Fertigungsindustrie zu einer Reihe von Maßnahmen zwingen, die aus bio-energetisch orientierter Sicht als inakzeptabel gelten müssen. So werden zur laufenden Qualitätskontrolle beim Zulauf der Nahrungsanteile neben Kameras zur optischen Kontrolle auch Laser und – überhaupt indiskutabel – Röntgenscanner eingesetzt. Das bleibt, wie wir alle wissen, nicht unbedingt ohne Folgen.

Und die Manipulationsreihe setzt sich weiter fort. Jedes Produkt soll auf mögliche Keime, Fremdkörper und Fremdstoffe überprüft werden. Das geht selbstverständlich nur mit eben solchen gewissen Überprüfungsmethoden. Dazu kommen chemische und mikrobiologische Untersuchungen. Nach Pestiziden wird selten gefahndet. Danach folgen die heißen Zubereitungsvorgänge, wie sie als Standardzugaben für Fertiggerichte vorgesehen sind. Dies gilt auch für die angestrebten Geschmackstandards. Zur Erfüllung aller Anforderung kommt dann eine ganze Palette von Geschmacksverbesserern, Konservierungsstoffen und Färbemittel zum Einsatz, aber auch Zusätze, welche sowohl die maschinelle Verarbeitung der Nahrung sicherstellen, als auch der Reinhaltung der Maschinen selbst dienen.

Und die so entstehenden Endprodukte, von den Ernährungsfachleuten als hochwertig beurteilt, werden bei den Krankenhausküchen angeliefert. Und sie bedeuten eine willkommene Vereinfachung für die Essensbereitstellung, die in der Regel unter Kostendruck und knapper Personaldecke erfolgen muß. Hier geschieht ein letztmaliges Erhitzen.

Alle diese Methoden der Nahrungsbehandlung, einschließlich derer zur Gewährleistung von Hygiene und Sicherheit, führen zu einschneidenden negativen Veränderungen der Lebensmittel. Die Einhaltung aller bestehenden Vorschriften stellt ein Manipulationsmarathon dar, der andererseits jegliche Ordnung in der Nahrung vernichtet. So hat das Essen auf dem Patiententeller mit Heilkost wirklich nichts mehr zu tun. Herausgekommen ist vornehmlich die Verlängerung der unseligen Erhitzungsküche von draußen. –

Natürlichkeitsbewahrung des Essens aber sieht anders aus.

›SONNENKOST‹, die in diesem Buch in Wesen und Funktion ausführlich beschrieben werden soll, wäre dagegen mit ihrem energetischen Wirkanteil und ihrer Lebendigkeit wie praktisch angewandte Medizin und die ideale Unterstützung für den Organismus in seinen Heilungsbemühungen.

»Eure Nahrung sei eure Medizin und eure Medizin eure Nahrung«. Das sagte *Hippokrates* schon vor mehr als 2400 Jahren. Die Mediziner sollten dies wissen und auch vermitteln können. Stattdessen setzen sie mit dem saloppen Spruch, keine Hauptwirkung ohne Nebenwirkung, beharrlich auf die Pharmazie.

Hippokrates dagegen sah den wirklichen und ausschließlichen Arzt nicht bei sich selbst, sondern schrieb jegliche Heilfähigkeit Natur und Physis zu. Heute als Selbstheilungskraft oder auch Selbstregulationskraft des Organismus bezeichnet. Sein Wirken galt lediglich der Unterstützung dieser natürlichen Heilkräfte. Darum war er Zeit seines Lebens strikt bemüht, den massiven Eingriff in die körperliche Ganzheit zu vermeiden.

Mit der ›SONNENKOST‹ als Medizin – *»Eure Nahrung sei eure Medizin …«* gäbe es auch heute eine Fortsetzung dieser seiner idealen Praxis, und dies völlig nebenwirkungsfrei.

Wenn es denn die Schulmedizin, die sich auch wissenschaftliche Erfahrungsmedizin nennt, hinbekäme, ihrem großen Leitbild auch in diesem Gesundheitsaspekt sinnfällig zu folgen, dann würde der durchschlagende Erfolg der *Wunderdroge* ›SONNENKOST‹ allen Beteiligten gleichermaßen die Augen öffnen. Und das würde am ehesten die Einsicht bei den Patienten erwecken, die Urkost im hippokratischen Sinne wirklich als Medizin, als die UrMedizin zu begreifen. Dann könnten die so

›SONNENKOST‹-Genesenen durch die unmittelbar erlebte Erfahrung am eigenen Leibe eher dazu bewegt werden, dieses natürliche Gesundheitskonzept aus dem Krankenhaus mit nach Hause in die Familien zu nehmen und dort mit Überzeugung gegen das ernährungsphysiologische Chaos zu setzen. Es wäre ein ›lichtvoller‹ Beginn. Aber gerade in den Kliniken scheint diese Weisheit des *Hippokrates* gänzlich in Vergessenheit geraten, oder aber – noch viel schlimmer – nie richtig angekommen zu sein.

Selbstverständlich wäre der Umstieg aller auf die ›SONNENKOST‹ ein wahrer Glücksfall für uns, der eigentliche Idealfall. Neben dem revolutionären gesundheitlichen Effekt käme die drastische Energieeinsparung auf dem Nahrungsmittelsektor allen zugute, sowohl in der Fabrik, als auch zu Hause. Es würde dann bei uns so gehen, wie es mit der natürlichen Ernährung im gesamten Tierreich nie anders gewesen ist und dort schon seit Hunderten von Jahrmillionen klappt. Doch nur beim ›vernunftbegabten‹ Menschen geht es offensichtlich nicht. Der hat sich mit seiner selbstgezauberten, gänzlich unnatürlichen Kombination von Feuer und Fleisch den Geist vernebelt. Und dem zu frönen, ist wahrlich eine Sucht. Erschreckende 64% aller Todesfälle in Deutschland gehen inzwischen schon auf das Konto ›Falsche Ernährung‹.

Vom großen Schwenk der Menschen auf die ›SONNENKOST‹ könnte denn auch unser Planet profitieren. - Klar, diese Erwartung ist illusorisch, aber jeder von uns, der in irgendeiner Weise auf diese Zusammenhangserklärungen stößt und die Bedeutung für unsere Gesundheit, Geldbeutel und Umwelt erkennt und handelt, wird zu einem neuen Glied in der Kette der Naturköstler und vermehrt die Chancen vielleicht zu einer ›SONNENKOST‹-Bewegung. Sollten wir nicht mit eben unserer Vernunft, auf die wir uns als selbsternannte *›Krone der Schöpfung‹* so unendlich viel einbilden, wieder der Naturbestimmung folgen und auf den naturgewollten Pfad der ›Ernährungs‹-Tugend zurückkehren? – Alles andere wäre eigentlich ein Armutszeugnis für unsere Vernunft und unseren Verstand.

Gegenwärtig jedenfalls tragen wir aber genau das vor uns her, ›*Homo sapiens sapiens*‹ Erkenntnisunfähigkeit über die eigene artgerechte Ernährung mit der damit verursachten Beschädigungen unseres Heimatplaneten. Nochmals, wahrlich ein Armutszeugnis. –

Dieses Buch bietet allen gesundheitsbewußten Menschen, soweit sie es wünschen, wissenschaftsnahe Informationen aus neuestem Erkenntnisstand an, die durch nunmehr 20-jährige persönliche Erfahrung aus konsequenter Anwendung der **›Sonnenkost‹** und aus 30-jährigem Erleben als strikter Vegetarier untermauert werden. – Probieren geht halt doch noch immer über's Studieren. So habe ich es damals erkannt und sofort angewandt. Hier können sich alle Interessierten genauer darüber informieren.

Es sei hier doch gesagt: Mir selbst erwuchsen aus meiner damaligen Entscheidung ein einzigartiges Wohlbefinden, ein phantastisch-krankheitsloser Zustand und körperliche sowie sportliche Leistungsfähigkeit mit schon über 55-jährigem Langstreckenlaufen, und ganz nebenbei ein neues dunkles Haupt aus einem vorher schlohweißen (Beweisphotos hinten im Buch). Und auch der Geist wird ›sonnenklar‹. Das klingt alles wie Superlative – ist aber Tatsache.

Vielleicht gelingt es ja, mit diesen Ausführungen zum Nachdenken und auch Umdenken anzuregen, und dann selbstverständlich zum Mitmachen. Ganz bestimmt springt bei jedem Umstellungswilligen nach Befolgen der alten Naturgebote in unserer heute doch so gift- und lärmbelasteten Umwelt, gegen deren Auswirkungen unser Organismus zusätzlich so wertvolle Lebenskraftreserven mobilisieren muß, mehr Lebensqualität heraus. Die durch die Doppellast der Kochkost verlorengegangenen Energien zieht unser Organismus von der individuellen Lebensdauer ab. Ganz gewiß. Das diktiert die strenge biologische ›Haushaltung‹ mit den Körperressourcen. Auch unser Organismus handelt ökonomisch, er ist eben kein *perpetuum mobile.*

Erleichtern wir doch gleichermaßen unserem Heimatplaneten wie auch unserem Körper seinen Job durch Umstellung auf ›Sonnenkost‹. Die Erde würde bei reger Beteiligung Entspannung daraus erfahren, und jedem einzelnen ›Umkehrer‹ wird ihm dies sein Körper danken. Die Chancen auf Vermeidung von Altersdemenz, gar Alzheimer, stehen gut, denn beides wird nachweislich durch tierisches Eiweiß verursacht, niemals durch pflanzliches. Und, ganz wichtig, es käme ein langfristiger Aufschub von Altersbeschwerden und der so gefürchteten Pflegebedürftigkeit bei jedem dabei heraus. Das würde neben unserer Seele auch das kostengebeutelte Gesundheitssystem erheblich entlasten. Vor allem aber eröffneten sich bessere Aussichten für das künftige Leben, für Jung und Alt. – Und dann könnte für die Gemeinschaft die Umkehrung der zu Beginn getroffenen Feststellung gelten:

Ein gesundes Volk ist auch ein reiches Volk.

›Sonnenkost‹ – der Weg aus der Krankheits- und auch Kostenfalle! –

Vielleicht ist dieser Wink auch ein Fingerzeig für Sie? – Das Leben schickt meistens nur einen. Man muß ihn nur erkennen. Dieser hier ist doch ein deutlicher, nicht wahr? Und er ist ganz bestimmt einen Versuch wert. –

Also, lassen Sie sich von diesem Buch verführen, treten Sie ein in einen kleinen, ganz persönlichen Forschungsraum zu einem sicher lohnenden Erkenntnis-Abenteuer um unsere Existenz, um naturbestimmtes Essen und strahlende Gesundheit. Sollten Sie sich dazu überzeugen lassen, so können Sie das Eintreffen der erstaunlichen, zunächst kaum glaubbaren Ankündigungen im wahrsten Sinne des Wortes ›am eigenen Leibe erfahren‹ und erleben: **Die ›Sonnenkost‹ bringt die Sonne in Kopf und Herz**, – und dies in doppeltem Sinne, nämlich physikalisch, wie auch emotional. – Lassen Sie sich überraschen.

Ich hoffe, ich habe Sie neugierig gemacht. In meinen Vorträgen in Nord-, West-, Ost- und Süddeutschland und in Österreich ist es mir bei den vielen Zuhörern schon gelungen. Sie sind es auch gewesen, die mich letztlich zum Schreiben gedrängt haben. Und hier ist sie nun, meine gebündelte und gebundene ›**Sonnenkost**‹-Erfahrung. Bitte, schauen Sie ›rein, die Zeit ist reif.

Ein gutes Sprichwort dafür lautet:

»Wer sich heute für seine Gesundheit keine Zeit nimmt, wird sich später Zeit für seine Krankheit nehmen müssen«.

Aber es zählen keine Absichten. Nur Ihr wirklicher und konsequenter Einstieg zählt. Treffen Sie diese richtige Entscheidung. Gleich. Jeder versäumte Tag ist eine verschenkte Gesundheits-Chance.

SIEGFRIED W. F. PAGEL
Steinbergkirche, den 7. Juni 2005

VORWORT
zur stark erweiterten 2. Auflage

Wir leben heute in einer spannenden Zeit. Eine Zeit des Forschens und Entdeckens auf vielfältigen Gebieten und Experimentierfeldern. Es herrscht wieder einmal Aufbruchstimmung. Die Gefühle und Erwartungen der Menschen, nicht nur der daran Beteiligten, ähneln denen bei den früheren epochalen Entdeckungsreisen auf den Weltmeeren, die mit den Seefahrern Kolumbus und Magellan begonnen und bewiesen haben, daß die Erde eine Kugel ist. Selbst ihre Mannschaften haben unterwegs noch daran geglaubt, irgendwann über den Scheibenrand in die Tiefe zu stürzen. Die Seeleute damals waren mutig und ängstlich zugleich. So fuhren Angst und Neugier nebeneinander in den Männerherzen mit.

Die heutigen Forschungsunterfangen jedoch sind meist tiefgründiger und auch hochfliegender Natur als nur Meere und Erdoberfläche. Wir haben uns den Raum erobert und können unseren schönen Planeten vom All aus als blaue Kugel von oben bestaunen. Wir haben inzwischen sogar eine ständig bemannte internationale Raumstation (ISS), die wir in günstigen Regionen sogar mit bloßem Auge beobachten können.

Jetzt geht es bei der Forschung ins Einzelne. Eines der Forschungsfelder mit dem Zauberwort ›*Bionik*‹ beschert uns einen einzigartigen Einblick in die faszinierenden Entwicklungen der Natur, die uns nun einmal in Jahrmilliardenexperimenten uneinholbar voraus ist. Ihre ›Erfindungen‹ sind in ihrer Problemlösung und Energieeffizienz geradezu genial und werden deshalb gegenwärtig angesichts der Endlichkeit der Ressourcen unseres Planeten als mustergültig angesehen und deshalb für unsere Zukunftsbewältigung interessant.

Die unausweichliche Knappheit des so teuren Gutes Energie

zeichnet sich in der technischen Welt immer deutlicher und drohender ab. **Vorbild-Erfindungen der Natur sind deshalb mehr als Gold wert.** Sie bergen ein ungeahntes Maß an Energiegewinn durch Nachahmung und damit künftig weltweit sinnvollere Nutzung und behutsameren Umgang mit den Energiereserven. Abschauen und Kopieren der Musterlösungen von der Natur sichern – technisch elegant umgesetzt – längere Verfügbarkeit und große Entwicklungssprünge.

Da werden z.B. Flugzeuge mit Haihautimitationen beschichtet, die Kraftstoffeinsparungen von 15% erbringen. Mit gleicher Zielrichtung erhalten Transportschiffe unter Wasser Pinguinkörperformen und werden nach Prinzip des sog. Lotos-Effektes beschichtet, mit ähnlichem Erfolg. Autos sehen künftig wie die spezielle Art der Kofferfische aus und bringen mit den von ihnen abgeschauten Formen den Automobilbau aerodynamisch auf Trab. Ein Designerauto danach läuft schon mit idealen Verbrauchswerten. – Über das alles macht man sich groß Gedanken und setzt für die Realisierung alle möglichen Hebel in Bewegung.

So gut, so schön.

Aber wer um alles in der Welt und in der Wissenschaft kümmert sich um die für uns alle naheliegendste Genialität der Naturbotschaft Nahrung? – Sie ist doch das, was unser Leben und unsere Gesundheit direkt bestimmt, was, wie man zu sagen pflegt, Leib und Seele zusammenhält? – Wer schert sich also um die intelligente und lebenbewahrende Energienutzung in unserem eigenen Körper? So richtig - niemand. Das aber sollte uns doch näher stehen als Auto, Flugzeug oder Schiff(!).

Die Forschung um die naturlebendige Nahrung, wie von Prof. Fritz Albert P o p p im Grundsätzlichen mit dem von ihm eingeführten Begriff des ›*Biophotonenfeldes*‹ schon vor mehr als 30 Jahren formuliert und inzwischen mit hochtechnischen, eigens entwickelten Methoden biophysikalisch bewiesen worden ist, findet kein allgemeines Interesse. – Absolut nicht. Die Erkenntnis um diese Erfindung der Natur liegt trotz alledem immer noch im tiefsten Dunkel aller Ahnungen derjenigen, die es eigentlich angehen sollte. Beim Phänomen der naturlebendigen Rohkost reißt keine Faszination vom Hocker.

An dieser Situation hat sich - mit Ausnahme bei den Rohkostanhängern - seit dem Verfassen der EINFÜHRUNG dieses Buches zur Erstausgabe im Sommer 2005 bedauerlicherweise nichts geändert. Den Ernährungswissenschaftlern selbst fehlt immer noch der ganzheitliche Blick, der zur Erkenntnis des sonneninformatorischen Charakters der Naturnahrung und unserer elektromagnetischen Verkopplung durch sie mit der Biosphäre befähigte. Bisher hat zum wahnwitzigen Totheizen unseres Essens noch kein einziger Oecotrophologe oder Ernährungswissenschaftler sachdienlich-kritische Stellung bezogen und sich so als wohlwissende und aufklärungswillige Seele gezeigt. Ahnungslos(?) brutzeln auch sie, wie alle anderen, munter vor sich hin und damit die ›Ordnung‹ aus dem Essen.

Vielleicht sind sie damit in ihrem Verhalten ja auch nur stromlinienförmiger und angepaßter an die fatal zementierten Verhältnisse, als es der Autor dieser Zeilen ist. Er ist mit diesem vielfach verschickten Buch bei Presse, Funk und Fernsehen (verschiedene Sender) ohne Einschränkung auf taube Ohren gestoßen.

Mangelndes Problembewußtsein also auch in der Medienwelt. Das ist wahrlich bedrückend, wiewohl gerade dort alle Möglichkeiten zur präzisen und weitreichenden wissenschaftlichen Recherche gegeben wären, notfalls auch, die manchem hier zu radikal erscheinenden Buchaussagen zu entkräften. Warum nicht? Das ist in der Wissenschaft so üblich und regt die so nützliche und notwendige Diskussion an. Schon das alleine müßte doch eigentlich den Journalisten höchst selbst herausfordern können. Aber nichts da.

Presse, Funk und Fernsehen fallen offensichtlich als ideale Schaltstellen für die so notwendige breite Aufklärungskampagne aus und fördern stattdessen mit ihrem so grandiosen öffentlichen Forum bedauerlicherweise die unsägliche Unsitte der Nahrungsverstümmelung. In Verkennung und Mißachtung unserer natürlichen Abhängigkeit vom Urzustand der Früchte und Gemüse wird in unzähligen Koch-Shows und Fast-Food-Duellen geschmirgelt, gebrutzelt und totgeheizt, was das Zeug hält und damit die Zerstörung dieser Naturgabe bis zur Perfektion getrieben. Dazu gibt es Kochbücher und Backrezepte wie Sand am Meer oben drauf.

Damit geschieht genau das Gegenteil von dem, was eigentlich nötig wäre, dank Erkenntnisunwillens.

Aufklärung über die Schädlichkeit dieses Tuns ist im Sinne für die Erhaltung der Gesundheit weiterhin dringend erforderlich. Allen Menschen muß dieser Gesichtspunkt nahe gebracht werden.

Deshalb, und weil wichtig, hier noch einmal die Aussage in Kurzform:

Der Mensch besteht eben nicht nur aus reiner Materie mit ihrer räumlichen Struktur, sondern existiert daneben sowohl in der allzu fühlbaren zeitlichen Struktur – wir alle fühlen unser fortschreitendes Alter – als auch noch in einer Energie-Ebene. Ihre Komponente besteht im Naturkostanteil in Form des elektromagnetischen Potentials des ›Biophotonenfeldes'. Nur in der reinen Naturbelassenheit, eben der Rohkost, werden wir mit dieser Energie versorgt. Das allgemeine Heißgaren des Essens aber vernichtet diesen sonneninformatorischen Gehalt der Nahrung. Es geht darin das verloren, was unseren Organismus mit der Biosphäre verkoppeln und uns Stabilität und Überlebensfähigkeit verleihen soll. Nur so wird der große Regelkreis für alle Lebensprozesse wie Stoffwechsel, Verdauungsabläufe, Zellerneuerung, ja sogar der für die Proteinresynthese in jeder einzelnen unserer Somarzellen (einschließlich Gehirnzellen), dazu Tag- und Nachtrhythmus und vieles andere mehr, gesichert und eben nicht beschädigt.

Anderenfalls wird unsere Organismusqualität hoffnungslos ramponiert. Das darf nicht geschehen. Wissenschaftliche Erkenntnisse darüber liegen in überzeugender Weise vor und könnten der breiten Öffentlichkeit zugänglich gemacht werden. Jetzt gilt es, ihre Aufmerksamkeit darauf zu lenken. Dazu müssen zuförderst die Scheuklappen bei den Fachleuten und politischen Entscheidungsträgern fallen. Dazu soll dieses Buch beitragen.

Auch um die immer noch reelle Chance auf höhere Lebensqualität durch die Naturnahrung herauszustellen. Sie darf nicht so einfach vertan werden. Also muß gegen die überall praktizierte Hitzemanipulation sowie auch gegen den für Mensch und Erde gleichermaßen so überaus schädlichen Fleischkonsum energisch Front bezogen werden. Auch dafür steht dieses Buch. Gewaltige Potentiale an Gesundheit und Finanzmitteln werden sonst verschenkt.

Blanke Hoffnung? – Beileibe nicht, wie wir gleich ›bei 5 Portionen Obst und Gemüse pro Tag‹ sehen werden.

Im Sinne dieser anstehenden großen Aufklärungskampagne haben eigentlich schon Ausnahmewissenschaftler, wie F.A. Popp als Vorreiter, und neben ihm inzwischen auch andere Querdenker in den ›visionären Wissenschaften‹ Stellung bezogen. Es ist ein Verdienst des ehlers verlag gmbh. in 82515 Wolfratshausen, der hierfür namentlich erwähnt werden soll. Er schafft und bietet mit seinem exponierten Engagement in seiner Publikation *raum & zeit* solchen Wissenschaftlern mit Horizont erweiterndem Vorausblick ein Forum für die so bitter notwendige Eröffnung der ganzheitlichen Sicht auf unsere Welt. So sind dort inzwischen schon viele wissenschaftlich fundierte und hoch interessante Aufsätze über unsere existentielle Verkoppelung mit der Biosphäre und unsere elementare Abhängigkeit von der Naturkost mit dem ihr innewohnenden feinstofflichen Charakter erschienen. Das Erkennen dieser unserer feinstofflichen Abhängigkeit in Ernährung und Gesundheit könnte die Menschen zum vermehrten Zugriff auf eben naturbelassene Früchte und Gemüse bewegen.

Wenn hundert Menschen an hundert Stellen hundert kleine Schritte tun, können sie damit das Gesicht der Welt verändern.

Dieses afrikanische Sprichwort hat mich beim Schreiben dieses Buches beflügelt. Die strahlende Zuversicht dieses Wortes, nämlich, das gesteckte Ziel mit Durchhaltevermögen über alle Hürden hinweg erreichen zu können, verleiht den Mut dazu, in eigener Publikation die Stimme zu erheben und hoffentlich aufrütteln zu können. Worin die Genialität der Naturkost liegt, werden wir im Verlaufe dieses Buches in wissenschaftsnaher Ausführlichkeit erfahren. – Bleibt zu hoffen, daß wenigsten einige Berufene dieses Buch im Buchhandel oder im Internet entdekken und nach Kenntnisnahme ihre Konsequenzen ziehen und danach ihr Wissen und ihre Erfahrungen weitergeben. Ich hoffe es sehr für unser aller Gesundheit und Wohlbefinden.

Was ist denn nun in diesem Zusammenhang die ›**SONNENKOST**‹? –

Es ist die so wertvolle *›vibrierenden Lebendigkeit‹*, die von der ›sonnendurchstrahlten‹ Naturkost ausgeht und mit ihr in unseren Organismus kommt. Deshalb auch diese vielsagende und treffende Bezeichnung ›**SONNENKOST**‹. Sie bringt Sonne in unseren Organismus. Eine solche wahre Sonnen-Nachricht müßte doch eigentlichen allen Menschen leicht eingehen und zu vermitteln sein, durch informative Publikationen, wie auch mit diesen Zeilen. Sicher ist dies ein richtiger Schritt im Sinne des o.a. afrikanischen Sprichwortes der hundert kleinen Schritte? – Vielleicht ein Anfang? –
Zu hoffen wäre es.

Auf die wunderbare Wirkung der *›Lebendigkeit‹* von Obst und Gemüse weist gerade eine aktuelle Meldung über eine englische Langzeitstudie (über 45 Jahre) hin.

Ihr Ergebnis: Wenn man folgende Empfehlungen strikt beherzigt und anwendet, dann kommt dabei eine Lebenszeitverlängerung von 14 Jahren heraus.

Diese Empfehlungen lauten:

- 5 Portionen Obst und/oder Gemüse pro Tag
- nicht rauchen
- nur wenig Alkohol trinken, und
- täglicher Sport/Bewegung

Wenn nur diese wenigen vier Maßnahmen alleine, selbst bei beibehaltener normaler Kochkost, schon das Leben um 14 Jahre verlängern, was geschähe dann wohl, wenn ausschließlich Obst und Gemüse – und alles naturbelassen – gegessen, wenn niemals Alkohol und Nikotin ›genossen‹ und täglich Sport getrieben würde? –
Eine wahre Revolution im Körper.

Ich habe sie sofort erfahren, und ihre Wirkung hält an, in nunmehr schon 30 Jahre währender vegetarischer Ernährung, darin eingeschlossen 20-jährige **›Sonnenkost‹**-Anwendung und praktizierte Langstreckenbegeisterung seit über 55 Jahren. Dazwischen Kraftsport methodisch eingefügt. Das früher harte Krafttraining gestalte ich heute - altersangepaßt - moderater. (Alkohol und Nikotin selbstverständlich indiskutabel).
Zu allen gesundheitlichen Annehmlichkeiten kam, wie vorhin schon erwähnt, **die unglaubliche Wiederkehr des dunklen Hauptes**, wie deshalb Photos hinten im Buch belegen. Da hat alleine die Erneuerungskraft der **›Sonnenkost‹** den Alterungsprozeß als übliche Degenerationserscheinung nicht nur gestoppt, sondern auf wundersame Weise sogar in den gegenteiligen Prozeß, nämlich in ein Regenerationsgeschehen umgewandelt. **Einen besseren Beweis für die Wirksamkeit der Medizin ›Sonnenkost‹ kann es doch wohl nicht geben.**

Diese außergewöhnliche Entdeckung aus der strikten Naturkost-Anwendung muß doch schleunigst allen Menschen zur Kenntnis gebracht werden, daraus die Nachricht, daß wir in der naturbelassenen Nahrung eine hochpotente Heilmethode, eine energetische Lebensstütze und Naturmedizin besitzen, die wir aber in der ›Heiß- und Garküche‹ tagtäglich verspielen. Tatsache, die endlich Eingang in das öffentliche Bewußtsein und in die breite Diskussion finden muß. Naturkost als Naturmedizin. Dies ist doch sicherlich eine frohe Botschaft, die eigentlich wachrütteln müßte.

So könnte als schneller Beweis für die Heilkraft der ›**Sonnenkost**‹ - die Gelegenheit gleich beim Schopfe packend - den gerade vermehrt auftretenden speziellen Gesundheitsproblemen in der jetzigen dunklen Jahreszeit, Erkältungen und den gar typischen Winterdepressionen, wirkungsvoll begegnet werden. Und das völlig ohne Medikamente.

Die Naturkost ist mit ihren Biophotonen ein wirksames Lichtmittel gerade gegen letztere, die nachweisliche Lichtmangelerscheinung, und sie kann sie direkt beheben. – Auch spazieren gehen und Joggen in der Sonne oder in hellem Tageslicht helfen. Besser, als Kunstlichtlampen und -schirme.

Generell gesehen, zeigt die allgemeine Krankheitsentwicklung bei uns ganz offensichtlich, daß die Volksgesundheit besonders ernährungsbedingten Schaden nimmt. Und dies vor unserer aller Augen. Die Gründe dafür sind jetzt bekannt. Das zu ändern, gilt es, endlich Einsicht und Ordnung in unserem Kopf zu schaffen. Aber auch in den Köpfen der anderen Angesprochenen.

So bitte ich Sie, verehrte Leserinnen und Leser, sich von dieser unser Leben bewegenden und Gesundheit bewahrenden Erkenntnis anstecken zu lassen und Sprachrohr in unser aller Angelegenheit zu sein, in Gesprächen und Diskussionen für den Erhalt der lebendigen Ur-Nahrung ›**Sonnenkost**‹ zu werben und zu streiten.

SIEGFRIED W. F. PAGEL
Steinbergkirche, den 5. März 2009

1. EIN NEUES DENKEN – Die ›GANZHEITLICHE‹ Ernährung

Als der amerikanische Astronaut Rusty Schweikart während der Apollo-9-Mission bei seinem ersten ›Weltraumspaziergang‹ auf die Erde schaute, und sie ihm im Sonnenlicht wie ein leuchtend-blauer Juwel am pechschwarzen Himmel erschien, ergriff ihn ein tiefes Gefühl von Verbundenheit und Bewunderung. Er, der sonst eher nüchterne Soldat und klar denkende Techniker, empfand eine geradezu überströmende Herzensrührung für seinen Heimatplaneten. – Diese bunte Arche sprühenden Lebens und unüberschaubarer Artenvielfalt, wie er sie ja aus eigener Anschauung kannte, erschien ihm wie eine Insel der Glückseligkeit, die sorg- und schwerelos im kalten, lebensfeindlichen All kreiste. Und in diesem Augenblick stieg in ihm die Überzeugung auf, unsere Erde könne nicht nur ein bloßer Gesteinsbrocken sein, der einfach durch Zufall den Funken des Lebens empfangen habe, sondern sie selbst müsse ein Lebewesen sein. – War dies nur die erlebnisdiktierte Augenblicksempfindung eines frei im Raum schwebenden Erdenbürgers und andächtigen Betrachters der neuen Wirklichkeit? – Astronauten-Halluzination? – Oder Vorbote eines ganz neuen Weltbildes? –

Der Mensch mußte anscheinend erst ins All gehen, um seinen Heimatplaneten aus der Entfernung in seiner lichtumfluteten Schönheit als wunderbare Schöpfung erkennen zu können. Diese Bilder gingen damals um die Welt. Sie eroberten überall die Herzen der Menschen, und sie alle fühlten mit ihm, waren in dieser Bewunderung eins mit ihm über alle nationalen Grenzen und Gegensätze hinweg. Und diese neue Wirklichkeit stieß auch unwiderruflich die Tür zu einer neuen Sicht der Dinge um Leben, Erde und Universum auf.

Aber dies war nur der sichtbare Anfang für die Menschen an den Bildschirmen dort unten. In der interdisziplinär wirkenden

Wissenschaft hatte sich der Wandel in der Sichtweise schon zwei Jahrzehnte früher angebahnt. Damals hatte der englische Geologe und Biologe James Lovelock in den 60iger Jahren die Gaia-Hypothese aufgestellt – genannt nach der mythischen Göttin der Griechen, ihrer Erdgöttin, von Homer so unnachahmlich besungen – wonach unsere Erde sich im Rahmen der Vorgaben des Universums die notwendigen Existenzbedingungen für das Leben tatsächlich selber schaffe.

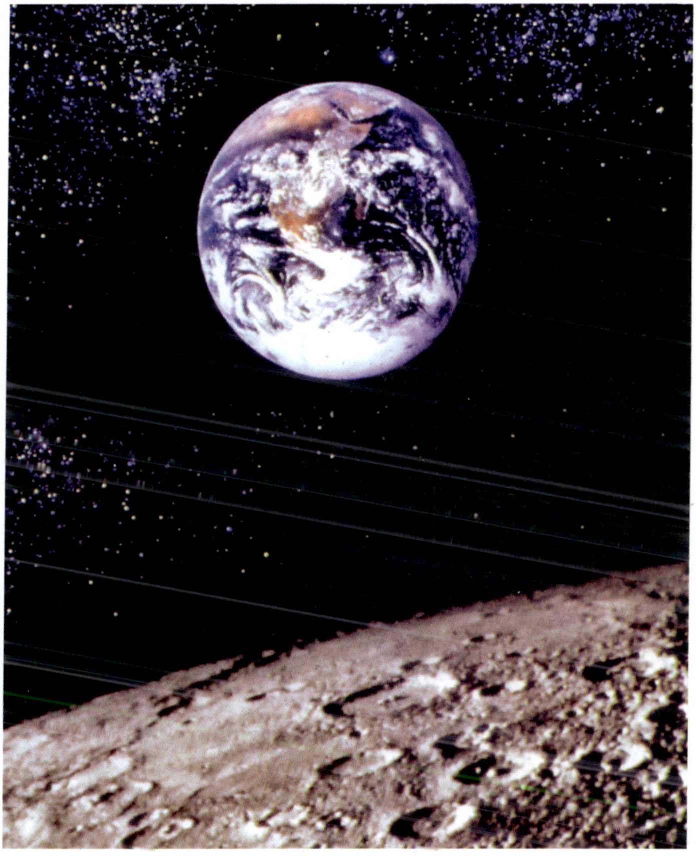

Transglobe Agency, RF 3006 Erde im All

Er veranschaulichte seine Annahme mit einem ganz einsehbaren Bild: Nehmen wir an, die Erde ist von Gänseblümchen besiedelt, und es gibt da zwei Sorten, dunkle und helle. Zuerst waren die dunklen Gänseblümchen, die das Sonnenlicht aufgenommen und somit den Planeten erwärmt haben. Weil das Leben aber den Temperaturbereich zwischen 5 und 22 Grad als den Günstigsten benötigt, treten danach die weißen Gänseblümchen auf und bedecken die Erdoberfläche. Ihre geschlossene weiße Blütendecke reflektiert das Sonnenlicht und schafft so kühlere Verhältnisse. Mit dieser Selbstregulation ist ein einfaches System entstanden. In Wirklichkeit gibt es ja Kaninchen, die die Gänseblümchen fressen und Füchse, die wiederum die Kaninchen fressen, zwei weitere Korrektive in dem System. Und es gibt nun auch noch den Menschen als Jäger, der den Fuchs schießt. Jede weitere Komponente bringt auch weitere Stabilisierung mit neuen Selbstregulierungsmechanismen. So bewohnen inzwischen unzählige Tier- und alleine schon 30 Mio. Insektenarten unseren Planeten. Einige Fachleute sprechen sogar von ca. vier Milliarden Arten; und täglich werden neue entdeckt. Es besteht eine unüberschaubare Artenfülle in Fauna und Flora, die in ihrer Vielfalt als ordnende Faktoren im komplexen System Erde wirken, daß sich durch Rückkopplung selber organisiert und stabilisiert. Deshalb ist auch jede einzelne Art mit ihrem artspezifischen Stabilitätsfaktor kostbar und strikt erhaltenswert.

Zur Abrundung, und sozusagen als Schutzschirm für das Leben auf diesem Planeten, hat die Vorsehung der Naturgesetze eine komplizierte Atmosphäre und über ihr eine ebenso diffizile wie geniale Magnetosphäre über uns eingerichtet. Sie stellt einen Magnetschild gegen die kosmische Höhenstrahlung und den tödlichen Sonnenwind (intensiver Protonenstrom) dar. Zusammen bilden die beiden für uns glücklichen Einrichtungen die Erweiterung des biologischen Raumes auf unserer Erde.

So gesehen kann unsere Erde schon als ein Lebewesen

betrachtet werden, zwar eines ohne reflektives Bewußtsein, aber mit einer für uns Menschen unüberschaubaren Kreativität und Intelligenz ausgestattet, die es ihr erlauben, in einem gigantischen Prozeß die Bedingungen, die sie und das Leben auf ihr benötigen, selbst zu schaffen. Und ganz nebenbei hat sie die komplizierteste Erfindung unter dem Sternenhimmel zustandegebracht: Das menschliche Gehirn.

Haben nicht auch schon manche Ahnungen und Vermutungen früherer Menschen unserer Erde unerklärbare Lebenskräfte zugeschrieben? – Nicht völlig unbegründet, wie sich inzwischen herausgestellt hat, und so sind viele Kulturvölker vor uns umsichtiger und fürsorglicher mit Mutter Erde umgegangen. Sie konnten es noch nicht wissen, aber sie ahnten es: Alles hängt mit allem zusammen, nichts und niemand ist in diesem Lebenskreis wirklich unabhängig, und die Mißhandlungen, die der Mensch der Natur zufügt, werden über kurz oder lang auf ihn selbst zurückschlagen. – Von der Achtung, ja Verehrung der Schöpfung früherer Generationen, aus denen Weitsicht und praktische Vernunft im Umgang mit ihr erwuchsen, herrscht in heutiger Zeit ein großer Mangel.

So kennen wir – wie eben erwähnt – noch gar nicht alle auf unserem Planeten existierenden Arten der Flora und Fauna, wissen nun, daß jede Einzelne von ihnen ein das Gesamtsystem stabilisierender Faktor ist und sind dennoch dabei, jede Stunde 4 von ihnen auszurotten, das sind 35.040 pro Jahr(!) –

In einem wirklich kurzen Augenblick der Schöpfungsgeschichte ist der Mensch in seiner Arroganz dabei, in Hunderten von Jahrmillionen entstandenes Leben an den Rand der Zerstörung zu bringen.

In der skrupellosen Ausbeutung der Tier- und Pflanzenwelt und dem kurzsichtigen Umgang mit den natürlichen Ressourcen dieser Welt zeigt er ein ›wahrlich verheerendes Spiegelbild seiner Seele‹.

Und dieses verheerende Bild zeigt sich als Folge menschlichen Handelns auch immer deutlicher an unserem Planeten.

Er wird von immer schneller aufeinanderfolgenden Naturkatastrophen heimgesucht. Das ökologische Gleichgewicht ist in höchster Gefahr mit dramatischen Folgen für Mensch und Natur. Zeitungsschlagzeilen mahnen: *»Die Natur schlägt zurück«*, *»Beginn der globalen Katastrophe?«* Die gehäuft auftretenden außergewöhnlichen Klimaerscheinungen sind längst als menschengemacht identifiziert, wissenschaftlich abgesichert. Die grundverschiedene Isotopensituation zwischen dem durch Verbrennen fossiler Brennstoffe entstandenen Kohlendioxyd (CO_2) und dem natürlichen CO_2 weist dies eindeutig aus. Durch die Unterscheidbarkeit der beiden Isotope (Atomkerne gleicher Protonen- aber verschiedener Neutronenanzahl) ist der durch den Menschen verursachte Teil der Treibhausgase heute eindeutig zu ermitteln. Der CO_2-Gehalt in der Atmosphäre ist nach Ergebnissen aus der Gletscherforschung so hoch wie seit 650.000 Jahren(!) nicht mehr. Wir selbst haben uns demnach mit unserem Tun nachweislich eine verderblich wirkende Treibhausglocke verpaßt. Der Klimawandel droht nicht nur, nein, er ist nach Forschermeinung bereits in vollem Gange. So haben sich in Indonesien die Wettermuster komplett geändert. (Ausführlich gleich). Sie sind nicht mehr berechenbar. Regenzeiten sind länger geworden, Dürrezeiten dagegen viel heißer. Und diese Perioden folgen nicht mehr den altgewohnten Zyklen, nach denen sich die Menschen beim Nahrungsanbau und für ihr Leben bisher zuverlässig einrichten konnten. Die Wetterperioden kommen und gehen heute wie sie wollen, ohne Regel und Möglichkeit irgendeiner Vorausschau und darauf abgestimmten Feldanbau.

Wir haben also das Klima verändert, doch Macht über das Klima besitzen wir deshalb noch lange nicht. – Ganz im Gegenteil. Wir sind den Folgen unseres unseligen Wirkens hilflos ausgeliefert. Und wir rütteln dennoch weiterhin kräftig mit unserem gegen das Ökosystem Erde gerichteten Lebensstil an dem, was Jahrmilliarden ohne uns so ausgezeichnet funktioniert hat.

Und die Unvernunft des Menschen geht weiter. Als eine

Verlängerung der Sündenliste gegen die Natur erweist sich aktuell der ursprünglich gutgemeinte Ansatz der regenerativen Kraftstoffgewinnung, hier aus Pflanzen. Er scheint sich jetzt schon einmal mehr durch die Engstirnigkeit und Profitgier der Menschen in großes Unheil für unsere Erde zu verkehren.

Wie aktuelle Bilder und Meldungen im Fernsehen belegen, wird gegenwärtig in Indonesien im Hinblick auf den künftigen Biotreibstoffbedarf, speziell für Deutschland(!), Urwald gerodet, um Ölpalmen und Zuckerrohr in großem Maßstab für die Ethanolproduktion anzupflanzen.

Das nimmt den Menschen – uns allen – einerseits Sauerstoff (die Luft zum Atmen) und andererseits Anbaufläche weg und treibt dabei gleichzeitig den Preis von Nahrungsmitteln in die Höhe. So wird beispielsweise damit gerechnet, daß Mais bis zum Jahre 2020 um 26% teurer werden wird. Das trifft wieder die Armen dieser Welt.

An der Teuerungsrate bei den Nahrungsmitteln ist neben der zunehmenden Produktion von Biotreibstoffen selbstverständlich auch der Klimawandel als treibende Kraft beteiligt, sicher verstärkt durch Ersteres. Das Abholzen der Wälder hat wirklich ›katastrophale‹ Folgen. Dieser Begriff scheint in letzter Zeit inflationär gebraucht zu werden, aber er hat dennoch so seine pure Berechtigung, wie es sich am Beispiel von Kilimantan zeigt. Dieser zu Indonesien gehörende Teil von Borneo ist 1½-mal so groß wie Deutschland und war einmal ganz von Regenwald bedeckt. Inzwischen mußten große Waldgebiete riesigen Plantagen weichen. Eine Schatztruhe dieser Erde wird geplündert.

Und das ist nur ein Teil der offiziellen Ziele der Indonesischen Regierung. Es ist fast nicht zu glauben, was da weltweit hörbar erklärt wird: »Wir können es uns nicht mehr leisten, weiterhin auf ›unproduktiven Regenwäldern‹ herumzusitzen.« Sie zieht Investoren ins Land und stellt dafür eine Investitionsfläche von der Größe Großbritanniens zur Verfügung. Weil Sumatra und Borneo da nicht mehr ausreichen, werden nun riesige Gebiete Westpapuas unter den Kettenroder genommen. Angeblich alles unbebautes und ungenutztes Land. In Wirklichkeit werden Naturwälder und idyllische Feuchtgebiete mit einer einzigartigen Tier- und Pflanzenwelt vernichtet. Das alles, um Land für Ölpalmenpflanzungen zu gewinnen. Nirgendwo gibt es noch so große Edelholzwälder wie dort. Zwar werden von der Regierung offiziell keine Genehmigungen dafür erteilt, aber dennoch wird rücksichtslos zu Werke gegangen und mit dem Holzhandel zusätzliches Geld verdient. Und nun das Schockierende: Die Kreditanstalt für Wiederaufbau (KfW) ist bei diesem Bio-Diesel-Wahn mit von der Partie, als Geldgeber.

Und ›weniger wertvolle Wälder‹ fallen selbstverständlich durch Brandrodung.

Wir alle haben noch die Fernsehbilder von mit den Satellitenaufnahmen über die verheerenden Waldbrände im indonesischen Inselarchipel vor Augen. Da konnte man die Rauchschwaden in ihren überwältigenden Ausdehnungen über große Teile Asiens und auf 1000-km-Distanzen bis in die Straße von Malakka beobachten, wo sie sogar noch die Seeschifffahrt behindert haben. Ironischerweise sind diesen Riesenfeuerwalzen nun auch hunderte von Sägewerken zum Opfer gefallen. Allein am Zebangao-Fluß 115(!) von ihnen. Strafaktion der Natur? – Dieses Gebiet dort ist nun zum Nationalpark erklärt und große Aufforstungsaktionen in Gang gesetzt worden. Das hört sich zwar beruhigend an, aber jeder Setzling ist dort durch künftig nicht auszuschließende Waldbrände immer neu gefährdet, und alle Bemühungen zusammen bringen niemals das ehemals geschlossene und intakte Ökosystem in seiner klimaschützenden Funktion zurück.

Nun könnte man über die Unvernunft der Menschen, vor allen Dingen über die ›Brandstifter‹, schon ehrlich verzweifeln. Doch man muß wissen, daß Feuer nicht nur zur Waldvernichtung gelegt werden, sondern sich infolge des eklatanten Wald- und

Blätterdachverlustes auch von selbst entfachen. Auf welche Weise?

Die Tropenwälder Kilimantans stehen auf Torfböden, einem der besten natürlichen Kohlenstoffspeicher, der aber nur funktioniert, wenn noch Bäume auf ihm stehen. Torf bindet das gefährliche Treibhausgas CO_2. Über Jahrhunderte und länger hat sich dieser Boden zu einem biologisch-chemischen Schwamm entwickelt, der alles davon aufsaugt und bindet. Aber wenn die Bäume fehlen, dann trocknet dieser Schwamm schnell aus und stirbt. D.h., er büßt seine so notwendigen biologischen Fähigkeiten und mit ihnen auch seine Bindungskraft gegenüber dem Klimakillergas ein. Bei Regen auf baumlosen Grund wird in der Anfangsphase das Wasser schnell und reißend abgeleitet, Erosion tritt ein. In ebenen Regionen saugt sich zwar der Restschwamm wieder voll, aber wenn die Sonne auf den kahlen Boden brennt, dann erhitzt er sich innerhalb kürzester Zeit auf 70 Grad. Ohne kühlendes Blätterdach entzündet sich das Biomaterial des Bodens, dann entflammen Brände von selbst, und der im Torfboden gespeicherte Kohlenstoff verbrennt mit. Das bedeutet Sauerstoffverlust und Freigabe von CO_2. Darüber hinaus entstehen auf die gleiche Weise an unzähligen anderen Stellen Schwelbrände, die wochenlang anhalten und beißenden Rauch abgeben, der Lunge und Augen der Bewohner dort reizt. Inzwischen ist es schon zur regelmäßigen Notwendigkeit geworden, die Schulen für drei Monate zu schließen und die Kinder in die Städte zu evakuieren, um zumindest bei ihnen bleibende Gesundheitsschäden einzugrenzen. Ganz zu verhindern sind sie sicher nicht.

Die Forstschützer haben am Zebangao überall Staustufen in die nun stillgelegten Holzfällerkanäle gezogen, auf denen die geschlagenen Stämme abtransportiert wurden. Damit soll das gelb-braune Wasser, sie nennen es ›das Blut des Waldes‹, zurück und der Boden möglichst feucht gehalten werden. Doch ohne den Feuchtigkeit speichernden Regenwald gelingt dies nicht mehr richtig, der Torfboden allein kann das CO_2 nicht mehr binden. Der Boden bleibt unglaublich heiß und aktiv, selbst wenn keine Flammen mehr zu sehen sind. Das in Jahrhunderten gespeicherte CO_2 entweicht so selbst in feuerlosen Zeiten unentwegt und ungehindert in die Atmosphäre. Es zeigt sich einmal mehr, wie der Eingriff des Menschen in ein intaktes, höchst empfindliches Ökosystem die natürlichen und schöpfungsbewahrenden Abläufe niederstreckt und die kahlgeschlagenen Tropenwaldflächen zu den größten Kohlendioxyd-Schleudern nach der Industrie werden.

Und die Menschen in diesen Regionen werden nicht gefragt, nicht einmal informiert. Sie werden heimatlos. Und das betrifft auch den ›*Menschen des Waldes*‹, wie der Orang-Utan dort genannt wird. Er sitzt in den restlichen Forstinseln auf kümmerlichen Wipfeln. Um ihn herum herrschen keine Kopfjäger mehr, aber er ist – viel schlimmer – von Klimakillern mit Kettensägen bedroht.

Das ist also aus dem ursprünglich innovativen Ansatz, Biosprit als Ersatz für Benzin, geworden. Wir sehen, guter Wille muß nicht immer auch Gutes bewirken.

Diesem Unwesen des Wald- und Ackerflächenraubbaus erteilt der gestrige Kabinettsbeschluß der Bundesregierung (5. Dez.'07) eine strenge Absage. Mit ihm ist ein umfangreiches Klimaschutzprogramm verabschiedet worden, in welchem u.a. die Biotreibstoffherstellung zwingend auf umweltbewahrende Herstellungsmethoden festgeschrieben worden ist. Der Grund ist die unterschiedliche Ökobilanz von Treibstoffen. Wenn zur Ethanolgewinnung Regenwald vernichtet wird, entspricht dies nicht den Anforderungen an Biosprit. So soll eine Zertifizierung der verschiedenen Biotreibstoffe weltweit durch eine internationale Behörde mit Kontrollbefugnis angeregt werden (Vorschlag des Hamburger Institutes für Wirtschaftsforschung). Mit diesem Verfahrenskonzept im Gepäck reist der deutsche Umweltminister zur Umweltschutzkonferenz nach Bali (ab 6.Dez.). Immerhin ein Signal an die Welt. – Man macht sich also langsam Gedanken.

Dazu gehört jedoch auch, daß wir in den Industrieländern aufwachen und uns Umweltstandards setzen, nach denen wir uns dann aber auch strengstens richten sollten. Das wäre verantwortungsvolles Handeln und Verhalten unserer Erde, aber auch den Menschen gegenüber. In diese Richtung zeigen schon neueste Berechnungen eines deutschen Forscherteams, nach denen der ›ökologische Rucksack‹, ein neuer Berechnungsbegriff für Naturverbrauch jedes einzelnen Bundesbürgers, 80 Tonnen (Umweltwerte) pro Jahr beträgt. Das ist zu verschwenderisch. Würden alle Menschen auf der Welt gleichermaßen verantwortungslos leben, würde dieser Lebensstil allein schon 2½ Planeten erfordern. Und die USA sind doppelt so große und dreimal so viele Umweltsünder. Wir bräuchten eigentlich noch mehr Planeten. Doch wir haben nur diese eine Erde. Jeder einzelne von uns muß seinen bisherigen Lebensstil überdenken, nein, drastisch ändern.

Und hier nähern wir uns schon – wenn auch erst flüchtig– dem Kern unserer Ernährungsbetrachtungen. Die völlig veränderte, nicht naturnahe Ernährungsweise der Menschheit spielt mit in unsere Umweltprobleme hinein. Das ist selbst hier bei uns noch nicht allen Fleisch verzehrenden Bundesbürgern bekannt. Aber in der heutigen Kommunikationsgesellschaft kann das eigentlich nicht mehr möglich sein. Diese Ausrede kann also nicht mehr gelten. Oder sie verdrängen die Bedenken, werten sie für übertrieben und machen weiter nach dem berühmten Motto: *Der Krug geht solange zum Wasser, bis der Henkel bricht.* Was kann das Unheil noch abwenden, wenn jeder so denkt und handelt? Die Fleischesser müssen wissen: Allein die Fleischerzeugung weltweit ist eine gigantische Verschwendung von Ressourcen und Vernichtung von Natur zugleich. Der Verzicht auf jegliches Nahrungsprodukt vom Tier, schon allein aus ernährungsphysiologischer Einsicht heraus (Begründung folgt später), bedeutete eine Riesenerleichterung für unseren geschundenen Planeten. Edel jedoch, geschähe dies vordringlich aus ethisch-moralischer Sicht und Überzeugung. **Ein Abermilliardenheer drangsalierter Schlacht-Tiere** und mit deren Haltung einhergehender Methanmassenproduktion entfiele. (Nach bisherigen Erkenntnissen scheidet ein einziges Schlachtrind in seinem kurzen Leben schon 200.000 Liter Methan aus. Und viele von ihnen leben auch länger). Methan ist Klimakiller mit einem 25-30mal höheren Treibhauseffekt als das allgegenwärtig im Focus stehende und in aller Munde geführte CO_2. Zudem neigt es dazu, sich mit anderen Kohlenwasserstoffen zu langen und recht stabilen Molekülketten zusammenzuschließen, was die Zeit seiner schädlichen Wirksamkeit noch erheblich verlängert. Auf der gleichen Wirkungsebene ist das ebenso mit der Massentierhaltung verstärkte Lachgas-Aufkommen anzusehen, das vermehrt von Bakterien auf Wiesen und Weiden ausgeschieden wird. Diesem Gas wird sogar die 310-fache Klimawirksamkeit von CO_2 zugesprochen.

Wie ernst Treibhauseffekt und Klimaentwicklung genommen werden sollten, zeigt die Hurricaneforschung für die Karibik. Die Auswertung der Daten des amerikanischen Hurricanecenters der letzten 55 Jahre hat in dieser Zeit einen Anstieg der Wassertemperaturen des Atlantiks um 0,5°C ergeben. Diese – in Laienaugen sicher nur marginale – Temperaturerhöhung hat seit 1995 die Hurricanehäufigkeit um nahezu die Hälfte, genau um unglaubliche 40% hochschnellen lassen. – Kleine Ursache, große Wirkung. Wir kennen das doch auch aus anderen Zusammenhängen in unserem Alltag.

Fazit: Es ist dringend erforderlich, daß gerade die von der Fleischproduktion ausgehenden Beschädigungen unserer Umwelt, samt ihren fatalen Auswirkungen auf uns alle, den dafür verantwortlichen Fleischessern zu Bewußtsein kommt. Und zwar folgewirksam, d.h. mit persönlichen Konsequenzen des Verzichts darauf verbunden. Gelegentliche Kenntnisnahme dieser Faktenlage reicht angesichts der beängstigenden

Aussichten für uns alle nicht mehr aus. Vielleicht kann hier ja noch folgender Hinweis nachhelfen: Nur, weil beinahe die Hälfte der Menschheit kein Fleisch verzehrt – entweder aus ethisch-moralischer Tradition, oder aus Not, durch die eine halbe Milliarde ständig Hunger leidet und 25 Millionen Kinder jährlich verhungern – können sich die Fleischesser diesen ihren Luxus Fleisch (nebst Ackerland- und Ressourcenvergeudung) überhaupt noch leisten. Die Zeit des Tanzes um das ›goldene Kalb‹ Fleisch, auch das beliebige und capriziöse Pendeln zwischen ›Tabu und Delikatesse‹, ist längst verstrichen. Das System Erde hat Grenzen aufgezeigt. Es muß ein weitestgehendes Tabu daraus werden.

Und da wir gerade über Treibhauseffekt reden, darf der Flugverkehr, auch ohne unmittelbaren Zusammenhang mit der Ernährung, nicht unerwähnt bleiben. Denn er ist Teil unserer umweltschädigenden Lebensweise. Er macht zur Zeit zwar nur einen Anteil von 2% der allgemeinen CO_2-Emissionen aus, ist aber mit seinem zusätzlichen Ausstoß an Stickoxiden schon mehr als doppelt so hoch am allgemeinen Treibhausgasvolumen beteiligt. Und der Flugverkehr ist die am schnellsten expandierende Branche. Man sieht hier schon in naher Zukunft ein für das Klima verheerendes Wachstum von 20% des Gesamtaufkommens an Treibhausgasen voraus. Und das alles unmittelbar in den klimaaktiven und klimaempfindlichen Höhen der Troposphäre. In ihr spielt sich nämlich das komplizierte Wettergeschehen ab. Und ausgerechnet hier hinein erfolgt der zerstörerische Abgasausstoß und damit gleichzeitig und zusätzlich die Schädigung der uns schützenden Ozon-Schicht. Und zu all diesem Jammer kommt hier noch das klimaabträgliche Wirken der Kondensstreifen hinzu. Sie entstehen, wenn der Wasserdampf der Triebwerke kondensiert und zu Eis gefriert. Das passiert, denn meistens ist die umgebende Luft kalt und feucht genug dafür. Kondensstreifen sind künstliche Wolken. Wie die natürlichen Wolken greifen auch sie direkt, aber unnatürlich zusätzlich, in den Wärmehaushalt der Erde und in das Wettergeschehen ein.

Die normalen Wolken kühlen das Klimasystem ab. Sie halten das am Erdboden in längere Wärmestrahlung umgewandelte Sonnenlicht durch Reflektion an ihrer Unterseite zurück, lassen aber andererseits auch von vornherein entsprechend weniger direktes Sonnenlicht durch. Zirren dagegen sind ganz anders. Sie lassen als hohe und sehr dünne Eiswolken das kurzwellige Sonnenlicht passieren, halten aber die daraus resultierende langwellige Erdrückstrahlung gefangen. Wir können sie bei Schönwetterlagen am blauen Himmel tagelang dabei beobachten, wie sie sich aus einem zuerst feinen Netz schmaler Streifen zu einem den ganzen Himmel überspannenden, geschlossenen Zirrenteppich formieren.

Das geschieht selbstverständlich ebenso über der niedriger angesiedelten, natürlichen Wolkendecke, was wir dann nicht beobachten können. Das – nochmals gesagt– geschieht zusätzlich und fortwährend zum aktuellen Wettergeschehen. Darin liegt eine widernatürliche Wärmekapselung. Zirren wirken auf diese Weise nun wirklich wie die Glasflächen eines Treibhauses. Nach Auffassung vieler Klimatologen kann der durch sie verursachte Klimaeffekt durchaus die Größenordnung des gesamten CO_2-Treibhauseffektes ausmachen.

Diese künstlichen Zirrenschichten enthalten aber nicht nur den Wasserdampf aus der Treibstoffverbrennung in den großen Höhen, sondern auch andere Teilchen, u.a. ebenso winzige Abriebspartikel aus dem Turbinenverschleiß. Solche Teilchen entstehen aber auch durch den Auto- und sonstigen Maschinenbetrieb am Boden. Diese winzigen Teilchen verstärken aufgrund ihres Metallcharakters die elektromagnetischen Felder des Mobilfunks und nehmen im Elektro-Smog zudem Dipoleigenschaften an. Auf diese Weise greifen sie zusätzlich in das Sonnenlichtmanagement unseres Planeten ein. So kann es zu zusätzlichen Reflektionsarealen für das Sonnenlicht kommen, wie es Aerosole ohnehin allgemein tun. Und wir wissen inzwischen, unsere Wetterküche steckt in der *Troposphäre*, und die reicht bis in die Flughöhen und ein wenig darüber hinaus bis zur sog. *Tropopause*. Durch das Wettergeschehen findet nun aber eine Vermischung der Luftschichten von oben nach unten, und umgekehrt, statt. Nichts ist da gänzlich voneinander zu trennen; ganz im Gegenteil. Obwohl hier unten – nehmen wir regen Anteil an dem ganzen Geschehen, das auch zu uns herunterkommt, und wir atmen zudem diese Metallpartikelwolken, die mit Dipolwirkungen im Gigatakt der Mobilfunkfrequenzen befrachtet sind, ein. Auf diese Weise wird also nicht nur unser Planet, sondern auch das Sonnenlichtmanagement in unserem Organismus unnatürlich beeinflußt. Darüber soll ausführlicher später unter Gefahren aus dem Elektrosmog (Kapitel 15) gesprochen werden.

Eine kleine Zusatzinformation an dieser Stelle: Alleine China plant bis zum Jahre 2030 rund 420 neue Flugplätze. Und was geschieht anderswo auf der Welt? –

Insgesamt betrachtet stellt der Flugverkehr also einen massiven Eingriff in das Klimageschehen dar, aber ebenso in unser aller Gesundheit. Es ist dringend geboten, den zu verringern. Welche Maßnahmen könnten dabei helfen?

Bei den Airlines: Flexiblere Flugroutenplanung, Vermeidungsstrategie in der Nutzung der weiterführenden Luftschichten, die kalt und feucht genug sind und damit günstige Vorraussetzungen für die Bildung von Kondensstreifen bieten. *Bei der Flugzeugindustrie:* Stringentere Energieeffizienz muß noch verbrauchsärmere Triebwerke diktieren und zu Treibstoff sparenden Außenhautbeschichtungen führen; notfalls reguliert über Kerosinsteuer und Einbeziehung des Luftverkehrs in den Verschmutzungsrechtehandel.

Nur 5% der Weltbevölkerung fliegt überhaupt, doch dies immer häufiger, weil Fliegen so billig geworden ist. Die wenigen hieran Beteiligten müssen ihren Lebensstil dringend ändern. (Der Autor ist noch nie als Urlauber in ein Flugzeug gestiegen, nur im Rahmen seiner Aufgabenerfüllung früher als Soldat).

Wir haben wirklich das Klima verändert, aber auch unseren Heimatplaneten, wie wir in diesem Kapitel schon gesehen haben. Wir sind die eigentliche Krankheit unseres Planeten, und dies dämmert uns inzwischen auch schon. Meinung vieler Klimaforscher ist, es sei für uns nicht etwa nur 5 vor zwölf, sondern bereits erheblich später. Unser Mutterstern hat uns mit dieser Erde beschenkt und tatsächlich bemuttert und verwöhnt. Als Dank dafür sind wir jetzt dabei, massiv gegen die ›Hausordnung‹ zu verstoßen und das ideale Konzept zu verderben. Halten wir damit nicht inne, schaden wir uns selbst und werden uns von diesem Planeten hinwegkatapultieren.

Welche Faust muß da eigentlich noch vom Himmel fahren, um uns zur Raison zu bringen, uns zur Umkehr zu bewegen? –

Es ist höchste Zeit, unseren Verstand für die Suche nach einer weniger Natur zerstörenden Lebensweise einzusetzen, damit die Erde nicht koppheister geht.

Mit dem Verzicht auf Fleisch ergäben sich viele Erleichterungen für Mensch und Natur. Beispielsweise würde ein erhöhtes Krebsrisiko einfach abgeschafft, wie eine aktuelle Studie des Nationalen Krebsinstitutes der USA zeigt. Dort wurden die Daten von rund 500.000 Teilnehmern ab dem Alter von 50 Jahren analysiert. Resultat: Wurst und rotes Fleisch begünstigen die Entstehung von Darm- und Lungenkrebs. Nach Meinung der Wissenschaftler könnte jeder 10. Tumor vermieden werden, wenn der Verzehr dieser Produkte vom Tier deutlich gesenkt würde.

Klar denkende Leser könnten sich nun fragen, warum den Fleischverzehr denn nur deutlich senken, warum nicht gleich ganz abschaffen und damit jedes Risiko daraus ausschließen? Diese dringend-ehrliche Empfehlung hätte doch nicht mehr gekostet, als ein solches lauwarmes Statement. Doch so siegte, wie sooft, die Inkonsequenz. Für uns ist Fleischverzehr erwiesenermaßen ernährungsphysiologischer Unsinn und bringt exponentiell steigendes Krankheits- und Lebensrisiko. Er verkürzt das Leben. Aber in dieser erwiesenen Halbherzigkeit an höchster Stelle zeigt sich, wie weit auch bei Wissenschaftlern der Fleischgenuß den Geist vernebelt und die Sucht danach selbst von Forscherhirnen Besitz ergriffen hat.

Zum anderen würde mit dem Verzicht auf Fleisch auch sein Kochen und Braten entfallen. Ein Energiesparprogramm ganz großen Stils.

Darüber hinaus würden in aller Welt viele andere aus der Hitzebehandlung folgende Zusatzbelastungen für die Umwelt wegfallen, wie beispielsweise Feuerholzsammeln fürs Kochen in Savannengebieten mit zunehmender Wald- und Umweltzerstörung. Andererseits würden – so weit geht der Spannungsbogen unserer Abhängigkeiten von Naturbestimmung und Lebensweise – unsere Zähne und Kaumuskulatur mehr auf ›natürliche‹ Weise gefordert. Natürliche Nahrung, eben Rohkost, verlangt kräftigeres Zubeißen, das größere Druck- und Scherkräfte über den Zahnhalteapparat auf den Unterkiefer überträgt und so über den ›piezoelektrischen Effekt‹ (kommt später) in dessen Knochenstruktur den sonst unweigerlich eintretenden Schwund dieses lebenswichtigen Knochens verhindert. Mit der begleitend vermehrten Durchblutung der Kaumuskulatur geht auch eine bessere Blutversorgung des Gehirns einher. Ein doppelter Gewinn für uns. Industrienahrung dagegen ist zu weich, kann und wird ohne magengerechte Vorbereitung zu schnell geschluckt und macht auf lange Sicht zahnlos. –

Diese beiden vorweggenommenen Punkte aus einem später zur Sprache kommenden Naturprogramm für unseren Organismus mögen als Beispiele für die Richtigkeit der Behauptung stehen, die da lautet:

Alles hängt mit allem zusammen und ein jedes stützt sich auf das andere. –

Es ist wahr, das Leben ist eine einzigartig verschlungene Aktions- und Reaktionskette, ein hochkomplexes Beziehungsgeflecht zwischen Organismus, Umwelt und Kosmos, in dem eine kleine Störung an irgendeiner Stelle – Erfahrungen aus der Chaosforschung – große Auswirkungen auf das Ganze verursachen kann. Unsere Nahrung umzumodeln, sie zu manipulieren und zu verfälschen, heißt, sie zu verderben. Das aber ist mehr als nur eine Störung. Es ist ein zerstörerischer Akt. Das werden wir nach tieferem Einblick noch erkennen.

Die zuerst in den fernöstlichen Heilmethoden erkannte Betrachtungsweise der ›ganzheitlichen Sicht‹ der Dinge soll nun im Folgenden als genauso zutreffend für unseren Ernährungsbereich dargelegt und den Menschen nahe gebracht werden. Auch hier stehen Körper, Geist und Seele im Einklang mit der Natur, und auch hier ist die uns versorgende Nahrung mehr als nur Materie. Sie ist eigentlich gespeichertes Sonnenlicht, d.h., sie ist lebenserhaltende, sonneninformatorische Ordnung aus dem ›Datenkranz‹ Umwelt und Kosmos. Dies ist inzwischen wissenschaftlich gesicherte, also unstrittige Erkenntnis.

Die Eröffnung dieses neuen Blickwinkels auf unser Leben und Essen wird unbedingt erforderlich, wollen wir als moderne Menschen die Funktion der Nahrung in unserem Organismus recht verstehen. Für mich persönlich eröffnet sich mit der ganzheitlichen Betrachtungsweise unserer Welt beim Hinter-die-Kulissen-Schauen die immer wieder faszinierende Perspektive eines schöpferischen Spannungsbogens: Dort oben der phantasieträchtige Kosmos als unser Geburtshelfer und direkter Dirigent unserer Lebensfunktionen, wie wir noch erfahren werden, und hier unten die nur bodenständigen, doch mitreißenden ernährungsphysiologischen Zusammenhänge –

Ich hoffe, ich kann auch Sie, verehrte Leserinnen und Leser, für die in diesem Buch anstehenden neuen Einsichten gewinnen, vielleicht sogar dafür begeistern. Mit der Begeisterung vieler hierfür aufgeschlossener, gesundheitsorientierter Menschen böte sich über eine erkenntnisorientierte und dann beispielgebende Verhaltensänderung eben dieser vielen auch die Chance zu einer – schon gesagt – unseren Planeten weniger verletzenden Lebensweise. Dies wäre wünschenswert, unser aller Gesundheit und unserer guten Erde zuliebe.

2. DER KOSMOS UND WIR.

»Die Melodie der Schöpfung«*)

Naturwissenschaft ist der Versuch, bei der Erklärung der Natur ohne Wunder auszukommen. (Prof. Hoimar von Ditfurth) – Das wird nicht leicht werden.

Mancher wird angesichts dieser himmelanstrebenden Kapitelüberschrift wohl meinen, das Universum sei doch viel zu weit weg, um uns berühren zu können und hält vielleicht Astronomie und Astrophysik, ja, die Kosmologie selbst für die eher exclusiven Studien- und Forschungsbereiche, um die sich nur die Großkopferten im Elfenbeinturm kümmern sollten. Für die durchschnittlichen Menschen aber, die doch eigentlich nur über gesunde Ernährung informiert werden wollen, seien von daher kosmische Vorgänge weniger interessant und wichtig. – Großer Irrtum. –

Jeder von uns trägt 2-3% an Stoffen in seinem Körper, die in Sternaktivitäten (Supernovae) erbrütet worden sind. Selbst unser Hausstern, die Sonne, kann nur Wasserstoff in Helium umwandeln. Zu den vielen weiteren und schwereren Stoffen und Metallen, aus denen wir bestehen, bis hin zum Gold, reicht es bei unserer Sonne nicht. So sind wir mit den ›Produkten‹ des Universums in unserem Körper, gemeinsam mit unserem Planeten, ganz unmittelbare Teilnehmer am großen kosmischen Kreislauf und damit seinen vielfältigen Einflüssen sehr wohl unterworfen. Vieles davon grenzt wirklich ans Wunderbare. Wir werden gemeinsam hinausschauen, uns vielleicht auch gemeinsam fesseln oder gar faszinieren lassen von der Großartigkeit des universellen Geschehens und staunen über die vielen geradezu ›genialen Zufälligkeiten‹, die sich uns als Geschenke für das Leben eröffnen. Und dann werden Sie erleben und es vielleicht auch als schwierig empfinden, dem Rat des vor vielen Jahren verstorbenen Professors von Ditfurth zu folgen, bei ihrer Erklärung »ohne Wunder auszukommen«.

Doch vorher noch zur nüchternen Vergegenwärtigung, wie sehr die – nach mancher Kritikermeinung anwendungsferne, scheinbar weltfremde und zu kostspielige – Grundlagenforschung zu Entwicklungen geführt hat, die bei uns Einzug gehalten und damit letztlich unseren Alltag revolutioniert haben.

Da stand z.B. plötzlich die *Einstein'sche Relativitätstheorie* im Raum. Zugegeben, nicht jedermanns Sache. Doch das Navigationsgerät im Auto ist es dann plötzlich doch. Ohne Einstein kein *GPS*. Das arbeitet mit dem Uhrenvergleich zwischen Erde und den Satelliten unter Berücksichtigung der Relativität der Zeit. Die *Cäsium*-Atomuhren gehen hier unten im Schwerkraftfeld der Erde langsamer als jene dort oben. Schon auf der Zugspitze sind sie 119 Milliardstel Sekunde schneller als in Braunschweig, auf Atlantikflügen wiederum langsamer. Die Satelliten-Uhren sind zwar noch ungezwungener und könnten schneller gehen, doch sie werden wiederum durch Beschleunigungen gebremst. Sie stehen nämlich unter dem Geschwindigkeitseinfluß ihrer Trägersatelliten. Umlaufgeschwindigkeit der Erde mit ihren Satelliten um die Sonne sowie die Signalübermittlungszeiten (Lichtgeschwindigkeit) zwischen Satellit und Erdstationen sind weitere zu berücksichtigende Zeitfaktoren. Diese zum Teil gegenläufigen Einflußwerte müssen rechnerisch verarbeitet werden. Die Zeit verläuft in allen diesen Stationen wirklich unterschiedlich schnell. Ohne diese Relativitätsberechnungen der Zeit würde kein Autofahrer sein eingegebenes Ziel erreichen. Ohne dies alles – kein ›Navi‹ im Auto.

In die gleiche Kategorie solcher Technik-Errungenschaften gehören aber auch:

- die Digitalkamera. Sie arbeitet mit dem erstmals von Einstein beschriebenen Photoeffekt (jetzt sogar im Handy), - die Photovoltaik-Elemente auf dem Hausdach zur Stromerzeugung,
- der CD-Player, der auf Laser-Basis arbeitet und uns Musik und Kino ins Haus bringt,

- ♦ der Augenlaser, mit dem in gewissem Rahmen Fehlsichtigkeiten korrigiert werden können,
- ♦ der Laserpointer, der elegante kleine Lichtzeigestock, mit dem wir Vorträge bestreiten. Überall steckt Einstein drin.

Dies sei nur als kurze Erklärung vorausgeschickt, daß hohe Wissenschaft auch unser aller kleine Welt grundlegend verändert. Und deshalb sollten wir uns doch auch um sie kümmern. Dieses Buch sei ein Anstoß dazu für bisher nicht Interessierte oder jene, die einfach noch nicht hingeschaut haben.

Neueste Erkenntnisse aus der physikalischen Grundlagenforschung erhärten die Vermutung, daß alle Strukturen im Universum, vom Kleinsten bis zum Größten, von den Teilchen bis zu den Galaxien und Galaxienhaufen, selbst das Leben – und so auch wir – das Ergebnis von harmonischen Schwingungsprozessen sind. Hierbei handelt es sich um Eigenschwingungen der Materie. Sie gleichen in ihrer Struktur einer Melodie, und Dr. Hartmut Müller*), Wolfratshausen, nennt sie **»Die Melodie der Schöpfung«**.

Das klingt ziemlich romantisch. Wenn wir Melodie hören, dann denken wir natürlich gleich an Musik. –

Und wir lieben Musik. Für uns ist sie der Ausdruck elementarer Lebensfreude, und wir schwingen mit ihr. Sie kann uns mit Melodie und Rhythmus verzaubern, unseren Alltag beflügeln und uns mit bekannten, erinnerungsträchtigen Klangfolgen wahre elektrisierende Schauer über den Rücken jagen und uns überall eine Gänsehaut verpassen. Sie kann uns im Tanz auf beschwingte Weise aus der nüchternen Wirklichkeit in eine Welt überwältigender Augenblicksempfindungen entführen, in der sogar ›die Träume tanzen lernen‹. Dann läßt sie Herz und Seele förmlich vibrieren. So nehmen wir sie mit jeder Faser unseres Herzens wahr und glauben, wie in der großen Liebe, durch sie direkt mit dem Himmel verbunden zu sein. – Und warum sollte das so falsch sein? – Da ist, oh Wunder, sogar etwas Wahres daran. Wir werden es sehen.

Nun, wir wissen, nicht das Herz ist es, mit dem wir die Musik unmittelbar wahrnehmen, sondern mit dem Ohr.

Unser Gehör ist unser allererstes Sinnesorgan, welches bereits im Mutterschoß seine Tätigkeiten entfaltet und schon dort dem Embryo die Wahrnehmung der Mutterstimme ermöglicht. Das heranreifende Wesen wird sie mit wohligen Geborgenheitsempfindungen verknüpfen und mit ihr und dem mütterlichen Herzschlag in Begleitung heranreifen. Unser Ohr ist, wenn wir denn Glück haben, lebenslang unser Sensor für jegliche kreative, harmonische oder auch dissonante Schallerscheinung. Soweit nichts Neues.

Die Überraschung beim näheren Hinschauen jedoch folgt auf dem Fuße. Wir nehmen nämlich von den auf uns eindringenden Schallinformationen, den Tönen, nicht ihre lineare Intensität wahr, sondern ihren Logarithmus. Ja, richtig. Auch wenn dies jetzt mancher nicht so recht glauben mag, wir leben in einer logarithmischen Welt, und auch alle unsere Sinne folgen dieser Gesetzmäßigkeit und registrieren den Logarithmus eines Signals. Wir hören, sehen und tasten logarithmisch.

Mit dieser Feststellung sollten wir uns anfreunden. Der Logarithmus unserer Wahrnehmungen wird uns begleiten, auch hier in den folgenden Ausführungen, die uns schließlich in kosmische Betrachtungen führen werden.
Betrachten wir zunächst unser Gehör.

Wenn wir auf dem Klavier den Ton ›a‹ anschlagen, dann hören wir den Kammerton ›a‹ mit 440 Schwingungen pro Sekunde (Frequenz in Hertz). Eine Oktave höher nehmen wir ›a'‹ als gleichen Ton wahr, obwohl dessen Frequenz mit 880 Hertz doppelt so hoch ist. Diese Art der Lautwahrnehmung setzt sich auch über ›a"‹ *usw.* fort. Wir erkennen die jeweiligen Frequenzen, die das Doppelte, das Vier- oder Achtfache der Grundtonschwingungen betragen, zwar als höhere Tonlage, doch nehmen sie als immer den gleichen Ton wahr. Das heißt, wir hören logarithmisch. Die Tonleiter wird durch logarithmisch-hyperbolische Frequenzfolgen gebildet. Auch unserer Lautstärkeskala in Dezibel liegt der logarithmische Maßstab zugrunde. Wir messen also in logarithmischen Einheiten.

Dies trifft auch auf unser Sehen zu. Um lineare Entfernungen einigermaßen sicher abschätzen zu können, benötigen wir aus dem Alltag bekannte Vergleichsgrößen in der Sichtlinie. Das bedeutet, ohne diese Vergleichsmöglichkeit in der Perspektive fehlt uns das so sprichwörtliche Augenmaß. So hilft ein sichtbarer Mensch in der Entfernung, ein Auto oder Baum, eine Kirche, anhand derer wir dann annähernd richtige Aussagen treffen können.

Ohne mathematische Formeln als Beweis dafür anzuführen, reicht eine Vorstellung: Auf einem Sportplatz sind nicht nur zwei Fußballtore aufgestellt, sondern 4 oder 5 weitere Tore zwischen ihnen mit immer gleichem Abstand zueinander. Schauen wir nun durch das erste Tor genau in die Flucht, dann sehen wir all die anderen Tore mit zunehmender Entfernung immer kleiner werden und das letzte Tor am Sportplatzende als kleinstes in der Torrahmenmitte unseres großen Durchsichtstores. Die Betonung in diesem Bild liegt auf ›immer kleiner werden‹. Wir sehen sie also in abnehmender Größe und wissen doch, daß sie alle gleich groß sind. Das ist uns wohl vertraut und wir nennen das Perspektive. Nun gehen wir in unserem Gedankenbild noch einen Schritt weiter und ziehen eine gerade Linie vom linken unteren Eck unseres ›großen‹ Ausgangstores zur entsprechenden Ecke des kleinsten, dann haben wir damit die linken unteren Ecken aller Tore miteinander verbunden. Wenn wir uns nun diese Linie genau betrachten (vorstellen), dann wirkt sie wie eine Skala: Genauso wie die Tore scheinbar schrumpfen, so tun es auch die Entfernungen auf unserer gedachten Linie zwischen ihnen, und zwar zunehmend um einen bestimmten Verkürzungsfaktor. Diese Skala der immer kürzer werdenden Torabstände – sie erinnert an den alten Rechenschieber, auch Rechenstab genannt – ist eine logarithmische Gerade.

Bei Profis würde die Erkenntnis aus unserem Hilfsbild folgendermaßen formuliert: *»Die lineare Perspektive basiert auf einem konstanten Größenverhältnis, das die Basis eines Logarithmus bildet.«* – Basta.

Eine kleine Ergänzung dazu: Das große Tor mit den versammelten Tor-Elementen in der linearen Perspektive bildet ein Fraktal. Ebenso trifft dies auf die bekannte russische Holzpuppe »Matroschka« zu. Auch sie ist ein sehr einprägsames Fraktal. Stellt man die genial ineinander verschachtelten, immer kleiner werdenden Puppen einzeln der Größe nach in eine Reihe, dann bilden sie eine lineare Perspektive. (Wichtig für spätere Betrachtungen).

Zurück zum Sehen. Auch unser Hell-Dunkel-Sehvermögen macht da keine Ausnahme. Die Netzhaut registriert nicht die Anzahl der eintreffenden Photonen (Lichtteilchen), sondern nur den Logarithmus darin. Der Sonnenlicht/Tag-Nacht-Unterschied im Photonenaufkommen ist ein Milliardenfacher. Um diesen Faktor nimmt also die Lichtintensität zur Nacht ab. Bei linearer Funktionsweise unserer Augen im tatsächlich stattfinden milliardenfachen Lichtschwund wären wir nachts absolut blind. Uns rettet aber der Netzhaut-Logarithmus, denn sein Wert ändert sich in diesem Falle nur um das Zwanzigfache. Diesen Faktor kann unsere Netzhaut ausgleichen. Deshalb können wir nachts sehen und sogar Auto fahren. Wobei uns Lichter und Fahrscheinwerfer selbstverständlich eine Hilfe sind.

Unser Farbsehvermögen funktioniert ebenfalls nach logarithmischer Gesetzmäßigkeit. Wir nehmen die verschiedenen Wellenlängen des Lichtes als seine Farben wahr, wie wir sie ja im Regenbogen sehen können, und die Farbtonunterscheidung erfolgt, wie bei der oben erläuterten Tonleiter, in logarithmisch-hyperbolischen Frequenzstufen.

Logarithmische Wahrnehmung herrscht auch bei unserem Tastsinn. Er ist so geeicht. Jeder kann es bei sich selbst ausprobieren. Hält man 100 Gramm in der linken Hand und 200 Gramm in der rechten, dann muß man, wenn links 10 Gramm dazugelegt werden, rechts entsprechend das Doppelte des linken Zuschlags, also 20 Gramm hinzutun, um den gleichen Gewichtszuwachs in beiden Händen zu empfinden. (Dies gilt als Weber-Fechner-Gesetz der Sinnesphysiologie und lautet: *Die Stärke einer Sinnesempfindung ist proportional dem Logarithmus der Reizstärke*).

Und dies trifft auch auf unseren Geruchssinn zu. Die Intensität der Geruchsstoffe eröffnet sich uns nach der logarithmischen Normalverteilung ihrer Moleküle in der Luft. (Dabei können wir selbstverständlich an den Geruchsleistungen der Tierwelt, z.B einer Hundenase oder gar des Nachtfalters niemals tippen, denen oft ein einziges Molekül des Lockstoffes zur Orientierung ausreicht).

Unsere Sinnesorgane funktionieren in Wechselwirkung mit den physikalischen Signalen aus der Umwelt, wie da sind akustische und elektromagnetische Wellen- und Schwingungsprozesse, Druck, Temperatur, Strömung (als Kombination von Druck, Bewegung und Temperatur), etc. Die Tatsache unserer logarithmischen Wahrnehmung der Welt läßt auch den Schluß auf ihren logarithmischen Aufbau zu. Und beim näheren Hinschauen auf die dieses Kapitel bewegenden kosmischen Vorgänge werden wir dem Begreifen unseres ›*logarithmischen*‹ Zustandekommens sicher näher kommen.

Und dafür gibt es zahllose Anzeichen. So sind selbst Mikro- und Makrokosmos gleichermaßen von logarithmisch skaleninvarianter (sich wiederholender, selbstähnlicher) Häufigkeitsverteilung bestimmt.

Dieser universellen Ordnung folgen Teilchen und Atomkerne in Abhängigkeit von ihrer Ruhemasse, ebenso die Atome entsprechend ihrer Radien und – jetzt im Großen – die Häufigkeitsverteilung der Himmelskörper in Abhängigkeit von ihrer Größe, Masse und ihren Bahnelementen. (Darüber gleich mehr). Logarithmisch skaleninvariant ist auch die Häufigkeitsverteilung der biologischen Organismen in Abhängigkeit von ihrer Masse, ihrer Körpergröße (Tschislenko, 1981).

Diese kosmische Ordnung verfügt ebenso die Aufstellung unserer Körperzellen (auch Somazellen) und Zellorganellen, wie selbst die physikalischen Werte eines ordnungsgemäß funktionierenden Organismus. Gauß'sche Normalverteilung hingegen bedeutete Chaos und Deregulation (Destabilisierung) und würde einen pathologischen Zustand anzeigen. So weist die logarithmische Normalverteilung in der Biophotonen-Emission des menschlichen Organismus – meßtechnisch präzise ermittelbar – die optimale Struktur und Funktion, also den größtmöglichen Ordnungsgrad und damit gute Gesundheit, aus (F.A. Popp*), 1992). Logarithmisch verteilte Meßwertergebnisse der Leitfähigkeit, z.B. von Meridianen und Gewebe, sind dabei genauso diagnosestützend.

Alle diese Erkenntnisse folgen aus der naturwissenschaftlichen Grundlagenforschung und entsprechen exakt der Hauptaussage der *Global-Scaling*-Theorie (folgt).

Der Kosmos selbst steckt voller Logarithmus. Diese Tatsache wird uns nun beschäftigen. In Anschauungsbeispielen werden wir erkennen, wie eng natürliche harmonische Schwingungsprozesse der logarithmischen Gesetzmäßigkeit unterliegen und wie wir darin eingebunden sind. Ihre sichtbare Verwobenheit untereinander, und das in Verbindung mit der Quantenmechanik – wird auch bei der Erklärung der Vorgänge in der Sonne im nächsten Kapitel klar werden – hat unsere Existenz erst möglich gemacht.

Es stimmt also: ›*Der Mensch lebt nicht von Brot allein*‹. Dieses, letztlich auch durch einen gleichlautenden und berühmten Buchtitel bekanntes Bibelzitat, werden wir in den nachfolgenden Ausführungen bestätigt finden

Albert Einstein war es, der die Quantennatur des Lichtes als erster erkannt und formuliert hat. Das Licht komme nicht in kontinuierlichem, gleichmäßigem Fluß daher, sondern sozusagen ›quantisiert‹ bei uns an, d.h., sich stets nur aus kleinsten Einheiten, den Elementarladungen des Photons/Elektrons, zusammensetzt. Damit meinte er, in quasi gestückelten Portionen. Und so sah er beispielsweise das Sonnenlicht gewissermaßen ›*gequantelt*‹.

Die Weiterentwicklung dieses Gedankens hat zur heutigen Quantenphysik geführt. Und weil wir sie für die späteren Betrachtungen hier und später in Kapitel 14 für die Beschreibung einer uns verlorengegangenen außergewöhnlichen Hirnleistung brauchen, wollen wir doch hier näher hineinschauen.

Übertragen auf die grundlegende Ganzheitlichkeit der Wirklichkeit findet gemäß der *Quantenhypothese* unsere Welt ihren Ausdruck in den quantenmechanischen Eigenschaften ihres f*undamentalen Verbundes, ihrer Nichtlokalität und Untrennbarkeit.* Das unteilbare Ganze hat eben keine Einzelteile, die isoliert voneinander betrachtet und gesteuert werden könnten. Und in zahllosen Experimenten zur sog. *Quanten-Verschränkung (Einstein-Podolsky-Rosen-Paradox*, kommt später) sind diese befremdlich anmutenden Eigenschaften der Wirklichkeit wissenschaftlich nachgewiesen worden.

Die neue Art der Betrachtung erfordert das Überwinden herkömmlicher Vorstellungen aus der klassischen Physik vom Materieteilchen, das sich an irgendeinem Punkte aufhalten müsse, gerade hier und sonst nirgendwo, und nur hier am vorhergesagten Ort könne man dann auch die vorhergesagte Reaktion von ihm erwarten. Dieser eiserne Grundsatz gilt in der Quantenphysik eben nicht. Im ›Dazwischen‹ spielt sich da geheimnisvoll Entscheidendes ab. Dieser neue Denkansatz an sich kommt schon einem ›Quantensprung‹ gleich.

Man gewinnt an Verständnis, wenn man erkennt, daß die Teilchen in Grenzsituationen, so beispielsweise unter extrem hohem Druck im Innern der Sonne, vornehmlich Welleneigenschaften besitzen, also Wellenfunktionen ausüben. Und wenn wir von diesen Welleneigenschaften hören, dann wissen wir, daß Kraftfelder in ihrer Wellencharakteristik überall im definierten Raum wirken können. Da kann es logischerweise keine exakte Position eines Teilchens geben.

Mit diesem neuen Verständnisansatz ist man der Quantenwelt dann einen Riesenschritt näher gekommen. Sie ist in rauschender, ständig brodelnder und chaotisch-schöpferischer Bewegung begriffen, wird manchmal auch als quirlender Quantenschaum bezeichnet. Insofern ist diese Welt dort völlig anders als unsere Erfahrungswelt. Aber gut ist es, von ihr zu wissen. Sie geht uns alle an. Warum? – Weil es uns ohne diese Quantenmechanik gar nicht gäbe. So einfach ist das. Das wird bei der Beschreibung der Vorgänge im Innern der Sonne (Kapitel 6) noch klar werden.

Der dänische Physiker Niels Bor hat über diese quantenphysikalischen Ungeheuerlichkeiten gesagt, wer über die Quantenphysik nicht erschrocken sei, der habe sie auch nicht verstanden. – Tröstlich, dergleichen aus dem Munde eines Kenners dieses Metiers zu hören. Somit darf auch die Leserschaft hier nun hin und wieder darüber etwas erschrocken sein.

Einstein, der mit dem Dänen bezüglich der Quantenphysik in sehr kritischem Disput stand, hegte große Skepsis gegenüber diesen neuen Theorien und sagte einmal ganz entrüstet: »Der Liebe Gott würfelt nicht, er spielt Schach!«

Was Einstein damals aber noch nicht wußte: Im Vakuum kommunizieren Photonen und Elektronen ohne Sendemasten miteinander (und dies ohne jeden Elektrosmog). Die Eigenschwingungen des kosmischen Vakuums sind ihre Verbindung untereinander, und dieser elegante Informationsaustausch funktioniert schon seit Jahrmilliarden höchst zuverlässig und genauso effektiv. In der modernen Physik wird dies mit Quanten-Teleportation bezeichnet, ein Begriff, an den wir uns gewöhnen müssen. Er birgt das Geheimnis der interstellaren Kommunikation. Und gerade sie und ihre Gegebenheiten werden uns in den Ausführungen dieses Kapitels beschäftigen, und wir werden versuchen – schon gesagt – bei der Erklärung alles dessen möglichst ohne Wunder auszukommen. Aber es werden Ihnen, liebe Leserinnen und Leser, dennoch besondere Einsichten abverlangt werden. Ich hoffe, Sie sind dazu bereit. Es geht ja schließlich um die naturwissenschaftliche Ergründung unserer Naturkost, – wie sie denn nun wirklich funktioniert und damit für uns das Lebenspotential schlechthin darstellt.

Nun also zum Kosmos.
Er ist nicht nur das Zuhause unserer Galaxie (Milchstraße) und – in ihr – unseres Sonnensystems mit unserem Heimatplaneten Erde. Das Universum ist auch unser aller persönliches Zuhause. Denn vom Örtlichen dieser Feststellung einmal ganz abgesehen, werden wir von vielfältigen Einflüssen dieses ›heimeligen Raumes‹ auf unserer Erde umfangen. Die kosmischen Strahlungen und sonstigen aus dem All kommenden Aktivitäten und Fernwirkungen werden nicht allesamt durch den elektromagnetischen Schutzmantel der Erde, der Magnetosphäre (vom drehenden, metallhaltigen Erdkern selbst erzeugt) abgeschirmt oder von der Erdatmosphäre abgewehrt. Dies gilt nur für die großenteils zerstörerischen Anteile dieser kosmischen Post. Andere Einflüsse enden nicht einmal vor unserer Haustüre, sie erreichen uns selbst, unseren Organismus. Wäre das nicht so, könnten wir hier nicht auf unserer schönen Erde weilen und – mit einem wunderbar entwickelten Gehirn ausgestattet – die vielen Fragen nach den Geheimnissen des Weltalls und unserer Existenz stellen.

Selbst unsere Sonne, der wir bisher eine beherrschende Stellung in unserem Planetensystem zugeschrieben haben, wird nach neuesten Erkenntnissen von Schwingungs- und anderen Kräften des Universums gesteuert. Dennoch ist sie für uns und unsere

Erde das ›Licht des Lebens‹ und hat als solches auch auf jeden einzelnen von uns größten physikalischen Einfluß. Sie strahlt schon über unsere Augen allein in zweifacher Weise in unseren Körper hinein und findet auch sonst noch auf vielfältigen Wegen bei uns persönlich Einlaß. (Davon noch später). Mit ihrem Lichttakt ist sie hier in unserem Planetensystem quasi der verlängerte Arm des Universums und bestimmt zu einem erheblichen Teil unseren Organismus mit, der als Mikrokosmos ja selbst ein kleines Universum ist. Aber bei aller lebensnotwendigen physikalischen Funktion des Sonnenlichtes: Der Sonnenschein tut auch unserer Seele gut. Das alles kann und wird heutzutage niemand mehr bestreiten.

Die Kosmische Biographie

Wie das nun alles seinen Anfang genommen hat und bisher zustandegekommen ist, wird uns klar, wenn wir uns die Biographie des Universums anschauen, wie sie sich uns heute zeigt. In den vergangenen 100 Jahren ist ein beachtliches Bild der Vergangenheit und der Gegenwart des Universums gezeichnet worden. Als besonders spannende Herausforderungen gelten bei den Wissenschaftlern die Erforschung und das Verständnis für die zukünftige Entwicklung des Universums. Aussagen über die bisherige Entwicklung des Weltalls, von seiner Geburt bis zur Entwicklung des Lebens auf der Erde, stützen sich in der Forschung des 21. Jahrhunderts auf naturwissenschaftliche Erkenntnisse und den Einsatz modernster Technologie.

Das Universum, wie wir es heute beobachten, soll gemäß der gegenwärtig gültigen wissenschaftlichen Lesart im sog. Urknall vor rund 14½ Mrd. Jahren entstanden sein. Nach dieser Urknall-Theorie steht zwar am Anfang der sog. ›*Big Bang*‹, doch wird er nicht als eine Explosion definiert, vielmehr als die gemeinsame Entstehung von Materie, Raum und Zeit aus einer ursprünglichen Einheit reiner Energie.

Diese Entstehungstheorie eröffnet natürlicherweise eine Reihe philosophischer Fragen. Warum gibt es denn überhaupt unsere Welt und uns? – Warum gibt es eigentlich nicht nichts? –

Dies sind Kernfragen der modern agierenden, der theoretischen Physik.

Warum hat sich das Universum nicht sofort nach dem Urknall wieder aufgelöst? Ist es doch aus einem idealen Gleichgewichtszustand entstanden, aus dem heraus Materie und Antimaterie zwingend zu präzise gleichen Teilen hätten hervorgehen, sich aber logischerweise schon während, oder postwendend nach dem universellen Geschehen, gegenseitig zu einem Zustand des Nichts aufheben müssen. Daß dies so nicht geschehen ist, wird wissenschaftlich mit einer dabei entstandenen sog. Asymmetrie erklärt. Ihr haben wir also den kleinen Überschuß an Materie und unsere Existenz zu verdanken. Nur sie hat dafür gesorgt, daß es nicht zu einem Weltraum gänzlich ohne Materie gekommen ist, in dem wir, wenn überhaupt, nur als Lichtgestalten herumgedüst wären.

Und nun suchen wir die geheimnisumwitterte Substanz der Antimaterie. Sie ist Science-Fiction-Fans schon lange vertraut. Antimaterie treibt in deren Phantasie ganze Raumschiffgeschwader an und beschleunigt sie auf vielfache Lichtgeschwindigkeiten. Auch wir werden an anderer Stelle auf eine nicht erklärbare und doch existierende Kraft zu sprechen kommen, die nur mit der unmittelbaren Gegenwart von Antimaterie vorstellbar und auch wirksam ist.

Wenden wir uns im Augenblick der realen, der sichtbaren, auch sog. leuchtenden Materie zu.

Sie und ihr Wirken können wir beobachten, auch, daß sie nach dem Urknall unaufhörlich auseinanderstrebt. Das Weltall expandiert, und das immer schneller.

Aus der sichtbaren Materie sind inzwischen Sterne und Galaxien entstanden, neue sind im Entstehen begriffen, auch Existenzbeendigungen sind sichtbar ans ›Firmament‹ geschrieben.

In den sie begleitenden Vorgängen, wie Sternexplosionen (Supernovae), werden die Elemente erzeugt/erbrütet, die in unzähligen Zusammensetzungen und Variationen die Bausteine des Lebens bilden.

Erst 10 Mrd. Jahre später hat sich gemäß dieser Theorie innerhalb unserer Hausgalaxie, die wir als Milchstrasse am nächtlichen Himmel kennen, die immer noch geheimnisvoll anmutende Bildung unseres Planetensystems vollzogen. Dies geschah jedoch gar nicht so im Verborgenen, sondern in offener Übereinstimmung mit den Naturgesetzen, die überall im Universum gelten. Unsere Erde war, wie mehrere andere Himmelskörper hierin auch, zunächst nur ein glühender Ball, der sich aber allmählich abkühlte.

Die Atmosphäre entstand erst nach Jahrmillionen des ›Großen Regens‹, später die Meere. Aus heutiger Sicht muß die Uratmosphäre geradezu lebensfeindlich bis tödlich gewesen sein. Und dennoch haben sich unter diesen Bedingungen im lang andauernden Gewittergeschehen jener Zeit und den damit einhergehenden intensiven elektrischen Aktivitäten die ersten Aminosäuren gebildet (Im Laborexperiment 1953 von Stanley Miller erstmals beweiskräftig nachgestellt).

Mit dem Entstehen der Aminosäuren haben sich so ganz offensichtlich an unzähligen Orten auf der Ur-Erde die entscheidenden Anfänge des Lebens abgespielt. Aminosäuren sind Bausteine für die Eiweißmoleküle, und diese sind die ›Moleküle des Lebens‹. Über sie entwickelten sich ungeheuer viele Lebensformen, und nach mehr als 4 ½ Mrd. Jahren hat die Evolution uns, die Spezies Mensch, hervorgebracht.

Auch in unserer Existenz spielen die Proteine, wie die Eiweiße auch genannt werden, eine tragende Rolle. Unsere Muskeln bestehen aus ihnen. Sie formen unseren Körper und ermöglichen ihm erst die Bewegung, wie aber auch uns das Denken. Eiweiße sind Allroundfunktionäre. Aber auch so ganz andere Schöpfungsteile wie Vogelfedern bestehen zu einem Großteil aus Proteinen. Die Raupen spinnen ihren Kokon daraus, und das Netz der Spinne erfährt durch sie seine enorme Festigkeit.

Selbst so verschiedene Dinge wie der Panzer des Käfers und die Schafwolle bestehen aus Proteinen.

Die Eiweißmoleküle wirken ebenso im Innern unseres Körpers als Enzyme. Da nennt man sie auch ›Zündkerzen des Lebens‹, und als solche sind sie spezialisierte Meister ihres Faches bei der Regulation aller Lebensprozesse im wirkungsvollen Zusammenspiel komplizierter chemischer Vorgänge. Erst unter ihrer Mitwirkung entfalten Vitamine und Spurenelemente ihre lebensspendenden Eigenschaften und Fähigkeiten. Ohne Proteine gäbe es also kein Leben.

Eiweiße spielen aber auch in unserer Nahrung eine wichtige Rolle. Hierüber später in Kapitel 15.

In dieser Kapiteleinführung sind drei Faktoren als Grundpfeiler unserer Existenz benannt:

- Der Kosmos/das Universum,
- die Entstehung des Lebens
- unsere Nahrung.

Zwar soll mit diesem Buch die ›SONNENKOST‹ als die von der Natur für uns bestimmte Nahrung ausführlich dargestellt und selbstverständlich die naturwissenschaftliche Begründung dafür geliefert werden. Aber dies geht nicht ohne die Beschreibung des Großen und Ganzen. Ohne die Ansprache des Universums geht nichts, will man die heute als unabdingbar erkannte ganzheitliche (holistische) Betrachtung, eben die Ganzheitlichkeit unserer Welt, im Auge behalten. Wir wissen doch inzwischen – Wiederholung verdeutlicht – nichts in unserer natürlichen Welt ist wirklich unabhängig. In ihrer komplexen Vernetzung hängt alles mit allem zusammen. So auch wir mit unserer Umwelt. Und die ist eben nicht nur hier auf unserem Planeten zu finden.

In diesem Sinne also sollen die Zusammenhänge zwischen den eben benannten Lebenssäulen im erforderlichen Rahmen erläutert werden. Dabei wird sich herausstellen, daß uns der Kosmos doch überraschend nahe ist. Er bildet gewissermaßen das Ordnungsdach, unter dem sich das Geheimnis ›Leben‹ auf unserem Planeten abspielt. Hier ist es wirklich angebracht, von ›kosmischer Ordnung‹ zu sprechen.

Sie ist ein universelles Geschehen, das sich in den nachfolgenden Ausführungen als Schwingungsgeflecht mit höchst gestalterischer Fernwirkung auf die Erde und auf uns selbst erweisen wird. Und dieser unser kosmischer Verbund, in dem wir über Umwelt und Nahrung stecken, ist, obwohl so wichtig, gerade im Naturkost-Kreis nicht einmal ansatzweise als naturwissenschaftliche Begründung für unsere Naturkost beschrieben und diskutiert worden. Ein Versäumnis. Deshalb wird sie jetzt in den Mittelpunkt unserer Betrachtung rücken. Gerade das Herausstellen ihrer kosmischen Komponente wird den schlagenden Beweis für die goldene Wahl unserer Ernährung mit der ›**Sonnenkost**‹ erbringen. Wissenschaftliche Beweisführung bietet Rückenstärkung für uns bei unserer Argumentation vor leidenschaftlichen Kochkostanhängern, die immer noch in dem verhängnisvollen Irrtum verharren, daß erst die Erhitzung der Nahrung die Inhaltsstoffe für unseren Organismus richtig aufzuschließen vermag. Zudem schieben sie die Urköstler gerne von vornherein in die grüne Ecke. Wir sollten klarstellen, daß nicht Ideologie oder irgendetwas sonst hinter dem Naturkostgedanken steckt, sondern nachvollziehbare, naturwissenschaftliche Analyse und aus ihr erkenntnisgestützte Konsequenz in der Anwendung. Und da wir in einer lauten Kommunikations- und Werbegesellschaft leben, wäre vornehmes Schweigen falsch. Auch wir müssen für unsere gesunde Ernährungsweise die Werbetrommel rühren. Vielleicht können die nachfolgenden Ausführungen ein Beitrag zu einer ›**Sonnenkost**‹-Offensive sein.

Welche kosmischen Vorgänge spielen denn nun unmittelbar in unsere Existenz hinein?

Wir sind mit dem Universum tatsächlich im wahrsten Sinne des

Wortes ›vernetzt‹ und unterliegen in jeder Sekunde unseres Lebens seinem Einfluß. Diese Behauptung wird nun zu belegen sein.

Wenn wir allgemeinhin von Vernetzung sprechen, dann denken wir zu allererst an Mobilfunk, Internet, Rundfunk, Fernsehen etc.

Bedenken wir, der Raum, der uns hier auf der Erde umgibt, ist von einer unübersehbar großen Anzahl elektromagnetischer Schwingungen erfüllt. Mit der obigen Aufzählung sind einige der künstlichen, durch unsere zivilisatorisch-technischen Errungenschaften erzeugten elektromagnetischen Wirkungen – auch auf uns selbst – benannt. Sie alle transportieren für uns gemachte und uns verständliche Informationen. Wenn wir bei unserer folgenden Betrachtung vom gegenwärtig heiß diskutierten Elektro-Smog aus dem Mobilfunk, der uns berechtigte Sorgen bereitet, einmal absehen, gibt es neben diesen künstlichen auch ganz natürliche elektromagnetische Schwingungen. Sie aber sind Gravitationswellen planetarischer, stellarer und galaktischer, auch extragalaktischer Herkunft und können elektromagnetische Signale oder auch Gravitationsdrücke übermitteln. Auch das sind Informationen, die wir jedoch – mit Ausnahme des kreativen Sonnenlichtes – nicht bewußt wahrnehmen können, wohl aber von unserem Organismus zu verarbeiten und quasi kosmische Richtschnur für ihn sind. Sie bestimmen also nicht nur das gesamte kosmische Geschehen, sondern auch das biologische auf unserem Planeten.

Diese – nennen wir sie – Verfahrensanleitung aus dem All, die so umfassend in unser aller Leben eingreift, kommt aus einem Wirkungsgeflecht von Primär- und Sekundärschwingungen, welches sich durch Interferenzen (gegenseitige Überlagerungen) in einer – so fachlich – ›stehenden Welle‹ im All konstituiert.

Wie kommt die nun zustande? Ihr Ursprung liegt in Folgendem begründet:

Alle physikalischen Objekte im Universum verändern laufend ihre Massen durch Wachstum (Aufnahme von kosmischem Material, auch Sternenstaub genannt; die Erde wird jeden Tag um ca. 60.000 t schwerer), aber auch durch Zerfall, Kollisionen wie auch Fusionen, und vor allem in der gewaltigsten Form der Einwirkungen im Universum, durch Supernova-Aktivitäten. Das sind Sternexplosionen. Wir können davon ausgehen, daß es gleich nach dem Entstehen des Universums viel mehr Himmelskörper und Elementarteilchen gegeben hat. Was wir heute in beiden Kategorien als beobachtbar vorfinden, ist die durch das gewaltige Resonanzgeschehen selektierte Anzahl in der Konstellation von Sternen, Planeten, Asteroidengürteln usw., wie wir sie jetzt als übrig geblieben kennen. Wir sehen, auch das grandiose Universum bleibt – wie wir selbst – nicht vom ehernen Gesetz des ständigen Wandels verschont. Allerdings vollzieht sich dort alles in anderen Zeitdimensionen, die uns kurzlebigen Menschen schon als ewig vorkommen dürfen. Aber Veränderungen sind dennoch feststellbar.

Alle diese ständigen Veränderungen bedeuten permanente Massenverschiebungen mit ungeheuren Massenbeschleunigungen und Gravitationswirkungen, denn alle Himmelskörper und die riesigen und superschnellen Scheiben-Galaxien drehen sich und arbeiten wie – eben – galaktische Dynamos. Sie alle sind elektromagnetische Großereignisse, die gravitative Ströme erzeugen. Gravitative Wechselströme aber, die durch diese periodischen Massenverschiebungen hervorgerufen werden, erzeugen ihrerseits eine Gravitationswelle, die fachlich *Globale Vakuumskompressionswelle* genannt wird. Sie existiert in den Ausprägungen A + B und diese kommen durch Überlagerung der Primärwellen/A mit dem eigenen elektromagnetischen Echo, der Sekundärschwingungen/B zustande und bilden so ein äußerst stabiles Schwingungssystem. (Deshalb auch ›stehendes Feld‹ genannt). Sie ist eine superstabile Erscheinung und allwirkender Ordnungsfaktor im gesamten Universum.

Zur obigen Feststellung, periodische Massenverschiebungen

großen Ausmaßes seien auch elektromagnetische Großereignisse, diese kurze Zusatzerläuterung:
Wir wissen, daß

- Materie (Masse) zum einen von Elementarteilchen gebildet wird, den Atomen mit ihren Hauptbestandteilen Protonen (+), Neutronen (neutral) und den sie umkreisenden Elektronen (-), und u.a. Quarks (Bindungsträger) verschiedener Art. Wir sehen hier also Ladungsträger elektrischer Potentiale/Energie, und bewegte Ladungen induzieren einen Strom,
- Masse zum anderen auch Schwerkraftträger ist. Sie übt auf ihre Umgebung die sog. Gravitation aus. Diese kann bei genügender Massekonzentration so stark werden, daß in ihren Bannkreis geratene Himmelskörper unter ihrer Gewalt regelrecht zerrissen werden. Das haben wir 1994 am Bildschirm mit den Einschlägen der 21 Bruchstücke von Shoemaker-Levi-9 auf Jupiter miterleben können.

Aus der Aufzählung folgt:
Massebewegung ist beides, sowohl Bewegung von elektrischen Ladungen, und daraus entsteht Strom, als auch Bewegung von Gravitation. Die elektrische Elementarladung besteht aus gleichdrehenden Elementarmassen, und so stellen periodische Massenverschiebungen ebenso Ladungstransport dar und erzeugen mithin eine elektromagnetische Welle.

Dies ist nur eine sehr vereinfachte Grunderklärung zum Ursprung der superstabilen globalen Gravitationswelle. Sie entsteht durch kohärente Masseverschiebung auf der logarithmischen Skala (das ist die Skala, wie wir Älteren sie noch vom guten alten Rechenschieber her kennen) und induziert einen gravitativen Strom. Gravitative Wechselströme mit genügend hoher Frequenz, eben durch periodische Masseverschiebung, erzeugen eine Gravitationswelle. In der Theorie der Superstabilität gibt es demnach keinen prinzipiellen Unterschied zwischen elektromagnetischen und gravitativen Ereignissen.

Sie wird jetzt in den Mittelpunkt unserer Betrachtung rücken.

Wir sind lebender Teil des Systems, das da heißt Kosmos.

Bei Experimenten zur Untersuchung der Charakteristik dieser Superstabilität hat sich am Beispiel der Lecherleitungen (Paralleldrähte mit trennendem Dielektrikum) ergeben, daß Superstabilität in kleinen Systemen nur erreicht werden kann, wenn sie in Resonanz (Schwingungsgleichtakt) zur globalen stehenden Gravitationswelle gebracht werden. Das heißt, jede superstabile (stehende) elektromagnetische Welle ist quasi eine örtliche Auskopplung (elektrische Abzweigung) der globalen stehenden Gravitationswelle.

Dies aber ist in Bezug auf das Leben, auch auf uns selbst, eine Schlüsselerkenntnis. Wir erfahren nämlich, daß in unserem Organismus unzählige natürliche, durch das elektromagnetische Sonnenlicht ebenso wie durch Schwingungen kosmischen Ursprungs in Gang gehaltene Schwingkreise agieren. D.h., daß in jeder einzelnen unserer Körperzellen auf diese Weise ›stehende Felder‹ entstehen (Erklärung im nächsten Kapitel), die die Lebensprozesse steuern. Damit wird unsere ganz persönliche Ankopplung (Bindung) an das universelle Schwingungsgeschehen mit seiner direkt lenkenden Einwirkung auf unseren Organismus doch ganz offensichtlich.

Und wenn nun chemische Prozesse auch Verschiebungen von elektrischen Ladungsträgern sind, dann sind es die biochemischen Lebensprozesse in uns ebenso. Dann ist mit der Steuerung aller biophysikalischen und biochemischen Vorgänge auf der Erde, inklusive aller Lebensprozesse im menschlichen Organismus durch *Global Scaling*, unsere elektromagnetisch-gravitative Kopplung an das kosmische Geschehen perfekt.

Natürliche Wellen transportieren aber nicht nur Energie (die genutzt werden könnte Müller*), wie es bei der Sonnenenergie schon lange geschieht), sondern sie sind ebenso Träger lebenswichtiger, biotisch relevanter Information aus dem Universum und steuern auf diesem Wege tatsächlich in jeder einzelnen unserer Körperzellen die Prozeßabläufe. So z.B. die Eiweißsynthese, also die Bildung der ›Moleküle des Lebens‹ genauso wie die Zellteilungsprozesse und – wichtig mit Blick auf Gesundheit generell und gesunde Ernährung – unsere Verdauungs- und Nahrungsverwertungsvorgänge. Dies gilt ebenso für Heil- und Alterungsprozesse, und selbst die Embryogenese unterliegt diesem universalen Diktat. Die dafür erforderlichen Informationen stecken im sog. *wellengenetischen Code*, und der kommt tatsächlich aus dem Kosmos. Mikroskop und Elektronenrastermikroskop liefern hier fachübergreifende, sichtbare Beweise. Wir sind damit erwiesenermaßen lebender Teil des Systems Kosmos.

Damit steht fest, daß nicht nur das Sonnenlicht jederzeit in jeder einzelnen unserer Somazellen präsent ist, wie es im nächsten Kapitel ganz speziell beschrieben werden wird, sondern ebenso der ›große Bruder‹ Kosmos.

Der Kosmos regelt neben dem Kleinen also auch das große Ganze.

Sein Instrument dafür ist eben die globale Gravitationswelle. Sie ist während der 14,5 Mrd. Jahre langen Entstehungsgeschichte des Universums zu einer starken Ordnungskraft geworden und mächtig genug, nur Objekte zuzulassen, deren Massewerte in ihre fest gefügte Schwingungsordnung passen.

So reguliert sie nicht nur den zeitlichen Verlauf aller Prozesse und Vorgänge im Universum, sie steuert auch deren Struktur und physikalische Eigenschaften wie Masse, Größe, Temperatur, ja sogar deren Frequenz. Ihr Wirken ist der Motor für einen globalen Ordnungs- und Selektionsprozeß, in dem nur solche Systeme überleben, deren physikalische Eigenschaften zum entsprechenden Frequenzspektrum der Gravitationswelle passen.

Auf diese Weise läßt sich das gesamte Massenspektrum aller Himmelskörper, auch das der Elementarteilchen, nicht nur erklären, sondern sogar exakt berechnen. Das ist geschehen im sog. *Global Scaling*. Und wenn man das biologische Massenspektrum in seiner fraktalen Verteilung auf der Logarithmusskala betrachtet, entdeckt man auch hier höchst interessante Parallelen zu den Zuordnungskriterien und -daten im Kosmos. (Wir erinnern die logarithmische Wahrnehmungsform unserer Sinne).

Für diese systematische Positionszuweisung aller Körper gibt es eine plausible Erklärung. Die Gravitationswelle verdrängt mit ihren Schwingungsbäuchen, den Amplituden (Intensität der Ereignisse), Materie auf der logarithmischen Gerade der Maßstäbe und ordnet sie auf ihr in den Knotenpunktsbereichen wieder an. In diesem Vorgang steckt überhaupt nichts Mystisches. In jeglicher Schwingung steckt ein Stück Ordnungskraft. Wir können es selber ausprobieren, wenn wir einen Papierbogen mit etwas losem Sand auf eine Lautsprecherbox legen. Die Schallwellen/Vibrationen von Sprache und Musik werden die Sandkörner auf dem glatten Papier bewegen und aus dem ursprünglich ungeordneten, chaotischen Zustand in eine der Frequenz und Lautstärke entsprechende Ordnung bringen. Das ist Naturgesetz. Selbst in einem Wasserglas schwingt an diesem Ort die Oberfläche in entsprechender Weise.

Ähnliche Kräfte, doch selbstverständlich ganz anderer Dimensionen, wirken im Universum. Gravitationswellen wirken auf jeden Körper, der eine Masse besitzt. Die Herkunft der Masse spielt dabei keine Rolle. So kommt es dazu, daß offensichtlich natürlich gewachsene Massen, also Organismen, nach denselben Gesetzmäßigkeiten dirigiert und geordnet werden wie Himmelskörper

So erscheinen dann auf dieser logarithmischen Skala Himmelskörper und lebende Organismen in gleichartiger Musterverteilung, weil sie ja auch gemeinsam dem Sortierungsphänomen *Global Scaling* unterliegen.

Dies erklärt, daß dann der Wal, der Elefant, aber auch der Mensch und die Ameise mit Körpergröße und -gewicht genau in diese kosmische Musteraufstellung finden. Faszinierend, dies zu sehen. –

So gesehen, findet mit diesem Sortierungsmechanismus tatsächlich auch im Kosmos eine natürliche Selektion statt, die man wissenschaftlich bisher nur in der Biologie hatte gelten lassen. In diesem Punkt mußte man nach dieser Entdeckung konsequent umdenken.

Sicherlich sind die von uns hochgebrachten künstlichen Satelliten auf ihren erdnahen Umlaufbahnen hiervon keineswegs ausgenommen. Da haben wir wohl grundsätzlich die Rechnung ohne den großen Wirt Kosmos gemacht. Doch andererseits mahlt die Selektionsmühle dort oben bei aller Gründlichkeit doch so langsam, daß wir mit unserer kurzlebigen Zivilisation samt der künstlichen Himmelskörper in diesem Punkte wohl mit einem blauen Auge davonkommen dürften. Wir werden nicht lange genug existieren. Gleichwohl bleibt der unmittelbare Einfluß des Kosmos auf uns in jedem unserer erlebten Augenblicke überaus deutlich und allgegenwärtig.

Ein weiterer Dreh- und Angelpunkt des Zusammenwirkens von Kosmos und unserem Organismus ist unsere DNA-Doppelhelix. Sie weist große Ähnlichkeit mit der feldlichen Ausprägung der globalen Vakuumskompressionswelle (A+B) auf.

So sind die Phasenverschiebung der Gravitationswelle und unser DNA-Phasenwinkel identisch.

Zudem verbindet unsere Doppelhelix die Tripletstruktur mit der stehenden Gravitationswelle, und gerade sie determiniert den globalen wellengenetischen Code. (Elektromagnetische Information aus dem All).

Offensichtlich gibt es einen morphologischen (Gestalt- und Formenbildung betreffenden) Gleichlauf zwischen der Verteilung unserer Gene in den Chromosomen und der logarithmischen Feinstruktur der Materieverteilung im Universum. Die globale Isomorphie (Gleichgestaltigkeit) gründet sich auf der Universalität der Gravitation und bestimmt damit die globale stehende Gravitationswelle eben auch zum globalen morphogenetischen (die äußere Gestalt bestimmenden) Faktor.

Für mich persönlich ist die große Ähnlichkeit verblüffend, die zwischen der Verteilung der ca. 39.000 Gene in unseren *Chromosomen* 1-22 nebst X und Y und andererseits der *logarithmisch-hyperbolischen* (hyperbel-artigen) Feinstruktur der Materie im Universum besteht.

Diese augenfälligen Gemeinsamkeiten zweier so unterschiedlicher Systeme sind gewiß kein purer Zufall. Daran dürften selbst Skeptiker dieser Interaktionsthese ›Kosmos ‹–› Leben/Mensch‹ wohl nicht glauben wollen. Ähnliche Konfigurationen in der Natur erfüllen oft ähnliche Funktionen und kommunizieren miteinander. Unsere Doppelhelix bildet offensichtlich eine Informationsbrücke, eine Schnittstelle, wie sich noch herausstellen wird, die uns alle ganz persönlich mit dem Kosmos verbindet.

Schnittstellen, das wissen wir inzwischen aus der Informations- und Computertechnik, sind systemverbindende Funktionsbrükken/Überleitpunkte, welche Compatibilität (Interaktionsfähigkeit) zwischen verschiedenen Systemen herstellen und so deren effektives Zusammenwirken gewährleisten. Die Struktur der DNA-Doppelhelix und auch die ganz spezielle Konstruktion des Erbmoleküls zur Idealantenne für das Sonnenlichtspektrum in uns (nächstes Kapitel) sind Elemente solcher Schnittstellenfunktion. Dies geschieht in der Natur abermilliardenfach und mehr. Da wird das Prinzip, alles hängt mit allem zusammen, wieder einmal besonders deutlich.

In *Global Scaling* haben wir also bisher einen allgegenwärtigen und äußerst effektiven Wirkungsmechanismus bis tief in unser aller Körpergeschehen hinein kennengelernt und müssen schon eingestehen: Es gibt viel Wunderliches zwischen Himmel und Erde.

So dient z.B. unsere DNA nicht nur der Eiweißproduktion in der Zelle (dies nur mit Hilfe des sog. *wellengenetischen Codes*, jener genetischen Information aus dem Universum) und damit unserem Körperaufbau, seinem Erhalt und seiner Erneuerung, wie man anfangs vermutete. Nein, es haben sich in der Zwischenzeit neue Erkenntnisse ergeben, die den Schluß zulassen, daß unser Erbmolekül ein Multitalent ist, das viele außergewöhnliche Funktionen ausführen, salopp gesagt, auf vielen Hochzeiten gleichzeitig tanzen kann und auch muß. Eine solche außergewöhnliche, für viele fast unglaubliche Fähigkeit ist jene zur Hyperkommunikation. (Wichtig für das Verständnis des in Kapitel 14 behandelten Themas der *Telepathie*).

Hyperkommunikation. Was ist denn das?

Der finnische Physiker *Matti Pittkänen* hat eine Theorie mit umfangreicher, phantastisch klingender Erläuterung aufgestellt. Ihr zurfolge lagern sich an die Sequenzen unserer DNA sog. magnetisierte »Wurmlöcher« an. Diese sind mikroskopische Verbindungskanäle durch den Hyperraum. Dieser Begriff bezieht sich auf die bekannte Parallelweltenhypothese von *Everett* und *Wheeler*, wonach die genannten ›*Wurmlöcher*‹ aufgrund der Quantenfluktuation im Hyperraum (Vakuum) entstehen und dort als Kommunikationskanäle wirken. Unser Universum ist demgemäß nur eines unter vielen im höherdimensionalen Hyperraum, zwischen denen es diese ›magnetisierten Wurmlöcher‹ als Informationsfenster geben soll.

Und nach *Pittkänens* neuer Kosmologie erfährt nun unser riesiges Erbmolekül DNA durch die Anlagerung dieser ›magnetisierten Wurmlöcher‹ an seine Sequenzen (Basenpaare) mittels der so entstehenden Kommunikationskanäle seine Hyper-Kommunikationsfähigkeit. Wenn wir uns hier die gegebenen Verhältnisse nochmals in Zahlen vergegenwärtigen, dann wird es klarer. Jeder Mensch besitzt bis zu 100 Billionen DNA-Moleküle und damit ebensoviele Billionen Kommunikationsfühler. Nun ist unsere DNA ein gewaltiges – wäre es auseinandergezogen – 1,95 m langes Biomolekül bestehend aus 3,91 Milliarden Basenpaaren (*Adenin-Thymin und Guanin-Cytosin*) und paßt dennoch kunstvoll verdrillt in jede unserer winzigen Körperzellen.

Allein die Multiplikationsgröße aus den genannten Zahlen veranschaulicht, in welch gigantischer Anzahl diese wurmlochbedingten Kommunikationskanäle wirksam werden können. Und in ihrer Gerichtetheit und Bündelung steckt ein gewaltiges Kommunikationspotential.

Wir Menschen besitzen damit in jeder unserer Körperzellen einen quasi biotechnischen Hochleistungsmikrochip mit der Speicherfähigkeit von drei Gigabits, der Informationen speichern, verarbeiten und offensichtlich weitergeben kann.

Dies mag zunächst hochgestochen und wahrlich wie Science-Fiction klingen, doch es liegen schon einige erstaunliche Beweise für das Zutreffen solcher Annahmen auf dem Tisch.

Ein geradezu unglaublicher Beweis für die beschriebenen ›*wurmloch*‹-bedingten Kommunikationskanäle ist in der sensationellen Entdeckung einer interdisziplinären Forschergruppe um den Molekularbiologen und Biophysiker *Dr. Piotr P. Garjajev* an der Russischen Akademie der Wissenschaften in Moskau gelungen. Er und sein Kollege, der Quantenphysiker *Dr. Vladimir Poponin*, haben bei der Messung von Vibrationsmustern von DNA-Proben, die sie vorher mit Laserlicht bestrahlt hatten, ein diagonal verlaufendes, typisches Sägezahn-Wellenmuster auf dem Bildschirm beobachtet. Nach dem Entfernen der DNA-Probe aus dem Meßbereich verschwand das Schwingungsmuster jedoch nicht komplett. Stattdessen zeigte sich ein anderes Bild, eine Reihenfolge von spitzen Amplituden (Ausschlägen nach oben) mit immer gleichen Abständen zueinander. Der Schirm wies also das Vorhandensein einer DNA-Probe nach, obwohl dies definitiv nicht mehr zutraf. Es stand demnach eine Information (Schwingung) ohne materielle Grundlage dazu im Raum.

Beim anschließenden Leerexperiment, also ohne Probe im Strahlengang, erschien nur ein regelloses Zufallsmuster, welches als natürliches Rauschen der kosmischen Hintergrundstrahlung gilt. Alle in großer Anzahl durchgeführten Experimente erbrachten dasselbe Ergebnis, jederzeit wiederholbar, nach wissenschaftlichen Regeln festgestellt. Diese materiereine Information auf dem Schirm wird als Phantom-DNA-Effekt bezeichnet. Er zeigt, daß die DNA selbst ohne Bestrahlung ein Störmuster im Vakuum erzeugt, und dies wird wissenschaftlich als Entstehungsursache für die erwähnten *magnetisierten Wurmlöcher* an den DNA-Sequenzen angesehen. Lebende Materie erzeugt also im Vakuum Muster, die dort mehrere Monate unverändert überdauern können. –

In allen Anstrengungen um die Erklärung dieser Phänomene geht es aber, wie man sicher erkennen mag, nicht um die reine Erforschung des Erbmoleküls, wie sie moderne Biologie und Genetik betreiben, sondern es ist eine Suche nach Pforten und Verbindungen zwischen Physik und Biologie zu einer möglichen ›Kosmologie des Lebens‹. Pittkänens Theorie erfährt weitere Wahrscheinlichkeit. Wissenschaftlich ein absolutes Novum, denn es kommt eine völlig neue Betrachtungsweise ins Spiel, bei der Bewußtsein und Wahrnehmung zum allerersten Mal in der Physik außerordentliches Interesse finden.

Anfang der achtziger Jahre hat der britische Biologe *Rupert Sheldrake* von der Universität Cambridge seine vielbeachtete Theorie von den *Morphogenetischen* Feldern aufgestellt. Darin: Jeder Mensch, jedes Lebewesen, hinterläßt auf irgendeine Weise eine Spur seiner Existenz. Dazu konnten nun *Dr. Garjajev* und seine Kollegen mit ihren Experimenten erstmals diese Spur eindrucksvoll auf den Bildschirm bannen.

Die nächsten Fragen stellen sich nun: Mit wem oder was kommuniziert unsere DNA? Und zu welchem Zweck? Alle bisherigen Befunde bestätigen die Vermutung, daß sie dabei durch nichts eingeschränkt wird.

Gemäß der Pittkänen-Theorie erfolgt diese Hyperkommunikation über die magnetisierten Wurmlöcher raum- und zeitfrei durch den mehrdimensionalen Hyperraum. Deshalb auch die Bezeichnung Hyperkommunikation.

Diese Hyperkommunikation ist offensichtlich keinem bestimmten oder begrenzten Zweck zugemessen und in ihrer Funktionsfähigkeit, Effektivität und Vielseitigkeit jeglicher von Menschen gemachter Technik haushoch überlegen. Sie stellt die Schnittstelle zu einem offenen Netzwerk dar. Die Erkenntnisse darüber lassen den phantastischen Schluß zu, daß sie ein Bewußtseins-, ein Lebensnetzwerk bildet; also ein dem Internet durchaus vergleichbares schnelles Datennetz der Natur. Hier ist unsere DNA, ganz ohne unser vorher eingeholtes Einverständnis – und die Datenschützer mag es grauen – Netzteilnehmer und kann eigene Daten einspeisen, Daten abrufen und direkten Kontakt zu anderen Teilen des Netzwerkes aufnehmen.

Auch hier existieren ›Homepages‹, gehören ›surfen‹ und ›chatten‹ zur Aktivität, und das alles ist nicht nur auf unsere, die menschliche DNA beschränkt. Ganz im Gegenteil. Es können die Erbmoleküle (Erbinformationen) unterschiedlicher Lebewesen miteinander kommunizieren. Auch dieses ein Ausdruck für die Ganzheitlichkeit unserer Welt. Diese Hyperkommunikation ist die erste wissenschaftlich nachweisbare Schnittstelle, über die unterschiedliche Intelligenzformen des Universums untereinander vernetzt sind. Auch das Gruppenbewußtsein von Menschen- und Tiergruppen, z.B. Löwen- und Wolfsrudel bei der Jagd, kommt auf der Basis der Hyperkommunikation zustande und läßt die Einzelwesen koordiniert, d.h. gemeinsam, gleichzeitig und aufeinander abgestimmt reagieren. Die Natur geht wirklich online, und zwar schon ewig lange vor uns.

Bei der Hyperkommunikation spielt die Speicherfähigkeit der

DNA für Licht und Information eine entscheidende Rolle. Sie liegt in einer besonderen Lichtwelle begründet, der sog. Soliton-Welle, die – einer ganz komplizierten Gesetzmäßigkeit folgend – das Erbmolekül umhüllt und eine abgeschlossene, sehr stabile dynamische Einheit bildet. Damit ist sie als solche außerordentlich langlebig und deshalb hervorragend für die Informationsspeicherung und den Informationstransport über große Entfernungen hinweg geeignet.

Auch die DNA-Kommunikation folgt fraktalen Gesetzmäßigkeiten, nichtlokal, ohne an Raum und Zeit gebunden zu sein und kann so auch mit sehr weit entfernten Netzwerkteilen/Informationsträgern kommunizieren. Dieser Effekt beruht auf dem sog. Einstein-Podolski-Rosen-Paradoxon. Kurz *EPR-Paradox* besagt, daß zwei früher einmal vereinigt (miteinander verschränkt) gewesene Materieteilchen selbst nach erfolgter Trennung voneinander doch für immer verbunden bleiben. An diesem Zustand ändert sich auch dann nichts, wenn sie inzwischen sogar Lichtjahre voneinander entfernt sind. Erfährt eines von ihnen eine Veränderung, z. B. im Spin (Drehung/Augenblicksstatus), im Potential oder in der Lage, dann reagiert das andere – nennen wir es hier einmal Zwillingsteilchen – trotz riesiger Entfernungen zwischen ihnen augenblicklich und im gleichen Sinne. Quantentheoretisch ausgedrückt: *Zwei Elektronen im gleichen Quantenzustand befinden sich über riesige Distanzen hinweg im logarithmischen Raum der Maßstäbe in einem Punkt.*

Um das Außergewöhnliche dieses Vorgangs oder dieser Reaktionsweise nochmals zu präzisieren: ›Trotz riesiger Entfernung‹ bedeutet in diesem Beispiel unabhängig vom Raum, also raumfrei, und ›augenblicklich‹ heißt ohne Zeitverzug, dementsprechend *zeitlos, zeitfrei.*

Diese Feststellung hilft beim Verständnis vieler quantenmechanischer Phänomene und bildet die Grundlage für eine völlig neue Kommunikations-Technologie, der Teleportation, die gleich angesprochen werden wird.

Der logarithmische Raum ist in diesem Punkt die Schlüsselerkenntnis. Sie hilft dabei, die Verschlungenheit des EPR-Paradoxons halbwegs zu hinterblicken. Der Logarithmus als solcher ist Wirkungsprinzip im Universum, in allem, was uns umgibt und selbst im Funktionieren unseres Körpers. Dies ist elementare Tatsache und gilt nicht nur für das Sehen, Hören und Tasten, wie wir eingangs erfahren haben. Schlußfolglich sind zwei unterschiedliche Betrachtungsweisen unserer Welt nötig. Es gibt in ihr sowohl die Lineare, als den Logarithmus. Sie existieren nebeneinander, sind beide Realität. Deshalb ist die Unterscheidung zwischen beiden für das Wirklichkeitsverständnis wichtig. So können im linearen Raum weit voneinander entfernt positionierte Systeme – allen Alltagserfahrungen zum Trotz – im logarithmischen Raum ganz nahe beieinanderstehen, ja, sich sogar gleichzeitig an ein und demselben Ort befinden. So steht beispielsweise Alpha Centauri linear 4,32 Lichtjahre von uns entfernt, während wir im logarithmischen Raum der Maßstäbe doch unmittelbare Nachbarn sind. Das ist Fakt.

Nun stehen wir möglicherweise ratlos vor dieser klaffenden Entfernungsschere im Kopf. Vielleicht kann es helfen, den logarithmischen Raum als einen funktionalen Raum zu begreifen (lat. *functio* = Verrichtung / Zweck), wie dies auch ein elektromagnetisches Feld ist. Die Energie beherrscht den Raum bis in den letzten Winkel, und alles, was sich in ihm ereignet, geschieht allerorts unter Mitwirkung aller beteiligten Komponenten – und überall gleichzeitig. Diese Vorstellung verinnerlicht, kann man den funktionalen Raum auch als eine komplizierte mathematische Formel betrachten, als Hilfskonstrukt für anstehende Aufgaben. Früher in der Schule sind uns doch viele dieser Formeln zunächst erst einmal wie ›böhmische Dörfer‹ vorgekommen. Wir haben sie damals gar nicht so groß hinterfragt, sondern sie als von klugen Köpfen entwickelte Arbeitserleichterung angenommen und uns hinterher über die damit zustandegebrachten, korrekten Rechenergebnisse gefreut. Wir haben ihre Funktionalität auf diesem Wege begriffen und sie im Nachhinein schätzen gelernt.

Diese neue Erkenntnis mit in die eben beschriebene Kommunikation übernommen, heißt:

Bei der EPR-Kommunikation geschieht im Logarithmischen Raum, in dem also die Entfernungen schrumpfen und alles allerorts und gleichzeitig geschieht, ein ungeheuer großer Datentransfer in Nullzeit durch superschnelles automatisches Scannen der Polarisation von Photonen (Lichtteilchen). Die Rasanz dieser Vorgänge, an denen wir alle als DNA-Chip-Träger automatisch beteiligt sind – wie gesagt, ganz unbewußt – übersteigt die Leitungsgeschwindigkeit unseres Nervensystems und damit das Leistungsvermögen unserer subjektiven Wahrnehmung um Dimensionen. Für die entsprechende Verarbeitung und Bewältigung in unserem Bewußtsein ist diese Art der Informationsübertragung also um Welten zu schnell und würde uns in den Wahnsinn treiben. Obwohl dennoch Wirklichkeit, bleibt sie uns deshalb für unsere bewußte Alltagskommunikation bis auf die ›Zufälle‹ verschlossen, und so begnügen wir uns eben mit der Langsamkeit unserer Sprache und unseren anderen geschätzten Sinnen nebst der konventionellen, non-verbalen Kommunikation. So wie bisher. Doch hin und wieder scheint verlorengegangenes geistiges Leistungsvermögen aus epochaler Vorzeit, hier die übersinnliche Wahrnehmungsfähigkeit in Form der Telepathie ganz offensichtlich in kurz aufgespielten Episoden wieder aufzublitzen. Darüber gleich mehr.

EPR-Phänomen und die fraktale Struktur der DNA-Soliton-Welle bilden also die Basis für die Kommunikationsmöglichkeit der DNA mit Informationsträgern über riesige Distanzen hinweg, möglicherweise sogar aus dem Weltraum.

Diese Verbindung ist, wie wir ja nun schon wissen, raum- und zeitfrei, alles geschieht in Jetztzeit/Echtzeit. – So wie wir es schon viele Jahrzehnte in den TV-Serien ›Raumkreuzer Orion‹,

›Raumschiff Enterprise‹ und ›Star Treck‹ vorgespielt bekommen, obwohl es bei der dort noch konventionellen, also rein physikalisch gestützten Kommunikationsweise natürlich so nicht ginge.

Mit dieser Raumschiff-Kommunikation darf unsere Hyperkommunikation auf keinen Fall verwechselt werden. Bei letzterer besteht, wie wir gesehen haben, eine feinsinnig abgestimmte biophysikalische, also eine höchst wichtige systemverknüpfende Verbindungslinie mit – im wahrsten Sinne des Wortes – ›weitreichender‹ Wirkung.

Übrigens: An diesem Punkt müssen quantenmechanische Aspekte einbezogen werden, so die *Quanten-Nichtlokalität* (-Wahrscheinlichkeit). Sie erfüllt nach Dr. Garjajevs Ansicht auch bei der Selbstorganisation der lebenden Materie eine Schlüsselfunktion. Dabei könne es nach seiner Überzeugung auch zu nicht-physikalischen Kommunikationsformen, wie beispielsweise der eben schon erwähnten, immer noch als sehr geheimnisvoll erachteten übersinnlichen Wahrnehmung der *Telepathie* kommen. Mit *systemverknüpfender Verbindungslinie* ist hier eine Schnittstelle zwischen Biologie und Physik angesprochen, und hier hätten wir, wie es scheint, eine wissenschaftliche Verständnisbrücke für das Telepathie-Phänomen, mit dem wir alle schon Bekanntschaft gemacht haben. In ihm bestätigen sich ab und zu vorausgegangene Ahnungen oder intensive gedankliche Beschäftigung mit jemandem in einer sehr verblüffenden Weise: Da begegnet uns doch urplötzlich derjenige auf der Straße, an den wir gerade eben so konzentriert gedacht haben, oder er klingelt an der Haustüre oder sie anruft an oder hat uns geschrieben. Dies ist doch jedem von uns im Verlaufe seines Lebens in unterschiedlicher Form schon mehrmals begegnet und wir haben es meist leichthin als Zufall abgetan. Doch dazu geschieht es eigentlich zu oft im Leben. Es scheinen doch noch Rudimente (Spuren, Überbleibsel) von *Telepathie* in uns zu stecken. –

(Darüber mehr im Kapitel 14 unter ›*Der unauffällige Verlust*‹, für den der über mehrere Mio. Jahre praktizierte Kannibalismus unserer Vorfahren in seiner ernährungsphysiologischen Fehlwirkung ausschlaggebend war). Im Hinblick darauf, und im Zusammenhang mit Fleisch als nicht menschengerechter Nahrung, mögen die hier eben über die Hyperkommunikation getroffenen Aussagen als Verständnisgrundlage für die später beschriebene Telepathie dienen. Dann empfiehlt es sich, das hier Gesagte zu erinnern oder nach hier zurückzublättern. Gerade wegen dieser eklatanten Panne aus falscher Ernährung wird hier nachdrücklich über das Phänomen der Hyperkommunikation so ausführlich gesprochen. Der markante Verlust wird bisher in keinem anderen Ernährungsbuch angesprochen.

In die Kategorie verlorengegangener besonderer Geistesleistungen gehört auch das sog. photographische Gedächtnis, in welchem die Schimpansen uns Menschen bewiesenermaßen haushoch überlegen sind, wie ein Wettkampf Studenten gegen Affen im ›nano‹-Bericht (Mitte Dez. 07.) eindrucksvoll gezeigt hat.

Doch kehren wir zur Abrundung der Darstellungen unserer Fernsteuerung durch den Kosmos noch einmal zur *globalen stehenden* Gravitationswelle zurück.

Inzwischen sind die Grundlagenforschung und Zukunftstechnik in Ansätzen soweit vorangekommen, daß der Mensch damit beginnt, dies alles nicht nur zu verstehen, sondern sich sogar dieser *stehenden Vakuumskompressionswelle*, kurz auch *kosmisches Hintergrundfeld* genannt, energieeffizient zu bedienen.

In einem Experiment am 27. Oktober 2001 in Bad Tölz ist anläßlich der dortigen Informations-Technik-(IT-)Medientage die wieder einmal wie *Science-Fiction* anmutende Nachrichtenübermittlung ohne Mobilfunk, ohne Sender und ohne andere technische Mittel der Telekommunikation nach St. Petersburg gelungen.

Ohne hier auf die technischen Einzelheiten eingehen zu wollen – sie wären zu umfangreich für diesen Platz – nur soviel: Das ›*Kosmische Hintergrundfeld*‹ wird von den Eigenschwingungen des in aller Materie enthaltenen Vakuums erzeugt. Diese Schwingungen sind globale Geschehnisse und ergreifen in ihrer Totalität den ganzen Raum und machen ihn zum Medium, in welchem sie in ihrer Funktion an allen Orten gleichzeitig wirken. Sie sind allgegenwärtig (omnipräsent) und deshalb auch nicht, wie die elektromagnetischen Wellen unserer Sender, Mobilfunkanlagen und sonstiger Informationssysteme, an die ›langsamere‹ Lichtgeschwindigkeit gebunden. Diese Tatsache muß man verstehen und darf sie nicht aus den Augen verlieren. So wird auch die nahezu zeitlose Informationsübertragung plausibel.

Die Synchronizität dieser Eigenschwingungen der Materie im Vakuum ist von außergewöhnlicher Präzision. So überträgt die Vakuumresonanzfrequenz von 40.805 Hz ein Bit Information innerhalb von 24,5 Mikrosekunden an jeden Punkt im Raum, völlig unabhängig von der Entfernung. Diese Perspektive hat ja erst das Bad Tölzer Experiment ermöglicht und darin auch ihre Bestätigung gefunden. Das uns so innovativ erscheinende Informationssystem praktiziert die Natur schon seit Milliarden von Jahren. Eigentlich ist jedes *Photon* (Lichtteilchen) nichts anderes als eine Vakuumfluktuation und damit ein Informationsträger. Die Sonne erzeugt sie, jeder Stern unserer Galaxie tut es, aber – wie spannend – auch das *Chlorophyll* (Blattgrün) der Pflanzen. Doch damit ist die Kette des Staunens noch nicht zu Ende. Das Glühwürmchen sendet Biophotonen aus, was wir immer wieder so romantisch finden und bewundern. Doch nun wird es faszinierend: Warmblütiges Gewebe sendet ebenfalls Lichtteilchen aus, beispielsweise auch wir als Organismus. Das jedoch unsichtbar, weil in einer anderen Frequenz. Aber auch das ist durch bildgebende Verfahren sichtbar zu machen. Jeder von uns ein Glühwürmchen! Was halten die Leserinnen und Leser wohl von dieser Vorstellung? Sicher noch nie so gelesen. Aber diese Vorstellung hilft uns durch die nächsten Kapitel, wenn es um Sonnenlicht und die ›**Sonnenkost**‹ geht.

Zurück zu den Vakuumschwingungen. Sie haben nach Vorstellung der ausführenden Wissenschaftler nicht das thermische, also chaotische Spektrum, wie es in der klassischen Physik gesehen und erfahren wird, sondern ein harmonikales. Deshalb kann man diese Schwingungen auch nicht im herkömmlichen Verfahren modulieren (Informationen aufbringen). Der Informationstransport geschieht über die Erzeugung von Fluktuationen hoher Frequenz im speziell dafür entwickelten Vakuumresonanz-Verfahren. So gelingt die Quanten-Teleportation. Und daß dies nicht nur Theorie, sondern wirklich möglich ist, hat das Bad Tölzer Experiment bewiesen.

Heute bietet die *Global-Scaling-Technologie* die Möglichkeit, PC's und Laptops über große Distanzen, z. B. Deutschland – Australien, zur drahtlosen Teleportation zu verlinken (verbinden). Der Energiebedarf dabei ist verschwindend gering und völlig entfernungsunabhängig.

Die Übertragungen funktionieren selbst unter Wasser, aus Bergwerken und Höhlen heraus und dazu praktisch verlustfrei. Und das alles – man höre und staune – ohne Sender und ohne Elektro-Smog. Denn der ›Provider‹, d.h. derjenige, der den Träger dazu bereitstellt, ist der Kosmos selbst. – Schier unglaublich.

Wie zu vernehmen ist, denken Forscher auf weite Sicht daran, die Mobilfunkkomponente auf diesen natürlichen Träger zu bringen. Sollte das gelingen – und warum nicht? – dann wäre Elektro-Smog endlich nur noch ›Schnee von gestern‹. – Ein guter Ausblick.

Wir sehen an diesen Entwicklungen, nicht alles, über das hier berichtet worden ist, bleibt reine Vision. Es kommt bei diesen Bemühungen für uns auch sehr viel Praktisches heraus, wie wir eingangs mit dem Navi im Auto und den Solarzellen auf dem Hausdach sehen konnten. Deshalb sollten wir unsere Skepsis in diesen Dingen wohl doch etwas hintanstellen, wie man so sagt, *mit der Zeit gehen* und ihnen ganz aufgeschlossen gegenüberstehen.

Unser Körper beweist aber auch auf eine ganz andere Art seine meßtechnisch beweisbare Kommunikationsfähigkeit mit der biophysikalischen Umwelt. In diese Kategorie gehört seine Interaktion mit dem Sonnenlicht. Ausführliches darüber folgt im nächsten Kapitel, in welchem es speziell um das Sonnenlichtmanagement in unserer Zelle geht.

Was hier in diesen Beispielen angesprochen worden ist, stellt nur einen winzigen Ausschnitt der allumfassenden Interaktion zwischen dem kreativen Weltall und dem Leben in unserer Welt, und mit uns selbst, dar. Es werden im Verlaufe unserer Betrachtungen noch weitere Beispiele dafür auftauchen. Mögen diese ungeheuer präzisen Fernwirkungen nun auch beherrschend und allgegenwärtig sein und dabei ohne sichtbare Hilfsmittel, sog. Schnittstellen, auskommen, so scheint es sie doch in unzählig verschiedenen Ausführungen und unübersehbarer Zahl zwischen ›oben‹ und ›unten‹, dem Kosmos und uns, zu geben. Ein allgemein bekanntes Beispiel dafür dürften die Chloroplasten im Blattgrün der Pflanzen sein, die mittels des darin vorhandenen *Chlorophylls* im Sonnenlicht die Nahrung spendende Photosynthese und die Produktion des Atemsauerstoffs für die Atmosphäre bewerkstelligen. Doch auch das Farbpigment Melanin in unserer Haut erfüllt eine Mittlerfunktion zwischen uns und dem Sonnenlicht. Davon ebenfalls im nächsten Kapitel.

Soweit also die hürdenreiche und defizile Beschreibung unserer Beziehungen zum Kosmos unter Einschluß der – zugegeben – nicht ganz alltäglichen quantenphysikalischen Aspekte. Das Ganze geschieht mit der Absicht, über ein gutes Verständnis für diese wichtigen Zusammenhänge auch die Motivation zur Aufnahme und zum Durchhalten des Umweltgeschenkes Naturkost anzuregen. Deshalb hier unsere ›universelle Anbindung‹ nochmals in Kurzform:

Global Scaling triggert die Sonne. Das kreative Sonnenlicht bestimmt das Leben auf der Erde, so auch Pflanzen und Früchte, also unsere ureigene Nahrung. Sie ist damit wirkliche Lichtnahrung (‹Sonnenkost‹). Unsere Naturnahrung und wir – wir kommunizieren miteinander und gehören absolut zusammen. Wenn wir diese Lichtnahrung mit dem für unseren Organismus so notwendigen Schwingungsquantum erhitzen, und das geschieht in der Küche ebenso wie bei der Lebensmittelindustrie, dann vernichten wir gedanken- und erbarmungslos den sonneninformatorischen Gehalt der Nahrung (nächstes Kapitel). Damit ist sie dann keine Lichtnahrung mehr, und wir schwächen so unsere elektromagnetische Brücke zur Sonne, die Taktgeber des Lebens ist. Wir koppeln uns damit von einem Teil der kosmischen Ordnung ab. Und das bedingungslos, aber niemals folgenlos.

Das Ergebnis dieses ernährungsphysiologischen Mißgriffs sehen wir doch in der generell angeschlagenen Gesundheit der Menschen in den sog. ›entwickelten‹ Ländern, den Industrienationen. Die sind nach dem eben eingeforderten Verständnis für unsere von Sonnenlicht durchflutete Urkost die Dümmsten. Die ›weniger entwickelten‹ Länder leben –zugegeben meistens notgedrungen, oft jedoch auch aus ethisch-moralischer Überzeugung – beispielhaft, wie die Todas (Tudavar) in den Nilgiri-Bergen in Südindien und Hunzas im Karakorum, Pakistan, rein vegetarisch. Dabei verrichten die Hunzas selbst als Hundertjährige noch schwerste körperliche Arbeit, und die Tarahumara, die sich von Wildgemüse, Beeren, Bohnen und Mais ernähren, können selbst im Greisenalter noch 100km-Distanzen ohne Pause im Dauerlauf überwinden. Sie leben vegetarisch und damit besser im Einklang mit der Natur. Eben weiser als wir. Würden wir uns doch von ihnen nur etwas abschauen.

Nach dem bisher Geschilderten über unsere Verbandelung mit dem Sonnenlicht und mit dem Kosmos, dürfte alles von oben nun anders, als zu Beginn dieser Ausführungen, nicht nur näher zu uns herangerückt, sondern sogar als in uns allen zu Hause in unser Bewußtsein eingegangen sein. **Insofern sind wir – zumal mit den eingangs angeführten 2-3% Sternenmaterial in uns – Teilnehmer am großen kosmischen Kreislauf und damit sogar ein winziger Ausdruck für die Teilhabe am materiellen ewigen Leben. Und das entspricht sogar der Wirklichkeit.**

Insofern gewähren uns diese Ausführungen einen weiteren Einblick in das ›Faszinosum Leben‹ und machen einsichtig, warum der in der Urkost steckende Lebensgeist für uns so wichtig ist und deshalb der Rohkostgedanke keine grüne Ideologie, sondern gesundheitsbewahrende und tragende Lebensstütze für uns darstellt.

Manche Leserinnen und Leser mögen diesen Ausführungen immer noch recht ungläubig gegenüberstehen. Vielleicht helfen hier und da ja weitere erstaunliche Tatsachen, die im Verlaufe dieses Buches beschrieben werden, um sie vom ›Thomasweg‹, vom Pfad des Ungläubigen und Zweiflers, herunterzubekommen. Der Kosmos kommt nicht zuletzt auch mit der – wohl bemerkt naturbelassenen - Nahrung, die schließlich im eigentlichen Blickpunkt unseres Interesses steht, auf ganz direktem Wege zu uns.

Diese letzten Feststellungen sollten wir im Hinblick auf unsere naturbestimmte Ernährung stets im Hinterkopf behalten und beherzigen. Und wir können dieses Wissen natürlich in Diskussionen mit den Kochkostgängern um den Sinn und Zweck der Urkost gut gebrauchen und ihnen möglicherweise auch damit klarmachen, daß wir mit unserem Essen sehr sorgsam umgehen müssen, es nicht vergewaltigen dürfen, bevor wir es zu uns nehmen. Und dies strikt ein Leben lang. Gelegentliches Abweichen bringt uns auf die schiefe Bahn. Über die Folgen daraus gibt es ganz ausführliche Erklärungen unter ›Sünder oder Cleverle‹ in Kapitel 12.

So passen an diese Stelle die aufschlußreichen und weisen Worte des Dalai Lama:

»Alles was ist, ist nur, weil es mit allem kommuniziert. Nichts ist für sich selbst, ein jedes hat seine Existenz im anderen.«

3. LICHTVOLLER EINBLICK – ÜBER W(D)AS WIRD BERICHTET.

***›Besser, als über die Dunkelheit zu schimpfen, ist es, ein Licht anzuzünden.‹** (Sprichwort aus China: **Konfuzius**)*

Ohne Licht könnten wir nicht sehen. Das wissen wir alle. Mit unseren Augen nehmen wir unsere Welt ›in den Blick‹, und rund 80% aller Sinneswahrnehmungen überhaupt gewinnen wir durch optische Eindrücke. Licht ist jedoch viel mehr als nur Helligkeit. Das wird sich in den folgenden Ausführungen herausstellen.

Bei der Wissenschaft gilt unser Auge als Beweis für die Existenz der Sonne. – Doch es wird noch spannender, wenn wir den Tausendsassa Licht in seinen vielseitigen Funktionen in unserem Körper näher betrachten und ihn als Grundpfeiler für das Phänomen des Lebens auf unserer Erde erkennen.

So soll das obige kleine Sprichwort über das Licht in doppeltem Sinne das Ziel der nächsten 4 Kapitel anleuchten, aber auch dieses Buches, nämlich, unseren Blick für die Schlüsselfunktion des Sonnenlichtes in unserer menschlichen Existenz erweitern und das ›Licht der Erkenntnis‹ darüber zu allen aufgeschlossenen und gesundheitsbewußten Menschen hinaustragen.

Dies ist die Einladung zu einer ausgedehnten Informationsreise in unseren Organismus, in unseren ureigenen Mikrokosmos, und wir werden uns vortasten zum geheimnisvollen, allgemein unbekannten und tiefgreifenden Einfluß des Sonnenlichtes auf alle Lebensprozesse in unserem Körper. Dabei werden wir die Licht-Eigenarten und Funktionen seiner Teilchen- und Schwingungs-Information im Zusammenspiel mit der Materie kennenlernen. Differenzierte Beschreibungen der anatomischen Gegebenheiten erfolgen nur in dem Maße, wie sie zur Beleuchtung dieser Zusammenhänge erforderlich sind.

Sollte sich bei der Lektüre der nachfolgenden Ausführungen die Annahme einstellen, unser Körper sei als Ganzes eigentlich eine große Antenne für den Empfang von Energie aus der natürlichen Umwelt, u.a. speziell für das Sonnenlicht, so ist dies durchaus richtig, denn es entspricht auch ganz der Wirklichkeit.

Einen weiten Komplex wird in diesem Rahmen die ›**Sonnenkost**‹ ausfüllen, die – wie weise die Begriffswahl – in erstaunlich hohem Maße mit dem Sonnenlicht verquickt ist. Sie stellt ein in mehreren Ebenen wirkendes, äußerst sinnreiches Bindeglied zwischen Mensch und Umwelt dar. An diesem von der Natur sinnreich eingerichteten Scharnier zu manipulieren, das ja, wie wir nun gehört haben, bis zum Kosmos reicht, heißt, sehr viel noch Ungeahntes aufs Spiel zu setzen.

Ein wichtiger Abschnitt ist der Bewegung, und damit dem Sport gewidmet. Die Beweglichkeit war zwar in erster Linie als Fähigkeit zur Fortbewegung konzipiert, wurde aber in der Evolution von Beginn an auch zum differenzierenden Gestaltungsmittel für Körper und Organismus selbst. Und die Bewegung ist es, die das Wesen des Lebens überhaupt ausmacht.

Obwohl keine Forscher, zeigen doch viele Menschen ein beachtliches Informationsbedürfnis nach tiefergehenden Erläuterungen rund um das Thema Leben und Gesundheit, worin die Ernährung selbstverständlich eine Hauptrolle spielt. Andererseits, Bücher ausfindig machen, sie erwerben, studieren und dann in langer Praxis ausprobieren, kostet neben Zeit auch Geld. Beides aber wird augenscheinlich immer knapper. Deshalb ist es doch ganz nützlich, auf diejenigen zu hören, die sich entsprechende Erkenntnisse und Erfahrungen inzwischen schon, im wahrsten Sinne des Wortes, ›an den Hacken abgelaufen‹ haben. (Der Autor läuft seit 55 Jahren Langstrecke). Ein solcher Erfahrungsschatz aus Zeit- und Müheeinsatz gerät doch so für jeden Ratsuchenden zu einem ganz eigenen, persönlichen Gewinn.

Unter dieser Prämisse schreibe ich nun. Vielleicht enthält dieses Buch ja auch Wissens- und Beachtenswertes für Ihre persönliche Lebensgestaltung. – Ich glaube, schon. Sonnenlicht, ›**Sonnenkost**‹ und Bewegung werden hier als Eckpfeiler eines Dreieckes hervortreten, welches als das Fundament für unsere Gesundheit gelten kann. Gesicherte Erkenntnis auf diesem Felde sollte überzeugen und zu konsequentem Handeln motivieren können. Ein Sprichtwort bei uns lautet:

»Nur für denjenigen, der nicht weiß, wohin, führt jede Straße zum Ziel«.

Vielleicht essen zu viele Menschen planlos, weil sie mit dem Essen schon ziellos (glücklich?) sind. – Wir jedoch wissen, wohin wir wollen. Unser Ziel ist Gesundheit. Die streben wir in der ›**Sonnenkost**‹-Gemeinschaft ja wohl alle an. Also heißt es zu erkennen und zu handeln. So sind wir auf dem richtigen Weg.

4. WIR SIND ›KINDER DER SONNE‹

Unsere Sonne ist allgegenwärtiger Motor für alles Leben auf der Erde. Das weiß inzwischen jeder. Aber, daß sie das nicht alleine geschafft hat, und wie und mit welcher Umstände Hilfe ihr das in den Anfängen gelang, und es bis heute noch geschieht, ist im Einzelnen vielleicht doch nicht jedermann so gegenwärtig. Rund um die Entstehung des Lebens gäbe es unendlich lang und dabei sehr Interessantes zu berichten. Doch wir müssen uns hier umfänglich und zeitlich beschränken und können nicht – wie immer so leicht hingesagt - bei Adam und Eva beginnen, obwohl gerade zur Entwicklung unserer Spezies die Genesisanalyse verlockende, ja faszinierende wissenschaftstheoretische Perspektiven eröffnet. Angedeutet habe ich einiges davon in meinen Leoganger Referaten (Am Ende des Buches).

Doch trotz aller zeitlicher Einschränkung wollen wir zumindest präzise durch das astrophysikalische Fenster schauen, um auf unsere Wurzeln zu kommen.

Da gibt es Aufregendes zu schildern, und so wird es hier notwendig werden, Sie, liebe Leserinnen und Leser, aus Ihrem Lesestübchen in die ›*unendlichen Weiten des Universums*‹ zu entführen. Natürlich nur in der Vorstellung. Sie dürfen die Pantoffeln anbehalten, und wir werden dabei bequem vom Sessel aus unseren Focus, unseren Fernblick auf den wichtigen Begriff der ›Lebenszone‹ richten.

Damit Leben auf einem Planeten möglich ist, müssen auf ihm bestimmte Bedingungen herrschen. Grundvoraussetzung für die Entstehung von Leben ist Wasser, nicht nur als Trinkwasser, doch vorerst vor allem als das, was es ist, das sehr variable Bindungselement und Lösungsmittel in den fortwährenden Prozessen des Molekülaufbaus und ihrer Wiederumgestaltung. Und die sind zwingend erforderlich, weil sich auch die Lebewesen den veränderlichen Bedingungen auf Planeten anpassen müssen. Veränderung ist Dauerzustand, ist Überlebenskampf. In diesen Auf- und Umbauaktionen müssen die vorhandenen Moleküle, die ja schon aus Atomen bestehen, laufend mit anderen neuen Atomen immer wieder neue Verbindungen eingehen können. Und Wasser ist hierbei als Lösungsmittel der Alleskönner. Andere Lösungsmittel kämen nicht in Frage, da sie entweder zu aggressiv oder zu inaktiv wären. Wasser hingegen geht schonend genug vor, um große Moleküle nicht gleich völlig abzubauen, aber besitzt doch genügend Aktionsdrang, um neue Bindungsmöglichkeiten zu suchen und zuzulassen. Dabei wird es integraler Bestandteil der Molekularstrukturen, als sog. *Hydrierungswasser* (darüber später). Das aber kann es nur in seiner flüssigen Form. So darf die mittlere Oberflächentemperatur auf dem Planeten gewisse Toleranzgrenzen weder über- noch unterschreiten. Wir wissen, unterhalb von Null Grad Celsius gibt es nur Eis, und jenseits des Siedepunktes verflüchtigt es sich und stünde so dem Lebensprozeß auch nicht mehr zur Verfügung. (Wir werden im Kapitel 13 noch speziell über die drei verschiedenen Formen dieses Elementes in unserem Organismus erfahren).

Aber auch die atmosphärischen Bedingungen müssen stimmen. Zu niedriger Luftdruck würde das Wasser im Bannkreis seines Fixsternes schnell sieden und damit ebenfalls verschwinden lassen, und ein zu hoher würde jeden Lebensansatz zerquetschen. Die erforderliche ›Lebenszone‹ ließe sich also ziemlich genau beschreiben.

Die so wichtige Temperaturgestaltung auf einem Planeten hängt von mehreren Faktoren ab. Neben der Größe des nahen Sternes ist es die Entfernung zu ihm, aber auch das Vorhandensein einer Atmosphäre überhaupt. Würde unsere Erde keine Lufthülle besitzen, gäbe es keinen natürlichen Treibhauseffekt – und der bringt immerhin 33 Grad Celsius Temperaturgewinn – dann läge unsere mittlere Oberflächentemperatur aufgrund der Entfernung zur Sonne und ihrer Strahlkraft bei unkomfortablen minus 18°C.

Doch führen wir diese Betrachtung noch ein wenig fort. Wie ist es generell um die Lebenszonen um Sterne herum bestellt? –

Es gibt große, heiße Sterne, und es gibt kleine kalte unter ihnen. Dementsprechend sind die Lebenszonen räumlich diktiert. Um große Sterne herum wären sie auf größeren Abstand und tiefer gestaffelt. Große Sterne senden aber neben sehr harter Strahlung auch eine überstarke UV-Strahlung aus. Dies beides würde eigentlich jede Molekülbildung sofort zerschlagen. Außerdem entwickeln große Sterne eine enorme Aktivität, die sie schnell ausbrennen läßt. Ein solcher von beispielsweise 10-20 Sonnenmassen hätte sich schon nach ein paar Mio. Jahren erschöpft und würde verschwinden. Zu kurz für die Entstehung und Entwicklung von Leben. Wir sehen, Leben auf der Erde brauchte mit Hilfe unserer relativ milden, mittelgroßen Sonne mehrere Mrd. Jahre.

Kleine Sterne können auch Planeten um sich versammeln. Ihre Lebenszone bliebe auf einen kleinen Raum um sie herum beschränkt. Ein Nachteil, ein kleiner Stern kann höchstens eine Oberflächentemperatur von 2.000 bis 3.000 Grad erreichen. Zum Vergleich: Unsere Sonne entwickelt komfortable 5.800 Grad. Die kleinen Sterne können wegen ihrer zu geringen Kapazität nur im Infrarot-Spektrum strahlen. Das aber wäre für die Entwicklung des Lebens zu kühl und auch aus einem anderen Grunde nicht ausreichend: Ein Stern muß eine mittlere Strahlungskraft entwickeln, um regulierend in den Molekülaufbau und die Molekülformationen eingreifen zu können. Ihre Strahlung muß hart genug sein, um Mutationen anzuregen, aber auch milde genug, um nicht jede Lebensregung im Keime zu erschlagen. Zu diesem Balanceakt aber reichen die Kapazitäten kleiner Sterne eben nicht aus.

Planeten um kleine Sterne haben es auch noch auf eine andere Art und Weise schwer. Sie müssen wegen der kleinen Lebenszone auch näher am Stern stehen. Dabei geraten sie aber in seinen Gravitationsgriff, der sie in ihrer Eigendrehung ständig weiter abbremst und letztlich so synchronisiert, wie es unsere Erde mit dem Mond gemacht hat. Der zeigt uns immer nur sein ›Gesicht‹, wie wir sagen, immer dieselbe Seite. So aber könnte auf kleinen Planeten kein Leben entstehen, das einen Tag- und Nachtrhythmus braucht, einen Wechsel zwischen Strahlung/Aufheizen und Abkühlung, zwischen Licht und Schatten. Zudem würden in den Grenzregionen, die ständige Halbschattenzonen wären, extreme Winde herrschen, sollten überhaupt Atmosphären vorhanden sein.

Nun, Theorien hin und Überlegungen her, uns hat doch das Schicksal ein grandioses Anschauungsmodell an die Hand gegeben, wobei wir ›zu Hause‹, in unserem Sonnensystem angekommen wären. Das funktioniert schon seit 4½ Mrd. Jahren glänzend. Unsere Sonne ist paßgenau für uns ausgestattet, und sie hat bisher Gutes vollbracht. Sie spendet uns Tag und Nacht, Licht und Schatten. Wir haben hier bei uns die ideale Durchschnittstemperatur von plus 15 °C. Sie hat eine mittlere Strahlkraft entwickelt, hart genug, um damit regulierend in den Molekülaufbau und die Molekülformationen eingreifen und Mutationen anregen zu können, aber auch milde genug, um nicht jede Lebensregung im Keime zu erschlagen. So hat sie Leben und Selbstreplikation ermöglicht und Fortentwicklung zugelassen, für die es regelmäßiger Mutationen bedarf. Und letztere sind der Motor der Evolution und stellen erst Veränderungen und Weiterentwicklungen sicher. Wir wissen, Leben ist Weitergabe von Information von einer auf die nächste Generation.

Unter dem Schirm unserer Sonne ist das alles bestens geschehen. Dazu haben sie – schon gesagt – ihre Mittelgröße und ihre Eigenschaften befähigt, aber ebenso eine bisher noch nicht erwähnte Tatsache: Ihre langsame Rotation von gerade einmal 25 Tagen (an ihrem Äquator). Damit gehört sie zu den nur 5% der langsamen Sterne. Das bedeutet sanftere Konvektionsströme, keine zusätzliche Verstärkung der Magnetfelder durch hohe Kreiselgeschwindigkeit (weniger Selbstinduktion), weniger Strahlung und daraus folgend —› längere Lebensdauer. 96-97% aller Sterne sind kleiner als sie und bergen die vorher genannten Risiken für das Leben. Unsere Sonne hingegen hält mit ihrer Masse präzise die goldene Mitte zwischen den schnelllebigen Großen und den aktionsarmen Kleinen ein. Damit besitzt sie als Plasma-(Gas)-Ball bei 1.392 Mio. km Durchmesser das 333.000-fache des Erdgewichtes. Sie vereinigt mit den aufgeführten Rahmendaten alle das Leben begünstigenden Eigenschaften eines Sterns. Zu diesen ›vielen Zufällen‹(?), denen wir unsere Existenz verdanken, gesellt sich nun auch noch die Eigenschaft der Sonne als quantenmechanische Kernfusionsmaschine. Dies soll im Kapitel 6 mit weiteren spezielleren Sonnendaten ausführlich beschrieben werden, bevor es dann um die direkte Wirkung des Sonnenlichtes auf uns und unseren Organismus gehen wird.

In der Milchstraße gibt es etwa 100 Mrd. Sterne. Die eben geschilderten Bedingungen für eine Lebenszone schließen die meisten von ihnen als Lebenspender aus. Es bleiben wirklich nur wenige übrig, denn 75-90% der G-Sterne (gute, d.h. sonnenähnliche) sind Doppelsterne, zwischen denen Planeten nicht existieren, gar nicht auftreten könnten. Sie würden im Gravitationsfeld zwischen den Tandempartnern mit doppelter Gewalt gehörig durchgewalkt und dann von den beiden Konkurrenten buchstäblich zerrissen werden.

Schauen wir uns nun doch unseren Platz in unserem Planetensystem daraufhin einmal näher an. Wie ist es um unsere ›Lebenszone‹ bestellt?

Nun, sie ist, wie alle anderen Lebenszonen auch, nicht für alle Zeit im Raum fest verankert. Da die Leuchtkraft eines Sternes, so auch die unserer Sonne, im Laufe ihrer Existenz zwangsläufig anwächst, wandert unsere Lebenszone nach außen und damit den stationären Planeten entweder davon oder entgegen, je nach Standort. Betroffen hier bei uns sind *Venus*, *Erde* und *Mars*. Der Stand der Dinge ist Folgender:

Die *Venus* hatte schon vorher wenig Glück, denn als die Sonne ihre Leuchtkraft zu entwickeln begann, reichte deren Strahlung für die frühe Venus noch nicht aus. Und heute ist der Venus die Lebenszone gerade davongelaufen mit der Folge wahrhaft höllischer Zustände auf ihr. Deren Kenndaten sind Temperaturen von 450 Grad Celsius, atmosphärischer Druck von 90 bar, extrem schwefelsäure- und kohlendioxydhaltige Atmosphäre und galoppierender Treibhauseffekt. Auf der Venus hat es nie geregnet. Deshalb konnte nicht einmal das CO_2 aus der Atmosphäre ausgewaschen werden. Zudem dreht sich die Venus so gut wie gar nicht, stattdessen rast ihre komplette Atmosphäre in einer Superrotation alle 4 Tage um den Planeten. – **Fazit**: Leben ist chancenlos.

Der Mars hingegen steht vor dem Eintritt in diese Zone. Aber er bringt wenige Voraussetzungen für ein späteres Leben mit. Er besitzt keine Plattentektonik, keine innere Aktivität und damit keine Konvektionsbewegung, d.h. kein Vulkanismus, keinerlei Energiequellen. Seine Atmosphäre ist extrem dünn, sodaß kein natürlicher Treibhauseffekt zur Erwärmung beitragen kann. Stattdessen toben Staubstürme. So ist er mit einer Mitteltemperatur von minus 60°C sehr kalt, und zumindest an der Oberfläche lebensfeindlich. Wie es in den tiefer verborgenen Regionen – ob mit oder ohne Wasser – und unter den vereisten Polkappen mit mikrobiellem Leben aussieht, wird diskutiert, letztlich nicht für unmöglich gehalten. Auf unserem Planeten gibt es ja auch Eisfische mit natürlichem Frostschutzmittel im Blut. Ebenso eine kanadische Bergkrötenart, die sich jeden Winter regelmäßig einfrieren läßt und im Frühjahr wieder putzmunter wird. Der Mars selber zeigt keine besondere Aktivität.

Mars-Besonderheit ist: Seine Polkappen weisen auf häufigen Phasenwechsel durch Kippen seiner Rotationsachse hin. (Das wäre bei unserer Erde auch gegeben, würde der Mond nicht mit seiner 1/81 Erdmasse und 16,5% Erdschwerkraft als Tandempartner stabilisierend auf die Achse unserer Erde wirken. Also: Unser guter Mond auch unser gütiger Retter). Es wird dort also vorläufig auf dem Mars noch nichts passieren, es sei denn, in ganz ferner Zukunft vielleicht einmal durch den Menschen. Das aber ist noch Science-Fiction.

Und nun kommen wir zu unserem Heimatplaneten, dem blauen Juwel im schwarzen Weltraum, wie wir ihn auf strahlenden Photos bewundern können. Unsere Erde ist der Planet mittendrin in der Lebenszone. Auch hier war es einmal sehr heiß, ein giftgaserfüllter Platz und kein bequemer Ort zum Leben. Doch dann haben sich die Dinge zum Guten gewandelt. Der Planet hat von Beginn der Sonnenaktivität im Licht gestanden und sich von den höllischen Urbedingungen und dem exorbitanten Kohlendioxydgehalt der Uratmosphäre durch Jahrhunderttausende währenden Regen befreien können. Das CO_2 konnte in die Ozeane gespült und von der Erdkruste aufgenommen in Kalkformationen gespeichert werden. Das war ein lebenswichtiger Befreiungsschlag, der der Venus nicht vergönnt war. Der Regen brachte der Erde auch Abkühlung. Wir haben heute einen wirksamen Temperaturbereich von minus 70 bis plus 70, 80 Grad Celsius, doch eine Mitteltemperatur von komfortablen plus 15 Grad Celsius. Sie wird durch den natürlichen Treibhauseffekt bewerkstelligt. (Wir müssen nur das künstliche, von uns selbst fabrizierte Treibhausgeschehen stoppen). So herrschen hier bei uns für Flora und Fauna wahrlich paradiesische Zustände. Damit haben wir in unserem Planetensystem wohl den Platz auf der Sonnenbank erwischt und können ein glückliches Leben führen, wenn wir es denn wollen.

Bis hierher haben wir verfolgt und erkannt, wie wohl die Sonne es mit der Konstellation in ihrem Planetensystem für uns eingerichtet hat. Übrigens, auch mit der Positionierung des riesigen Jupiters in unserer Nähe, der mit seiner gigantischen Masse größer als alle anderen Planeten zusammen ist. So wirkt er als überdimensionaler Staubsauger, zieht Weltallvagabunden auf sich und dient uns so als Schutzschild vor einem kosmischen Bombardement. Also, alle diese scheinbar zufälligen Umstände zusammen bilden die Grundvoraussetzung für das Leben auf unserer Erde. Der Entwicklungsprozeß des Lebens selbst ist außerordentlich kompliziert, und er ist die Folge einer Jahrmillionen langen Geschichte, auch für uns Menschen. Seit dem Entzünden des ersten Lebensfunkens sind fast 3 Mrd. Jahre vergangen. Wie und wo dies geschah, wird wissenschaftlich schon gar nicht mehr so heiß diskutiert, denn dies ist an vielen Orten auf der Erde möglich gewesen, und so sicher auch passiert, milliarden- und abermilliardenfach. Auf der Erdoberfläche im strömenden Regen und Blitzgewitter (Entstehung von Aminosäuren im Urschlamm mit Hilfe von Elektrizität), oder in den Ozeanen 4.000 m tief an den sog. *Black Smokers* (Schwarze Raucher), beispielsweise am Mittelatlantischen Höhenrücken nahe am Vulkanismus.

Die Ozeane werden als Hauptlaboratorium des Lebens angesehen. Dort hat Vieles in marinen Entwicklungen seinen Anfang genommen, und dort hat die Evolution mit ihren Erfindungen auch gute Testbedingungen für ihre Kreationen vorgefunden. Deutliche Spuren – auch bei uns Menschen – weisen noch heute darauf hin. So besitzen wir in unseren allerersten Lebensphasen im Mutterleib Kiemen und sogar einen Schwanz. (Man schaue sich einen 24-Tage-Embryo einmal auf dem Bildschirm an). Er schwimmt im Fruchtwasser, ähnelt auch im Aussehen einem Fisch und wächst erstaunlich schnell heran. Die Kiemenspalten am Kopf, die fachlich Schlundtaschen genannt werden, entwikkeln sich jedoch sehr schnell zu Gesichtsteilen, zu Ohren und Kiefer. Und unser Schwanz dort ist ein Relikt aus frühester Zeit und beweist, daß noch andere Lebewesen in unserer Ahnenreihe angesiedelt sind. Wir müssen erkennen, wir Menschen sind halt nur ein ganz winziger Zweig am wirklich gigantischen Stammbaum des Lebens. So wird sehr oft unsere genetische Nähe zu den Menschenaffen angeführt, durchaus zu mancher Menschen gewissem Unbehagen. Doch selbst unsere 80%-ige genetische Gemeinsamkeit mit der simplen Seescheide, welche als erstes Lebewesen den Ansatz einer Wirbelsäule aufweist, erzählt uns, daß doch alle Lebensformen miteinander verwandt sind.

Wie jetzt an welchen Orten und in wievielen Entwicklungsschritten das Leben seinen Lauf genommen hat, wollen wir hier nicht im Einzelnen verfolgen. Es wäre zwar sehr spannend, würde uns aber zu weit von unserem eigentlichen Thema wegführen, das die Darstellung unserer engsten körperlichen Verbundenheit mit der Biosphäre und, vor allem, mit dem allgegenwärtigen und äußerst kreativen Sonnenlicht zum Ziele hat. Kurz gesagt: Die Dreiecks-Beziehungen zwischen unserem Körper, unserer Nahrung und unserer Gesundheit.

Nur soviel sei schon verraten, daß unser Organismus das Ergebnis eines außergewöhnlichen Zusammenwirkens von Sonnenlicht und Materie ist. Das Ordnung spendende Sonnenlicht übt eine große Organisationskraft gegenüber der Materie aus, und unter dem Einfluß dieser elektromagnetisch-schwingenden, universellen Kreativität hat sie sich zu einer Grenzform entwikkelt, die man Leben nennt. Die Ordnungskraft der Sonne hat die Somazelle hervorgebracht und so auch streng ihre Dimension bestimmt. Auf diese Weise hat sich die erdenklich engste Verquickung unseres Körpers mit unserem Mutterstern ergeben. So funktioniert unser Organismus – neben seiner reinen Stofflichkeit – auch im 55-bis-100-Billionen-Zellenverband als idealer Resonator für das Sonnenlicht. Er nimmt dabei Sonneninformation auf, die ja Lichtschwingungen sind, kann sie speichern, wie jede einzelne Zelle selbstverständlich auch, arbeitet mit Licht und strahlt es je nach Erfordernis in der Funktionsausführung genauso wieder ab.

Und das alles geschieht mit einer Effizienz, welche die der technischen Laborgeräte weit in den Schatten stellt. Zu alledem noch das Erstaunlichste: Jede Zelle stellt die dafür benötigte Energie auch noch selber her. Dazu befähigt sie ihr DNA-Riesenmolekül, das in jeder der Billionen Zellen in Gestalt einer in fünf verschiedenen Ebenen kompliziert gewundenen und verdrillten Doppelhelix die maßgeschneiderte elektromagnetische Antenne dafür ist. Das Erbmolekül ist die Schaltstelle und – wie wir später sehen werden – die Kommandozentrale bei der

Steuerung der Lebensprozesse. Da werden in Bruchteilen von hunderttausendstel Sekunden, eben mit Lichtgeschwindigkeit, im phantastischen Wirken mit dem Sonnenlicht in einem gewaltigen Arbeitsprogramm Zellwechselprozesse bewerkstelligt, die in jeder Sekunde zehn Millionen neue Somazellen hervorbringen, achthundert Milliarden pro Tag. Und dies in enger Zusammenarbeit mit den nicht minder geheimnisvollen Enzymen, den sog. ›Zündkerzen des Lebens‹. Diese Spezialproteine arbeiten, wie echte Katalysatoren in der Technik auch, als Beschleuniger aller Vorgänge und packen nach vollbrachter Arbeit unverbraucht und unverändert blitzschnell die nächste neue Aufgabe an. Und dieses hektische Treiben unseres Organismus‹, welches sich erst beim näheren Hinschauen offenbart, geschieht, um uns am Leben zu erhalten. Die Sonne hat uns nicht nur hervorgebracht, sie unterhält uns auch aktuell, solange wir leben. Wir dürfen uns wahrlich als Kinder der Sonne betrachten.

Und wie sieht es da draußen aus? Wie erfahren wir die Welt mit unseren Augen, Ohren und Gefühlen? –

Die kosmische Schlußfolgerung von oben, wir hätten sicher ›den Platz auf der Sonnenbank in unserem Planetensystem erwischt‹, muß wohl stimmen.

Der Blick in unsere schöne Welt lohnt sich und zeigt es: Ein wahres Paradies. Wer träumt nicht sogar von alledem, das es auch gibt: Von Inselwelten, langen, weißen Palmenstränden und köstlichen Südfrüchten aus grandiosen Regenwäldern. Doch soweit müssen wir gar nicht schauen. Auch in unserer unmittelbaren Umgebung gibt es sehr Erbauliches und Sinnliches wahrzunehmen. Wer von uns genießt nicht die sonnendurchfluteten Morgenstunden eines stillen Sonntages, lauscht nicht gern dem virtuosen Melodienreigen unserer gefiederten Sänger in Hain und Garten, folgt nicht allzu gern und willig der Tonleiter der Natur ohne Motorenlärmgarnierung? – Es erfreut uns viel mehr wohltuendes Grün ringsum, verführerischer Blütenduft und der Genuß auch heimischer, süßer Früchte. Unsere Welt spendet uns in solchen Momenten dann auch eine frohe

Seele und Gefühle. Wir umarmen das Dasein mit allen Fasern unseres Herzens, mit allen unseren Sinnen und dem Verstand und benutzen dabei unseren Körper als das, was er ist: Das Instrument fürs Leben. – Für uns ist alles ein unausdenkliches, wirkliches Glück.

Dieses ›Drinnen‹ und ›Draußen‹, beides existiert jedoch nur durch die Sonne. Deshalb wird unser ›Zentralgestirn‹ auch hernach im Mittelpunkt unserer Betrachtungen stehen. Doch nun aber von vorne.

5. UNSER KÖRPER – MEHR ALS NUR VEHIKEL FÜR DEN VERSTAND

Was würden Sie, verehrte Leserinnen und Leser sagen, wenn auf einer Informationsveranstaltung über Fragen der gesunden Lebensführung jemand vor Sie hinträte mit der Behauptung, egal, wie alt Sie nach dem Kalender und von Amts wegen auch sein mögen, jeder einzelne von Ihnen sei in diesem Augenblick biologisch tatsächlich nicht älter als höchstens zehn Jahre. Wäre Ihre Antwort vielleicht die aus Goethes Faust: *»Die Botschaft hör‹ ich wohl, allein mir fehlt der Glaube«*(?). –

Dieses geflügelte Wort käme Ihnen sicher sofort in den Sinn. – Vielleicht würden Sie sich auch ein wenig freuen, dennoch den Überbringer erst einmal für verrückt erklären. So ist nun mal der Mensch.

Dabei läge dieser jemand gar nicht so falsch. Nein, aus biologischer Sicht sogar gold richtig. Egal, welches Lebensalter wir auch gerade beim Lesen dieser Zeilen haben, der überwiegende Teil unseres Körpers ist nie älter als 10 Jahre. Unser Organismus ersetzt durchschnittlich alle 10 Jahre das gesamte Skelett, alle 3 Monate unser gesamtes Blut (die Blutplättchen werden nach ca. 21 Tagen erneuert), und alle 2 Wochen erhalten wir eine komplett neue obere Haut, ein neues Kleid. Die Zellen der Schleimhäute von Mund bis zu den mikroskopisch feinen Zotten der Darminnenwand-Struktur werden schon nach einer Woche ausgewechselt. Erneuerung ist ein Dauergeschehen in unserem Organismus. (Ausführlicher darüber in Kap. 12 unter ›Sünder oder Cleverle’). So mögen die jüngsten Zellen jetzt gerade mal einige Sekunden alt sein.

Alles ist jünger im Körper als unser chronologisches Alter, mit Ausnahme unserer (grauen) Gehirnzellen. Die gehen mit ihrem gesamten Lebensalter in die Berechnung ein. Und so ergibt sich unser erfreuliches biologisches Durchschnittsalter von nur

Zehn Jahren. – Nicht mehr. Und wer jetzt immer noch nicht glauben mag, der tröste sich vielleicht mit dem folgenden saloppen Sprichwort: Je älter die Geige, desto süßer der Klang.

Diesen unseren Körper erfahren wir alltäglich in erster Linie als ein materielles Ding, mehr mit besonderem Bezug auf seine Stofflichkeit, auf die Knochen, Muskeln und Sehnen, die ihn scheinbar ganz ausmachen, und von denen wir nun wissen, daß sie jünger sind als erwartet. Vielleicht verleiht diese Gewißheit ja auch manchem ein wenig mehr Leichtigkeit im Alltag?

Nun denn, in dem, was er nebenher in vielfacher Weise auch noch darstellt – darüber gleich mehr - sind wir als Lebewesen Resonanzkörper für eine Reihe von Einflußgrößen und Kräften aus der natürlichen Umwelt, irdischer und kosmischer Herkunft. Erst allmählich erschließen wir uns mühsam und schrittweise weitere seiner Wirkungsebenen, von denen viele im Grenzbereich unserer Wahrnehmungsfähigkeit, auch jenseits davon, angesiedelt sind. Eine dieser Wirkungsebenen ist die teilweise unsichtbare und nicht unmittelbar zu fühlende des Sonnenlichtes. Damit ist dessen Wirken in unserem Organismus gemeint. Selbstverständlich fühlen wir den wohligen Sonnenschein auf unserer Haut und nehmen ihn auch als Stimulanz in unserem ganzen Leben wahr.

Und wer sich aber mit der Bedeutung des Sonnenlichtes für den menschlichen Organismus befaßt, gewinnt sehr schnell die Überzeugung, daß wir Menschen – nicht nur wir, aber wir ganz besonders – lichtabhängige Wesen sind. Dies einmal deshalb, weil wir ein Teil dieser auch durch das Sonnenlicht hervorgebrachten Schöpfung sind, zum anderen, weil wir es darüber hinaus während der gesamten Zeit unseres Lebens benötigen, wie die Luft zum Atmen. Dieser Bedeutung entsprechend hat die Natur mehrere ›Lichtbahnen‹ für uns geschaltet und so unsere Versorgung mit der Leben spendenden und Leben stützenden

Energie in überraschender Variationsbreite selbst für die ungünstigsten Witterungs- und Lebensbedingungen sichergestellt.

Ein Einblick in diese Variationsbreite soll hiermit versucht werden, und nebenher wird sich entlang der naturwissenschaftlichen Betrachtungen auch die Gewißheit auftun, daß unser Körper sehr wohl mehr ist, als nur ein subtiles Vehikel für unseren Verstand. Wir werden uns ein wenig die Präzision und die Zielgerichtetheit aller Vorgänge in der einzelnen Zelle wie auch im riesigen 55-100-Billionen-Zellverband erschließen und werden Zeugen des sozialen, koordinierten und ökonomischen Vorgehens der Biochemie/-Physik und anderer beteiligter Kräfte. Dieses Zusammenspiel weist auf die der Materie innewohnenden Intelligenz hin.

Eine der Ursachen dafür ist folgende: Zellorganellen und weitere Zellteilchen waren ursprünglich selbständige Organismen, die sich im Verlaufe der Evolution zu symbiotischen Gemeinschaften zusammengeschlossen haben. (Wird im Kap. 12 ausführlich beschrieben). So sind auch wir Menschen unter allen anderen Lebewesen dieser Welt eine Großorganisation dieser Zweckgemeinschaften mit der perfektesten aller möglichen Kooperation und ebensolcher Kommunikation (Signalübertragung) zwischen den Einzelbeteiligten, zu denen – wir erfahren es gleich – auch das unseren Körper umgebende immaterielle Informationsfeld gehört. Eine solche kooperative und kommunikative Perfektion aber ist nur in einem ›kohärenten Feld‹ (Erklärung folgt) möglich. Und unser Organismus ist in seinem Wirkungsmechanismus ein solch besonderes und hochaktives Feld.

Wir alle wissen, daß wir in einer Welt schwingender Materie leben, die wir Energie nennen und mit unserem Körper selbst auch so geschaffen sind. Schwingung im Kleinen, ›molekulare Vibration‹, zeigt sich als Wechsel von Anziehung, Abstoßung, präzise Kopplung und geschieht auf der Grundlage kohärenter Wechselwirkungen des Lichtes. Und dieser Schwingungskontakt findet auch zwischen den Molekülen unseres Organismus und den mit der Nahrung aufgenommen pflanzlichen Teilchen statt. Auch die kommen ja letztlich aus der Sonne, deren Sprache alle lebendigen Einrichtungen dieser Welt beherrschen. Die Schwingungen erzeugen Resonanzen (Schwingungsgleichtakt) und Interferenzen (Veränderungen durch Überlagerung) in unserem Organismus, was stellenweise zu Verstärkungen, Abschwächungen durch elektromagnetische Mischung oder gar zu kompletter Aufhebung führen kann. Resonanz-Energie ist die Voraussetzung für beste Zellkommunikation. Interferenzen können in speziellen Ausprägungsformen Störfaktoren entgegentreten, wie sie z.B. vom Schwingungsfeld von Viren und Bakterien ausgehen. Hier wird schon auf der immateriellen Ebene zwischen Freund und Feind unterschieden und Gegenwehr ausgeübt.

Aber wenden wir uns nun unserem Körper zu und betrachten ihn als solchen einmal solo und rein wissenschaftlich und dann zum anderen im Verbund mit der uns von der Natur zugedachten Nahrung. Wir wollen damit hinter die Kulissen schauen und das Wirkungsgeflecht zwischen beiden, dem Körper und der Nahrung, durchleuchten und die Frage klären: Warum denn überhaupt die strikt naturbelassene Nahrung?

Die ist ja unser Generalthema, das unser Leben als Naturkost-Gänger bestimmt und bewegt. Dabei werden wir in der Erläuterung der maßgeblichen Tatsachen, selbst des Zustandekommens dieser segensreichen Nahrung, wie aber auch ihrer Funktion in unserem Organismus, nicht um etwas wissenschaftlich gefärbte Darlegungen herumkommen können. Es geht ja schließlich darum, die Einsicht zu vermitteln, daß die Naturkost uns energetisch mit der uns umgebenden Natur verbindet, uns mit ihr verkoppelt und nicht, wie es die übliche Kochkost - und die extrem mehrfach denaturierte Industrienahrung im Besonderen – heute schon fortwährend tun, uns von unseren Wurzeln trennen. Das nämlich geschieht fatalerweise mit uns und macht uns schließlich krank.

Unternehmen wir also den ersten Schritt unserer speziellen Betrachtung.

So könnte es über unseren Körper streng fachlich einleitend heißen:

Der menschliche Organismus ist im modernen Denkansatz nicht bloß eine biologische Verbrennungsmaschine, quasi ein Durchlauferhitzer, der nur mit dem erforderlichen Kraftstoff - der geeigneten Nahrung - gefüttert werden muß.

Nein, wir sind, jeder von uns ist als ein vernetztes chemisch-physikalisches Regelsystem zu sehen, welches an ein ebensolches komplimentäres Regelsystem gekoppelt ist, das sich dem Organismus als ihn umschließendes Informationsfeld mit Steuerungsimpulsen mitteilt. **Jede Änderung im materiellen Teil dieses Duos findet im Informationsfeld ihre Entsprechung. Die Kontaktlinie ist die Quantenebene**. Materie und Information bilden eine Aktionseinheit, in der die herkömmlich-dualistische Sichtweise absolut keinen Platz mehr hat.

So wird unser Körper also wissenschaftlich gesehen.

Nun wollen wir uns das doch einmal in den üblichen Sprachgebrauch übersetzen. -

Das soll heißen, daß wir nicht nur aus Materie bestehen, wie eingangs dieses Kapitels beschrieben worden ist, und wie wir es aus dem Alltag bei allen Gegenständen unserer Welt und an uns selbst kennen. Nein, da existiert anscheinend noch etwas ganz Geheimnisvolles um und über uns, das wir quasi huckepack mit uns herumtragen. Es ist als Informationsfeld bezeichnet; ein schwingendes, immaterielles Etwas, das uns umschließt und aus dem heraus sogar Steuersignale für die Lebensprozesse in uns, also an unseren Organismus ergehen.

Kann so etwas wirklich sein? -

Antwort: Ja, es kann nicht nur so sein, es ist so. Heutzutage gibt es bildgebende Verfahren, die ein solches Feld nachweisen und die inzwischen sogar diagnosestutzend eingesetzt worden. Dies wird auch in diesem Buch an verschiedenen Stellen deutlich.

Nach Vermutung der Wissenschaftler soll es sogar mehrere uns umschließende Felder geben. **Wir können also hier an dieser Stelle festhalten, daß es eine zweite, immaterielle Seinsschicht gibt, die nicht einfach als Spuk abgetan werden kann**. Hiervon wird an späterer Stelle im Zusammenhang mit der Kirlian-Photographie (Kap. 14 unter dem ›unauffälligen Verlust‹) noch zu sprechen sein.

Und über den sicher hier und dort geheimnisvoll erscheinenden Verbindungskanal zwischen Materie und Informationsfeld, der Quantenebene als Kommunikationsbasis, ist ja schon ausführlich im Kap. 2 ›Der Kosmos und wir‹ gesprochen worden.

So bleibt hier bei der wissenschaftlichen Betrachtung unseres Organismus seine Energieversorgung in näheren Augenschein zu nehmen, wie auch die in allen Systemen mit jedem Energieaufkommen einhergehende Entropie, der Verfall der Energie. Darüber gleich im Anschluß hieran.

Also der Reihe nach.

Der materiell/physiologische Teil unseres Körpers als chemisch-physikalisches Regelsystem des eingangs angeführten Duos muß selbstverständlich mit Energie versorgt werden, soll er richtig funktionieren. Alle Energie, die ihn antreibt, kommt aus der Sonne. Sie nehmen wir zwar nicht nur aus der Nahrung auf (siehe ‚Wir sind Kinder der Sonne', Kap. 4 sowie Kap. 6), sondern ebenfalls über die Augen, die Haut mit dem Meridiansystem und eben auch – von Pflanzen und Früchten gewandelt und gespeichert - über die Nahrung. Dieser Strang unserer Sonnenanbindung wird selbst von vielen Wissenschaftlern, sogar in der Ernährungslehre, nicht richtig gesehen und entsprechend eingeordnet.

Und weil dies für uns so wichtig ist, und gerade diese Lichtschleuse über die Nahrung für uns Lichtwesen der fortwährenden, verschandelnden Manipulation durch die Nahrungsmittelindustrie ausgesetzt ist, soll die dabei zu Bruch gehende Originalität ihrer ›vibrierenden Lebendigkeit', die ein Schwingungsquantum des Sonnenlichtes darstellt, genauestens beschrieben werden. Dies wird auch in den nachfolgenden Kapiteln eine bedeutsame Rolle spielen. Diese originäre Schwingung ist die eigentliche Kommunikationsbasis unseres Organismus mit der Natur, die aber durch die Nahrungserhitzung wegbricht.

Die nun folgenden Erklärungen verfolgen die Absicht, jede Leserin und jeden Leser in den Stand zu versetzen, das Ausmaß des durch die Lebensmittelverarbeitung verursachten Schadens an der Nahrung, und damit auch an unserer Gesundheit selbst, beurteilen und entsprechend handeln zu können.

Wie kommt nun die Sonnenenergie in die Nahrung?
Antwort: Durch die sog. Photosynthese.

Da ergibt sich dann bei dem einen oder anderen vielleicht die Frage, was dabei denn genau geschieht.

Die Photosynthese findet im Blattgrün statt und durch sie wird das elektromagnetische Sonnenlicht mit seiner ganz speziellen (in Kap.4 u. 6 geschilderten) Charakteristik vom Farbpigment Chlorophyll in den Blättern aufgenommen. Schon dabei geschieht etwas ganz Erstaunliches und Wesentliches. Die Lichtteilchen, Photonen genannt, heben mit ihrer Energiepotenz die Elektronen der Pflanzenmoleküle innerhalb der Atome in eine höherwertige Umlaufbahn. Daraus ergibt sich innerhalb dieser Strukturen ein gehöriges Maß an sog. potentieller Energie, also eine Art Kraft im Wartestand für künftige Aufgaben.

Zum anderen erzeugt das Sonnenlicht weitere Verfügungsenergie, in dem es Moleküle durch Umbau verändert und auch Zwangsverbindungen zwischen organischen und anorganischen Stoffen schafft, die über das Wurzelwerk des Baumes aufgenommen und mit dem Säftestrom in die Höhe transportiert worden sind, also dabei dann eben auch

Mineralien und Spurenelemente in den Pflanzenorganismus eingebunden werden. Hier spricht man dann von Mineralien ›im organischen Verbund'. Diese zeichnen sich durch die besondere Qualität der höchsten Bioverfügbarkeit aus, was eine superleichte und schnelle Aufnahme in unseren Organismus erlaubt, ganz ohne großen Energieaufwand. Zu solchen Stoffen gehören jene, welche wir ebenfalls – nun in der richtigen Form – nötig brauchen. So z.B. Eisen für das Blut (Hämoglobin), Calcium für die Knochen und Zähne, Phosphor für Gehirn und Nerven, genauso aber Kalium, Fluor und Jod (letzteres für die Schilddrüse).

Im anorganischen Urzustand, also nicht von der Pflanze unter Sonnenlichteinwirkung in den Pflanzenorganismus integriert, sind diese Stoffe dagegen nur schlecht, wenn überhaupt, verwertbar. Zum größten Teil stellen sie eher eine Belastung für den Organismus dar. Wie eben Medikamente aus der Maschine und ohne Beteiligung des Leben spendenden Sonnenlichtes fabriziert. Für Sonnenlicht und Photosynthese kann die Fabrik nicht sorgen und deshalb auch kein Ersatz dafür sein.

Das Sonnenlicht bewerkstelligt aber noch mehr in der Pflanze. Wie wir schon alle wissen, nehmen die Pflanzen Kohlensäure (H_2CO_3) aus der Luft auf. Das ist die wässrige Lösung von CO_2, was wir beispielsweise ausatmen. Außerdem entsteht im gleichen Schritt Sauerstoff, wie wir auch wissen, den die Pflanzen an die Luft abgeben. So reinigen und veredeln sie unsere Atemluft in einem Gang.

Weitere Wohltaten des Sonnenlichtes sind:
Die Kohlensäure aus der Luft, eine Verbindung von Kohlenstoff und Sauerstoff, wird durch das Sonnenlicht unter hohem Energieaufwand getrennt. Auch in der Trennung dieser weiterhin stark zueinanderstrebenden Stoffe steckt eine Kraft, die danach in Form von chemischer Energie vorhanden ist und die sowohl von der Pflanze, als auch bei uns für die Lebensprozesse in unserem Organismus benötigt wird. Sie stellt die Organkraft

sicher und schafft – mithilfe des Sonnenlichtes – Ordnung im System Mensch. (Über Ordnung und ihr Gegenstück, die Entropie, gleich mehr).

In der Pflanze entsteht auch Energie durch die Aufspaltung von Wasser in seine Hauptbestandteile Wasserstoff und Sauerstoff. Ihrer Trennung setzen diese beiden Partner Energien entgegen, die bei ihrer Vereinigung wieder frei werden. Nach diesem Prinzip funktioniert der gegenwärtig zukunftsträchtige Wasserstoffantrieb, der schon in ersten Autos und sogar großen Bussen arbeitet.

Höchst erstaunlich zeigen sich die Fähigkeiten des Sonnenlichtes doch sicher, wenn wir erfahren, daß es mit seinem Vermögen sogar Zwangsvereinigungen von Stoffen zuwegebringt, die sonst nur technisch im Lichtbogen bei extrem hohen Temperaturen gelingen. Die Rede ist hier von Stickstoff, Kohlenstoff und Wasserstoff. In dieser Verbindung steckt Sprengkraft, und zwar im wahrsten Sinne des Wortes. Es ist nämlich Dynamit. Für manchen Leser bestimmt eine Überraschung.

Die Sonne schafft also gewaltige Energien, was wir eigentlich auch schon alle aus anderen Zusammenhängen wissen.

Zur Funktionsweise unseres Organismus gehört neben der Energiefrage auch die des Energieverfalls. Eingangs schon angekündigt.

Auch das ist Alltag bei uns und selbst in uns. Die Verfolgung dieses Aspektes führt uns zu einem mit der Energie zwangsläufig verbandelten Begriff. Es ist der der Entropie. Was ist das denn nun? –

Entropie ist aus dem Griechischen abgeleitet: trope' - Wendung/ Umkehr, zeigt mit dem Formelzeichen S den Zustand eines thermodynamischen Systems an und damit das Maß der Irreversibilität (Grad der Umkehrbarkeit) der in ihm ablaufenden thermodynamischen Prozesse. Die Entropie ist keine physikalische Größe, die man messen oder wiegen kann, sondern sie ist lediglich eine Rechengröße, aber eine äußerst wichtige. Sie sagt dem Fachmann mit einem Blick, in welchem Zustand sich das jeweilige System befindet. Gesetzesmäßig geht die Entwicklung jedes beliebigen Systems vom Geordneten, dem Strukturierten in Richtung Unordnung, dem Ungeordneten, Gleichverteilten, also Strukturlosen. Die Entropie-Entwicklung strebt stets dem Maximum zu, hier auch als Entropie-Wachstum bezeichnet wird. Die Entropie allgemein wird als Chaosgröße gesehen.

Dieser in der Physik gängige Begriff trifft auch auf uns als quasi biologische Wärmekraftmaschinen zu. Wir sind in diesem Sinne ebenfalls ein System und unterliegen somit auch diesem Gesetz des Energieverfalls, der allmählichen Energieentwertung und immer größer werdenden Unordnung und Fragmentierung. Und dies genau tritt bei der Verarbeitung unserer Nahrung mit jedem dort durchgeführten Erhitzungs- und Verarbeitungsgang ein, mit der gleichen Folge für unseren Organismus. Der so zerstörte Sonnenlichtanteil der Nahrung geht damit dann auch unserem Organismus verloren, und das zieht unseren Ordnungszustand in den Keller. (Über Ordnung und Entropie-Wachstum auch in Kap. 7). Nach diesen Gewaltakten der Maschinen gegen die Nahrung fehlt in ihr die Erneuerungsenergie, was die Lebenskräfte allgemein und die Funktion der Organe schwächt. Mit dem fehlenden Schwingungspotential aus dem Sonnenlicht sinkt bei den Menschen der Energiezustand von normalerweise mindestens 80 Millivolt pro Somazelle auf ein inzwischen erschreckend niedriges Maß. Energie und Schwingungszustand aber sind Kriterien für das Leben. Schwinden sie, schwinden auch die Lebenskräfte. Das aber bedeutet Verfall, Krankheit und schließlich Tod.

Drum nochmals festgehalten: Keine Schwingung heißt unausweichlich Tod. – Und an diesem dünnen schwingenden Lebensfaden nagen die Lebensmittelfabrikanten mit ihren Erhitzung- und Verarbeitungsmachenschaften. Da wird zerkleinert, geschnipselt, gekocht, gebraten, gebacken, gegrillt, homogenisiert, sterilisiert und ultrahoch erhitzt und jedwedes Zeug dazugemixt, was die Phantasie hergibt. Anschließend mit synthetischen Aromen aufgepeppelt. Das Endprodukt ist ohne jeden Naturbezug, ohne sonneninformatorischen Gehalt (gegen das Entropie-Wachstum in uns) und damit regelrecht verkrüppelt und so letztlich ernährungsphysiologischer Unsinn.

Man ist dort in den Fabrikationskreisen blind und taub gegenüber sachdienlichen Hinweisen, von Sorge getragenen Argumenten und Protesten. Es ist wie beim sprichwörtlichen Krug, der solange zum Wasser geht, bis der Henkel bricht. Und der ist bei uns in puncto Ernährung und Gesundheit schon mehr als wackelig.

Gegen diesen mit wachem Blick längst beobachtbaren gesundheitlichen Niedergang bei uns und den Nachbarn hilft die strikt naturbelassene Nahrung, wie Obst/Früchte, Gemüse und Wildkräuter. Diese enthalten, wenn sie aus der Sonne kommen - wie schon immer gefordert – Sonnenlichtschwingungen und damit *negative Entropie* (Entropie-Gegenkraft). Und nur die brauchen wir als thermodynamisches System. Sie ist die heilende Kraft und in der Lage, die durch Entropie-Wachstum angeschlagenen Lebensprozesse wieder aufrichten. Sie bringt die Ordnung im Schrödinger'schen Sinne ins Haus, und mit ihr kann die Entropie zurückgedrängt, also Lebenskraft zurückgewonnen werden. Diese Schlußaussage ist zutreffend und kann physikalisch jederzeit bewiesen werden.

Sonnenlicht ist Energie höherer Ordnung und kann halt Leben retten. In unser aller Fall ist also ›**Sonnenkost**‹ das generelle Heilmittel in Hippokrates‹ Sinne.

Soweit also schon vorgreifende Bemerkungen, die unsere ›Verzahnung‹ mit der Umwelt schon klar darlegen. Eine Eröffnung für eine hoffentlich aufschlußreiche Entdeckungstour in Sachen Gesundheit und gesunde Ernährung.

Beginnen wir nun in den folgenden Kapiteln mit der Quelle allen irdischen Lebens, unserer Sonne und der Beschreibung ihres Lichtes.

6. DAS SONNENLICHT – NICHT NUR EIN GROSSER LAMPENSCHEIN

Diese Überschrift weckt sicher hier und da Erinnerungen an den anheimelnden Ohrenschleicher der 70-iger Jahre mit der samtenen Stimme Jaqueline Boyers: »Heute Abend ist Laternenfest, wo sich manches gut bereden läßt, ...« und an Bilder von romantischen Flecken am Meer im goldenen Abendsonnenschein.

Die Natur hat von jeher die Menschen begeistert und ihre Phantasie beflügelt. So u.a. auch in der Kunst. Alle großen Maler haben das Spiel des Sonnenlichtes am Himmel selbst, wie in der übrigen Natur auf Wasser, Eis, auf Bergen und in Tälern, auf Blumen und in zauberberhaften Gärten und Parks eingefangen und mit den Gegensätzen von Licht und Schatten stimmungsvolle Gemälde geschaffen. Sie haben mit ihnen Herzen und Sinne der Menschen angesprochen und sie dafür begeistern können.

Dabei haben sie dieses alles beherrschende Licht immer wieder als das herausgestellt, was es eigentlich auch ist: Das Licht als das große Glück für das Leben auf unserem Planeten. Schon in der Genesis, der Schöpfungsgeschichte der Bibel, heißt es gleich zu Beginn: Und Gott sprach: »Es werde Licht« - Und es ward Licht. Das war der Anfang dieser Welt.

Die Natur hat aber auch schon immer die Naturwissenschaften beflügelt und zu neuen Erkenntnissen geführt. So auch zu dieser, daß das Sonnenlicht, das uns umflutet und - wir werden es noch sehen – uns sogar regelrecht durchwirkt und durchflimmert, es ein Fluidum ganz besonderer Art ist. Ja, es ist die fundamentale Grundlage unserer Existenz. Ohne Sonnenlicht gäbe es uns nicht, hätte es auch sonst kein Leben geben können.

Licht sei das Gewebe, aus dem das Leben gewirkt werde

(so ein mir leider unbekannter Verfasser). Dieses Wort erscheint nach Newtons Vermutung, daß Licht und Materie ineinander umwandelbar sein müßten, selbst schon in einem besonderen ›Licht‹.-

Der duale Charakter des Sonnenlichtes und seine schöpferischen Kräfte sind inzwischen längst bewiesene Tatsachen. So kann man heute mit Fug und Recht behaupten, daß auch unsere körperlichen Hyperfeinstrukturen in der Somazelle durch die Licht-Materie-Koalition aufgebaut und dabei auch Lichtteilchen in ihnen verwoben und gespeichert sind.

Licht umflutet uns also nicht nur stets und ständig, es durchflutet und durchflimmert uns – besonders über das sinnreiche Meridiansystem - tatsächlich. Das wird auch an vielen Stellen dieses Buches deutlich. Wir sind in unserer Körperlichkeit, aber ebenso in unserer geistig-seelischen Verfassung wirkliche Lichtwesen. Betrachten wir unsere Atomstruktur, dann ist das auch verständlich. Da gibt es in uns riesige Leer- und damit Spielräume für das Licht. So ist das Sonnenlicht eines der magischen Geheimnisse unseres Universums und ein wirklich kreativer Schein.

Und der Strahler dieses segensreichen Lichtes ist unsere Sonne. Wir kennen sie als unser Tagesgestirn, das den Rhythmus dieser Welt direkt und indirekt vorgibt. Sie beschert uns mit ihrem alles überstrahlenden Schein Tag und Nacht, Sommer und Winter, sie spendet uns Wärme und Leben. – Aber noch viel mehr. Sie hält uns durch ihre mächtige Gravitation mit unserer Erde fest auf einer sicheren Bahn und verhindert so, daß wir, ›Kinder des Weltalls‹, uns im dunklen Universum verlieren.

Ihre Strahlen sind nicht nur Schein einer übergroßen Laterne, der da als Sonnenlicht zu uns herübergestürmt kommt und in unserer Welt unangefochten die Hauptrolle spielt. Vielmehr ist es eine kostbare, unverzichtbare und geheimnisvolle Dinge verrichtende Licht-Kraft, auf die wir nun unseren forschenden Blick richten wollen. So werden wir den Charakter des Sonnenlichtes und seine geheimnisvollen Fähigkeiten kennenlernen, die ihm aus einem außergewöhnlichen Entstehungsgang erwachsen. Sie sind das, was selbst von der raffiniertesten Sonnenbank einfach nicht erbracht werden könnte, obwohl Werbeslogans uns dies fortwährend wortreich und mit gauklerischen Bildern glauben machen wollen. Selbst wenn dort einige Bestandteile der Sonnenstrahlung imitiert werden können, ist doch ihr komplettes Wirkungsspektrum niemals zu kopieren. Dies wird mit der Beschreibung seines besonderen Entstehungsganges auch einleuchten.

Unsere Sonne ist ganz anders, als sie uns am Himmel erscheint, kein Hort des Friedens und der Stille. Nein, ganz das Gegenteil, wir wissen es.
Astrophysikalisch gesehen ist sie zweierlei, nämlich sowohl

- ein atomarer Fusionsreaktor, als auch
- eine gigantische elektromagnetische Maschine.

Dieses nukleare Höllenfeuer ist ein atomarer Feuerball, der zwar nur 333.000 mal schwerer ist als unsere Erde, aber bei 1.392 Mio. km Durchmesser einen Plasma-(Gas-)Ball des 1,3 Mrd.-fachen Erdvolumens ausmacht. In ihm verschmelzen bei 14,5 Millionen Grad in jeder Sekunde 4 Millionen Tonnen Wasserstoff zu Helium. Das entspricht der gigantischen Leistung von 10^{26} oder 400 Quattrillionen Watt/Sek. Die dabei mit dem Licht freiwerdende, ungeheure elektromagnetische Energiemenge wird durch die Eigendrehung der Sonne (in 25 Erdentagen um die eigene Achse) noch gesteigert. Dies geschieht, weil sich die Gasmassen in durch Druck- und Temperaturunterschiede verursachten Konvektionsströmen – hier sind die zusammengepreßten Gase 14 mal dichter u. schwerer als Blei – mit ebensolcher extremen Reibung durch Selbst-Induktion noch gegenseitig verstärken. Zusätzliche Konvektion und Reibung kommen zustande, weil die Gasströme am Sonnenäquator schneller sind als an ihren Polen.

In diesem Geschehen spielen selbstverständlich auch die Sonnenflecken eine gewichtige Rolle. Wir wissen, sie sind scheinbar dunklere Stellen an der Sonnenoberfläche, die in einem 11-Jahre-Zyklus erscheinen. Sie bedeuten erhöhte Sonnenaktivität und können sogar als Energiespeicher angesehen werden. Durch ihre höhere Massekonzentration besitzen sie auch eine erhöhte Gravitation, mit der sie selbst die Lichtteilchenemission zumindest etwas abbremsen können. Weniger Teilchenstrahlung als in der übrigen Sonnenoberfläche läßt diese Regionen von unserer Erde aus dunkler erscheinen. Doch zwischen ihnen gibt es die Begleiterscheinung der sog. Sonnenfackeln. Und die strahlen extrem hell. Während dieser Aktivitätsphase strahlt die Sonne dennoch ca. 0,1% heller, auch weil nach dem Rückgang der dunklen Sonnenflecken die Fackeln noch länger tätig sind.

Was wir auch schon alle wissen, ist, daß während dieser Perioden der verstärkten Sonnenfleckentätigkeit der *Sonnenwind* härter ist und in nördlicheren Breiten manchmal sogar die zivilisatorische Elektrotechnik beeinflußt und Verbindungen und Schaltkreise stört. Das geschieht, weil an den Erdpolen die Magnetosphäre erdwärts gerichtete Kraftlinien aufweist und so durchgängiger für den auch als solares *Plasma* bezeichneten Sonnenwind ist. Aus dieser Tatsache ergeben sich dann auch die wirklich grandiosen Polarlichterscheinungen.

Die von der Sonne erzeugte Energie wird in den Raum zu uns abgestrahlt. Im Zuge dieses Geschehens gibt es große Eruptionen von Sonnenmassen, die in Gasfontänen bis auf 2-300.000 km in den Raum hinausgeschleudert, aber auf den kürzeren, geschlossenen elektromagnetischen Bahnen sofort wieder zurückgeholt werden. Die großen offenen dagegen wirbeln das Licht in den Raum. Diese Sonnenausbrüche, Protuberanzen genannt, können bei Sonnenfinsternissen sehr gut beobachtet werden.

Eine interessante Information über unseren Fusionsreaktor Sonne, von der sicherlich nicht jeder weiß, ist: Die Temperatur im Innern reicht für eine normale Kernfusion eigentlich nicht aus. Dafür müßten, sollten alle dort vorhandenen Potentiale zum Einsatz kommen können, eher 50 bis 100 Mio. Grad herrschen, oder noch mehr. Wohl gemerkt, für die totale Fusion. Dazu ist unsere Sonne also nach Dimension und Massenkapazität zu klein. Doch das ist wiederum unser großes Glück, wie wir inzwischen aus Kapitel 4 wissen. Denn, wäre sie größer und leistungsfähiger, dann wären die Umwandlungsprozesse in ihrem Innern beschleunigt abgelaufen und sie hätte sich schneller verausgabt. Sie wäre also schon lange vor unserem Erscheinen ausgebrannt und würde uns nicht mehr ihre ›sonnigen Dienste‹ leisten können. Doch halt, richtiger: Es hätte uns dann natürlich erst gar nicht gegeben.

Just an diesem Punkt kommt nun ein Geheimnis ins Spiel, das in quantenmechanischen Vorgängen tief im Innern unserer Sonne steckt. Jawohl, jetzt kommt die vielen Menschen noch suspekt erscheinende neue Physik ins Spiel. Es ist so. Unsere Sonne funktioniert nach dem Prinzip der Quantenmechanik, das nun näher erläutert werden soll. Seine Beschreibung hier ist kein explizites Jonglieren mit der Quantenphysik als solcher – wie vielleicht mancherorts betrachtet – auch beileibe keine Effekthascherei, sondern dieses geheimnisvolle Funktionsprinzip bestimmt letztlich unser Sein. Deshalb sollten wir ihm eine kleine Auszeit in unserem Alltag widmen. Aber da sind Sie, liebe Leserinnen und Leser, mit der Lektüre dieses Buches ja schon ein Weilchen mit von der Partie.

Wir begeben uns nun – ich hoffe kurzweilig – in die Welt der Atome und Teilchen tief im Innern der Sonne. Selbst die dort schon beschriebenen hohen Drücke reichen normalerweise nicht aus, um die starken Wasserstoffatome, die sich ja aufgrund ihrer gleichnamigen Ladung (+) vehement gegenseitig abstoßen, so dicht zusammenzubringen, daß dann die sog. ***starke Kernkraft*** zuschnappt und es funkt(!). Die Überwindung dieser 100 mal stärkeren Kraft, als es die elektrische Abstoßung ist, bietet überhaupt erst die Grundlage für die gewaltige Kernverschmelzung. Aber die findet ja dort nachweislich dennoch statt.

Wie denn nun das? –

Die wundersame Quantenmechanik setzt in Gang, was irrsinnig hohe Drücke anscheinend nicht zuwegebringen. ›*Und das ist auch gut so*‹. Mehr noch, das ist unser Glück.

Und wie geschieht's? –

Der Schlüssel liegt darin, daß unter den dort obwaltenden Umständen die Teilchen ihren materiellen Charakter ablegen und ihre Wirkungsweise ändern, indem sie aus dem Teilchen-Materie-Status zur Wellenfunktion überwechseln. (Wie das Licht ja generell den *dualen Charakter* von Korpuskularstrahlung und Schwingungsenergie besitzt). Der Weg dahin geht über ihre elektrischen Ladungen. Wir wissen es schon: Die Elektronen sind negativ, der Atomkern (Proton) ist kräftig positiv geladen, das Neutron neutral. Als elektrische Ladungsträger bilden sie um sich herum Felder aus, über die sie miteinander wechselwirken, d.h., sich gegenseitig beeinflussen. Die Stärke dieser Felder wird bestimmt durch die Dichte der Materie. Da im Innern der Sonne extreme Drücke herrschen und wir von der daraus folgenden hohen Dichte - wie schon gesagt, 14 mal schwerer als Blei - gehört haben, ahnen wir die starken Kraftfelder in den verbliebenen Miniaturzwischenräumen. Während sich die Wasserstoffatome auch bei dieser Nähe immer noch gegenseitig kräftig abstoßen, sie sind ja 100 mal stärker, wirken die Kraftfelder aber bis in den – sagen wir – Hausbereich des Nachbaratoms hinein und üben selbstverständlich so Wirkung auf ihn aus. Durch diese Kraftfeldkonzentration kommt es zu einer Art Verbindungsaufnahme über dieses Medium, und die nun vorherrschende Überlagerung der

Wellenfunktion der Teilchen führt zum sog. *Tunneleffekt.* Damit sind Verbindungskanäle zu ›gelegentlichen‹ Fusionen freigeschaltet. Nur in diesen atomaren Aktionsräumen kommt es zu gelegentlichen, also sehr seltenen Kernverschmelzungen. Die Betonung liegt dabei auf *gelegentlich*, in der wirklichen Bedeutung von *ab und zu*. Und das ist sehr wichtig.

Wir können von Glück sagen, daß die Innendrücke der Sonne für eine Totalfusion, für eine Fusion aller vorhandenen Wasserstoffkerne der Sonne in einer einzigen Kettenreaktion, nicht ausreichen. Nicht auszudenken, wenn es anders wäre. Nur mit Hilfe der Quantenmechanik findet also in unserer für eine Totalfusion unfähigen, aber, wie sich darin erweist, elegant ausgerüsteten Sonne, eine gebremste Kernfusion statt. Ganz, wie wir sie in unseren Atomreaktoren auch praktizieren. Der Kosmos wollte eben keine Atombombe in unserer Nähe. In den Gelegentlich-Fusionen nun aber, die nicht überborden, können unter guter Kontrolle Wasserstoffatome miteinander zu größeren Kernen verschmelzen, letztlich zu Helium. Damit erweist sich das Quantenphänomen in unserer Sonne klar als ***unser stiller Diener***.

Wir sehen an diesem grandiosen Beispiel unseres Lebensfeuers Sonne: **Quantenphysik ist keine wissenschaftlich-elitäre Phantasterei, sondern einer der großen kosmischen Zufälle in unserer Universumsnähe, weitab von turbulenten und gefährlichen Sternentstehungsbereichen und in einem ganz ruhigen Hinterhof zwischen zwei Spiralarmen unserer Galaxie, die wir Milchstraße nennen. Und diesem Zufall verdanken wir unsere Existenz.**

Diese Leben spendende Energie, die bei der Kernfusion im Innern der Sonne entsteht, ist zunächst reine Gammastrahlung, die sich dann über lange Zeiträume hinweg - man spricht da von 20 bis 150.000 Jahren - bis zur Sonnenoberfläche durchboxen muß. Die hohen Drücke und Widerstände, aber auch die zu durchdringenden höllischen Turbulenzen auf dem Wege noch oben, sind selbst für diese harte Strahlung eine Bewährungsprobe. Sie selbst erfährt dabei verschiedene Tranformationen.

Der solchermaßen erzeugte Sonnenschein kommt also zu uns zur Erde gestürmt.

Das bei uns ankommende Strahlen-Spektrum, es braucht nur 8 Minuten für die 150 Millionen Kilometer zu uns, stammt hauptsächlich aus drei verschieden tiefen Schichten der Sonne, die unter dem Begriff *Sonnenatmosphäre* zusammengefaßt werden. In der Tiefsten von ihnen, der *Photosphäre*, entsteht der überwiegende Teil des sichtbaren Lichtes. In den nach außen folgenden Schichten, der *Chromosphäre* und der *Korona*, werden die speziellen Komponenten erzeugt, wie wir sie als Radiofrequenz-, Infrarot-, Ultraviolett- und als Röntgenstrahlung (spektrale Verteilung des Sonnenlichtes) kennen.

Vom Augenschein her ist Sonnenlicht weiß. Doch es setzt sich aus den Grundfarben rot, blau und gelb zusammen, wie wir sie mit ihren natürlichen Ausfächerungen im Regenbogen bewundern können. Sie stellen insgesamt als Strahlung eine fein abgestimmte Komposition vielfältiger Wirkungen physikalischer, geophysikalischer, biologischer, biochemischer und physiologischer, ja selbst psychologischer Art dar, wie sie für die Belange unserer Welt und für uns Lebewesen erforderlich sind.

Der unterschiedliche Entstehungsgang der einzelnen Strahlungsanteile verleiht ihnen verschiedene Eigenschaften und Fähigkeiten, welche in ihrer Wirkung bei uns von zerstörerisch bis lebenserhaltend reichen. In ihrer Gesamtheit treffen sie als das ›*Solare Plasma*‹, auch Sonnenwind genannt, auf den natürlichen magnetischen Schutzmantel der Erde, die sog. *Magnetosphäre*, und werden durch sie größtenteils gebremst und abgelenkt. Weitere für das Leben schädliche Bestandteile werden durch die Erdatmosphäre (Lufthülle) ausgefiltert, und nur der Rest gelangt als die lebenserhaltende und ordnende Kraft der Sonnenstrahlung zu uns auf die Erdoberfläche.

Worin liegt nun die Leben spendende und kreative Kraft des Sonnenlichtes?

Zunächst muß man um seinen eben schon mehrmals erwähnten dualen Charakter wissen. Das bedeutet: Es ist sowohl Korpuskularstrahlung als auch elektromagnetische Schwingungsenergie. Alleine die Versuchsanordnung bestimmt, wie es sich zeigt, ob als Lichtteilchen (Photon) oder als Welle. Das Sonnenlicht entwickelt demgemäß beides: Strahl- und Schwingungskräfte.

Vermutungen darüber hat schon Isaac Newton vor 1687 angestellt, als er fragte: »*Wäre es nicht möglich, daß die Stoffe* (er meinte die Materie, d. Verf.) *und das Licht sich ineinander verwandeln? Daß die Stoffe den größten Teil ihrer aktiven Kräfte aus den in ihre Zusammensetzung eingegangenen Lichtpartikeln beziehen?*«

Bestätigung für seine erste Frage kam 1905 von Albert Einstein in seiner ›speziellen Relativitätstheorie‹ über die Äquivalenz von Masse und Energie mit der weltberühmt gewordenen Formel $E=m\,c^2$. Nach dieser wissenschaftlichen Erkenntnis sind Masse und Energie tatsächlich ineinander umwandelbar. Auch der zweiten Vermutung Newtons über den gestalterischen Lichtanteil der Materie ist von technisch hochgerüsteten Laboratorien in aller Welt inzwischen Bestätigung beschieden.
Die mit dieser Fragestellung verbundenen Forschungsergebnisse lauten:

- Elektromagnetische Felder sind formgebende Instanz für die Materie. Russische Wissenschaftler haben in Experimentreihen herausgefunden, daß elektromagnetische Felder als ordnung- und formbildende Instanz für die Materie wirken können. Das bedeutet, sie können Atome und Moleküle zu Zellen und Organen und diese zu einem kompletten Organismus aufbauen und ihn steuern. Außerdem, so wird konstatiert, reicht die Organisationskraft dieser Felder bis in die evolutionäre Weiterentwicklung hinein.

- Licht kreist verlustlos in unseren Zellen. Photochemische Forschungen haben die Erkenntnis erbracht, daß bei den schnellen Reaktionen in der Zelle die in unmittelbarer Nähe befindlichen Photonen in den Prozeß eingebunden werden, ohne dabei ihre Umwandlung in Wärme zu erfahren. Sie wirken nach Prozeßabwicklung beim nächsten Prozeß in der Nachbarschaft mit, indem sie blitzschnell weitergereicht werden. Auf diese Weise können Millionen solcher Reaktionen in Bruchteilen von Sekunden ablaufen mit Geschwindigkeiten, die auf biochemischem Wege niemals erreicht würden. Das jedoch kommt einem verlustlosen Kreisen des Lichtes in der Zelle gleich. Diese photobiologischen Prozesse erstrecken sich über das gesamte Spektrum des sichtbaren Lichtes und finden bei Mensch, Tier und Pflanze gleichermaßen statt.

Allein diese beiden Forschungsergebnisse verraten uns viel von der Wirkungsweise des Phänomens Licht. Die Erklärung für seine ordnende Kraft liegt in der *Kohärenz der Felder*, d.h. die Fähigkeit der elektromagnetischen Wellen verschiedener Quellen zur Überlagerung (Interferenz), in der sich ihre Feldamplituden gegenseitig verstärkend oder verringernd abändern und sie so ein zusammenhängendes, gut strukturiertes sog. ›stehendes Feld‹ entwickeln. Auf diese Weise entsteht ein geordneter, elektromagnetisch stabiler Zustand, in dem z.B. in einem lebenden Organismus tatsächlich die einzelnen Zellen miteinander kommunizieren können.

Diese faszinierende Tatsache – sie wurde eingangs schon angedeutet – wird möglich, weil das Sonnenlicht ja eben auch eine gewisse Kohärenz besitzt. Es stammt zwar nicht aus verschiedenen Lichtquellen, wie es beim technischen LASER-Licht ja Voraussetzung ist, – dort werden die verschiedenen Lichtanteile über Richtspiegel zusammengeführt – doch aus den weit voneinander entfernten Schichten unserer riesigen Sonnengaskugel kommt aus 150 Millionen Kilometern – in Überlagerung –

ein komplexes Sonnenlicht zu uns. Das kann als aus mehreren Quellen stammend angesehen werden. Daraus erwächst ihm auch wirklich Soft-Laser-Eigenschaft.

Eine weitere Eigenart besteht darin, daß Sonnenlicht beim Auftreffen auf die Erdoberfläche nicht sofort in Wärme umgewandelt wird. Es baut vorher Strukturen auf und stabilisiert sie. Das Sonnenlicht hat seine außerordentliche Wirkungsweise ja schon mit seinem Anstoß für die Entwicklung des Lebens eindrücklich unter Beweis gestellt.

Zur Vertiefung der Kenntnis über die Fähigkeiten komplexer Lichtformationen seien an dieser Stelle nur zwei Beispiele angeführt, in denen der technische LASER mit seinem kohärenten Licht neben seinen vielfältigen technologischen Einsatzmöglichkeiten inzwischen auch in biologischen Experimenten erstaunliche Versuchsergebnisse erzielt hat.

- So haben Soft-LASER-Bestrahlungen mit Rotlicht von nur 60-100 Sekunden Dauer im 20-Milliwatt-Bereich bei Weißkohl zur Entwicklung von 10-Kilo-Köpfen und bei Tomaten 500-Gramm-Früchte erbracht. Diese Riesentomaten sind zudem sehr schmackhaft geraten, was eigentlich so klar nicht zu erwarten war. Wohlgemerkt, nach wirklich nur einmaliger Bestrahlung.
- Die Wundbestrahlung mit rotem Softlaserlicht hat bei den behandelten Patienten die Bildung von Hämoglobin in den roten Blutzellen (Erythrozyten) und schnellere Heilung zur Folge gehabt. Außerdem ist die Immunaktivität der weißen Blutzellen (Leukozyten) stimuliert und eine deutliche Vermehrung der neutrophilen Granulozyten, einer anderen Art von weißen Blutkörperchen, beobachtet worden. Grundsätzlich sind daraufhin bestrahlte Wunden gegenüber unbestrahlten Kontrollwunden wesentlich schneller verheilt. Eine Erklärung für dieses Phänomen ist wohl die natürliche Kooperations- und Ergänzungsmöglichkeit im Licht des hämoglobineigentümlichen Frequenzspektrums mit prozeßaktivierenden Wirkungen.

Das Beschriebene mag dem grundsätzlichen Erkennen von Charakter und Wirkungsweise des Lichtes dienen. Der Grad unseres Erstaunens aber wächst mit dem fortschreitenden Wissen um seine Funktion in unserem Organismus und mit dem wachsenden Einblick in die Überlebensstrategie des biologischen Systems Mensch (eben als dissipatives *Ungleichgewichtssystem*, salopp auch ›biologischer Durchlauferhitzer‹, bezeichnet).

In der Natur scheint alles ausnahmslos genial zu sein. Dieser Eindruck entsteht auch bei der näheren Betrachtung der Methoden und Wege, die sie für unsere Versorgung mit Sonnenlicht eingerichtet hat. Vier dieser Sonnenlicht-Versorgungsbahnen, die zum Teil eigentlich auch Mehrfachwege sind und eine lebenserhaltende Brückenfunktion im Wechselspiel zwischen Organismus und Umwelt erfüllen, sollen hier nun näher, aber nur in ihrer Funktion als Sonnenschleusen, angesprochen werden. Die Rede wird hierin von unserer Haut, von unserem Auge, von unseren Körpermeridianen und von unserer Nahrung sein.

7. UNSERE LICHTEINTRITTSPFORTEN

Unsere Haut – ein Sonnenkollektor

Unsere Haut ist nicht nur der wetterfeste Abschluß unseres Körpers mit der simplen Aufgabe einer – salopp gesagt – Wurstpelle, oder, wie Robert Musil es einmal ausdrückte, »*der Reisesack unserer Existenz*«. Sie ist vielmehr mit 2 qm unser größtes Organ, das uns schützt vor physikalischer, chemischer und mechanischer Schadenswirkung, so gut sie es kann, und sie erfüllt zudem eine große Anzahl verschiedenartiger Funktionen im Regelwerk unseres Organismus mit der Umwelt.

Eine davon ist die Aufnahme von Sonnenlicht. Und in dieser Eigenschaft ist es ein wahres anatomisches Sonnensegel, welches die Strahlungskomponenten, wie sie im Regenbogen sichtbar werden, aber ebenso die unsichtbaren UV-A- und UV-B-Anteile des Sonnenlichtes aufnimmt. In dieser Funktion wirkt unsere Haut bei der Herstellung des körpereigenen Wirkstoffes ›D‹, eigentlich ein Hormon (fälschlich als Vitamin D eingebürgert) mit, dessen Fehlen fatale Auswirkungen hätte. Wichtig zu wissen, daß bei natürlicher Ernährung die pflanzliche Nahrung im menschlichen Organismus einige spezielle Fettstoffe entstehen läßt, die zwischen Lederhaut und Bindehaut eingelagert werden und als ganz besondere Schicht schnellen Schwankungen unterworfen ist. Und hier wird von unserem Körper das Ergosterin bereitgehalten, wie es auch in fast allen Öl- und Fettstoffen der Samenkerne und Nüsse vorhanden ist. Es gehört zu den Sterinen, stabile chemische Konstruktionen, die frei in der Natur auch als Ester verbreitet sind. Fachlich werden sie unterteilt in tierische, genannt Zoosterine (zu ihnen gehört das uns bekannte Cholesterin) und pflanzliche, sog. Phytosterine. Von ihnen kann man die aus Pilzen abtrennen. Sie tragen die Bezeichnung Mykosterine. Zu ihnen gehört das Ergosterin.

In unserer Haut nun wird Ergosterin in einer Reaktionskette über Lumisterin und Tachysterin zu Wirkstoff D_2 = Ergocalciferol.

Es wird auch ein zweiter Weg beschrieben, auf dem Cholesterin über die Vorstufe (Prohormon) Cholecalciferol unter Einfluß des Sonnenlichtanteils UV-B in unserer Haut, aber auch in den Nieren und an vielen Stellen im Gewebe letztlich zum aktiven Wirkstoff D_3 (Calcitriol) umgewandelt wird. Diese Produktionsgänge decken 90% unseres D_3-Bedarfes. Der Rest wird im Dünndarm gewonnen. Dabei dient Fett als Transporteur. Deshalb ist dieser körpereigene Wirkstoff D_3 auch fettlöslich. Für diese Funktion ist auch pflanzliches Fett geeignet, wie aus Nüssen, Samen, auch Karotten (denn es gibt ja Korottenöl), Oliven usw.

Mit diesem Vorgang hat die Natur eine Lücke geschlossen, denn dieser Wirkstoff ist in rein vegetarischer Nahrung so gut wie nicht vorhanden. Er spielt jedoch in unserem Kalziumstoffwechsel eine wesentliche Rolle und wird als Wachstumsvermittler beim Aufbau der Knochen, Muskeln, Zähne und auch für Entwicklung und Erhalt von Gehirn- und Nervenmasse dringend benötigt. Ein Mangel an dieser Aufbauhilfe hätte Rachitis (bei Kindern) eine verzögerte und fehlgesteuerte Knochen- und Knorpelbildung mit der Gefahr der Mißgestaltung zur Folge. Bei Erwachsenen würden Knochenschwund (Osteoporose) und Knochenerweichung (Osteomalazie) drohen. Zusätzlich können Probleme beim Zahnaufbau wie auch Entartungserscheinungen bei Gehirn und Nerven, aber auch bei den roten und weißen Blutkörperchen auftreten.

Der Vorrat an Wirkstoff ›D_3‹ in unserem Organismus wird also über die Cholesterin/Ergosterin-Brücke sichergestellt. Deshalb leidet auch der reine Naturkost-Vegetarier Gorilla niemals unter mangelbedingtem Knochenschwund. (So weise wie hier mit dem D_3-Vorhalt ist die Natur auch mit Vitamin B_{12}). Zur Aktivierung des Wirkstoffs ›D‹ reichen schon kurze Sonnenbäder aus, wenn wir dabei den größten Teil unserer Hautoberfläche der Sonne darbieten.

(Persönliche Empfehlung: Rechtwinklig zur Sonne liegen, Bauch- und Rückenlage abwechseln, dann Körperdrehung 180

Grad, Kopf in die andere Richtung, damit die Sonne von der anderen Seite scheint bei erneuter Bauch- und Rückenlage = 4 Seiten.) Das sind insgesamt 20–25 Minuten. Bei intensiver Bestrahlung sollte man in kleineren Schritten beginnen, damit die Haut den von der Natur vorgesehenen Schutz, die sog. Sonnenschwiele, in gesunder Gemächlichkeit ausbilden kann. Auf diese Weise entsteht ein natürlicher Sonnenschutz, der ohne chemische Stoffe auskommt. Die gewünschte Restbräune kann im Schatten erworben werden, denn die Sonnenstrahlung wird durch Wasser und Sand, auch von jedem sonnenbeschienenen Blatt und Grashalm aus den Sonnenpartien in die Schattenzonen reflektiert. Der Aufenthalt dort ist für die Zeit der intensiven Mittagssonne ohnehin angeraten, und die hier erworbene Bräune ist viel beständiger, als die im heißen Sonnenstrahl angegrillte.

Anmerkung am Rande: Der leider allgemein praktizierte Teutonengrill ohne Bewegung ist nicht sehr gesund. Aber wer weiß das nicht. Doch was weniger bekannt ist, warum? –

Neben den bekannten Folgen aus exzessiver Sonnenkur (Sonnenbrand, Hautkrebs, beschleunigte Hautalterung) soll eine weniger bekannte Tatsache erwähnt werden. Der durch das erste heilsame Sonnenbad erzeugte Wirkstoff ›D_3‹ verwandelt sich unter der jetzt aggressiv wirkenden Strahlung in die Zerfallsprodukte Toxisterin, Suprasterin I und Suprasterin II. Diese Substanzen aber haben vergiftende Wirkung. Außerdem wird dadurch das Immunsystem unnötig strapaziert, möglicherweise gar geschädigt. Flotte Bewegung aber hält dagegen und verhindert den Vergiftungsprozeß.

Und ein Zweites: Neben der Wirkstoff ›D_3‹-Bildung durch den UV-B-Anteil des Sonnenlichtes wird auch der Spiegel der Mukoproteide erhöht, eines natürlichen Resistenzfaktors, welcher Infektionen zu verhindern hilft. Ein Zuviel an Strahlung verkehrt beide für unseren Organismus so nützliche Vorgänge ins Gegenteil, und verbunden damit ist die Freisetzung von Histamin mit ebenfalls toxischer Wirkung. Daraus folgen in vielen Fällen

Übelkeit und Erbrechen, geringstenfalls Juckreiz. Selbst, wenn nicht, fühlt man sich nicht wohl nach bewegungslosem Braten in der Sonne. Auch hier gilt, um mit *Paracelsus* zu reden, ›*... allein die Dosis macht, ob ein Ding Gift sei.*‹

Also, Bewegung ist in der Sonne angesagt. Wenn der Kreislauf durch Ballspiel, Tummeln oder Jogging in Schwung gehalten wird, kann der Körper die Produktion von Wirkstoff ›D_3‹ während der gesamten Dauer aufrechterhalten, der nach neuesten Erkenntnissen der beste Radikalenfänger und Krebshemmer ist, den wir uns wünschen können. Die Sonnenstrahlen senden aufbauende und heilsame Kräfte zu uns. Die Sonne füllt unseren Speicher für die Überbrückung der dunklen Jahreshälfte. Auf die Bedeutung von Bewegung wird später ausführlich eingegangen werden.

Nun haben wir Zeitgenossen uns mit der Kleidung eigentlich ein gräßliches Gefängnis für unsere Haut geschaffen, vom Haus ganz zu schweigen. Diese Abschottung war von der Natur ursprünglich nicht vorgesehen. Das sollten wir intelligent kompensieren. Erst wenn wir uns durch Daueraufenthalt unter Dach und Fach, in Büroräumen usw., den Sonnenstrahlen total entziehen und so uns ihrer regelrecht entwöhnen, d.h. nicht mehr genügend Sonnenschwiele und Wirkstoff ›D‹ entwickeln, dann wird schockhaftes Sonnenbaden zum Problem und kann zu Melanomen führen. Also nochmals: Intelligent, vernünftig handeln. Die Sonne erweist uns einen lebenswichtigen Dienst. Weltweit untersucht, steht fest: Bei Straßen- und Außenarbeitern mit Sonnengewöhnungseffekt treten die geringsten Melanomfälle, Hautkrebserkrankungen u.ä. auf.

Große Vorsicht ist für den Umgang mit der Höhensonne aus der Quecksilberdampf-Lampe der Sonnenbänke angeraten. Sie beide können – wie anfangs erwähnt – die aufbauende und heilkräftige Wirkung der Sonnenstrahlung nie erreichen und lassen auch dessen D_3-wirksamen UV-B-Anteil vermissen. Das UV-A-Licht der Sonnenstudios ist also in dieser Hinsicht wirkungslos. Mag ihm sonst auch ein unbezweifelbarer Aufhellungscharaker für die Psyche zuerkannt bleiben. Doch weil in diesen Lichtstudio-Boxen keine Bewegung möglich ist, gilt hier aus o. g. Gründen das maßvolle Verhalten prinzipiell, zumal – sehr wichtig – im Solarium-Kunstschein der oben beschriebene Umkehr- und Vergiftungseffekt mit Wirkstoff ›D_3‹ -Verlust selbstverständlich ebenso einsetzt. Dies müßte allen Sonnenstudiobesuchern eigentlich ganz dringend zur Kenntnis gebracht werden. (Von den Studiobetreibern sicher nicht zu erwarten).

Eine weitere natürliche Schutzeinrichtung ist unsere Haut im Zusammenspiel mit dem Sonnenlicht in ihrer Funktion als biologische Jalousie. Sie bedient sich dabei der gelblich bis braunen oder schwarzen Pigmente, die in der Epidermis oder in einer darunterliegenden Zellschicht gebildet und abgelagert werden. Sie bewirken die Färbung der Haut, der Haare, aber auch der Regenbogenhaut im Auge. Unter Sonnenlichteinstrahlung wird die Anzahl dieser Farbkörperchen in der Haut drastisch vermehrt, die dann als mikroskopisch kleine Jalousieklappen den Lichtteilchen das Eindringen in tiefere, empfindliche Schichten erschweren. –

Kurz daran erinnert sei, daß UV-C-Lichtanteile bräunen und hautfreundlich sind, dagegen UV-A- und UV-B-Licht tiefer eindringen und darunterliegende Hautbestandteile ohne Sonnenschwiele und Pigmente dauerhaft schädigen würden. Wer mit gezielten, zeitlich intelligent abgestuften, streng bemessenen Sonnenbädern die Entwicklung beider natürlichen Schutzeinrichtungen erwirkt, wozu auch Geduld gehört, kann Schäden, die durch gedankenloses Grillen eintreten würden, vermeiden. Die können auch durch Sonnenschutzmittel nicht völlig ausgeschlossen werden. Gewisse Filtersubstanzen in den Cremes und Lotions bergen die Gefahr, daß sie sich unter intensiver UV-Strahlung in aggressive und sogar toxisch wirkende Substanzen zersetzen. Eine noch größere Gefahr droht durch Anwesenheit von sog. Nano-Partikeln. Dann dringen sie sogar durch die Haut, gelangen ins Blut und von dort in den ganzen Organismus. Zudem muß man wissen, daß Nano-Größenordnungen manchmal den vorher noch ungiftigen Stoffen fatale Wirkungen verleihen. Dies ist also keine Empfehlung für chemische Sonnenschutzmittel. Sie verleiten sowieso dazu, das Sonnengrillen zu verlängern.

Lieber das Maßhalteprinzip beim Sonnenbaden walten lassen. – Wir wissen, die Sonne wird immer aggressiver wegen der schwindenden Ozonschicht, so verlautet es vereinzelt, andererseits aber haben steigender Wasserdampfgehalt der Luft infolge der Klimaerwärmung und zunehmende künstliche Bewölkung aus dem Flugverkehr abschirmende Wirkung. Deshalb sollte man die Sonne aus Gesundheitsgründen auf keinen Fall von seiner Haut verbannen. Und Melanin hilft uns beim Sonnenlichtangeln.

Von einer viel erstaunlicheren Funktion der Pigmente im elektromagnetischen Feld unseres Organismus wird noch zu sprechen sein, aber auch von bioelektrischen Eigenschaften und Fähigkeiten unserer Haut im Zusammenhang mit ›Schwingung‹ und ›Bewegung‹. (Darüber später).

Unsere Haut ist aber auch unser Empfangsorgan für eine ganz andere Art der Sonnenlichtnutzung. So liefert sie als fein gesteuertes Sinnesorgan nicht nur uns, sondern vor allem unserem Organismus wichtige Informationen über unsere Umwelt, die erstaunliche Lebensvorgänge ermöglichen. Sie und das Gewebe sind lichtdurchlässiger, als bis vor kurzem noch vermutet worden war und damit auch empfänglicher für die ordnende Kraft des Sonnenlichtes. Diese optische Transparenz – sie besteht bei pflanzlichem und tierischem Gewebe gleichermaßen – ermöglicht, daß selbst schwaches Licht verlustlos über dezimeterlange Strecken geleitet werden kann, und daß die ultraschwache Photonenemission ohne wesentliche Verluste

Tausende von lebenden Zellen zu durchdringen vermag. Zudem schreibt man den Nervenfasern und dem Meridiansystem eine Supra-Lichtleiterfähigkeit für das Sonnenlicht zu. Das bedeutet gänzlich verlustloser Lichttransport. Auf diese Weise erreicht selbst den Fötus in der Gebärmutter genügend Licht, um Einfluß auf seine gedeihliche Fortentwicklung nehmen zu können.

Aber auch unsere Körperzelle selbst hat in den ihr Stabilität verleihenden Mikrotubuli gleichzeitig mikroskopisch kleine Lichtwellen-Supraleiter, die die empfangene Lichtenergie an die DNS und die Mitochondrien übermitteln. Die DNS, das Erbmolekül, ist eine Riesenkonstruktion, die das genetische Material - in 5 verschiedenen Ebenen sinnreich verdrillt – beherbergt und durch Winkelveränderung zwischen diesen einzelnen Drillzügen ihre Konfiguration variieren kann. Dadurch wirkt sie selektiv bei Empfang und Sendung von Signalen, kann also ihre Tätigkeit auf die jeweils erforderliche Frequenz präzise abstimmen. Als Empfänger für das Sonnenlicht ist sie damit gleichzeitig sein idealer Resonator und Speicher. Erst mit relativ neuen Forschungsergebnissen ist dieses von DNS und Mitochondrien praktizierte Lichtmanagement aufgedeckt worden, und es ist die Voraussetzung für die außerordentlichen Geschwindigkeiten unseres Organismus. Gemeint sind hier die komplizierten Lebenserhaltungsprozesse, die der Lichtgeschwindigkeit bedürfen und auch lichtschnell ablaufen.

Einsichtig wird dies mit der Kenntnis, in welchen Dimensionen sie sich abspielen. Zwei Zahlen zur Verdeutlichung: In unserem Organismus werden 10 Millionen Zellen pro Sekunde ersetzt, ein Erneuerungsvorgang, der während der nächtlichen Ruhephase – deshalb sollen wir in dieser Zeitspanne ja auch tatsächlich schlafen – mit doppelter Geschwindigkeit abläuft. So werden nahezu 800 Milliarden neuer Körperzellen in nur 24 Stunden geschaffen. Zur Aufrechterhaltung dieser Prozesse sind Begleitvorgänge notwendig, wie die Herstellung von Baumaterial, dessen Transport vom Herstellungs- zum Errichtungsort, Verpackung- und Abfallbeseitigung etc.

So stellen die vielen organisierten Ribosomen-Gruppen als Synthesefabriken für die Eiweißbausteine bis zu 12.000 bis 13.000 Proteinarten in der Sekunde bereit, und die 1.500 Mitochondrien (Zellkraftwerke – bei Sportlern bis 2.400 pro Zelle) erzeugen den Hauptenergieträger für die Stoffwechselprozesse, das ATP (Adenosintriphosphat). Alle die beteiligten Zellorganellen müssen gesteuert und kontrolliert werden. Dazu ist die in den Vorbemerkungen angesprochene Kommunikation in Perfektion erforderlich, denn nur fehlerlose Anweisungen können ebensolche Arbeitsausführungen erwarten. (Das ist wie im wirklichen Leben). Zur Abwicklung des Dargestellten ist die unglaubliche Anzahl von 120.000 Ordnungs-Signalen erforderlich, und dies ebenfalls pro Sekunde. Spätestens jetzt ist die Danaidenarbeit der DNS ersichtlich. Das ist perfekte Kommunikation, und die wiederum ist nur in einem *kohärenten* Feld möglich. Die Kommunikation erfolgt aber nicht nur durch Signalübertragung, sondern ebenso auf der Ebene einer elektromagnetischen Kopplung, die durch eine synchrone Pulsation der beteiligten Zelleinheiten errichtet wird. Sie beruht darauf, daß z.B. die DNS bei ihrer Tätigkeit zwischen Lichtspeicherung und Lichtabgabe ihre äußere Gestalt durch rhythmisches Zusammenziehen mit anschließendem Wiederausdehnen verändert.

Dieses Pulsieren geht auf die gleiche Erscheinung bei den Molekülen zurück und ist vermutlich die Grundlage der biologischen Rhythmen im Organismus überhaupt. Grund für die anderen Zellorganellen, die in Form komplizierter Ketten-, Falt- u. Knäuelkonstruktionen ebenfalls optisch aktiv sind, als enge Mitarbeiter der DNS mitzuschwingen. Zu ihnen gehören die schon erwähnten Mitochondrien (mit einer eigenen kleinen Gen-Bibliothek), die RNS (Ribonukleinsäure), aber auch Proteine, das Hämoglobin, selbst das ATP. Sogar die schon mit ihrer Funktion in der Haut beschriebenen Melanine haben in diesem Wirkungskreis als Breitbandantennen eine wichtige Aufgabe bei der Weiterleitung der Photonen von der Haut zur DNS und umgekehrt. Von ihnen wird angenommen, ebenfalls als organischer Supraleiter bei Körpertemperatur zu fungieren und so in direkter Kommunikation mit der DNS zu stehen, welche ebenfalls Supraleitereigenschaften besitzt.

Die DNS bleibt jedoch die zentrale Instanz für die Steuerung der Lebensprozesse im bioelektrischen Feld. Als das größte Molekül, eine in 5 Ebenen mehrfach verdrillte Doppelhelix-Struktur, ist sie aber gleichzeitig selber die ideale Antenne für beide Komponenten des vom Sonnenlicht erzeugten elektromagnetischen Feldes im Organismus. Mit ihrer verformbaren äußeren Gestalt sorgt sie entsprechend den aktuellen Erfordernissen für den Empfang der Energie.

- Mit ihrer Längenabmessung wirkt sie als Dipol für die elektrische Komponente des Sonnenlichtes,
- in ihrer – von oben betrachtet – ringförmigen Gestalt ist sie Ringantenne für den magnetischen Anteil.
- Sie selbst füllt sich also auch ihre Batterie, aus der sie dann wiederum ihre Energie für die hundertzwanzigtausend Ordnungssignale pro Sekunde an die Zellorganellen schöpft.

Die DNS besitzt jedoch noch andere innere Konstruktionsmerkmale, die einen sinnreichen Zusammenhang zwischen Distanz ihrer Basenpaare zueinander und dem Auflösungsvermögen des Sonnenlichtes in der Somazelle aufweisen (soll hier nicht eingehend dargestellt werden); aber alles Voraussetzung für die Ankopplung von thermischer Strahlung an die Materie. Somit wirkt das DNS–Riesenmolekül gleichzeitig als Transformator für die Resonanzkopplung von Sonnenlicht an unseren Organismus. Mit anderen Worten: Das ist unser körperlicher Schwingungsanschluß an die Biosphäre.

Unser Auge sieht doppelt

Das Auge ist eine Erfindung der Evolution, weil es eine lichtumflutete Erdoberfläche gibt, die diese Strahlung reflektiert. Anstoß für eine solche Entwicklung ist immer das Bemühen der

Natur, jedwede Orientierungsmöglichkeit für ihre Geschöpfe zu nutzen. Auf diese Weise sind die verschiedensten Lichtsinnes- und Wahrnehmungsorgane entstanden.

So betrachtet sind unsere Augen ein Beweis für die Existenz der Sonne. Doch was erst beim zweiten Hinsehen klar wird: Unsere Augen sind nicht nur zum Sehen da. Wie die Überschrift dieses Abschnittes verrät, gibt es zwei Sehbahnen, die durch das Auge führen und damit Fenster unseres Organismus zur Außenwelt darstellen. Einmal das *visuelle System*, das die in der Netzhaut entstandenen Eindrücke als elektrische Impulse über die Nervenbahn direkt zu den beiden Sehzentren des Gehirns im Hinterhauptlappen weiterleitet. Damit wir tatsächlich sehen, muß das Gehirn die Signale analysieren und sie sinnvoll umsetzen. Eine Voranalyse findet allerdings schon in der Netzhaut statt, die auch als vorgeschobener Teil des Sehzentrums betrachtet werden kann. Die Umwandlung von Photonen in elektrische Impulse in den Nervenzellen dort ist ein chemischer Vorgang, bei dem Vitamin A (grünes Gemüse), eine entscheidende Rolle spielt. Seine Moleküle werden direkt von den Photorezeptoren aufgenommen.

Soweit nur zu unserem Sehen. Seine genaue Beschreibung ist in diesem Rahmen nicht vorgesehen. Was jedoch für den Interessierten nützlich ist: Nach relativ neuen wissenschaftlichen Erkenntnissen hat Mutter Natur für unseren sonnenlichthungrigen Organismus eine weitere Pforte über das Auge eröffnet, die sog. *›nicht-visuelle, energetische Sehbahn‹*. Mit ihr steht uns ein Lichtsensor zur Verfügung, der dabei hilft, die für die Lebensprozesse notwendigen Abläufe mit der Außenwelt zu synchronisieren. Doch innerhalb des eingespielten Tag-Nacht-Rhythmus ist noch ein Jahresrhythmus zu beobachten mit einer deutlich höheren Melatonin-Ausschüttung im Sommer. Diesem wird ein erheblicher Einfluß auf hormonelle Periodizität und der erhöhten Immunaktivität mit deutlich besserer Abwehrlage des Organismus in der helleren Jahreszeit zugeschrieben. Melatonin hemmt die Schilddrüsen-Funktion und die geschlechtliche Entwicklung des jungen Menschen, und es senkt insgesamt den Stoffwechsel.

Stammesgeschichtlich ist die Zirbeldrüse ursprünglich ein vollwertiges Lichtsinnesorgan der prähistorischen Tierwelt gewesen, das sogenannte *Stirn-* oder *Scheitel-Auge*, lange Zeit geheimnisumwoben. Heute weiß man, daß einer der Zelltypen darin auf Helligkeitsunterschiede reagiert; Licht hat hemmende und Dunkelheit aktivierende Wirkung. Der andere registriert die Farben des Lichtes, wobei ultraviolettes und violettes Licht (also kurzwelliges) die Aktivität hemmt, während langwelligeres aus dem blau-grünen Bereich anregende Wirkung hat.

Die wissenschaftlichen Meinungen darüber, ob unsere Zirbeldrüse heute noch zur sog. Photorezeption befähigt sei, gehen sichtbar auseinander. Für ihre Steuerung spiele Noradrenalin die wesentlichere Rolle, ist zu lesen. Demgegenüber stehen Untersuchungsergebnisse, die den Lichteinfluß auf sie als nicht unerheblich festschreiben genauso wie die Tatsache, daß die nicht-optische Sehbahn (die Verbindung zum Auge) viel sensibler auf verschiedene Wellenlängen reagiert als das optische Sensorium. Diese spezielle Lichtbahn funktioniert auch bei Blinden.

Das Licht kann die Zirbeldrüse jedoch auch in direktem Durchgang durch Haut, Gewebe- und Schädeldecke erreichen. Lange war die Fachwelt überzeugt, nur der UV-Anteil des Sonnenlichtes habe bei unserem Körper eine geringe Eindringtiefe. Heute jedoch herrscht Gewißheit: Das sichtbare Licht besitzt schon alleine eine größere Eindringfähigkeit und wird darin noch durch eine anschließend vorzustellende Transportschiene – aus der TCM inzwischen als Meridiane allgemein bekannt – in unserem Körper unterstützt.

Unser Organismus braucht Licht. Ist das wirklich der einzige Grund dafür, daß es diese oben beschriebenen nicht-optischen Sehbahnen gibt? Und wozu benötigt das HYPOTHALAMISCH-

HYPOPHYSÄRE SYSTEM diese Lichteinspeisung? Es ist doch mit den Aktionspartnern vorbildlich vernetzt!

Bei der Zirbeldrüse scheint dies logischer, reagieren ihre unterschiedlichen Zelltypen doch direkt auf die An- und Abwesenheit von Licht. Sie ist damit ein Lichtwahrnehmungsorgan. Dennoch gibt es auch bei ihr Unerforschtes. Bei den Vögeln wird ihr Bedeutung für deren Orientierungsfähigkeit auf den langen Pendelflügen zwischen Sommer- und Winterquartier mit Hilfe des Magnetfeldes der Erde beigemessen. Sind uns ähnliche Urfähigkeiten verloren gegangen? – Dr. Norman W. Walker hat schon vor Jahrzehnten unsere Zirbeldrüse als »*spirituellen Empfänger für die Lebenskraft*, die *der kosmischen Energie für das Universum entströmt*« bezeichnet und sie in ihrem Zusammenwirken mit dem Thalamus in den Einflußbereich des Verhältnisses zwischen dem materiellen Körper des Menschen und jenem rätselhaften und unbegreifbaren Teil, den wir Seele nennen, gerückt. Kommt unserer Zirbeldrüse vielleicht die Rolle einer Antenne für eine uns noch unergründliche Kraft zu? – Daß dem so ist, steht ja inzwischen fest und ist im Kapitel 2 behandelt worden. Auch das Kapitel 14 wird den Faden darüber wieder aufnehmen.

Unsere Zirbeldrüse hat noch nicht alle ihre Geheimnisse preisgegeben. Aber deshalb müssen wir keine ›Angst schwitzen‹ oder ›kalte Füße‹ bekommen – beides übrigens vom Hypothalamus gesteuert (dort werden zahlreiche vegetative und emotionale Reaktionen miteinander verknüpft). – Hoffen wir einfach auf weiter lichtvolle Einsichten.

Meridiane – Supraleiter in unserem Körper

Der Begriff der Meridiane ist entlehnt aus der Astronomie und Geographie und bedeutet Mittagslinie, weil sie auf dem Globus die Verbindung aller Orte – alte Navigatoren sagten Mittagsörter – mit Sonnenhöchststand zum gleichen Zeitpunkt darstellt. So ist jeder Längengrad, aber auch jede andere Parallele dazu, ein Meridian.

Die Meridian-Anordnung beim Menschen weist ebenfalls viele parallel verlaufende Linien auf. Das aus der Akupunktur bekannte System von Hauptleitbahnen und Leitbahnen definiert nach dem Verständnis der Begründer dieses Naturheilverfahrens den örtlichen Verlauf der Lebenskraft ›Chi‹. Verbindung zur Hautoberfläche besteht in mehreren hundert Punkten (von 370 - 700 ist die Rede) besonderer Sensibilität, den Akupunkturpunkten, welche den ›Strom der Lebensenergie‹ fortleiten und die mit den inneren Organen verbunden sind. Mit Stich-, Druck-, Strom- und (neuerdings) LASER-Reiz soll durch Einfluß auf die in den Meridianen zirkulierende Lebensenergie das gestörte Energiegleichgewicht der Gegensätze YIN und YANG wieder hergestellt werden. Dokumentiert ist, daß bei Erkrankungen die dazugehörigen Akupunkturpunkte meist eine gewisse Schmerzempfindlichkeit aufweisen.

Dieses Wissen aus der traditionellen japanischen und chinesischen Medizin ist ursprünglich vom chinesischen Taoismus entwickelt worden und wird in China selbst schon seit rund 4000 Jahren mit Erfolg angewandt. Interessant sind nun unter dem speziellen Aspekt dieser Ausführungen jüngste Forschungsergebnisse, nach denen das Meridian-System als Lichtleiter (Supraleiter) erkannt worden ist. So hat ein Lichtstrahl auf einen Akupunkturpunkt von Versuchspersonen an ganz anderer, unbeleuchteter Stelle des zugeordneten Meridians einen winzigen Lichtfleck auf dem Photodetektor erzeugt. Abweichungen um 3 – 4 mm vom Akupunkturpunkt jedoch ließen den Lichtpunkt auf dem Kontrolldetektor verschwinden. Die Meridiane scheinen also nur ganz schmale Lichtkanäle zu sein. Bei diesen Versuchen ist weißes Licht am besten weitergeleitet worden. Andere Versuche bestanden darin, Soft-LASER-Licht in die Mundhöhle zu leiten mit der Wirkung, daß eine Erhöhung der Biophotonenstrahlung durch die Akupunkturpunkte eintrat. Das war die Gegenprobe zum vorangehenden Versuch.

Es bestehen tatsächlich versteckte, sehr leistungsfähige

Lichtbahnen zwischen den verschiedenen Körperregionen, so auch zwischen speziellen Hautoberflächenpunkten und den ihnen durch das Meridiansystem zugeordneten Organen.

Bis heute sind keine Anzeichen einer irgendwie besonders gearteten materiellen Beschaffenheit der Meridiane gefunden worden, und dennoch sind injizierte, leicht radioaktive Testsubstanzen vom Organismus exakt entlang der Meridiane geführt worden, völlig unabhängig vom Vorhandensein von irgendwelchen Blutgefäßen, Lymph- oder Nervenbahnen.

Herausgefunden worden ist außerdem, daß auch die Akupunkturpunkte gegenüber der sie umgebenden Haut keinerlei besondere Struktur oder Beschaffenheit aufweisen, gleichwohl aber eine zehnmal höhere elektrische Leitfähigkeit und eine erhöhte Biophotonenstrahlung zeigen. Nach Ansicht von Prof. F.A. Popp stellen sie mit ihren Sonderheiten die ›Knotenpunkte im Biophotonenfeld‹ (man könnte es als persönliches Trägerwellenfeld betrachten) dar, die sich an der Körperoberfläche ausbilden, und die Meridiane sind seiner Interpretation nach die ›Knotenlinien im Biophotonenfeld‹ unseres Körpers.

Die Lichtfunktionsweise von Meridianen und Akupunkturpunkten deutet darauf hin, daß sie ein Hohlraumresonator-System (Wellenleiter) bilden, in welchem stehende Felder verschiedener Frequenzen (Wellenlängen) gespeichert und übermittelt werden können. Und die Akupunkturpunkte wären in diesem Leitersystem die Pforten nach draußen. – Diese Kommunikationsbasis würde dann so selbstverständlich auch für das Erdmagnetfeld und die elektrischen und magnetischen Felder der Atmosphäre in Frage kommen, die mit ihrem Einfluß zum Austausch von Ionen zwischen unserem Organismus und der natürlichen Umwelt anregen.

Diese Meridian-Forschungsergebnisse lassen nach erkannter Funktion dieses Leitungssystems für uns die angenehme Vermutung zu, daß wir wahrscheinlich mit seiner Hilfe sogar über Gesicht, Kopf und Hände – trotz Bekleidung – Sonne tanken können. In Verbindung mit der zweifachen Lichtaufnahme über die Augen ist also selbst auf einem Winterspaziergang oder Winterlauf die ›Sonnenquote‹ für unseren Organismus zu erreichen. Und dies auch bei bedecktem Himmel, denn selbst unter ihm ist es hundertmal heller als im Hause. Hinzu kommt die Stimulationswirkung auf die Serotonin-Produktion bei sportlicher Bewegung an frischer Luft. -›Licht und Serotonin durchkreuzen die Winter-Niedergeschlagenheit (Winterdepression). Dies vielleicht als ›erleuchtender‹ Hinweis für alle Menschen, die unter der langen Winterdunkelheit zu leiden glauben. Ihnen ein guter Rat: Raus an die frische Luft! Bei tiefstehender Sonne können Sie mehr Licht ergattern, wenn Sie eine große Fensterscheibe erwischen, eine überschwemmte oder eine mit blankem Eis überfrorene Wiese, in der sich die Sonne widerspiegelt. Dann sollten Sie zwischen den beiden Sonnenbildern hindurchschauen. Das Licht wird, wie wir inzwischen wissen, sowohl über die Netzhaut, als auch auf der schon erwähnten *nicht-visuellen energetischen Sehbahn* in den Hypothalamus, von da weiter über die Hypophyse (Hirnanhangdrüse) bis in die Zirbeldrüse geleitet. Mit der Doppelsonne im indirekten Blick nimmt man pro Zeiteinheit – je nach Reflektionseigenschaften und –qualität der Spiegelfläche – beinahe doppelt soviel Sonnenlichtquantum pro Zeiteinheit auf. – Ein wertvoller Rat, nicht nur für Sonnenhungrige.

Und noch eine aktuelle, gute Nachricht in dieser Hinsicht: Sportliche Betätigung, besonders Laufen, regt im Gehirn die Produktion eines Proteins an, das wie ein natürliches Antidepressivum wirkt. Dieses VGF genannte Eiweiß macht aber noch mehr: Es verbessert die Stoffwechselprozesse im Gehirn und fördert die Verschaltung von Nervenzellen. Laufen macht demnach auch noch klüger.

Also, Serotonin und VGF, sie sind besser, billiger und gesünder als jedes Antidepressivum aus der Maschine. Die Natur hat es schon gut gerichtet.

Eine weitere spannende Tatsache in diesem Zusammenhang

ist, daß die elektrische Besonderheit der Akupunkturpunkte als ›*Knotenpunkte im Biophotonenfeld*‹ (Prof. F.A. Popp*) eine ausgezeichnete Diagnosegrundlage für die schon vielerorts praktizierte Elektro-Akupunktur bildet. Meßwerte nach der logarithmischen Normverteilung des *stehenden* Feldes im Organismus können jemanden als kerngesund ausweisen, Abweichungen hingehen deuten auf Störungen hin, ja, sogar örtlich auf mögliche künftige Entgleisung und damit Erkrankung.

Aber nicht nur der physiologische Zustand ist nach dieser Methode direkt zu ermitteln. Die Struktur der Ladungsdichteverteilung auf der Haut läßt auch Schlüsse auf den augenblicklichen psychologischen Zustand zu. – Ein Indikator für die Psyche? – Der sog. Fingerprint (Fingerabdruck) des Biophotonenfeldes auf der Haut scheint im Tierreich von den Artgenossen auf irgendeine Weise erspürbar zu sein. Nach entsprechenden Beobachtungen bei kannibalischen Tiergruppen werden jene Gruppenmitglieder, die eine pathologisch veränderte Verteilung der Ladungsdichte auf der Haut aufweisen, von ihren Artgenossen aus der Formation entfernt, indem sie sie einfach auffressen. – Mit welchem Wahrnehmungsorgan die Normabweichung im Biophotonenfeld erkannt wird, konnte wissenschaftlich bisher noch nicht ergründet werden. Eventuell kommt hier die geheimnisvolle Zirbeldrüse als möglicher Sensor in Betracht. Der Mensch jedoch kann solche Feststellungen nur ganz umständlich und mit Hilfe von technischem Gerät treffen. – Kein allzu abwegiger Schluß daraus: Die Tierwelt ist uns in vielem weit voraus. Oder haben wir im Laufe unserer Weiterentwicklung einige ursprüngliche Fähigkeiten eingebüßt? –

Wir sehen, es gibt noch so manches Geheimnis zu lüften, wenn es denn zu lüften ist. Und auch wir sind hier gemeinsam auf der Suche. – Im Kapitel 14 wird darüber noch zu sprechen sein.

Unsere Nahrung – bioenergetische Botschaft aus der Umwelt

Sonnenumflutete Palmenstrände unter ewig blauem Himmel bei einflüsterndem Meeresrauschen. – Wer von uns trägt diese Traumbilder nicht ein Leben lang mit sich herum? – Zumal wir hier im kühlen Norden, weitab von der tropischen Urheimat der Menschheit. -

Um diese Schönheiten, Pflanzen und ihre Früchte wird es in diesem Abschnitt gehen, aber noch nicht um deren Genuß und ihre ernährungsphysiologische Bedeutsamkeit. Das folgt später.

Zunächst soll eine bestimmt unerwartete Sichtweise die ausgeklügelten Zusammenhänge zwischen dem pflanzlichen und unserem Organismus offengelegen, um so unsere Verquikkung mit der Umwelt über unsere Nahrung deutlich werden zu lassen.

Es gibt noch viele Geheimnisse ›rund um das Leben‹. Das wissen wir. Eines von ihnen dringt ganz langsam in das Bewußtsein der Öffentlichkeit, nämlich, daß das, was wir täglich zerkauen und verfuttern, verdauen und ›zerdenken‹, eigentlich Sonnenenergie ist. – Mit näherem Hinschauen wollen wir der Funktion der Nahrung in unserem Organismus auf die Spur kommen.

Aber von vorn.

Die Pflanzen sind eine formenreiche Organismengruppe und mit ihrer Fähigkeit zur Photosynthese eine ganz besondere Schöpfung, die lange vor den tierischen Lebewesen unsere Erde besiedelt hat. Ihr Zellaufbau unterscheidet sich von dem des Menschen und der Tiere durch einen speziellen Organellen-Typ mit der Bezeichnung ›Chloroplast‹ (zu griech: chloros = grün). Der dort enthaltene Blattfarbstoff, das Chlorophyll, uns als Blattgrün bekannt, weist nun für das Sonnenlicht die gleichen idealen Antenneneigenschaften auf, wie die vorhin erwähnten Melanine in unserer Haut. Die zweite Grundvoraussetzung für den wundersamen Vorgang der Photosynthese. Hier werden unter Einwirkung des Sonnenlichtes Kohlendioxyd der Luft und Wasser aus dem Boden in Kohlenhydrate umgewandelt (Traubenzucker, Stärke und andere organische Verbindungen), wobei der für uns so lebenswichtige Sauerstoff sozusagen als Abfallprodukt entsteht und an unsere Atemluft abgegeben wird. Ein Glück für Mensch und Tier.

Diese einzigartige Fähigkeit der Pflanzen zur Photosynthese erwächst ihnen also aus ihren mikroskopisch kleinen grünen Zellorganellen und setzen sie in den Stand, jährlich weltweit ca. 200 Mrd. Tonnen organischen Zuwachs zu produzieren. Gleichzeitig binden sie dabei die gigantische Menge von rund 500 Billionen Tonnen Kohlenstoff. Sie holen sich aus der Luft, was wir ausatmen und dringend loswerden müssen: Kohlendioxyd. Das ist Ihr zweites großes Geschenk an uns. Mengenmäßig wird dies nur noch vom Umsatz im Wasserkreislauf der Erde übertroffen.

Die Pflanzen selbst und die von ihnen hervorgebrachten Früchte sind ihr drittes großes Geschenk an Mensch und Tier. Sie bilden damit die Existenzgrundlage für alle Lebewesen, die nur aus diesem von ihnen geschaffenen Material die organischen Bausteine für den Aufbau ihrer Körper beziehen können. Die Pflanzen sind, wie schon gesagt, ein großes Glück für uns.

Für die weitere Betrachtung der Pflanzen und ihrer verführerischen Früchte sollen jedoch zunächst weder Kaloriengehalt noch Genuß im Mittelpunkt unseres Interesses stehen. Vielmehr wird es um den themabezogenen Aspekt gehen, der da lautet: Die Pflanze als Lichtnahrung, als unsere Quelle für Sonneninformation. Und sie ist elektromagnetische, ist Schwingungs-Information.

Als ›göttlichen Lebensfunken‹ sah der italienische Arzt und Anatomieprofessor Luigi Galvani (1737-98) damals die elektrischen

Erscheinungen unserer Welt und die elektromagnetische Energie als »*Ozean, in dem wir schwimmen*«, als er die wundersame Kraft entdeckte, die alles umschließt.

Und er lag mit seinen Vermutungen goldrichtig. Heute ist gesicherte Erkenntnis: Wir leben in einer von elektromagnetischen Schwingungen beherrschten Welt, und diese geheimnisvolle Kraft umschließt uns nicht nur, sie durchdringt uns und alles andere auch. Wir sind mit unserem Körper dazu geschaffen, mitzuschwingen. Schwingung im Kleinen, ›molekulare Vibration‹, zeigt sich als Wechsel von Anziehung, Abstoßung, präzise Kopplung u.ä. und geschieht auf der Grundlage ›kohärenter‹ Wechselwirkungen des Lichtes. (Über Schwingungen und spezielle Ereignisfelder wird im nächsten Kapitel ausführlich berichtet.) Und dieser Schwingungskontakt findet auch zwischen den Molekülen unseres Organismus einerseits und den mit der Nahrung aufgenommen pflanzlichen Teilchen andererseits statt. Sie ist beste Voraussetzung für perfekte Kommunikation, und die ist für unsere enge elektromagnetische ›Verzahnung‹ mit der Umwelt die Grundvoraussetzung für unsere Existenz. Wir Menschen und die Pflanzen stammen eben aus dieser gemeinsamen Welt und sprechen bioenergetisch die gleiche Sprache. Zwischen unserem Organismus und dem der Pflanzen besteht eine hohe Affinität der Moleküle, d.h. eine starke Neigung, sich zu verbinden. Das ist äußerst nützlich. Dasselbe Schwingungsverhalten der Stoffe erleichtert den Übergang, in unserem Falle also die Nahrungsverwertung in unserem Körper. Mit unserer Nahrungsaufnahme kommt Lebenshilfe in Form einer Energie-Regelgröße zu uns, die unseren Organismus zur sog. ›Resonanz‹ anregt und in Gang hält. Resonanz bedeutet in der Elektrotechnik Schwingungsgleichgang unter aufeinander abgestimmten Bauteilen und -gruppen. In unserem Fall sind wir selber der Schwingungspartner für die Umwelt. Sehr schön und hörbar können wir ›Resonanz‹ bei Gitarre oder Mandoline erleben. Wenn wir eine Saite auf ihnen anspielen, schwingt die andere gleicher Tonauslegung mit, obwohl sie von uns nicht berührt worden ist. Die Erklärung für dieses Phänomen liegt bei existierenden Übertragungsmechanismen, z.B. im gemeinsamen Instrumentenkörper (Resonanzboden), ebenso in den schwingenden Luftteilchen, die für dieses Mitschwingen sorgen. Es sind ja auch Schallwellen, die unser Trommelfell treffen und zur Hörwahrnehmung mitschwingen lassen.

Auch zwischen Musiksender und Radio/Empfänger besteht ein Schwingungsenergie-Transportmittel. Hier ist es der uns allen bekannte ›weitverkehrstechnisch‹ erzeugte Elektromagnetismus, der als Träger die Überbrückung der zum Teil riesigen Entfernungen um den Erdball, wie selbst zu den Satelliten, möglich macht. Er feiert augenblicklich in unserer unmittelbaren Nähe mit der neuen Errungenschaft des ›Mobiltelefons‹ – nicht ganz ohne Sorge – wahre Urstände. (Neuester Stand: 120 Mio. inkl. Zweithandy. Tendenz rasant steigend)

Die Aufrechterhaltung dieses Phänomens ›Resonanz‹ – das ist Schwingungssynchronisation unseres Organismus mit der Umwelt – geschieht wie in einem Schwingkreis, der auf die Umgebungsschwingungen abgestimmt ist und bei dem die zwangsläufig auftretenden Verluste, die die Schwingungsaktivitäten langsam ausklingen lassen würden, durch fein geregelte Energiezufuhr von außen ersetzt werden. Bei höchster Arbeitsqualität, die selbstverständlich nur Körperzellen höchster biologischer Qualität erbringen können, werden die passenden Schwingungssequenzen, die Lichtinformationen in der richtigen Menge zum richtigen Zeitpunkt am richtigen Ort exakt in die richtige Richtung abgestrahlt, d.h. in das elektromagnetische Wirkungsfeld eingespeist. Der auf diese Weise gehütete Status wird als ›höherer Ordnungs-Zustand‹ bezeichnet. Er verhindert das Abgleiten unseres Organismus in das ›thermodynamische Gleichgewicht‹, bei dem – träte es ein – alle regulierenden und aufbauenden Kräfte und Strukturen zusammenbrechen würden. Das hieße, es würden jene formgebenden Felder verschwinden, die eingangs als unabdingbar für alle Lebensprozesse geschildert worden sind. Um es klar auszusprechen: Dies bedeutete den Tod(!). In der Wärmelehre (Physik) heißt diese mit Struktur-, d.h. Ordnungs-Verlust einhergehende Tendenz zum Ausgleich aller Unterschiede – ›*Entropie*‹.

Mit Entropie wird der Grad der Komplexität/Ordnung der biochemischen Vorgänge gekennzeichnet. Allgemein ausgedrückt ist sie das Maß für die natürlich herrschende Neigung zur Gleichverteilung, z.B. von Energie, (-schwingungen), Wärme, Materie, wie wir es beim Zerfließen von Flüssigkeiten in ihrem Streben nach Ausgleich und Gleichmäßigkeit im Raum deutlich sehen können. Ohne Niveau-Unterschied kann es keine Ordnung geben, nur Chaos. Diese naturgegebene Zwangsläufigkeit bringt, wenn ihr nichts entgegengesetzt wird, totalen Strukturverlust, eben – wie schon gesagt – den Tod. Ein klarstellendes Beispiel für die Richtigkeit dieser Aussage ist unsere Körpertemperatur. Die müssen wir gegen alle natürlichen Ausgleichsbemühungen gegenüber der Umwelt aufrechterhalten. Dies fordert unserem Organismus in sehr kalten Regionen großen Aufwand ab. Würden wir am Nord- oder Südpol auf Umgebungstemperatur abfallen, wären wir, das weiß jeder, schnell tot. Noch drastischer ist der Unterschied zwischen unserer Körpertemperatur und der im All von minus 274° Celsius. Ein Absinken auf dieses Niveau bedeutete also totalen Strukturverlust.

Selbst mit dem Wasserhaushalt in der Zelle scheint es eine interessante Verknüpfung mit dem ›Strukturgehalt‹, auch ›Ordnungsgrad‹, zu geben. Bei der Kernspinresonanz-Spektroskopie, die eine Unterscheidungsmöglichkeit des Tumorgewebes vom gesunden Gewebe eröffnet, spielt der vermehrte Wassergehalt der Krebszellen eine wesentliche Rolle. Nun ist dabei herausgefunden worden, daß die angeregten Kernspinzustände für die Energieabgabe an ein umgebendes Gitter in den Tumorzellen mehr Zeit benötigen als in gesunden Körperzellen. Aus Sicht der Forschung ist diese verlängerte sog. ›Relaxationszeit‹ mit dem verminderten ›Ordnungsgrad‹ des ›kranken‹ Zellwassers zu erklären. Die Ursache für die Strukturabnahme, die sich darin ausdrückt, ist noch unbekannt. Unter dem Blickwinkel der Biophotonentheorie erfahren alle Moleküle im Biophotonenfeld eine Strukturierung, also auch die Wassermoleküle. Die ungewöhnlichen Eigenschaften des ›gesunden‹ Zellwassers wären demnach die begrüßenswerte Folge aus dem ›thermischen Ungleichgewicht‹ in der Zelle und sind somit gegen das Enthropie-Wachstum gerichtet, wirken also ganz im Sinne der Gesunderhaltung, ja, der Lebenserhaltung.

Hier schimmern also schon zwei Erkenntnisse durch: Wasser ist nicht einfach nur Wasser, und Wasser ist nicht gleich Wasser. Wenn es ›gesundes‹ Wasser gibt, dann muß es doch auch wohl weniger gesundes geben. Stimmt. Und weil das so ist, und dies auch so wichtig ist, folgt an späterer Stelle die Beleuchtung des Trinkwassers sowie die Begründung dafür, warum ich persönlich jegliches Trinken vermeide.

Gegen das Entropie-Wachstum kämpft aber auch die Glukose der ›SONNENFRÜCHTE‹. Sie gilt als Sonnenlichtspeicher und gibt bei der sog. Glykolyse, ihrer organischen Verwertung im Verdauungstrakt, die bei der Photosynthese gewonnene Bindungsenergie als Biophotonen an unseren Organismus ab. Sie wirkt damit nicht nur dem Entropie-Wachstum direkt entgegen, sondern mindert sogar die Entropie.

Damit hält sie gegen den Tod. – Das ist doch phantastisch.

Leben, und natürlich auch Essen, ist demnach ein ewiger Kampf gegen das Entropie-Wachstum. Bei dieser griffigen Formel wollen wir es an dieser Stelle belassen, um nicht in die recht verzwickten Erklärungen aus der Thermodynamik (I-s-Schaubild) und die auch nicht jedermann interessierenden biophysikalischen Zusammenhänge zu geraten. Allgemeinverständlich haben wir ja schon in Kap. 5 darüber erfahren. Wir Menschen stellen in diesem Sinne mit unserem Organismus diesen schon erwähnten Resonator für das Sonnenlicht dar. Demnach bilden wir ein Schwingungssystem, welches auf keinen Fall in die ausklingende, die ›gedämpfte‹ Schwingungslage geraten oder ganz in sie zurückfallen darf. Das würde energetisch Unordnung und damit unabwendbar den Tod bedeuten. Vielmehr muß es durch Aufnahme von naturbelassenen Früchten und Pflanzenteilen in seiner Grundschwingung durch ständige Ergänzung stabilisiert werden (Erinnert sei an das im Einführungskapitel beschriebene sog. dissipative Ungleichgewichtssystem, das wir mit unserem Organismus ausmachen). Dies ist die Kernerkenntnis überhaupt.

Gerade deshalb ist die unverfälschte ›**Sonnenkost**‹ mit ihrer Biophotonenzufuhr für uns so wichtig. Nur in ihrer reinsten Ursprungsform sind die Nahrungsanteile der Pflanzen und Früchte die idealen Lichtspender von Sonnenlicht und damit die von der Natur für uns vorgesehene Synchronisations-Brücke zur Quelle allen Lebens. Nur über die Sonne kommen wir zum Schwingungsgleichlauf (Synchronisation) mit der Umwelt und in unserem Organismus zum lebensbewahrenden ›höheren Ordnungsgrad‹. (Minimale Enthropie).

Der österreichische Physiker und Nobelpreisträger (1933) Erwin Schrödinger hat es so formuliert: *»Der Kunstgriff, mittels dessen ein Organismus sich stationär auf einer ziemlich hohen Ordnungsstufe hält, besteht in Wirklichkeit aus einem fortwährenden Aufsaugen von Ordnung aus der Umwelt«*.

Dieser ›höhere Ordnungsgrad‹ ist es auch, der die hohe Qualität der Ordnungssignale in unserem Organismus sicherstellt, wie sie bei den vorgenannten superschnellen Reparatur- und Erneuerungsprozessen vonnöten sind. Kochkost bringt keine ›Ordnung‹, sie trägt nur Dissonanzen ein. Aus Kochkost aufgebaute Körperzellen haben daher von vornherein mindere Qualität und sind somit zur Super-Funktionalität überhaupt nicht befähigt. Im

Gegenteil, sie bergen sogar Gefahren für die Gesundheit, weil sie aufgrund ihrer Minderqualität beispielsweise bei der Proteinsynthese schadhafte, sog. Schockeiweiße hervorbringen. Es gibt Expertenmeinungen, nach denen *die das Leben tragenden Zellen* die aus der Kochkost stammenden Substanzen in ihrer Gesamtheit zurückweisen, während die – etwas salopp ausgedrückt – Gammelzellen im Körper nach ihnen ›schreien‹. Das ist wie eine Sucht, die der Falschesser so zu spüren bekommt. Aufklärende Worte sind da meistens gegen die Wand gesprochen. Die Gammelzellen bilden dann die vielen häßlichen Depots am Körper, die hier gar nicht alle aufgezählt werden sollen. Die können sogar ins Ungeheure anwachsen und im Laufe des Lebens mehr als das halbe Körpergewicht ausmachen; und die vermehren sich weiter bis zum Mehrfachen des ursprünglichen Körpergewichtes. Bekommen nun die gesunden, nach Naturkost lechzenden – weil das Leben tragenden – Zellen keinen Nachschub, so tritt das Paradoxon ein, daß Übergewichtige an Unterernährung sterben. Sie ist eigentlich eine Mangelernährung. Die **›Sonnenkost‹** wäre in dieser Situation der Rettungsring. Aber oft ist der Organismus derer, die Obst und Gemüse gering schätzen, schon beinahe ganz davon entwöhnt. Rohkostanteile werden gar nicht mehr so recht vertragen. – Die Rückführung des Organismus müßte hier in planvoller und konsequenter Weise erfolgen. Hau-Ruck-Methoden würden nur Schaden anrichten. Aber die Umerziehung des Körpers wäre eine lohnende Investition in die Gesundheit versprechende Zukunft. Sie lohnt sich für jeden.

Aber nur mit **›Sonnenkost‹**. Sie ist für uns die eine, die naturgewollte und ungeahnt leistungsfähige Medizin. Das aber haben die Menschen bis heute noch nicht richtig erkannt. Verfügt sie doch über die erstaunliche Fähigkeit, einige der durch Ernährungsfehler eingetretenen Schäden vollständig zu beheben und auszuheilen. Hinzu kommt ein wesentlicher Punkt: Durch ihren paßgerechten Zuschnitt auf die Bedürfnisse unseres Organismus unterstützt sie seine außerordentlichen, oft nur mit Naturkost erreichbaren Fähigkeiten und Aktivitäten in vielfältiger Weise. Unser Körper kann unter idealen Betriebsbedingungen, und dazu gehört der optimale Ernährungszustand mit ›**SONNENKOST**‹, sogar Gen-Schäden reparieren. In Forschungsversuchen ist die schier unglaubliche Tatsache ermittelt worden, daß durch hartes UV-Licht zertrümmerte DNA-Stränge, selbst bei nur noch 2-3 % intakten Restbestandteilen, diesselbe, vormals zerstörerische UV-Licht im Stande ist, mit gleicher Wellenlänge, aber nun äußerst geringer Intensität, diese Schäden innerhalb von 24 Stunden vollständig zu reparien. - Eine wahre Wiedergutmachung (siehe Transpositions–Elemente Kap.15),

Diese Fotoreparatur (Photorepair/Light Repair) genannte Generalinstandsetzung der Doppelhelix funktioniert in jeder Zelle und summiert sich im Zellgroßverband Lebewesen/Mensch zu einem gewaltigen und höchst effizient arbeitenden Reparaturbetrieb. Und das dazu notwendige Licht muß nicht unbedingt von außen kommen‹ (Popp*). – Vielleicht steckt eine besondere Heilkraft des natürlichen ›kohärenten‹ Lichtes in unseren Zellen dahinter, wie wir es ja schon nach Wundbestrahlung mit Infrarot-Soft-Laserlicht gehört haben. Da hinein spielt wahrscheinlich bei den mit Lichtgeschwindigkeit ablaufenden Lebensprozessen die im nächsten Kapitel näher erläuterte Licht-Materie-Koalition eine maßgebende Rolle, in der das kohärente Sonnenlicht in bestimmten Regionen des Trägerwellenfeldes Organisationskraft gegenüber der Materie entwickelt und die Bildung feinstofflicher Formationen anregen kann. Der ›handwerkliche‹ Vorgang ist gesichertes Forschungsergebnis. Und der dazu notwendige, dabei hochaktive Lichtanteil kommt bei ›**SONNENKOST**‹-*Ernährung* eben aus dieser Naturnahrung, die das Licht für die Fotoreparatur in unseren Zellen idealerweise nahe an den Ort des Geschehens führt.

Von woher nun aber die eigentlich verlorengegangenen Informationen über die ursprünglichen Gen-Sequenzen zurückgeholt werden, ist noch nicht geklärt. Es könnte durch das Ablesen intakter DNA-Stränge geschehen. Oder womöglich existiert irgendwo, vielleicht eine Ebene höher in einer Art ›Gedächtnis-Feld‹ oder ›Feld-Gedächtnis‹ ein verborgener Informationsspeicher, wie er auch beim Schließen großer Wunden vermutet worden ist. Die wundersame Gen-Reparatur ist nur bei einer ganz bestimmten Erkrankung (Xeroderma pigmentosum) ausgeschlossen, weil dort durch ein regelfernes optisches Verhalten des Benzo(a)pyren-Moleküls, aber auch schon durch Nikotin alleine, die Reparatursignale verfälscht werden. Damit ist die Wiederherstellung der ursprünglichen Anordnung der Gene ausgeschlossen. Das entgleiste Reparatursystem selbst ist nicht zu reparieren. Diese Patienten sind unheilbar und werden allgemein nicht älter als 20 Jahre‹ (Popp*).

Wir sehen, die wirkliche und wahrhaftige Intelligenz in uns steckt nicht in dem, was *›wie ein unordentlich in einem Kofferraum verstauter Teppich‹* (Theo Löbsack) unter unserer Schädeldecke aussieht, sondern sie ist in unserem Organismus selbst verborgen, in jeder einzelnen Zelle. Mit der Koordination und der Abwicklung aller dort ablaufenden Lebensprozesse wäre unser Denkapparat hoffnungslos überfordert. Wir sollten uns also hier, wie eigentlich in jeder Weise, vor den Naturleistungen in Bescheidenheit üben und ihnen wieder mehr Bewunderung und Wertschätzung entgegenbringen.

Licht als Reparaturmeister kreist also verlustlos in unseren Zellen. Licht ist uns nun schon mehrmals als Tausendsassa erschienen. Dieses heilsame Licht strahlt uns aus der **›Sonnenkost‹** entgegen. – Welch ein unschlagbares Argument für sie!

So betrachtet ist unser Organismus im Sonnenlicht in einem unabdingbaren, immerwährenden Schwingungszustand auch mittels unserer Nahrung mit der Umwelt verwoben. Wie schon einmal gesagt, Biosphäre, unser Organismus und unsere Nahrung sprechen bioenergetisch die gleiche Sprache. Eine solche elektromagnetische Verquickung, die resonanzartige Verkoppelung, besteht selbstverständlich auch im Tierreich zwischen Räuber und Beute. Auch sie sind in ihrer Körperlichkeit umweltgesteuerte Lebewesen. Doch zusätzlich besitzen viele dieser Mitgeschöpfe auch noch das uns wahrscheinlich abhanden gekommene Sensorium für die ›Resonanz-Signale‹ ihrer Beute. Bekannt ist uns ja z.B. die Tatsache, daß Delphine die tief im Meeresgrund verborgenen Beutefische sicher erspüren, weil deren bioelektrisches Aktionsfeld (Biophotonenfeld; haben wir auch, kommt noch) sie durch den Decksand hindurch verrät. Auch Haie haben hochempfindliche Sensoren, die das Ladungspotential einer Taschenlampenbatterie zwischen bis auf 1,5 Kilometer auseinandergezogenen Polen wahrzunehmen vermögen. Damit sind sie in der Lage, die bioelektrischen Signale ihrer Beute über weite Strecken zu orten. Es soll Fische geben, die können das sogar aus 500 Kilometern Entfernung. Waren unsere Vorfahren in grauer Urzeit auch einmal mit einem so vorzüglichen Sensorium ausgestattet? So ausgerüstet wären wir in puncto Koch- und Schmorkost nicht ahnungslos. Wir würden sie links liegenlassen, sie gar nicht als Nahrung anerkennen, denn sie ist bioelektrisch mausetot. Und das wissen wir ja nun schon, wir sind ›Lichtsäuger‹, also auf sonnenlichtdurchflutete Nahrung angewiesen. Über diese Hürde zum Totkost-Genuß hilft uns zu unserem Leidwesen ein zwar messerscharfer, doch für diesen Fall recht unvernünftiger, ja, unfähiger Verstand.

Die Schwingungsverflechtung mit Nahrung und Umwelt ist also die Voraussetzung für unsere Gesundheit; strenger noch, für unsere Existenz schlechthin. Sie zu mißachten, heißt, langfristig Abstriche in der Gesundheit hinnehmen zu müssen.

Jede unserer Somazellen schwingt im Normalzustand, solange sie sich unter dem Einfluß des sie umgebenden Strahlungsfeldes einerseits und des Stoffwechsels andererseits im Gleichgewicht befindet. Störungen der natürlichen Zellschwingungsfrequenz können Krankheiten hervorrufen. Solche Störungen können neben anderem von Bakterien und Viren ausgehen, die ein schwaches elektromagnetisches Feld besitzen. Dieses kann sich durch Resonanz an geschwächte, weniger widerstandsfähige Somazellen mitteilen und deren Schwingungsaktivität mindern oder sogar ganz auslöschen. – Fatal. Das wäre der erste Schritt in die Krankheit. Die Abwehrfähigkeit unseres Organismus ist also in erster Linie von der Schwingungsaktivität unseres Zellverbandes abhängig.

Die zwingende Schlußfolgerung daraus ist also: Nur die ›naturbelassene‹ Nahrung ist das Bruchstück an natürlicher Schwingungsenergie, die energetische Botschaft, welche einem gesunden Menschen die Gesundheit erhält und einen Kranken auf den Weg dahin bringt.

Diese hier so einfach festgestellte Tatsache ist eigentlich der Dreh- und Angelpunkt der ganzen Buchaussage. Wer sie wirklich verinnerlicht, wird sie als ›goldene Erkenntnis‹ mit auf den Weg nehmen und künftig außer *naturbelassenen* Früchten, Gemüsen und Wildpflanzen nichts mehr anrühren.

Soweit die naturwissenschaftlich gestützte Begründung für die Empfehlung der ›**Sonnenkost**‹. Ihre richtige Anwendung wird im Kapitel 12 beschrieben werden.

8. DIE ERDE UND WIR – IM SCHWINGUNGSGLEICHTAKT

Auf unserer bisherigen Entdeckungsreise und Suche nach Erklärungen für das Geheimnis des Lebens sind wir nun schon öfter auf die naturwissenschaftliche Erkenntnis gestoßen, daß alles schwingt, was uns umgibt, und wir selbst schwingen da ja ausnahmslos mit. Schwingung ist kosmisches Prinzip, aber sie ist auch Information, und so spielt diese Kombination in den Turbulenzen unserer Existenz eine Schlüsselrolle.

In unserer heutigen Kommunikations- und Wissensgesellschaft gibt es durchaus ein waches Interesse für Naturgegebenheiten, eine wachsende Bereitschaft dafür, sich über das Phänomen des Lebens und – damit eng verknüpft – über die Grundzüge unserer Gesunderhaltung auch wissenschaftsnah zu unterrichten. Beides ist wahrlich eine nähere Betrachtung wert. So soll denn hier dieser Faden mutig aufgenommen werden.

Wie wir längst wissen, vollzieht sich das Leben in Rhythmen und Zyklen, und eine der typischen Ausformungen daraus sind eben die Schwingungen. Jedes Elementarteilchen, jedes Atom, jede unserer Somazellen schwingt, und so sind auch wir als ganzer Organismus ein schwingendes System und haben unsere charakteristischen Schwingungseigenschaften. Ja, mehr noch, wir müssen uns selbst als ein breit gefächertes und fein differenziertes Schwingungssystem verstehen, bestehend aus sämtlichen Eigenschwingungen aller in unserem Körper angereicherten Stoffe. Und soweit sie naturgeboten zu uns gehören, schwingen sie alle in Harmonie und können so auch synchron zusammenwirken. Das macht Harmonie im Grundsatz ja auch aus.

Im amerikanischen Wissenschaftsmagazin „21st Century" ist im Jahre 1989 ein Artikel von Warren J. Hammerman erschienen, der besagt, daß, würde man die Frequenzen aller im Menschen vorhandenen Stoffe in Töne umwandeln, dies ein Tonspektrum von zweiundvierzig Oktaven mit insgesamt 570 Mrd. Hertz ergäbe. Schon allein die Vorstellung darüber macht ein anschauliches Bild, mit welcher Schwingungsvielfalt jeder von uns angefüllt ist. Es eröffnet dem Betrachter die wahren Horizonte unserer Welt, wie wir sie im Alltagsallerlei nicht erkennen können.

Der menschliche Organismus ist ein schwingendes Universum, in welchem das große Universum seine Spiegelung in Miniatur erfährt. Und sie beide sind durch exakt funktionieren Transmissionsriemen (Informationskanäle) miteinander verflochten und wirken in kosmischer Symphonie.

Und diese Symphonie wird durch Fremdstoffe, die wir über die vergiftete Umwelt aufnehmen, über Nahrung, Wasser, Atemluft oder sonstige Kontakte, massiv gestört. Sie verbreiten falsche Schwingungen in uns, die physiologische Fehlsteuerung unserer Lebensprozesse verursachen. Die alleine schon können uns ›Ordnung‹ rauben und krank machen, auch ohne Toxizität.

Nun haben wir ja schon zu Beginn des Kap. 5 erfahren, daß wir als Organismus von einem speziellen Informationsfeld umgeben, ja, regelrecht eingeschlossen sind, aus dem heraus Steuerungsimpulse für die Lebensprozesse in uns erfolgen. Das ist u. a., was unter dem Begriff Transmissionsriemen rangiert. Es ist das energetische Bindeglied zur Biosphäre und darüber hinaus.

Ihm sind wir nun auf der Spur, ist es doch, und das ist gesichertes Forschungsergebnis, für allerlei Regelvorgaben aus der Biosphäre zuständig. Die Regelvorgaben sind hier im Sinne von Stell- und Steuergrößen zu verstehen, wie sie auch als Rückkopplungsmechanismen in technischen, rein mechanischen Systemen, aber auch zwischen elektromagnetischen und mechanischen Schwingungen bekannt und eingerichtet sind. Der Großteil der uns Lebewesen betreffenden definierten Vorgänge sind Schwingungen, die sich in diversen *elektromagnetischen Wirkungsfeldern* abspielen und auf den *Energie- und*

Informationsgehalt des Sonnenlichtes zurückgehen. Dies trifft sowohl auf die Steuerimpulse zwischen Sonne und Erde, als andererseits auch auf die an uns Lebewesen und die Pflanzen gerichteten zu. Wie wir aus Kapitel 2 schon wissen, kommen da eben auch Steuerimpulse direkt aus dem Universum zu uns.

Der Informationsanteil, der naturgewollt speziell über den Nahrungsstrang förmlich zu uns drängt, kann nur mittels der ›**Sonnenkost**‹ lückenlos und von höchster Qualität an unseren Organismus übermittelt werden. Und er kommt auch nur über diesen Strang. Niemals über die in diesem Punkt tote Kochkost. Nur sonnengereifte und naturbelassene Früchte, Gemüse und Wildpflanzen enthalten die Datenfülle in ihrem Originalzustand. Jede heute so ›leichthändig‹ bewerkstelligte Hitzebehandlung der Mahlzeit vernichtet diese wertvollen Ordnungsdaten. Jeder Computer würde bei diesem Datenmüll den Dienst versagen, einfach aussteigen. ›**Sonnenkost**‹ ist eben nur, was direkt aus der Sonne kommt. Und dies ist so gemeint, wie es gesagt ist: Es muß während der Wachstumsperiode und der Reifezeit direkter Kontakt mit Baum bzw. Strauch unter der Sonne bestanden haben. Erdelose und computergesteuerte Nährgewebe unter Gewächshausglas, wie in der Gemüsezucht, speziell bei Gurken, Tomaten und nun sogar bei Apfelsinen vielerorts üblich, schließen dies aus, zählen also nicht. ›**Sonnenkost**‹ kommt direkt aus der Sonne.

›**Sonnenkost**‹ ist also pure Lichtnahrung. Sie dient als Datenautobahn für die Führungsimpulse, die in unserem Organismus präzise auf unsere Bedürfnisse zugeschnittene elektromagnetische Schwingungen und Rhythmen steuern. Dafür sorgt das Sonnenlicht in seiner Direktorenrolle. Auf diese Weise sind unsere Nahrung und die sonnenlichtgesteuerten elektromagnetischen Aktivitäten in uns eng miteinander verkoppelt.

Aus der Themenstellung dieses Buches, Ernährung und Bewegung als wirksamen Verbund für die Gesundheit herauszustellen, ergibt sich bei der analytischen Bewertung von

Bewegung (nächstes Kapitel) das Erfordernis, grundsätzlich zwischen zwei Arten von Schwingungen zu unterscheiden. Da gibt es die eben genannten Schwingungen, die naturgewollt, genauer gesagt – sonnenlichtgetriggert – in elektromagnetischen Wechselfeldern stattfinden und andere, die durch ›*motorische*‹ Kräfte ausgelöst werden und zunächst rein mechanische Schwingungen im Gewebe bzw. Zellverband sind. Diese haben primär Vibrationscharakter, sind Mikro-Schwingungen, sind Bewegung im Kleinen und entstehen, wie wir schon ahnen, allgemein bei Sport und Bewegung, in ausgeprägter, für das Wohl des Organismus förderlicher Rhythmik, z.B. beim Laufen, Tanzen, Trampolinspringen. Und diese Art von Bewegung ist selbstverständlich auch gemeint, wenn wir von der gesundheitsfördernden Bewegung sprechen, die wir ja selber ausüben und auslösen. Aber wie sich noch zeigen wird, gibt es im Organismus von Lebewesen zwischen beiden Schwingungsformen, den elektromagnetischen und den mechanischen, komplizierte Verkoppelungsmechanismen über die Körperbewegung, die fast immer – gegenseitig initiiert und stabilisiert – zu Parallelerscheinungen auf den beiden angesprochenen Schwingebenen führen. Somit ist in der näheren Beschreibung die strenge Unterscheidung zwischen beiden auch nur theoretisch. Tatsächlich jedoch ist stets und ständig die Vermischung ihrer Wechselwirkungen Lebens-Realität. Über die dahintersteckenden Automatismen wird noch zu reden sein. Sie werden später in der Beleuchtung der Vorgänge um den ›piezoelektrischen‹ und den ›*pyroelektrischen*‹ Effekt im Gewebe unseres Körpers wie auch um die ›*Rohracher'sche Mikrovibration*‹ in unserer Muskulatur deutlich werden.

Die in dieser Abschnittsüberschrift zunächst befremdlich anmutende Aussage über unseren Schwingungsgleichtakt oder Schwingungsgleichlauf mit dem Planeten findet auf ganz verschiedenen Ebenen statt. Er gehört ebenfalls zu den bestaunenswerten Vorgängen und wird sich uns etwas später erschließen.

Was ist nun eine Schwingung?

Eine Schwingung kann – frei formuliert – als die zeitlich sich wiederholende Zu- und Abnahme einer physikalischen Größe in einem betrachteten Raum beschrieben werden. Unter diesen Begriff paßt aber auch das Hin- und Herschwingen von Massen genauso wie das klingende Schwingen von Instrumentenkörpern und Instrumentensaiten. Wenn es sich um das rhythmische Anschwellen und wieder Absinken von elektromagnetischer Energie handelt, um das Agieren von Lichtschwingungen und – im Zusammenhang mit quantenmechanischen Vorgängen – von Materieenergiewellen, dann spricht man bei diesem Raum von einem ›Feld‹. Das physikalische System beginnt zu schwingen, wenn eine das Gleichgewicht beeinflussende Größe auftritt. Mitspieler bei diesem dort so initiierten Schwingungsgeschehen sind auch die nach den elektromagnetischen Spielregeln (Naturgesetzen) in einem Schwingungssystem entstehenden Reflexionen, die mit ihrer Wirkung die laufenden Primär-Schwingungen ›überlagern‹. Diese Überlagerungen, auch als Interferenzen oder Sekundär-Schwingungen bezeichnet, ergeben ein *multifrequentes Feld**), in welchem sich einige Schwingungen gegenseitig verstärken, andere sich sogar untereinander auslöschen. Da spricht man dann von *konstruktiver* bzw. *destruktiver* Interferenz. Diese ›Interferenzen‹ finden in der sog. Modulation der Feldamplituden ihren wirksamen Ausdruck. (Erläuterung folgt gleich). So kommt es innerhalb dieses Feldes auch zum Wechselspiel der Wirkungen, die die einzelnen Komponenten untereinander ausspielen.

Bei unserer gemeinsamen Betrachtung der Vorgänge in unserem Körper um Sonnenlicht und ›SONNENKOST‹ spielt natürlich das elektromagnetische Schwingungssystem die Hauptrolle, und das Sonnenlicht, das die schon beschriebenen Eintrittsbahnen bei uns findet, ist der große Koordinator. Sein Zusammenwirken mit den in der Zellstruktur entstehenden Reflexionen bilden das Stützgerüst für das ›*stehende*‹ oder ›*kohärente*‹ Feld in unserem Organismus. In ihm findet dieses hochkomplexe Schwingungsgeflecht sein Aktions-Feld.

Wir nun sind als Lebewesen ein solches Schwingungssystem, in dem sich das Beschriebene ereignet.

Unser Organismus kann gar nicht autark sein. Auch er wird durch Schwingungs-Rhythmen und -zyklen im Ganzen und letztlich bis in die winzigsten Einzelheiten nach den überall im Universum geltenden Gesetzmäßigkeiten gesteuert und geregelt.

Wir leben in dieser Welt der universellen Schwingungen. Schwingung ist, wie schon gesagt, Bewegung im Kleinen, die von außen durch elektromagnetische oder auch rein mechanische Kräfte angestoßen, manche auch fortdauernd, in Gang gehalten wird. Schwingung ist Lebensprinzip und zeigt sich in vielerlei Gestalt. Einige ihrer Ausdrucksformen werden wir nun näher anschauen, um das virtuose Zusammenspiel zwischen unserem Organismus und unserer Umwelt erkennen zu können, in dem nur unsere ›**Sonnenkost**‹-Ernährung als funktionsfähiger Scharnier eine wichtige Rolle spielt. Sie ist bedeutender und ›durchgreifender‹, als gemeinhin angenommen.

Wir werden es noch erleben.

Schwingungen als solche geschehen im submolekularen und im molekularen Bereich, innerhalb der Zelle, aber ebenso in unserem Körper als Ganzem in seiner Eigenschaft als Flüssigkristall. (Erläuterung später). Ihre Erscheinungsformen sind von unterschiedlicher physikalischer Beschaffenheit und Wirkungsweise, z.B. allein aufgrund unterschiedlicher arttypischer Verläufe, Intensitäten oder Frequenzen. Entsprechend vielfältig ist ihre Beschreibung durch die Fachwelt und groß auch die Anzahl der Erklärungsmodelle für ihre Funktion im Gesamtgeschehen des Lebens. Schauen wir uns einige als weitere Meilensteine auf unserer gemeinsam angetretenen naturwissenschaftlichen Entdeckungsreise einmal näher an. Der forschende Blick dazu führt natürlich in die Einzelheiten und damit unausweichlich in die *Teilchen-Physik* und in die *Schwingungslehre*.

Wir alle sind schon ein wenig informiert über den Grundbaustein aller materiellen Körper, der da heißt Atom. Die Bezeichnung ist abgeleitet vom griechischen ›*atomos*‹ – unteilbar (inzwischen erwiesener Irrtum). Es besteht aus dem Atomkern, der von Protonen und Neutronen gebildet und durch die uns bekannten Ladungsaustauschkräfte, sie heißen *starke* und *schwache Kernkraft*, zusammengehalten wird. Dieser Kern ist als Teileinheit elektrisch positiv, die ihn umkreisenden Elektronen, – oft in mehreren Schalen und gehörigem Abstand zu ihm – dagegen negativ geladen. Die Atome ihrerseits reagieren miteinander, indem sie sog. *Strahlungsquanten* untereinander austauschen. Diese entstehen, wenn ihre Elektronen die ihnen zugeordneten Kreisbahnen wechseln. Das passiert durch Zusammenstoß mit anderen Teilchen oder durch Lichtaufnahme. (auch mittels ›**Sonnenkost**‹). Wird also ein Elektron in solcher Weise auf eine innere Umlaufbahn gezwungen, dann löst sein An-den-Kern-Heranrücken ein Lichtquant aus, das abgestrahlt wird. Und dieser Austausch von Strahlungsquanten (Lichtteilchen) bedeutet selbstverständlich Austausch von Energie und Information. Unser Körper kommuniziert also nicht nur mit sich selbst, sondern auch mit der ›**Sonnenkost**‹.

Da wir wissen, daß sich gegenpolige Ladungen kräftig anziehen, könnte sich an diesem Punkt die Frage ergeben, warum die Elektronen nicht sofort auf den Atomkern stürzen, denn nur gleichpolige Ladungen stoßen sich gegenseitig ab. Das konnte der eine oder andere von uns schon mit kleinen Spielzeugmagneten selber erfahren. Nun, letzte Geheimnisse gibt es zwar, jedoch ist anzunehmen, daß das Atomgefüge auch nach der im ganzen Universum geltenden Gesetzmäßigkeit von der Balance der am Vorgang beteiligten Kräfte funktioniert. Hier sind es die *Gravitation* (Massenanziehung) und die Zentrifugalkraft (durch Schleuderkräfte verursachtes Auseinanderstreben der Massen). Als Beispiel aus eigenem Erleben: Wir alle haben früher als Kinder schon mal einen kleinen Ball am Gummiband über unserem Kopf kreisen lassen. Dabei hat der Ball das Band länger gezogen, je mehr

Schwung wir dabei genommen haben, also den Ball beschleunigt haben. Aber da war schnell Schluß mit Beschleunigung, denn der Luftwiderstand bremste unsere weiteren Bemühungen. Schleuderkraft gegen Gummiband, das je nach Kreisgeschwindigkeit gestreckt wird. Physikalisch ist dies die anschauliche Bestätigung für den Kräfteausgleich.

Dieses komplizierte Zusammenwirken hält u.a. auch unsere Erde sicher auf ihrer Bahn um die Sonne, wie auch unser Sonnensystem auf seinem Platz innerhalb der Milchstraße. Und dieselbe Kräftebalance macht auch die Stationierung der technischen Satelliten und die der internationalen Raumstation (ISS) möglich, die wir mit bloßem Auge am Himmel beobachten können.

Die schwingenden Elektronen sind also das Urprinzip der Materie, aus der wir ja auch bestehen. Alles schwingt bereits im Mikrokosmos. Aus Sicht der Elementar-Ebene ist jeder von uns schon ein kleines schwingendes Universum.

Obwohl wir bisher schon sehr oft die Begriffe ›*Welle*‹, ›*Schwingung*‹, ›*Überlagerung*‹ und ›*Feld*‹ benutzt haben, sollen nun doch beim näheren Hinschauen diese Begriffe erläutert und die Zusammenhänge zwischen ihnen aufgehellt werden. Dazu nun eine – meine ich – anschauliche Darlegung aus der Schulzeit.

Die Welle als Vorgang wurde uns dort in der bekannten Sinuskurve dargestellt, die sich ja als sehr natürliches Sinnbild für die Meereswelle eignet. Die ansteigende, positive Welle gefolgt vom negativen Wellental; beide zusammen beschreiben sie den energetischen Verlauf einer Schwingung. Sie werden im elektromagnetischen Feld ›*Amplituden*‹ genannt. Beide Halbperioden bilden eine Schwingung und würden, pro Sekunde gesendet, die Frequenz von einem Hertz (Hz) betragen.

Aus dem Physik-Unterricht nun erinnere ich das Experiment mit dem Vibrationsstab in der Wasserschüssel. Da hatte der

Physiklehrer die Wasserfläche mit einer hellen Lampe so flach angeleuchtet, daß ihr Strahl das Experiment als Licht- und Schattenspiel auf die weiße Wandfläche des Physiklehrsaales projizierte. Wir konnten da im Großformat klar die kleinen, vom zitternden Stab ausgehenden Wellenkreise auf den Schüsselrand zulaufen sehen. Stellte er nun einen zweiten Rüttelstab mit etwas Abstand dazu, dann gab es zwei sich überschneidende und überkreuzende Wellenkreisformationen, die sich in zwei bestimmten Sektoren von beruhigten Punkten gegenseitig aufhoben. Da war eine helle Spiegelstelle ohne Wellenschatten auf der Wand zu sehen. Inmitten reger Wellentätigkeit existierten sturmstille, spiegelglatte Oberflächenstellen. Der sichtbare Beweis dafür, daß sich gleich hohe, gegenläufige Wellen durch Überlagerung zu null addierten. Die dabei vom Schüsselrand zurückgeworfenen Wellenmuster waren zwar auch zu sehen, doch sie hatten keinen spezifischen, keinen so eindeutigen Einfluß auf das ganze Geschehen, weil sie ja vom runden Schüsselrand und damit aus allen möglichen Richtungen kamen. Doch sie stellten die schon genannten Reflexionen dar, als Rücklaufwellen auch mit Sekundärwellen bezeichnet.

Mir sind aber auch meine damaligen Beobachtungen über das Wellengeschehen bei Sturm im Travemünder Hafen in Erinnerung geblieben, wenn die hohen Wogen von der Kaimauer oder vom Schiffsbug zurückgeworfen wurden und selbst gegen die ankommenden Wellen weiter verfolgt werden konnten. Sie rollten auf ihnen einfach weiter. Und hier trat nun auch in bestimmten Hafenregionen, in denen Primär- und Rücklaufwellen günstig aufeinander trafen, ein, was in der Experimentier-Wasserschüssel auch geschehen und zu sehen war: Sie schienen sich gegenseitig aufzuheben, also keine Zusatzwelle, auch kein Wellental. Die Wasseroberfläche war glatt.

Bei unseren gegenwärtigen Betrachtungen des elektromagnetischen Feldes müssen wir uns also Ähnlichkeitsverhalten zwischen Meereswogen und elektromagnetischen Wellen vorstellen. Diese Ereignisähnlichkeiten im Hafenbecken wie auch im elektromagnetischen Trägerwellenfeld gibt es wirklich. Wie eine Wasserwelle von einer Kaimauer oder von einem Schiffsbug zurückgeworfen wird und selbst gegen die neu ankommenden Wellen anlaufend weiterhin auszumachen ist, weil sie ihr aufgesetzt ist, sie also überlagert hat, so geschieht dies auch unsichtbar bei den elektromagnetischen Energieschwingungen in jeder unserer Körperzellen. Hier nun spielen Zellmembranen mit ihren elektrischen Ladungen, ja, selbst die einzelnen Zellorganellen die Rolle der Reflektionsflächen und Reflektionskanten, wie Kaimauer und Schiffsbug draußen. Hierbei ist in unserem Körper das über die schon beschriebenen verschiedenen Wege einkommende Sonnenlichtquantum der Motor, der alles in Gang hält. Das wirklich Lebenswichtige, das nur durch Reflektion zustande kommt, sind die Überlagerungen, auch Auslenkungen. Fachlich heißen sie ›Interferenzen‹, und sie sind die zwingende Kraft für die ›*Modulation der Feldamplituden*‹ (Veränderungen der Auslenkungen) und das Setzen der *Knotenpunkte*.

Für fachlich Eingeweihte ausgedrückt, hieße das folgendermaßen: Sobald ein elektromagnetisches Wechselfeld die Reflektionsfläche erreicht, wird eine sekundäre Welle erzeugt, die zurückläuft und dabei mit der Primärwelle *interferiert*. Die resultierende Welle entsteht dadurch, daß beide Wellen zu jedem Zeitpunkt überlagert werden, d.h. sich ihre Auslenkungen unter Berücksichtigung des Vorzeichens addieren. Dabei ergibt sich eine sog. ›*stehende*‹ *Welle* im Raum, die von nun an existierenden auffälligen elektromagnetischen Knoten im Abstand je einer halben Wellenlänge begleitet sind. In ihnen ist die Gesamtauslenkung zu jedem Zeitpunkt null. Das bedeutet: Die Reflektionen erst bilden in all ihrer Vielfältigkeit und Komplexität das elektromagnetische ›Gerüst‹ für das ›*stehende*‹ oder ›*kohärente*‹ Feld, und nur in diesem relativ stabilen Schwingungsgeflecht können sich überhaupt feststehende Punkte im Schwingungs-Raum ausbilden. Und nur in ihnen heben sich phasengleich ankommende und reflektierte Energie gegenseitig auf. Hier addieren sie sich zu null.

Mit dem Wasserwellenexperiment wurde uns damals im Physikunterricht ganz plastisch vor Augen geführt, worum es eigentlich auch heute noch geht, wenn man von der Überlagerungswirkung zu null, von der Addition zum Nichts spricht. Aber dieses Nichts war nur auf der Wasseroberfläche ein scheinbarer Nullzustand. In Wahrheit jedoch sind alle stehenden Punkte im elektromagnetischen Feld selbstverständlich Räume mit großem Informationsgehalt für das ganze System. Sie stellen Schaltpunkte im elektromagnetischen Stützgerüst dar. Diese schwingenden Magnetfelder mit relativ stabiler (beständiger) Struktur, werden fachtechnisch eben ›*stehende* Felder‹ oder auch ›*kohärente* Felder‹ genannt.

Die direkte Vergleichsmöglichkeit der Vorgänge auf der Wasserfläche mit denen im elektromagnetischen Feld bietet sich förmlich an, denn wir wissen, daß im Wellenspiel nicht etwa der Wassertransport dargestellt ist, sondern sich in ihm die auf die Reise geschickte Schwingungs-Energie offenbart. Und die durch Reflektion erzeugten Wellen zeigen nach ihrer Richtungsumkehrung die daraus entstehende Überlagerung; wir können sie auch Rückwirkungen nennen.

Insofern ist der Begriff ›*stehendes*‹ Feld mit dem Schüsselexperiment aus dem Physikunterricht eigentlich sehr bildlich und *damit* auch gut zu verstehen. Soweit zum Grundsätzlichen über Schwingung, Welle und Raum. -

An dieser Stelle die kleine Randbemerkung: Diese ausführliche Darlegung der Schwingungszusammenhänge soll zum Verständnis für die so wichtige Funktion der ›**Sonnenkost**‹ in unserem Organismus beitragen und mit der schnellen Einsicht um ihre baldige Anwendung werben.

Nun haben wir ja im Verlaufe dieser Ausführung von uns als

einem kompletten schwingungsfähigen System erfahren, und daß unser Körper als idealer Resonator für das Sonnenlicht gilt. Auch ist die Aussage getroffen worden, wir seien ›*Lichtsäuger*‹ (*Popp). Die naturwissenschaftliche Erkenntnislage ist folgende: Wir erfüllen mit unserem Organismus in brillanter Weise die Voraussetzungen dazu, nämlich optimale ›*Feld*‹-Eigenschaften für ein unerhört komplexes bioelektrisches Geschehen. Dafür sind wir geradezu maßgeschneidert und bestmöglich ausgestattet. Maßgeschneidert z.B. in unseren schwingungsfähigen Somazellen und auch mit der Eigenschaft unseres Organismus, wie ein sog. ›*Flüssigkristall*‹ operieren zu können.

Zunächst zu den Körperzellen: Jede von ihnen stellt erstens in ihrer Geometrie, in äußeren und inneren Dimensionen, ihrer Wand- (Zellmembran)-stärke, den idealen Resonator für das Sonnenlicht dar und ist so eine auf das Feinste abgestimmte Antenne für die Sonnenlichtfrequenzen, genauso wie die DNA und RNA (auch DNS bzw. RNS) in ihnen und entspricht zweitens mit ihrer gesamten Oberfläche genau der wirksamen *Kohärenzfläche des Sonnenlichtes* (für optimale Nutzung der Sonnenenergie) auf der Erdoberfläche.

Hieraus ergibt sich ihre hohe Funktionalität. Sie verfügt mit alledem über die Fähigkeit, das Feld ›*stehender*‹ Wellen zu vergrößern, d.h. die Kommunikationsbasis zu verbreitern und so in der Kooperation mit anderen Zellen ein gemeinsames *Trägerwellenfeld* aufzubauen. Dies führt zu größeren räumlichen Wirkungsbereichen, zu einem komplexeren *Trägerwellenfeld* also und eröffnet dem Sonnenlicht als Materie-Architekt – dies ist die Erklärung dafür – in ihm komplexere Organismen zu bilden. Mit dieser Rolle ist der wissenschaftlich abgesicherte Lichteinfluß auf die Materie demnach weitergehender, als ursprünglich vermutet worden war. Die Körperzelle bildet – wie die Zelle überall als kleinster komplexer Baustein des Lebens – den *Ankopplungspunkt für das Licht*. Sie ist in Gestalt und Abmessungen nach den Gesetzen der Lichtausbreitung und

Lichtbrechung ausgelegt, wodurch ihr Resonanzverhalten ein Optimum erreicht, also das eintreffende Sonnenlicht mit höchster Perfektion ausnutzt.

So schwingt jede Zelle mit einem winzigen Energiefeld, in welchem sich in einer Zone längs des sogenannten ›Strahlenkegels‹ innerhalb dieser Mikro-Strukturen des Trägerwellenfeldes die schon in der Einführung erwähnte Organisationskraft des Lichtes gegenüber der Materie manifestiert. Das bedeutet: In dieser Feldzone besitzt das Sonnenlicht mit seiner ‹ Beinahe – Laser – Charakteristik ‹ direkten Einfluß auf die kleinsten Materieteilchen im Sinne von *Ordnung und Zuordnung im Feinstofflichen* und wirkt damit auf die Entstehung von Formationen hin, die Leben begünstigen. In dieser Licht-Materie-Koalition arbeiten z.B. die *Mikrotubuli* (das sind für das Sonnenlicht verlustlos funktionierende Mikrohohlleiter) und die anderen *Filamentstrukturen* der Körperzelle gleichermaßen mit Licht, als sie ihrerseits auch durch Licht aufgebaut werden.

Diese geschäftige Interaktion des Lichtes mit der Materie setzt sich fort. Es gibt wissenschaftliche Beobachtungen, in denen die DNA als eine Lichtpumpe beschrieben wird, die mit Ausdehnungen und Kontraktionen, also mit gezielter Veränderung ihrer Geometrie, ein Pulsgeschehen vorgibt, in dem die Zellorganellen angeregt mitschwingen. Basis dieses gemeinsamen Pulsierens ist also das stehende Feld, welches nur bei *kohärentem* Licht existieren kann.

Die *Kohärenz* dieses Lichtes besteht in der Fähigkeit, durchgehend phasenstabil zu sein und so den ununterbrochenen Informationsaustausch zu gewährleisten. Einfaches Lampenlicht kann kein ›stehendes Feld‹ erzeugen und damit auch keine gesicherte Datenübertragung gewährleisten. Für die Zeit im abendlichen Lampenschein arbeitet beispielsweise die DNS mit dem gespeicherten *Sonnenlicht kohärenter Qualität.* Sie übt hier also eine Überbrückungsfunktion für die sonnenlichtarmen Perioden des Tages aus. Wie sie aber als idealer Sonnenlichtspeicher länger Lichtenergie abstrahlen kann, so braucht sie andererseits auch längere Zeit für die Lichtaufnahme. Ganz bestimmte Teile der *Zellmembran*, die *Mikrotubuli,* aber auch die selbständigen *Mitochondrien* erfüllen deshalb eine Art Schnell- und Zwischenspeicherfunktion für die Sonnenlichtversorgung und transformieren das während des Tages im Schnellgang aufgenommene Licht während des Nachtschlafes in die DNA. Und Lichtportionen kommen auch - was wir ja inzwischen schon wissen – als wirkliche Lichtpakete selbstverständlich aus unserer Sonnenkost hinzu. Unsere Körperzellen sind gegenüber Licht hoch sensibel. So kann schon ein einziges Photon (Lichtteilchen) eine Zellteilung ansteuern. Die *Biophotonen*, die unsere leuchtende – weil naturbelassene – ›**Sonnenkost**‹ aussendet, werden von unserem Organismus feinnervig aufgespürt und – wie gesagt – in perfekter Kommunikation mit der ›**Sonnenkost**‹ willig aufgenommen. So ist unser Organismus bemüht, den Lichtspeicher DNS stets geladen und einsatzbereit zu halten. Schließlich ist sie die Kommandozentrale für das Kommunikationsorchester in der Zelle und dirigiert so ein wahres Feuerwerk von Maßnahmen mit Sonnenlicht. Die Irrsinnsgeschwindigkeiten der Lebensprozesse fordern von ihr unvorstellbare 120.000 Ordnungssignale pro Sekunde, denn in unserem Organismus finden innerhalb dieser Sekunde 10 Mio. Zellteilungen statt. Das sind 800 Mrd. neue Zellen jeden Tag, denn die Teilungsvorgänge laufen in der Nacht mit doppeltem Tempo ab.

Für diese Danaidenarbeit braucht die DNS selbstverständlich Sonnenlicht, Licht bester Qualität für die Ordnungssignale bester Qualität, und nur so ist für höchst perfekte Ausführung gesorgt. Nur dieser Qualitätsweg kann beste Verständigung untereinander und damit hohe Ausführungsqualität gewährleisten. Warum dies hier in dieser prägnanten Weise angesprochen wird, ist doch klar: Nur reine ›**Sonnenkost**‹ kann das qualifizierte Licht für perfekte Ordnungssignale liefern. Unverständliche oder unvollständige Ausführungsanweisungen, die sich mit der Kochkost einschleichen, können auch nur schlechte Ausführungsergebnisse erbringen. Das ist wie in der industriellen Fertigung auch. Niemand will dort unzureichende Arbeitsergebnisse und Produkte. Also sind auch die Ausführungsanweisungen perfekt. Aus diesem Grunde sorgen wir mit ›**Sonnenkost**‹ für höchste ›*Ordnung*‹ in unserem Körper.

Zum zweiten braucht der Organismus Ruhe für die Bewältigung der nächtlichen Verdopplungsrate der Zellteilungen. Dazu muß der Körper naturbestimmt ruhen, Skelettmuskulatur und Verdauung müssen außer Betrieb gehalten werden, damit die gesamte Organkraft in diesen Erneuerungsprozeß einfließen kann. So geschieht das ganz zweckmäßig während des Schlafes. Also, der Idealfall wäre langes Schlafen, mit den Hühnern auf die Stange klettern. Bei Sonnenuntergang bis Sonnenaufgang. Schon aus dieser Sicht sind elektrisches Licht und Fernsehen für uns Menschen eine fatale Ablenkung vom ausgiebigen und strikt naturgewollten Ruhen. Früher klappte das noch besser. Da hat der Nachtwächter die Gaslaternen gelöscht und die Ruhezeit ausgerufen: »*Hört ihr Herrn und laßt euch sagen, uns're Glock‹ hat zehn geschlagen. Zehn, das ist das Ziel der Zeit, Mensch bedenk‹ die Ewigkeit.*« – Heute mißachten wir dieses ›*heilsame*‹ Wissen.

Daneben ist unser Organismus – und das ist die andere Hälfte der Erläuterung über unsere Erfüllung der optimalen ›*Feld*‹ – Voraussetzungen mit einer weiteren erstaunlichen Eigenschaft ausgestattet, nämlich der der ›*Flüssigkristallinität*‹.

Das Stichwort ist schon einmal gefallen.

Flüssigkristalle sind homogene (gleichartig, gleichmäßig zusammengesetzte) Substanzen, die sich im Temperaturbereich von -20 bis + 70 Grad Celsius in einem Übergangs- oder Zwischen-Aggregatzustand befinden und unter Einfluß schwächster elektromagnetischer Felder, oder auch anderer extrem feiner Einflüsse, je nach Erfordernis die Eigenschaften des *flüssigen*, wie auch die des *kristallinen Aggregatzustandes* annehmen können und somit quasi ›im fliegenden Wechsel‹ auch beider Funktionen zu erfüllen vermögen.

Mit diesen außerordentlichen Eigenschaften ausgestattet, verfügt unser Organismus über die Fähigkeit, sein *Absorptionsverhalten* für das *Sonnenlicht*, aber auch das eigene *Biophotonenfeld* je nach ›geschaltetem‹ Zustand ändern zu können, was wechselnde Werte in der Lichtbrechung oder der Drehung der Polarisationsebene des Lichtes zur Folge hat. Damit wechseln auch seine optischen Eigenschaften, ändert sich die Reichweitenkapazität als idealer Licht-(*Wellen*-)-leiter u.v.m. Aus alledem ergibt sich ein weitgespanntes Aktionsfeld, mittels dessen unser Organismus das eintreffende Sonnenlicht optimal ausnutzen und insgesamt das bioenergetische Management mit höchster Ausführungsqualität bewerkstelligen kann.

Damit ist er für beste Aufgabenerfüllung ausgelegt. Möglicherweise ist eine davon die in Kap.15 beschriebene Fotoreparatur (light repair).

Diese Verwandlungskunst des ›*Flüssigkristalls*‹ ist aber unter den Kristallartigen keine so einmalige Erscheinung in unserem Universum. Es gibt ein anderes wundersames Beispiel für dieses Phänomen des Zwischen-Aggregatzustandes, nämlich das ›*fließende Eis*‹ im All. Ja, kein Scherz, das gibt es wirklich. Eis ist bei unseren Minusgraden hart und fest, beinahe wie Glas. Wir kennen es nur so. Grund dafür ist, daß sich durch den Gefriervorgang aus Zweier- und Vierer-Aggregaten des Wassers *hexagonale Strukturen*, sog. Sechser-Blocks gebildet haben. Diese aber zerfallen bei Temperaturen unterhalb von minus 200 Grad Celsius unter Dauerbeschuß von UV-Strahlung im Vakuum (oder mit freien Elektronen im Laborexperiment) bzw. können im All erst gar nicht entstehen. Sein Eis enthält nur Zweier- und Vierer-Aggregate und die erbringen nur weiches, fast fließfähiges, fachlich genanntes ›*amorphes Eis*‹. Das aber ähnelt in seiner Konsistenz mehr unserem Speise-Eis; keine Erfindung der Natur.

Dieses ›*amorphe*‹ Eis bietet nun aber, was in unserem harten Eis völlig ausgeschlossen wäre, einen phantastischen Unterschlupf für organische Moleküle aus den jungen, kalten und dunklen Gaswolken. Dort entstehen z.B. Ameisensäure, Methanol, Ethanol und einfache Aminosäuren. Letztere, wissen wir, sind Bausteine für Eiweiß, also Grundbausteine für die ›*Moleküle des Lebens*‹. Im Schutze des ›*amorphen Eises*‹ nun können sich unter UV-Abschirmung größere Moleküle bilden und in Kometen, die ein Gemenge von Sternenstaub und Eis darstellen, über große Entfernungen transportiert werden. Es gibt Evolutionstheorien dahingehend, daß solche Ausgangsstoffe für die Entstehung von Leben unserer Erde *via Himmelspost* zugegangen seien. Demnach könnten wir den Kometen, die ab und zu mal hier vorbeirauschen und ein wenig ihrer geheimnisvollen Fracht abladen, unsere Existenz verdanken.

Dies scheint gar nicht so weit hergeholt zu sein, denn die Erde nimmt – schon erwähnt – täglich 60.000 t kosmisches Material auf und legt damit mächtig an Gewicht zu. In einem Meteoriten, der 1969 in Australien niedergegangen war, sind eine Reihe von Aminosäuren gefunden worden.

Man könnte schon in tiefgründige Betrachtungen geraten:

- unsere Körperzellen hier als ideale Resonatoren für das Sonnenlicht,
- unser Organismus ein Flüssigkristall,
- im Universum fließendes (sog. amorphes) Eis zur Aufnahme der Bausteine des Lebens,
- dazu lebensbegünstigende Naturgesetze, die überall wirksam sind.

Vielleicht doch alles Zeichen einer planvollen Vorbereitung für die Entstehung des Lebens auf der Erde?

Doch zurück zur Gegenwart und zu unseren Schwingungsbetrachtungen.

Mit diesen eben beschriebenen natürlichen Ausstattungen besitzt unser Organismus für sein Funktionieren im großen elektromagnetischen Geschehen die optimalen ›*Feldeigenschaften*‹. Alles Leben ist eingehüllt in dieses große T*rägerwellenfeld*, doch auch jeder einzelne von uns ist mit seinem Organismus ein wandelndes ›*kohärentes*‹ Feld der oben beschriebenen stabilen Strukturen.

Und diese stabilen Strukturen im elektromagnetisch aktiven Raum bilden auch die Basis für die schon mehrmals angesprochene Kommunikation. Nur in einem solchen beständigen Feld kann das Gespräch, der Informationsaustausch unter den organischen Teilnehmern ohne Unterbrechung und damit ungestört ablaufen. Arbeitsbasis ist das Sonnenlicht. Es ist gerichtetes, geordnetes Licht und führt zu ›*idealer Kohärenz*‹, wie sie einige Fachmeinungen nur in Lebewesen vermuten und sie vom *LASER* eigentlich nicht erreicht würden. Der Erfolg drückt sich in besten Arbeitsergebnissen unserer organischen Wirkungsgemeinschaft aus, die dann auf weite Sicht auch zu höchster Qualität und Funktionalität aller neu entstehenden Körperzellen führen. Das aber ist für unsere Gesundheit äußerst wichtig; ohne präzise Funktionalität jeder einzelnen Körperzelle kann es kein strahlendes Wohlbefinden geben.

Auch wenn wir in der Beschau der biophysikalischen Vorgänge in unserem Organismus fortgeschritten sind, gibt es dennoch eine Reihe von betrachtenswerten bioelektrischen Phänomen, die um des abgerundeten Verständnisses willen zumindest angeleuchtet werden sollten.

Zu ihnen gehört das schon öfters angesprochene, von Prof. *F.A. Popp definierte* ›*Biophotonenfeld*‹. Es besagt, daß jeder Organismus Lichtteilchen aussendet, also ein regelrechtes Strahlenfeld um sich herum aufbaut, jedes Lebewesen, auch wir Menschen. Aber auch Pflanzen, deren frische Früchte sowie Pflanzenteile, sind sog. Lichtimitenten. Diese *Biophotonenstrahlung* besitzt hohe ›*Kohärenz*‹ und ist von höchst empfindlichen Meßgeräten und mit Meßmethoden, die nach der Idee und unter der praktischen Anleitung von Prof. Popp entwickelt worden sind, nachweisbar. Diese Meßgeräte sind mit 10^{-17} Watt (einer Zahl nach 17 Nullen hinter dem Komma) so empfindlich, daß sie im

Stande sind, das Glimmen eines einzigen Glühwürmchens aus 10 Kilometern Entfernung oder das Leuchten einer Kerze aus der doppelten Distanz erfassen zu können. Mit diesen Geräten ist auch die *Biophotonenabstrahlung* nachzuweisen.

Doch diese Erscheinung unserer *Biophotonen-Strahlung* ist auch ohne technisches Meßgerät wahrzunehmen, nämlich über ein Insekt. An warmen Hochsommertagen habe ich schon mehrmals die verblüffende Beobachtung gemacht, daß sich winzige Fluginsekten in den Atemstrom hängten. Diese Entdeckung war gewissermaßen zwangsläufig, denn sie agierten wie Schwebfliegen, die wir ja alle schon beobachtet haben, hielten Ort und Abstand ein wie an einen Fixpunkt meines Blickfeldes geheftet, egal, wohin ich meinen Kopf auch wandte. Beim ersten Mal dachte ich, ich hätte da plötzlich dunkle Punkte auf der Hornhaut. Doch da ich um das *Phänomen* unseres *Biophotonenleuchtens* schon wußte, kam ich auch schnell auf die passende Erklärung. Diese winzig kleinen Fliegen besitzen mit ihren Fühlern oder mit ihrer ganzen Gestalt die Antennen-Eigenschaften just für diese Frequenz, die wir mit unserem Atem aussenden. Sie scheinen direkt darauf justiert zu sein, empfangen sie und können durch verzugloses Reagieren den Ort des ›Strahlenmaximums‹ im Atemraum erspüren und einhalten. Gleichgültig, wohin die ›Reise‹ ging, und ungestört von mir, denn ich hatte bei der Arbeit mit der Sense gerade keine Hand frei zum Wegwedeln dieser vorwitzigen Gesellen. Bewundernswert ist die Präzision, mit der sie ihre Flugmanöver auf die Bewegungen des Atemspenders abstimmen und so im ›leuchtenden‹ Atemstrom mitschwimmen. Ist das nicht ein ›einleuchtender‹, ja geradezu ›strahlender‹ Beweis dafür, daß wir Menschen Lichtwesen sind? –

In verschiedenen wissenschaftlich durchgeführten Versuchen hat sich erwiesen, daß das *Biophotonenfeld* als Kommunikations- und Koordinierungsmittel nicht nur unseren Zellen und Zellverbänden, sondern auch massenhaft miteinander agierenden Individuen dient, wie z.B. Daphnien-Populationen (winzige Wasserkrebse). Bei ihnen scheint das Biophotonenfeld

Abstand untereinander und Formationen, möglicherweise sogar Altersgruppierungen vorzugeben. Fisch- und Vogelschwärme könnten in ihren blitzschnellen, gemeinsam ausgeführten Richtungswechseln, bei denen kein einziges Tier überrascht und überrannt wird und so jeden Betrachter begeistern, mit dieser geheimnisvollen Benachrichtigungsmöglichkeit für die Formationspartner ausgestattet sein. (Mehr darüber in Kap. 14).

Auch auf dem Gebiet der Gehirn- und Bewußtseins-Forschung in Verbindung mit dem Wirkungsfeld der Biophotonen ist man zu erstaunlichen Erkenntnissen gekommen, die Zusammenhänge in diesem Aktionsdreieck erklärbar erscheinen lassen.

Nervenzellen senden *Biophotonen* aus und bei Nervenbahnen und Gehirnregionen spricht man von Nerven-Energiefeldern. Es ist vorstellbar, daß die Reizübertragung von der Nervenzelle hinweg über den synaptischen Spalt nicht allein auf chemischem Wege, also nur durch Botenstoffe, wie z.B. Acetylcholin, sondern hauptsächlich über den Wirkungsmechanismus des *Biophotonenfeldes* erfolgt. Forschungsergebnisse lassen sogar die Überzeugung gewinnen, daß Informationsspeicherung (Gedächtnis) und Informationsverarbeitung, wie generell Bewußtseinsbildung, nicht in fest umrissenen Hirnbereichen stattfinden, wie es z.B. im Broca-Areal für Wortartikulation und Grammatik im Stirnhirn (Deacon,1989) und im *Wernickeschen* Bereich für Wortverständnis im Schläfenlappen herausgefunden worden ist. Stattdessen wird vermutet, daß Bewußtsein zwischen *Hypophyse, Thalamus, Hypothalamus* und *Zirbeldrüse* mit Hilfe des *Biophotonenfeldes* in einem Hologramm entsteht. In dem Fall spielte dann die optische Komponente in diesem Kommunikationsviereck die wesentliche Rolle. Ist das wirklich so, dann wäre die ›**Sonnenkost**‹ mit ihrem hohen Lichtanteil förderlich auch für unser Bewußtsein. Eine weitere schöne Rolle für unsere strahlende Kost.

Es scheint auch Abstimmungsprozesse zwischen Nervensystem und anderen Organismus-Regionen durch *Biophotonen*-

Kopplung zu geben, sozusagen ein *corporales Internet*. Dann erst recht zwischen unseren beiden Gehirnhälften. So konnte tatsächlich die Synchronisation (Gleichlauf, Gleichtakt) der Hirnwellen beider Gehirnhälften eines Probanden (›lat: *probundus*, ein zu Erprobender) im Meditationszustand festgestellt werden. Dies könnte u.a. ebenfalls durch die Überlagerung (*Interferenz*) beider *Biophotonenfelder* zustandekommen. Noch erstaunlicher, sogar die Synchronisation der Hirnwellen zweier Personen, nämlich von Heiler und Patient, ist während der Heilbehandlung verbürgt, wie gleichzeitig abgenommene *EEGs* an getrennten Geräten bewiesen haben. Hier wäre eine *Interferenz* der Biophotonenfelder beider Personen denkbar, die als Transmissionsriemen den Gleichtakt beider, voneinander unabhängiger Hirnwellenlagen herstellt. Sehr erstaunlich ist das Ganze irgendwie schon.

Sollte hier zwischen miteinander sprechenden Menschen im dichten Beieinandersein denn nun wirklich ein irgendwie gearteter, die Körpergrenzen übergreifender Informationsaustausch stattfinden, ohne daß die Gehirne der Beteiligten dafür ausdrücklich um Erlaubnis gebeten worden wären? In diesem Fall würden die Gehirne in Sprache, Gestik und Mimik miteinander kommunizieren, währenddessen es die beiden *Biophotonenfelder in ihrer eigenen Sprache von Organismus zu Organismus* ebenso täten. Nur dies würde oder wird von den Gesprächspartnern nicht bewußt wahrgenommen. Oder kann es – noch erstaunlicher – sein, daß dieser vom Unterbewußtsein gesteuerte Informationsaustausch als gedankliche Modulation der Biophotonenstrahlung erscheint und gar den Gedankenfluß beeinflußt? Oder noch besser, können wir das sogar bewußt vollbringen? –

Der handfeste, technische Beweis für den Gleichtakt der Hirnwellenaktivitäten zwischen Heiler und Patient ist jedenfalls nicht mehr vom Tisch zu wischen. Träfe dies alles hier Gesagte wirklich so zu, wäre – in des Wortes doppelter Bedeutung – die ›*Gedankenbrücke*‹ geschlagen, die uns im Zusammenhang mit der ›*übersinnlichen Wahrnehmungsfähigkeit*‹ (wie in Kapitel 2 schon angedeutet) im Kapitel 14 noch ausführlich beschäftigen wird. Aber Rückspiegelungen dieser Vorgänge nehmen wir Menschen auch ohne naturwissenschaftliches Wissen bewußt wahr, übrigens auch im Zusammenleben und Kommunizieren mit Tieren. Vielleicht verstehen sie uns da auch besser, als wir es für möglich halten? –

Auf diese Weise wären über die *Interferenzen der Biophotonenfelder* womöglich Ausgeglichenheit und Wohlgefühl bei den Beteiligten übertragbar, die auch im *Hypothalamus* nachklingen und sowohl geistige, als auch körperliche Reaktionen auslösen. Wenn das so im Politischen passiert, dann heißt das im dortigen Sprachgebrauch ›*konstruktive Gespräche in guter Atmosphäre*‹. Ein solcher ›lichtinduzierter‹ Einfluß auf die um Einsicht Ringenden schiene möglich. Wie anders ist sonst die plötzliche Einigung der in Freundschaft miteinander diskutierenden Politiker über bisher strittige Fragen zu erklären? – So die weltpolitische, historische Entscheidung zur Deutschen Einheit zwischen Kanzler *Kohl* und dem russischen Präsidenten *Michail Gorbatschow* 1989 an der Moskwa. – »*Der Funke sei übergesprungen*«, so pflegen wir es hinterher zu nennen. – *Funke* ist dafür gar kein so falscher Begriff, wenn man die *leuchtenden Biophotonenfelder* im Hinterkopf nicht nur hat, sondern auch meint. –

Das *Biophotonenfeld* als Mittler zwischen Geist und Materie? – Der Phantasie sind eigentlich keine Grenzen gesetzt. – Und oft beflügelt auch die Wissenschaft die Phantasie. Selbst wenn diese Aussage vielleicht nicht so seriös klingt, aber vieles, was einmal vorgedacht und von den jeweiligen Zeitgenossen verlacht worden ist, hat sich später als zutreffend herausgestellt. Wir denken da an *Jules Vernes* visionäre Geschichten vom Flug zum Mond und seinem U-Boot *Nautilus*. Beides ist inzwischen Wirklichkeit geworden. Es ist nicht sicher, ob es beides ohne *Vernes* Anstoß überhaupt so schnell gegeben hätte.

Visionen als Ansporn? Manchmal scheinen die Visionäre

doch die besseren Realisten zu sein (frei nach Helmut Kohl als Bundeskanzler 1989). Wissenschaft deckt immer mal wieder Naturphänomene auf und stößt bei ihrer Erklärung oft schnell an ihre Grenzen. Deshalb zum wiederholten Male: ›*Es gibt Dinge zwischen Himmel und Erde, von denen sich unsere Schulweisheit nichts träumen läßt*‹. Diese bekannte Abwandlung eines Shakespeare-Ausspruches (O-Ton: »Es gibt mehr Dinge im Himmel und auf Erden / Als Eure Schulweisheit sich träumt«, Hamlet, I. Akt, 5.Aufzug) scheint sich, wohin man auch blickt, immer neu zu bestätigen. Es braucht manchmal halt viel Zeit und Zähigkeit und Geschicklichkeit, um das Errungene ins rechte Licht zu rücken. Schön wäre, wenn es so auch mit Anerkennung für die ›**Sonnenkost**‹ gelänge.

Übrigens, es gibt auch anders geartete Übertragungsmöglichen zwischen Organismen. So ist beispielsweise bei Rockkonzert-Besuchern nach stundenlangem, oder gar Tage andauerndem Eingepferchtsein zwischen Menschenmassen bei Veranstaltungs-Teilnehmern eine signifikant erhöhte Radioaktivität gemessen worden. Übertragungen zwischen ihnen durch das *Dielektrikum Luft* sind auch in diesem Falle bestätigt. Der Mensch strahlt wirklich; auch aus dem, was er zusätzlich aufgenommen hat. Auch über das Biophotenfeld?–

Das *Biophotonenfeld* als mögliche generelle Kommunikationsbasis?

Inzwischen haben zahlreiche wissenschaftliche Untersuchungsreihen Hinweise darauf gegeben, daß das *Biophotonenfeld* mit seiner großen Stabilität weit über die Zelle hinausreicht, und es gibt Beobachtungen, daß auch bei Wachstumsrhythmen und -zyklen, bei *Methamorphose*, *Embryogenese*, Morphogenese, bei der Organisation von ganzen Populationen und sogar nach Altersgruppen deren sozialer Struktur die kohärenten Biophotonen organisatorisch und kontrollierend beteiligt sind.

Im Zusammenhang mit den stabilen *Biophotonen-Strukturen* ist auch eine bioelektrische Erscheinung In unserer Muskulatur zu sehen, die der Psychologe *Hubert Rohracher* 1944 in Wien entdeckt hat. Es gibt feinste Kontraktionen in den einzelnen Muskelfasern, die eine gewisse Bereitschaftsspannung in den Muskeln schaffen und sich im ganzen Körper zu einer nicht wahrnehmbaren, gleichwohl meßbaren ›*Mikrovibration*‹ zusammenfügen. Diese immerwährenden Muskelfaserschwingungen – auch im Schlaf, in der Entspannung und selbst bei Narkose – stimmen in ihrer Grundfrequenz im Hauptvorkommen zwischen 7-13 Hertz mit unserem *Alpha*-Hirnwellen-Bereich überein, wie er in der Einschlafphase, ebenfalls als eine Art Ruhe- oder Leerlauffrequenz des Gehirns zu verzeichnen ist. Nach den Erläuterungen des Kapitels 2 ›Der Kosmos und wir‹ über den *Global Scalingeffekt* verwundert die Tatsache wohl nicht mehr, daß Erdkruste und manche Teilschichten der Ionosphäre in derselben Grundfrequenz schwingen. Im Lichte dieses *Resonanz*-Gleichschrittes von *Organismus und Biosphäre* lassen sich nicht nur Befindlichkeitsstörungen durch Witterungseinflüsse erklären, denn die damit einhergehenden beträchtlichen Änderungen atmosphärischer, vor allem elektromagnetischer Vorkommnisse, üben selbstverständlich einen Mitzieheffekt auf sehr empfindliche Menschen aus. Diese reagieren da wie Detektoren; das ist durchaus nichts Krankhaftes. Sie scheinen als Gesamtorganismus ein besonders feiner *Biosensor* zu sein. Alle Menschen unterliegen diesen globalen Einflüssen, doch die meisten fühlen es nicht. –

All dies beleuchtet schon ein Stück weit auch die Komplexität der Zusammenhänge zwischen belebter und unbelebter Materie und ist ein ausdrücklicher Beweis für unsere ›Verbandelung‹ mit unserem Heimatplaneten, wie in dieser Kapitelüberschrift schon festgehalten ist: Wir befinden uns mit unserer Erde im Schwingungsgleichtakt. Wie wir gesehen haben, nicht alleine nur mit unserem Körper, sondern auch mit unserem Gehirn. Da bleibt doch wohl die Seele nicht heraus.

Solche Erkenntnisse eröffnen den Weg für westliche Einsichten in die immer noch schwer zugänglichen, ganzheitlichen

Betrachtungsweisen des fernöstlichen, traditionellen Weltbildes, seiner Heilkunde und Praktiken, seiner Weisheiten.

Die ›*Rohracher'sche Mikrovibration*‹ stellt aber, wie wir inzwischen sehr wohl wissen, nicht die einzige Schwingungsaktivität in unserer Muskulatur dar. Auch hochfrequente elektromagnetische Strahlung ist am Muskel meßbar, und so läßt sich hier ein komplexes Resonanzgeschehen zwischen biologischen Funktionen und elektromagnetischen Phänomenen erkennen. Wenn wir nun zur Anzahl der schon erläuterten Wechselbeziehungen die unzähligen in der Aussenwelt hinzufügen, die ebenfalls Schwingungszustände in unserem Organismus bewirken, die wiederum ihrerseits mit den in unserem Körper schon vorhandenen natürlichen Schwingungsfeldern reagieren, wird's verwirrend. Es bedeutet, daß hierbei nun das gesamte Wirkungsspektrum der Interaktion zwischen den Fein- und Hyperfeinstrukturen der Schwingungsfelder verschiedener Herkunft zum Tragen kommt. Durch *Resonanzen* und *Interferenzen* finden fortlaufend gegen- und wechselseitige Umformungen, die Modulation der Schwingungsformationen statt, aus der sich örtlich ganz unterschiedliche Schwingungszustände ausbilden. Da sind alle Abstufungen der wechselseitigen Verstärkung und graduellen Abschwächung bis hin zur totalen gegenseitigen Aufhebung, der Löschung, möglich. Hier spielen auch die fachlich als *konstruktiv* bezeichneten (gleichphasig), also signalverstärkenden bzw. die *destruktiven Interferenzen* (gegenphasig) auf das Ausgangssignal treffende Reflektion, die es reduziert, manchmal sogar ganz aufhebt, ihre wichtigen Rollen. Eines sei an diesem Betrachtungpunkt betont: Auch wenn hier fachtechnisch von *konstruktiver* oder *destruktiver Interferenz* gesprochen wird, stabilisieren sie doch *beide* das Schwingungsfeld. Der Nutzeffekt aus diesem hochkomplizierten Geschehen liegt auch hier in einem Zugewinn an ›*Ordnungsgrad*‹ für unseren Organismus, wenn überflüssige Frequenzen – weil belastend – durch *destruktive Interferenz* herausgefiltert werden. Mit ihm wird das

Überleben sichergestellt und u.a. auch seine Abwehrfähigkeit gegen schädigende Umwelteinflüsse gestärkt.

So erstaunlich nun diese bioelektrischen Erscheinungen sind, manche schwer zu glauben und zunächst selbst von der Fachwelt nicht anerkannt, – es gibt viele Beispiele dafür –, sind dann später doch in den allgemeinen Wissensschatz übernommen worden und bereichern und erleichtern heute den medizinischen Alltag. Denken wir an die Herz- und Hirnströme, die ohne weiteres von außen ›abgegriffen‹ werden können und als EKG bzw. EEG Auskunft über Gesundheits- und Leistungsstand der beiden so wichtigen Organe geben können, ganz ohne Röntgen-Belastung. Sie sind für uns alle längst landläufige Begriffe geworden.

So dient inzwischen auch das *Biophotonenfeld* als Mittler bei der Qualitäts-Analyse der Lebensmittel und erlaubt die höchst erstaunliche Unterscheidung zwischen dem Ei einer Freiland-Henne und dem eines Käfig-Huhnes. Die *Biophotonen*-Strahlung legt dies offen und gibt exakte Auskunft.

So könnte mit Hilfe der Biophotonenanalyse - selbstverständlich interessant für ›SONNENKÖSTLER‹ - die Qualität von naturbelassenem Obst, Gemüse und von Wildpflanzen im Hinblick auf den Ordnungsgrad präzise festgestellt werden. Doch daran ist man allgemein noch nicht interessiert. Wir aber wissen darum. Ein gutes Gefühl.

Es gibt inzwischen einleuchtende Erklärungen für das Funktionieren dieser Analysemethode: Photonen, die Lichtteilchen, können - obwohl die kleinsten Elementarteilchen im Universum - mehr Informationen speichern, als sonst ein Materieteilchen. Auch das Lichtmanagement in unseren Körperzellen ist gestützt auf diese außerordentliche Fähigkeit der Photonen. Hier heißen sie Biophotonen. Sie sind beste Kommunikationsbasis für die inter-, aber auch intrazellulären Verbindungen. In unseren Somazellen sind sie die besten Informationsspeicher, noch leistungsfähiger, als DNS, als das menschliche Erbmolekül. Und das hat schon eine Speicherfähigkeit von 3 Gigabit. Das Licht bildet mit seinen Photonen auch nach der Quantenfeldtheorie die Brücke zwischen unserer dreidimensionalen Wirklichkeit und den Informationsräumen. So wird es als das Verbindungs-selement zwischen Geist und Materie, zwischen Bewußtsein und Informationsfeld angesehen. (Mehr in Kap. 14 über den ›unauffälligen Verlust')

Diese Speicheruniversalität des Lichtes erklärt auch einige der vielen Lebensprozesse, aber läßt auch manche der unterschiedlichsten Naturerscheinungen im Zusammenwirken von menschlichem Organismus und Umwelt plausibler erscheinen. Die schon lange vermuteten, inzwischen meßtechnisch nachweisbaren natürlichen Strahlungs- und Schwingungsfelder des menschlichen Organismus gehören in diese Kategorie. Biophotonik, *EKG, EEG*, Änderungen des elektrischen Hautwiderstandes als nur einige davon, sind zum Teil Ausdruck der Interaktion unseres Körpers mit der Biosphäre. Sie bilden inzwischen in vielen Fällen die Handlungsgrundlage in der Medizin wie auch für alternative Diagnose- und Heilbehandlungsansätze, so beispielsweise in der ›*energetischen Terminalpunktdiagnostik*‹ oder der ›*Bioresonanztherapie*‹. Hierzu sei, ohne sie im Detail beschreiben zu wollen, nur angemerkt, daß auch hierbei die *bioelektrischen Aktivitäten* und *elektrischen Eigenschaften* unseres Körpers, und nicht nur die speziellen der Hautoberfläche, mit Feinstmeßgeräten ermittelbar sind. Die gewonnenen Daten und Frequenzen der einzelnen Resonanzareale werden mit den korrespondierenden Frequenzen eines gesunden Organismus, die ausgeforscht sind, verglichen. So können lokale, von der Norm abweichende Schwingungsformationen im untersuchten Bereich oft sogar schon im Vorfeld der ›anrückenden‹ Erkrankung als aufsteigendes Problem erkannt werden. Und das, lange bevor organische Schäden eintreten. Beides eröffnet die Möglichkeit gezielter Gegenmaßnahmen, sozusagen als weit vorausgreifende *Pro-*

phylaxe. Dazu werden die zu korrigierenden Schwingungen mit Hilfe spezieller Geräte abgegriffen und zielgerichtet, d.h. je nach Erfordernis durch *Frequenz*- oder *Amplitudenmodulation* (Schwingungszahl- bzw. Ausschlagshöhenverstellung) abgewandelt oder aber spiegelverkehrt als Komplementärschwingungen dem Organismus wieder zugeführt. Auf diese Weise wird eine Rückführung in die natürliche, die Gesundheit stabilisierende Schwingungslage angestrebt und bemerkenswert häufig auch erreicht. Der Organismus nimmt diese ›*Ordnungsquelle*‹ gern an, denn – wir erinnern *Erwin Schrödingers* Formulierung über das Leben, »*... sein Kunstgriff ... besteht ... aus einem fortwährenden Aufsaugen von Ordnung aus der Umwelt*«. – Dies bedeutet die Harmonisierung des Energiesystems Mensch. So mancher frühere Skeptiker dieser neuartig anmutenden Heilmethoden hat sich angesichts vielfach überraschender Erfolge schon zu deren Bewunderer gewandelt.

Aber zurückkommend auf das Abschnittsthema der Wirkung von Schwingungen auf den menschlichen Organismus: Die Natur hält auf diesem Gebiet noch weitere Überraschungen bereit. Zwei der Naturphänomene sollen hier kurz angesprochen werden, weil sie sehr eindrucksvolle Beispiele aus der Reihe der unzähligen Rückkopplungsprozesse des Lebens sind. Sie zeigen, in welch hohem Maße und wie direkt wir – in diesem Fall durch unsere bloße körperliche Bewegung, auch Sport – Einfluß auf das Gesamtgeschehen in unserem Körper ausüben, ja, es manchmal damit geradezu in Gang halten.

Zum Verständnis dessen müssen wir uns vergegenwärtigen, daß rhythmische Bewegungsabläufe logischerweise einfache mechanische Schwingungen und Vibrationen in unserem Zellverband hervorrufen. Deren generelle positive Wirkungen auf unser Gewebe, aber auch auf unser Wohlbefinden, werden im nächsten Kapitel unter ›Bewegung‹ ausführlich beschrieben. Sie sind hier also nicht gemeint. Die nun folgende Betrachtung richtet unser Augenmerk auf die rein *bioelektrischen* und *bioenergetischen* Begleiterscheinungen dieser Vorgänge.

Also, schwingende Körperbewegungen erzeugen entsprechende rhythmisch geformte Druckimpulse im Gewebe, die überall im Organismus durch den sog. ›*piezoelektrischen Effekt*‹ elektrische Ladungsverschiebungen zur Folge haben, d.h. Elektronenwanderungen in Gang setzen. Es ist ein naturwissenschaftliches Phänomen, welches sich bei Quarzkristallen in der physikalischen Eigenschaft darstellt, unter Druck-, Zug- oder Torsionsbelastung, also Verwindungs- und Scherkräfteansatz, an ihren Grenzflächen elektrische Ladungsteilchen (*Elektronen*) zu verschieben, was heißt, daß dort ein geringer Strom erzeugt wird. Dieser ›*piezoelektrische Effekt*‹ ist 1880 von *J. und P. Curie* entdeckt und von ihnen so nach dem griechischen Wort *piézein* – ›drücken‹, ›Druck ausüben‹, bezeichnet worden. Er kommt zustande, weil durch die mechanische Deformation der Kristallgitterstruktur ein *elektrisches Dipolmoment* entsteht, welches polarisierend wirkt und damit eine Änderung in der Verteilung der Elektronen auslöst, eben ein Ministrom. Dabei bleibt der Kristall nach außen hin neutral.

Eine erstaunliche Entdeckung ist nun, daß auch biologische Strukturen wie Haut und Knochen dieser Gesetzmäßigkeit folgen und die gleichen Eigenschaften aufweisen, d.h., unter denselben mechanischen Kräfteeinwirkungen auch sie einen geringen Elektronenfluß hervorbringen. Mit dieser Entdeckung erscheint uns die *Akupressur* aus der ›traditionellen chinesischen Medizin‹ plötzlich in einem ganz neuen Licht. Auf einmal ist alles recht plausibel. Schon allein der Druck auf die Akupunkturpunkte erzeugt durch diesen ›*Piezo-Effekt*‹ einen Ministrom, und der gelangt über das *Meridiansystem*, welches ja ein Supraleiter-System für Licht und Strom ist, zu den jeweils zugeordneten Organen und in die so getriggerten Körperregionen. Das bedeutet Stimulation für den nachgeordneten Bereich. – Stromerzeugung durch Druck. Viertausendjähriges Wissen der fernöstlichen traditionellen Medizin, dem heute mit modernster Meßtechnik, die übrigens vielfach selbst mit dem ›*piezoelektrischen Effekt*‹ arbeitet, nachgespürt werden kann. – Die allgemeine Bewunderung für die alten Weisheiten wächst.

Der ›*Piezostrom*‹, wie er auch genannt wird, ist also ein bewegungsinduzierter biophysikalischer Vorgang. Warum wird der hier angeführt? –

Nun, wie schon an früherer Stelle angesprochen: Alles um uns herum schwingt. Auch unser Körper ist eine schwingende Einheit im Umweltkonzert der Resonanzschwingungen. Unser Organismus wird wie eine Geigen- oder Klaviersaite, die, ohne angestrichen bzw. angeschlagen werden zu müssen, u.a. auch über das verkoppelte Resonanzgeschehen, zum Schwingen angeregt. Zusätzlich dazu tritt aber gerade durch rhythmische Körperbewegungen, wie beim Langstreckenlauf, beim Tanzen, bei der inzwischen recht beliebten Musik- und Schwunggymnastik, auch speziell unter physiotherapeutischem Ansatz auf dem Minitrampolin (*Bernhard Eppig), ein gesundheitsfördernder Verstärkungseffekt in den Schwingungsmustern ein. Und der ist hoch willkommen. Diese Schwingungen stellen nach einem Lebensprinzip die *bioelektrische Neutralität der Zellmembranen* sicher.

Geschähe dies nicht, würde eine ernste Gefahr für die Gesundheit bestehen, möglicherweise Krebs.

Da dies, wie eben angemerkt, ein bewegungsinduzierter biophysikalischer Vorgang ist, wird er im nachfolgenden ›Bewegungs‹-Kapitel noch einmal Erwähnung finden und in den Zusammenhang mit einer weiteren bioelektrischen Erscheinung, dem ›*pyroelektrischen Effekt*‹ in unserem Gewebe gestellt, die ebenfalls die Neutralisierungsbemühungen der Zellmembranen durch Elektronenwanderungen begünstigt.

In allen diesen geschilderten Vorgängen wird sichtbar, wie kompliziert es ist, den lebensnotwendigen Gleichgewichtszustand des Organismus in statischer, metabolischer, bioelektrischer aber auch psychologischer Hinsicht zu bewahren oder schnellstens wieder herzustellen. Längeres Verweilen außerhalb dieser energetischen Harmonie würde sich krankheitsauslösend auswirken.

Alle diese Erscheinungen sind im wesentlichen bioelektrische Vorgänge und beweisen eigentlich die Tatsache, die immer noch bezweifelt wird, nämlich, daß wir vornehmlich Lichtwesen sind, vom elektromagnetischen Sonnenlicht gesteuerte Lebewesen, wie die anderen Geschöpfe auch. Pflanzliches und tierisches Gewebe, auch unseres, ist für dieses Licht transparent. So wird auch die intra- und *extrazelluläre Kommunikation* über das *kohärente Sonnenlicht* in uns geführt. Dies jederzeit im Hinterkopf bewahrend, wie auch die Einsicht Newtons, daß Licht und Materie womöglich ineinander umwandelbar seien – und sie sind es, wir bestehen aus Licht – ist es nichts anderes als logisch, daß die ›**Sonnenkost**‹ als *Lichtnahrung dann* auch die einzige Nahrung für uns sein kann.

Rückblickend auf die bisherige Erkenntnisentwicklung über die beschriebenen Zusammenhänge könnte man sich einen weiteren Schritt vorwagen:

Ob ›*Magnetismus animalis*‹ des *Franz Anton Messmer* oder das ›*Od*‹ *des Barons v. Reichenbach,* ob das ›*mitogenetische Feld*‹ des *Alexander Gurwitsch* oder das ›*Biophotonenfeld*‹ des *Prof. F.A. Popp*, vielleicht wird man in der Wissenschaft einmal alle diese Felder als Teilerscheinungsformen ein und desselben Phänomens beschreiben, eines *multifunktionellen Schwingungssystems*, eines Vielfachwirkungsfeldes. Damit kämen wir auch dem ratsamen Prinzip entgegen, unsere Welt aus dem Blickwinkel des ›Alles-hängt-mit-allem-zusammen‹ zu betrachten. Vielleicht wären wir damit der Wirklichkeit am nächsten.

Nun, wie auch immer, die Leserschaft näher an die Wirklichkeit heranzuführen, ist das erklärte Ziel dieser vermittelnden Beschreibungen, den Blick für natürliche Abläufe zu öffnen und auch so um die Akzeptanz der ›SONNENKOST‹ als ideale Kostart, ja, als eßbare, lichtdurchflutete Kostbarkeit zu werben. Je mehr Menschen sie praktizieren, desto deutlicher wird dann auch ihre außerordentlich gesundheitsfördernde Wirkung hervortreten und weitere Begeisterungsfähige in ihren Bann ziehen. Für diese gute Sache stehen hier alle Zeilen.

9. BEWEGUNG – EIN KLEINER ›JUNGBRUNNEN‹

Eine neue Erhebung bei uns weist aus, **daß jeder zweite Deutsche über 34 Jahre unter Bluthochdruck leidet.** – Das ist erschreckend.

Damit sind wir Deutschen ab sofort nicht nur hoch gepriesene **Export-** und Reise **Weltmeister**, sondern leider auch noch – ganz und gar unrühmlich - **Bluthochdruck-Weltmeister**. Und allerneuester medizinwissenschaftlicher Erkenntnis zufolge läßt permanenter Bluthochdruck sogar das Gehirn schrumpfen. Diese Nachricht sollte bei uns doch wirklich die Alarmglocken schrillen lassen. Sie kann man doch nicht einfach vernehmen und danach ungerührt zur Tagesordnung übergehen.

Wir alle sind schon lange über unsere Ernährungs- und Verhaltensfehler unterrichtet. In unserer Kommunikationsgesellschaft und Medienwelt kann niemand mehr ahnungslos sein, mit gutem Gewissen behaupten, er wisse von nichts. Bei der heutigen Informationsfülle schlicht unmöglich, egal, um was es dabei geht.

Nun kann man sich zwar in gewissem Maße von der überbordenden Nachrichtenschwemme abschotten und damit auch Wissenslücken einfangen, doch was Ernährung und Gesundheit angeht, unser aller großes Anliegen, empfiehlt sich Aufmerksamkeit, kein ostentatives Weghören. Das hätte wirklich fatale Folgen. Und so sollte uns doch alleine die obige Nachricht von der Gehirnschrumpfung durch ständigen Bluthochdruck wachrütteln. Das ist doch eine gräßliche Vorstellung. Von einem schrumpfenden Gehirn sind keine Innovationen mehr zu erwarten. Wir alle aber wissen, daß gerade Deutschland in seiner Rohstoffmangellage Ideenschmiede bleiben muß. Darin besteht doch unser sooft und viel beschworenes Kapital. In diesem Sinne böte Gehirnschrumpfung wahrlich keine so rosigen Zukunftsaussichten für uns.

Gute Begleitnachricht aus dieser o.a. Untersuchung: Mit Sport und geistigem Training kann in jedem Alter dagegengehalten, diese verheerende Entwicklung gestoppt und sogar – man höre und staune - umgekehrt werden.

Neues Wissen erwerben, Gedichte auswendig lernen, ein neues Musikinstrument erlernen. Alles das zwingt gemäß aktueller neurologischer Erkenntnis unser Gehirn zum Aufbau neuer Verknüpfungen. Das bedeutet eine kapazitive Steigerung unseres Denkapparates. Das alles wird nachweislich durch sinnvolle körperliche Bewegung verstärkt und beschleunigt. Mit alledem ist also nicht nur der rein körperliche Verfall zu bremsen, sondern ebenso die geistige Rutschbahn zu verhindern. Selbst die durch Mentalverluste bedingte Pflege könnte auf diese Weise um ein beträchtliches Maß reduziert werden. Sind diese Erkenntniss nicht höchst erfreulich? Sollten da nicht alle von uns aufmerksam hinhören?

Und da obendrauf hätte die ganz natürliche Ernährung mit ›**Sonnenkost**‹ selbstverständlich einen zusätzlich positiven Einfluß.

Generell steht fest: Wir essen zu viel, zu fett und zu salzig, und wir bewegen uns zu wenig. Eigentlich herrscht in Deutschland akuter Bewegungsmangel. Selbst die zahlreichen Jogger und Läuferinnen sind zwar Vorbild, finden aber bei der Masse unserer Bevölkerung nicht genügend Nachahmung. Dabei wäre dem jüngst grassierenden *metobolischen Syndrom*, einem Krankheitskomplex mit den dominanten Einzelsymptomen Bluthochdruck, Diabetes und zu hohe Cholesterinwerte, schon allein mit Bewegung gehörig beizukommen. Das zu wissen, ist doch tröstlich. So könnten 300.000 Herzinfarkte pro Jahr, davon jede 3. tödlich, vermieden werden. Ebenso wären mit Sport und Bewegung noch viel mehr *Angina pectoris*-Erkrankungen, ausgelöst durch Gefäßverfettung und Mikroentzündungen in den feinsten Koronargefäßen, zu verhindern. Man müßte also nur den sooft genannten ‚inneren Schweinehund‹ überwinden und sich bewegen. Doch bei uns haben allgemein längst Bequemlichkeit und Gleichgültigkeit obsiegt.

Diesem Trend entgegenwirken soll dieses Buch und dabei wertvolle und spannende Erkenntnisse vermitteln.

Aus diesen Eingangsbemerkungen erkennen wir, daß wir für unseren unangepaßten Lebensstil schon längst bestraft werden, einmal durch Gesundheitseinbußen, und zum anderen durch die explodierenden Krankheitskosten. Dies alles war eigentlich voraussehbar und wäre somit bei durchschnittlicher Weitsicht auch vermeidbar gewesen, z.B. durch mehr rohes Obst und Gemüse auf dem Speiseplan und mehr Bewegung gegen das zivilisatorische Langzeitsitzen im Alltag. Aber hierzu war – das Sprichwort einmal umgekehrt - nicht nur ›*das Fleisch nicht willig, sondern auch der Geist zu schwach*‹. – Damit kommen wir nun zu einem Eckpfeiler unseres ›Gesundheits-Dreiecks‹, der Bewegung.

Wir wollen hoffen, daß wir wenigstens erkenntnismäßig ordentlich um diese Ecke herumkommen und dabei klare Sicht über das segensreiche Wirken von Bewegung gewinnen.

Bewegung ist ein tragendes Element des Lebens. Sie ist einmal rein äußerlich das Charakteristikum, welches das Lebewesen an sich ausmacht, aber sie nimmt daneben innerhalb des Organismus noch verschiedene andere Wirkungsformen an. Bewegung besitzt im Phänomen des Lebens eine mannigfaltige Dimensionalität, wie noch deutlich werden wird.

Als Allererstes ist die Fähigkeit zur Fortbewegung dem Lebewesen das zentrale Hilfsmittel im Kampf ums Überleben. Sie dient den wichtigsten Fähigkeiten:

- dem Entkommen vor Freßfeinden
- dem Nahrungserwerb und
- der Selbstbehauptung – auch gegenüber Artgenossen.

Die Bewegung war damit als ein wichtiges Gestaltungsmittel für die Art direkt an das alltägliche Leben gekoppelt; sie erfolgte quasi automatisch. Und weil dies von Anbeginn so war, und in der Evolution nichts isoliert geschieht, wurde die Rückwirkung aus den Körperaktionen der Lebewesen ganz praktisch genutzt und als anregender und stabilisierender Faktor in den Funktionsablauf des Organismus selbst eingebunden. Auf diesem Wege ist Bewegung – unmittelbare Quelle für kinetische Energie – zu einem Regulierungselement im Funktionskonzept Somazelle geworden. So ist Beweglichkeit gleichzeitig im ›Großen und Ganzen‹ wie auch ›im Kleinsten‹ Wesensmerkmal des Lebens. Daraus folgt aber auch, daß es zu Problemen kommen muß, wenn das wichtige Element Bewegung ausbleibt. Und das ist in der modernen Gesellschaft größtenteils der Fall, mit den inzwischen auch als solche erkannten Folgen.

Andererseits werden uns in den Medien kontinuierlich ansprechende Sportveranstaltungen präsentiert, die gewiß zum Mit- und Nachmachen anregen können, aber zunächst erst einmal sitzend konsumiert werden. Darunter vereinzelte exemplarische Beispiele für menschliche Höchstleistungen im Olympischen Wettkampf oder im Extremsport, beispielsweise im Triathlon, ziehen zwar Aufmerksamkeit auf sich, aber werden meist nur als Aushängeschild für großartige menschliche Leistungsfähig gesehen. Vorbildfunktion, die dann also zum Gleichtun anregen kann, greift nicht in wünschenswerter Weise. Nicht genug Menschen bekommen hinterher die Kurve für die eigene aktive Bewegung, um gesund zu bleiben oder es durch regelmäßige Bewegung wieder zu werden. Würden die Menschen doch nur von der wirklichen Hochleistungs-Apotheke wissen, die alleine schon in unseren in Aktion befindlichen Muskeln steckt, würde sportliche Nachahmung vielleicht besser gelingen. Diese Chance wächst sicher bei denjenigen, die diese Ausführungen gelesen haben. Sie können es ausprobieren und wunderbare Erfahrungen machen.

Wenn wir jetzt hier im Folgenden über den Sport sprechen werden, dann – das weiß inzwischen jeder – gibt es ja eigentlich zwei Sichtweisen auf ihn. Sport sei Mord, so meinen die Bewegungsmuffel in ihrem Hang zur Bequemlichkeit. Dahingegen sind sportbetont lebende Menschen in ihrer Begeisterung für ihn kaum zu bremsen. Wie so oft und so vieles im Leben, hat auch der Sport seine berühmten zwei Seiten.

Grundsätzlich jedoch ist festzustellen: Bewegung tut Not. Der Körper braucht sie, um in Gesundheit richtig funktionieren zu können. Das war schon gesagt. Aber es ist Augenmaß dabei erforderlich. Spitzensport und Extremsport stehen nach ›Uralt-durch-Gelassenheit‹-Theorie dem selbstverständlich entgegen. Die durch sie propagierte Ruhe und Gelassenheit werden durch Ehrgeiz und Hetze in der Trainings- und Terminklemme ersetzt. Das aber hat abträgliche Auswirkungen auf Psyche und Immunsystem. Wir erfahren es allzu häufig, Spitzensportler sind keinewegs immer die Gesündesten. Streß und Kortisolspiegel treiben da ihr schädliches Spiel. Insofern ist die ›Sport ist Mord‹- Ansicht der Sportverweigerer gar nicht einmal so ganz aus der Luft gegriffen. Doch mit ihrer totalen Abstinenz liegen sie sicher falsch.

Und damit kommen wir zur zweiten Medaillenseite:
Dem moderat betriebenen Sport. Und ihm sollen wir die folgenden Ausführungen gelten. Er zeichnet sich durch ruhige und gelassene Ausführung aus, die bei Lang-/ Ausdauerdisziplinen sogar einen meditativen Charakter annehmen und so bei wohlgefälliger, als belebend empfundener Durchblutung eine große Zufriedenheit auslösen kann. Mäßiges Bewegungstraining kann nachweislich Schutzenzyme für die Zellen aktivieren. Dazu ist leicht ›oxidativer Streß‹ erforderlich, der die Mitochondrien (ATP-Kraftwerke in der Zelle) schützt und stärkt – also beide, Körper und Seele profitieren davon.

Bevor wir zu Einzelheiten der Muskel-Apotheke kommen, nur kurz so viel: Wir alle kennen unsere Muskeln und haben auch schon einmal gehört, daß sie aus speziellen Eiweißstrukturen aufgebaut sind, die die Fähigkeit zur Kontraktion (Zusammenziehen) besitzen. Damit wird Bewegung überhaupt erst ermöglicht Näher wollen wir bei dieser augenblicklichen Betrachtung nicht darauf eingehen. Aber während die Muskeln uns bewegen, bescheren sie uns ganz nebenbei auch ein passables Aussehen. Sie formen unseren Körper. In diesem Punkte dürfen wir dann meist die Spitzensportler bewundern.

Jedwede Bewegung, ob Laufen, Springen, Ziehen oder Drücken, ja selbst Atmen und Schlucken werden durch Muskeln vollzogen. Sie begleiten uns durch's Leben, auf Schritt und Tritt.

Betrachtet man die Skelettmuskulatur in ihrer Gesamtheit als Organ, und als solches kann sie auch gesehen werden, dann nimmt sie beispielsweise bei einem 70kg-Mann so zwischen 20-30% seines Körpergewichtes ein. Damit stellt sie eine veritable Größe im Gesamtorganismus dar und ist nach der Haut und den Knochen damit das drittgrößte Organ. Das verleiht unserer Muskulatur schon eine hohe Bedeutung.

Was jedoch unsere Beweglichkeit anbelangt, da allerdings nutzt der unbeugsamste Wille nichts, wenn die Muskeln nicht mitspielen. Ihre Leistung abzurufen und durch regelmäßiges Training zu optimieren, ist nicht nur bei Extremsportlern entscheidend wichtig. Aber, und jetzt kommt der springende Punkt, sie sind auch ideale Vorsorge für alle Arten von Krankheiten. Den Muskeln sind nämlich im Konzert des Gesamtorganismus noch außergewöhnliche Funktionen zugeteilt. Sie üben darin eine geheimnisvolle Macht aus. Die Forschung hilft uns dabei, ihren ungeahnten und virtuosen Fähigkeiten auf die Spur zu kommen. Die nachfolgende Beschreibung ihrer phantastischen Fähigkeiten wird unsere zu einfachen Vorstellungen von den Muskeln als bloße Bewegungsmotoren für unseren Körper korrigieren und erhellend ergänzen. Ihre Wirkungsweise geht weit über die bloße Funktion als Antriebsquelle hinaus. Während wir sie zur Motorleistung antreiben arbeiten sie noch ganz nebenbei wie ein Chemiefabrik zum Wohle unseres ganzen Körpers.

Für die Steuerung und den Einsatz unserer willkürlichen

Muskulatur ist unser zentrales Nervensystem / Gehirn zuständig. Über das geben wir die unserem Willen entsprechenden Befehle. (Wir wissen natürlich, daß es bei uns auch unwillkürliche, von uns direkt nicht zu dirigierende Muskeln gibt. Beispielsweise die für die Darmperistaltik und die Atmung während unseres Schlafes. Diese Muskulatur steht hier außer Betracht).

Welche Bewandtnis hat es denn jetzt mit der Muskel-Apotheke? Ja, es stimmt. Jeder Mensch besitzt mit seiner Muskulatur eigentlich diesen generell noch unbekannten Schatz. Diese Informationslücke soll mit den nachfolgenden Erläuterungen geschlossen werden.

Während die Muskeln ihre Arbeit verrichten, damit der Körper vorwärts kommt, wird gleichzeitig im Muskel ein Stoff produziert, der direkten Einfluß auf unser Denkvermögen ausübt. Seine Kurzbezeichnung ist BDNF. Wenn wir z.B. laufen, uns bewegen oder auch nur spazieren gehen, dann entdecken wir bei uns oftmals, daß wir neben einem schnelleren Reaktionsvermögen rein körperlicher Art auch im mentalen Bereich schneller auf bestimmte Situation reagieren können, merklich bessere Übersicht und Problemlösungsvermögen entwickeln und dabei oftmals auch spontane Einfälle haben. Das zeigt uns, daß wir unter Bewegung auch geistig spürbar leistungsfähiger und kreativer werden. Das war schon Friedrich Nietzsche aufgegangen und hat es sinngemäß formuliert, das Sitzfleisch sei wider den Geist und nur ergangene Gedanken von Wert.

Ich persönlich habe die Beobachtung gemacht, daß unter Bewegung das Lernen leichter und schneller geht und auch nachhaltiger wirkt, Gedächtnis wesentlich stärker wird und sichtlich besser klappt. Auf der Langstrecke wird der Kopf schnell frei und es gibt Raum für neue Gedanken, wissenschaftliche Formulieren und auch die gewünschten Verse und Zeilen für viele Gedichte. (Schon an anderer Stelle beschrieben). D.h., es gibt einen unmittelbaren Zusammenhang zwischen Bewegungsmustern und Muskelfunktionen einerseits und den Gedächtnisstrukturen und Gedächtnisleistungen, und vor allem Kreativität, auf der anderen Seite. Dieser Bewegungs-Gedächtnis-Komplex ist nicht ganz unbekannt, wird aber leider bei der wichtigen Schulausbildung unserer Kinder nicht gezielt genug eingesetzt.

Der Muskel beeinflußt aber nicht nur unser Denken und Lernen, er wirkt auch auf unsere Stimmungslage ein. Da werden in unserer gesamten Körpermuskulatur Stoffe ausgeschüttet, die bei der Bewegungsausübung, ganz besonders deutlich bei Ausdauerdisziplinen, Wohlfühlempfindungen bis hin zu Euphorien bei uns auslösen. Die Extremsportler werden so zu ihren Höchstleistungen angetrieben. Allgemein als *runner's high* bekannt. Aber auch bei niedrigerer regelmäßiger Belastung wirken diese körpereigenen Zugaben als Stimmungsaufheller. Wir alle haben schon davon gehört.

Alle diese begrüßenswerten Wirkungen kommen aus unserem Organ, das da Muskel heißt. Das allerdings nur, wenn der Muskel auch tatsächlich aktiviert wird. Bei Bewegungsmangel, oder gar Bewegungsarmut, werden die Muntermacher nicht produziert und könnten somit weder im Körper noch bis ins Gehirn hinein zirkulieren.

So kommt es, zumal in der dunklen Jahreszeit mit ihrem Sonnenlichtmangel zu Stimmungseintrübungen bis hin zu Depressionen. Hiermit steht auch der eindeutige Zusammenhang zwischen einerseits Muskelaktivität und Stimmungshoch und andererseits Bewegungsmangel mit verbundenem Stimmungstief fest. Der Auslöser für Stimmungsverlust ist also oft einfach nur Bewegungsmangel, ohne daß daran gleich die Gene schuldig sind. Wer dagegen seine Muskeln aktiviert und fordert, der schöpft darin auch Lebensmut und Unternehmungsgeist und dieser wiederum fördert so gar noch Geist und Psyche. Außerdem wird das Immunsystem nachweislich durch Bewegung gestärkt und schützt uns vor einer langen Reihe von Krankheiten. Eine dieser Ausdruckskrankheiten für Bewegungsmangel ist der Diabetes. Von diesem Leiden sind weltweit Millionen betroffen, selbst in Deutschland. Und diese schleichende Zuckerkrankheit wäre mit den Muskeln direkt zu bekämpfen.

Und wie geht das nun vonstatten?

In der Bauchspeicheldrüse ist die Ursache dieses Leidens zu finden. Hier wird das lebensnotwendige Hormon Insulin gebildet. Bei Diabetes aber ist diese Produktion gestört oder gar ganz ausgesetzt. Beim Typ-I-Diabetes besteht dieser Defekt von Geburt an. d.h., die die sog. Langehanschen Inseln können von vornherein kein Insulin erzeugen. Der Diabetes Typ II jedoch ist im Laufe des Lebens durch ungünstige, ja gesundheitsschädliche Ernährungs- und Lebensweise ›erworben‹ worden. Und für diesen Fall besteht auch die Chance einer gewissen Erleichterung des Diabetes.

Hier kommt die Heilkraft der Muskulatur ins Spiel. Muskeln produzieren einen Stoff, der die Wirkung von Insulin, nämlich für den Zuckerzugang in die Muskelzellen zu sorgen, teilweise ersetzen kann. Dieser Zauberstoff heißt Interleukin-6. Er wird durch vermehrte, besser noch, durch intensive Muskeltätigkeit freigesetzt, und er kann die Glucoseaufnahme in die Skelettmuskelfaser als Energielieferanten tatsächlich sicherstellen. Das bedeutet: Muskeltätigkeit wirkt beim Diabetiker *insulin*-sparend gestaltet. Dies funktioniert natürlich ebenso beim gesunden Menschen und bringt zudem einen echten Gewinn für die Energieleistung und für die gesamte Körpermuskulatur. Für den Typ-II-Diabetes jedoch kann dieser glückliche Effekt in vielen Fällen sogar zur Bewältigung und vollkommenen Überwindung dieser Erkrankung führen.

Völlig ohne Insulinsubstitution leben zu können, der Traum aller Diabetiker, ist bei Bewegung und richtiger Ernährung, möglich. Grundbedingung dafür sind allerdings ganz konsequente und regelmäßige, zum Teil auch anstrengende Bewegungsübungen. Auf der sicheren Seite mit diesen seinen Bemühungen steht jedoch derjenige, der zusätzlich – noch wirksamer und auch nachhaltiger – gleichzeitig eine Lebensstilveränderung mit einer deutlichen Ernährungsumstellung zur Naturkost, hier selbstverständlich mit der ›Medizin‹ ›**Sonnenkost**‹, hinbekommt. In diesem Fall stehen alle Zeichen auf totalen Sieg. Wohlbemerkt, für Typ II-Diabetes. Nochmals: Es steckt in unserer Körpermuskulatur eine ungeahnte Heilkraft, die wir tatsächlich willentlich wirksam werden lassen können, mit jeder unserer Bewegungen. Anders gesagt: Der Bewegungsmuffel verschenkt da nachweislich phantastische Heil- und Lebenskraft.

In der Leistungsfähigkeit unserer Muskeln steckt also ein gehöriger Teil unserer Gesundheit, doch an der permanenten Leistungsfähigkeit eines einzigen Muskels hängt sogar noch mehr, nämlich unser Leben. Schon zu ahnen. Gemeint ist der Herzmuskel. Eigentlich relativ klein, macht er keine Ausnahme unter unseren Muskeln und besteht, wie sie alle, aus einem genialen Konstrukt mikroskopisch feiner Fasern, die sich gegeneinander verschieben und dabei Stoffe bilden, die unserem gesamten Organismus zugute kommen.

Dieser unserer Muskel ist also das einzige Organ, daß wir nicht schonen sollen. Es ist zur lebenslangen Bewegung und Anstrengung geradezu geschaffen. Bleiben entsprechend ständige Reize aus, verkümmert er und mit ihm sein Vermögen, uns gesund und leistungsfähig zu erhalten. Und das wäre äußerst schade, nicht wahr? –

Und wenn wir nun ab der Lebensmitte, und verstärkt im fortgeschrittenen Alter, mit dem Muskelschwund zu kämpfen haben, dann sollten wir uns an das hier vorher über die kostbaren Muskelfähigkeiten Erfahrene erinnern und zur Tat schreiten, meint, unsere Skelettmuskulatur gezielt trainieren, und zwar regelmäßig. Weitere sehr genaue Erläuterungen folgen noch im Verlaufe dieses langen Kapitels.

Wir können an dieser Stelle mit Fug und Recht behaupten, daß unser Muskel angesichts seiner virtuosen Wirkungsbreite eigentlich ein allgemein unterschätztes Organ ist und in unserem durch Bewegungsarmut gekennzeichneten, weil hochmotorisierten Alltag doch Gefahr läuft, ein Schattendasein zu führen. Das ganz zu Unrecht. Er ist, das haben wir aus medizinischer Sicht nun begriffen, weit mehr als nur ein Kraftüberträger, mehr als nur der persönliche Vehikelmotor. Nutzen wir also unseren Muskel-Medizinmann tagtäglich. Er wird uns nach seinem großen, nun uns ganz bewußt gewordenen Vermögen reich dafür belohnen. Also, ausprobieren und weitersagen! -

Die Frühmenschen brauchten sich freilich über alle diese Zusammenhänge ihren Kopf nicht zu zerbrechen. Der tägliche Überlebenskampf in der rauhen Umwelt zwang sie ganz einfach zu naturbestimmtem Verhalten, und das bedeutete eben Laufen, Springen, Klettern und Graben nach Nahrung, ergänzt um die anderen körperlichen Aktivitäten Flucht und Kampf, das alles selbstverständlich in freier Natur. Wir aber hocken bei unserer Arbeit meist in geschlossenen, vom Sonnenlicht nahezu abgeschirmten Räumen. Von Hoch- und Tiefbau, Landwirtschaft und Seefahrt einmal abgesehen.

Einen eindrucksvollen Einblick in das Leben unserer Vorfahren vermitteln uns heute Filme über das Volk der Buschmänner in der Kalahari von Botswana und das der Pygmäen in den äquatorialen Regenwäldern von Kamerun. Beide in Afrika, der Wiege der Menschheit.

Beim Anblick der Buschmänner, ihrer Frauen und Kinder, fällt auf, daß es sich ausnahmslos um grazile, höchst bewegliche und biegsame Gestalten handelt, an denen keine Unze Gewicht zuviel ist, das zur nutzlosen Last geraten und die körperliche Gewandtheit beeinträchtigen könnte. Die natürliche Auslese hat nur das zum Leben Notwendige zugelassen: Knochen, Muskeln und Sehnen; sonst nichts.

Diese beneidenswerten, ›stromlinienförmigen‹ Körper kreiert

die ursprüngliche Lebensweise, die diese karge, offene und weite Landschaft erzwingt und deshalb zu einem erheblichen Teil durch Bewegung bestritten werden muß. Und welcher Art sind diese Bewegungen denn nun? Zu ihnen gehören:

- große und lange Fußmärsche und Wanderungen auf der Suche nach Nahrung, zum Standortwechsel oder zu Nachbarschaftsbesuchen
- schnelles Laufen über weite Strecken auf der Verfolgungsjagd, Dauerlauf beim Auskundschaften der Nahrungsstellen oder beim Überbringen von Botschaften
- Pendelbewegungen des Oberkörpers, um störendem Geäst beim Gehen und Laufen auszuweichen
- Springen ›über Stock und Stein‹, gebücktes Gehen und Laufen während der Nahrungssuche
- Graben nach Wurzeln, Erdknollen und wasserhaltigen Erdfrüchten im Stehen, Hocken oder Sitzen
- Aufbrechen der Früchte und Auspressen mit der Hand beim Trinken.

  Die täglichen Anforderungen an die viel kleineren Pygmäen mit stabilerem Körperbau sind dagegen
- Marschieren und Krabbeln auf hindernisreichem Urwaldboden, das gleichzeitig auch Arbeitseinsatz sein kann, z.B. Wegbahnen durch das dichte Unterholz für die nachfolgende Familie oder Sammlergruppe,
- Klettern und Hangeln in zum Teil schwindelnde Höhen nach Baumfrüchten und vor allem zu den wilden Bienenvölkern, um die heißbegehrten Honigwaben zu erlangen. Hierbei erfordern das Klettern mit schwelender Lunte und das Ausräuchern der Bienen neben Mut und Geschicklichkeit vornehmlich Körperkraft.
- Holz- und Blätterarbeiten zum Bau der Regenunterkünfte.

Ein kurzer Blick auf diese Übersicht zeigt ein – nach sportlicher Definition – gemischtes Programm von Konditions-, Kraft-, aber auch Gewandtheitsübungen; im Grunde genommen die Ur-

Bewegungen, die in der Evolution zu entsprechenden Anlagen und Fertigkeiten des betreffenden Lebewesens führen.

Im Vergleich dieser nur wenigen exemplarisch genannten Tätigkeiten fällt auf, daß den Buschmännern mehr Kondition als Kraft abverlangt wird, während die Pygmäen überwiegend Kraftakte absolvieren müssen. Entsprechend unterschiedlich sind die Erscheinungsbilder der Menschen: Geschmeidige Schlankheit bei Mittelgröße in der Steppe, dagegen kraftvolle, kleine Gestalten im Wald. Hier muskulöse Schulterpartien und Arme, in der Ebene aber lange Laufbeine, die auch in der Lage sind, in stundenlanger Hatz einen Gabelbock ›totzulaufen‹. Dies sind Anpassungsleistungen des Körpers an die Hauptbewegungsform, welche die natürliche Umwelt von ihren Bewohnern fordert.

Welch ein Unterschied dazu die künstliche Welt des modernen Menschen. – Die Zivilisation zwingt *Homo sapiens sapiens* nicht mehr zu extremen Körperaktivitäten. Er hat sich mit ihr und in ihr unzählige Erleichterungen und Bequemlichkeiten für die Lebensbewältigung gestiftet und die Nahrungsbeschaffung ausgesprochen komfortabel gestaltet. So läßt er seine Arbeit von Maschinen verrichten und sich selbst von Fahrzeugen und Aufzügen überallhin tragen. Die Zeit der strapaziösen Selbstbetätigung scheint endgültig überwunden, auch beim Nahrungserwerb. Essen gibt es in den Supermarktregalen in unüberschaubarer Fülle und Form, jederzeit griffbereit, portionsweise verpackt, oder anderswo sofort servierbar. Der moderne Mensch läßt die gewichtsregulierenden Kletterpartien und die fälligen Sprint- und Hungerstrecken zwischen den Mahlzeiten großzügig ausfallen. Er hat das Leistungskraft erhaltende Prinzip der Natur – Nahrung als Belohnung für vorher vollbrachte körperliche Anstrengung – für sich einfach außer Kraft gesetzt. Er glaubt, ungestraft gegen alle natürlichen Leitlinien vorstoßen zu dürfen.

Ein Irrtum. Die Natur hat ihn in seiner eigens konstruierten

Bequem-Welt eben nicht aus der schweißtreibenden Verpflichtung entlassen. Ihr Wirkmechanismus gilt weiterhin auch für ihn. Daran ändert auch die selbstgeschneiderte Umwelt nach Maß überhaupt nichts.

So ist es sicher angebracht, dem Menschen die naturbezogene Sicht der Dinge in das Bewußtsein zurückzurufen und ihn zu körperlicher Aktion zu motivieren, obwohl er sich in der sitzenden Informationsgesellschaft von heute nicht mehr vor die Aufgabe gestellt sieht, seinen Freßfeinden entkommen zu müssen. Doch Bewegung ist eine natürliche Forderung, und sie vermag zudem die Folgen aus der Industrienahrung ein wenig zu kompensieren. Bestimmt kann auf diese Weise die eine oder andere Krankheit, welche immer auch als Sanktion der Natur verstanden werden muß, vermieden werden.

»Gesundheit ist die Tochter der Arbeit«, so sagt es der Volksmund. Wenn aber nun der Anteil der körperlichen Arbeit am Broterwerb immer geringer wird, muß der Rest des Alltages den ›Bewegungsausgleich‹ enthalten, um im oben erläuterten Sinne die Balance herzustellen. Man muß nur damit beginnen oder dort anknüpfen, wo man vor langer Zeit einmal aufgehört hat; man muß sich wieder erwärmen können für sportliche Betätigung.

Im Grunde genommen gibt es niemanden in der Leserschaft, der noch nicht den wohltuenden Durchblutungseffekt aus sportlicher Aktivität erlebt und das daraus erwachsende wunderbare Körpergefühl der Leichtigkeit und Durchlässigkeit genossen hat.

Kann dieses Wohlfühlempfinden nicht wieder zu sportlichem Tun verführen? Bestimmt. Man muß nur damit beginnen, sofort. Dann gibt es zur Belohnung obendrein viele Sonderpunkte auf das Gesundheitskonto. Von einigen soll hier nun die Rede sein.

Gehen und Laufen gehören zu den natürlichsten Bewegungen. Gehen müssen wir tagtäglich. Das haben wir als Kleinkinder gelernt und beherrschen es, solange wir leben, wenn nichts

Schreckliches dazwischenkommt. Wir wollen uns im Folgenden aber eher mit dem Laufen beschäftigen, das eigentlich dann schon in die Sportrubrik gehört und inzwischen sich auch bei uns in Deutschland wachsender Beliebtheit erfreut. – Welch ein Glück. Und das Motto heißt ganz vernünftig: ›*Laufen, ohne zu schnaufen*'. Und da die Vorteile für Leben und Gesundheit keine Geheimnisse mehr sind, sich andererseits aber noch viele Bewegungsmuffel mit gesundheitlichen Problemen davor drücken, könnte es zu einem lockenden Versprechen erweitert werden: »**Laufen Sie einfach Ihren Wehwehchen davon und der strahlenden Gesundheit entgegen**«.

Dem werden sicher die Mediziner, aber vor allem Lauferfahrene zustimmen. Bewegung ist gut gegen eine Vielzahl von Leiden, ja, sie ist für unseren Körper eine wahre Gesundheitspalette. Aber auch Psyche und Geist erfahren einen stürmischen Auftrieb. Die Stimmung steigt, wenn der Blutkreislauf in Gang kommt, die Gedächtnisleistung wird gesteigert, (es sollen sogar neue Gehirnzellen dabei entstehen, wie es auch in den Herzkranzgefäßen geschieht), der flottere Zellstoffwechsel hält unser Gehirn in Schwung und macht den Kopf frei. Sorgen und schwere Gedanken treten in den Hintergrund. Auf einsamen, langen Strecken habe ich sogar viele Verse geschmiedet (für mein ›POMMERLAND‹-Buch und für viele Festreden).

Bewegung stärkt aber auch das Immunsystem, wenn die eigene körperliche Leistungsfähigkeit nur zu 80% gefordert wird. Überhöhte Anstrengung dagegen schwächt die Immunabwehr, macht infektanfälliger. (Bei mir mit ›**Sonnenkost**‹ nie passiert). Sport bei Fieberhafter Erkrankung ist niemals vernünftig. Da sollte alle Widerstandskraft des Körpers der Wiederherstellung der Gesundheit dienen. Der Sport vermag auch, die Osteoporose in Schach zu halten. Regelmäßiges Training vermehrt die Muskel- und Knochenmasse, wirkt damit dem natürlichen Knochenschwund im Alter entgegen und vermindert damit das Risiko für gefährliche Knochenbrüche.

Vernünftiger Körpereinsatz hilft dabei, den Blutzuckerspiegel im Lot zu halten und schützt vor Diabetes, indem die Glukoseaufnahme der Muskelzellen und ihre Sensibilität gegenüber Insulin gesteigert werden. Sport verbessert die Blutfettwerte und schützt so vor Herzinfarkt und Schlaganfall. Es wird der Herzmuskel gestärkt, seine Pumpleistung erhöht, Blutdruck und Puls dagegen werden gesenkt. Alle Organe erfahren eine vorzügliche Blutversorgung mit verstärkter Sauerstoffzufuhr.

Regelmäßige sportliche Aktivitäten können aber auch vor Krebs schützen, und für Dickdarm-, Prostata- und Brustkrebs wird Sport sogar als vorbeugendes Mittel betrachtet. Es ist in der Tat möglich, dem Krebs durch Sport ein wenig davonzulaufen, ganz besonders durch Ausdauersportarten, weil sie nachhaltiger wirken als kurzeitbetriebene. Sie greifen in das Immunsystem ein und veranlassen die Ausschüttung von bestimmten Sexualhormonen. Über Serotoninbildung im Gehirn und Stimmungsaufhellung, damit Stimulieren der Immunabwehr, hilft alles auch dem Patienten in der Therapie. Die ausdrücklich genannten drei Krebsarten deswegen, weil Brust- und Prostatakrebs von Hormonen abhängig sind, und der Dickdarm über den Ausdauersport zu verstärkter Peristaltik (Knetaktivität) angeregt und so mit besserer Darmpassage vor Krebs geschützt wird.

Wenn nun aber zuerst nur diese drei Krebsarten angesprochen worden sind, dann wegen der direktesten Wirkung des Sportes auf sie. Selbstverständlich ist mit der Stimmungsaufhellung und der daraus folgenden Stärkung der Immunabwehr auch ein gewisser hemmender Einfluß bei den anderen Krebsgeschehen verbunden. Die Bedeutung der Stimmungsaufhellung steht so hoch, auch weil sie sehr leicht unterschätzt wird. Wenn man in Harmonie ist, wenn es einem gut geht, dann tut das auch der Seele gut, und dann ist man weniger infektanfällig. Das ist dann die Leistung des gestärkten Immunsystems. Wohlempfinden und Körperabwehr beeinflussen sich gegenseitig. Man spricht da von Interdependenzen. Die Wissenschaft hat diese

Zusammenhänge unter den relativ neuen Begriff der ›Psycho-Neuro-Immunologie‹ gestellt.

Mit Sport kann man eine Menge bewegen, kann sogar ein wenig an der Krebsschraube drehen. Sport kann ›heil machen‹. Im wahrsten Sinne des Wortes. Er setzt Glückshormone frei. Sie werden im Gehirn gebildet und wirken auf das Immunsystem. Sie können die Aktivität von ganz bestimmten Immunzellen stimulieren, die für das Abtöten von Krebszellen zuständig sind, aber die Infektabwehr wird damit ebenfalls erhöht. (Ausgenommen beim Spitzensport mit seinen regelmäßigen Überlastungen). Das alles sind die versprochenen Pluspunkte auf dem Gesundheitskonto.

Bei der wachsenden Aufgeschlossenheit der Menschen für gesundheitliche Fragen kommen zwangsläufig auch kritische Gesichtspunkte und Gefahren rund um das allgemein gesteigerte sportliche Treiben zur Sprache. Als Beispiel die Gefahr durch die inzwischen allgemein bekannten ›Freien Radikale‹.

Gewiß, mit erhöhter Körperaktivität erfolgt mit tieferem Einatmen auch eine vermehrte Aufnahme von Sauerstoff, ein eigentlich giftiges, lebensfeindliches Gas.

Dem besseren Verständnis soll ein kurzer Exkurs in die Sauerstoffgeschichte dienen.

Dieses Gas war bei seinem Erstauftritt zunächst einmal sehr giftig. Jedenfalls zur damaligen Zeit vor 3 Mrd. Jahren, als die Stromatoliten, Kalksäulen bildende Mikroorganismen, den Sauerstoff erstmals als ihren Abfall in die Welt gesetzt haben. Kolonien dieser altertümlichen Organismen mit ihren auch korallenähnlichen Gebilden sind als ›Zeitzeugen aus der Morgenröte des Lebens‹ selbst heute noch vor der Westküste Australiens zu bewundern. Sie sehen völlig harmlos aus, aber im Erdaltertum verursachten sie mit ihrer Sauerstoffproduktion beinahe eine Katastrophe. Das entstehende Leben drohte im Keim zu ersticken, denn diese Mikroorganismen erzeugten riesige Mengen Sauerstoff. Noch war das Leben auf diesen neuen Umweltfaktor nicht eingerichtet, und Myriaden früher Zellen gingen demzufolge zugrunde. Doch einigen wenigen Mikroben gelang es, dem Sauerstoff nicht nur zu trotzen, sondern ihn sogar für ihren Stoffwechsel zu nutzen, ihn in ihren Lebensplan mit einzubauen. Von da an atmen alle entstehenden Organismen Sauerstoff, von der kleinsten Zelle bis zum größten Lebewesen aller Zeiten, dem Blauwal. Er kann, wie wir wissen, eine Länge von 30 Metern und dabei bis zu 180 Tonnen Lebendgewicht erreichen. Imposante 10 Meter jagt er seine Blasfontänen in die Höhe, wenn er nach seinen halbstündigen Jagden und Tauchfahrten die Ozeanoberfläche durchstößt.

Diese seine weithin sichtbaren Fontänen mögen sinnbildlich für die Notwendigkeit des Sauerstoffs für das Leben stehen.

Es ist eine der vielen großartigen Leistungen der Evolution und unseres Planeten aus der Zeit der ›Morgenröte des Lebens‹, den Sauerstoff über den Einsatz von Mikroorganismen gebändigt und zu einem unverzichtbaren ›Lebensstoff‹ gemacht zu haben. Für uns ist er ein Lebenselixier.

Seine radikale Form entsteht durch die normalen Stoffwechselvorgänge und muß als gefährlicher Beipack entsorgt werden, weil dieser sonst Schäden an materiellen und funktionalen Strukturen anrichtet. Dazu gehören die Zellmembranen, das Erbmolekül (DNS/DNA), aber auch die intrazelluläre Kommunikation. Eine schädigende Einwirkung auf die Telomere (Endstücke der Arme) der Chromosomen bewirkt sogar ein vorzeitiges Altern des Organismus. Auch durch übertriebenes Sonnenbaden werden über die Radikalbildung Signale für eine beschleunigte Alterung gesetzt.

Es ist aber von der Natur auch für einen Mechanismus zum Radikalen-Abbau gesorgt. Verschiedene biologisch hochaktive Reaktionsketten in Kooperation mit den auch hinlänglich bekannten Antioxidanzien, in vorderster Linie die Vitamine C und E, das Beta-Carotin (Provitamin A), welches im Organismus zu Vitamin A umgewandelt wird, wirken als Radikalen-Fänger. Beteiligt daran sind auch die Spurenelemente Zink und Selen. Hier sollte man wissen, Vitamin E und Selen bilden dabei ein wirkungsvolles Duo, zwei, die sich gegenseitig bedingen. Hinein spielt hier nun auch die Tatsache, daß der Appetit durch körperliche Bewegung gesteigert wird, und mit vermehrtem Zugriff auf das, was schmeckt – und uns schmeckt ›Sonnenkost‹ – der Sportler seinen Nahrungs- und damit auch seinen Vitalstoffbedarf deckt. Vitalstoffe sind in der ›Sonnenkost‹ reichlich und ausreichend vorhanden, denn sie werden ja durch keinerlei Manipulation und Hitzeeinwirkung beeinträchtigt oder vernichtet.

Aber darüber später im Kapitel 12 bei der richtigen Anwendung der ›Sonnenkost‹.

Nehmen wir den Faden beim Sport wieder auf. Das herrliche Körpergefühl kommt, wie wir wissen, durch die mit der Bewegung einhergehende Beschleunigung der beiden Kreisläufe, dem des Blutes und dem der Lymphe, zustande. Das schneller arbeitende Herz forciert mit der Blutzirkulation die Nährstoffzufuhr, und die Lymphdrainage wird durch die als ›Muskelpumpe‹ bezeichnete, rein mechanische Wirkung der rhythmischen Kontraktionsverdickungen der anliegenden Skelettmuskulatur auf die Lymphgefäße, wesentlich verstärkt. Das bedeutet beschleunigten Abtransport von Stoffwechselschlacken und verstärkte Schadstoffausscheidung über die gesamte Hautoberfläche wie auch über die Lunge. Die Folge daraus ist eine intensive Reinigung des gesamten Organismus schon während der sportlichen Betätigung, die unmittelbar als zunehmende Leichtigkeit und Leistungsfähigkeit empfunden wird.

Die verbesserte Sauerstoffversorgung jeder einzelnen Körperzelle über die erhöhte Atemfrequenz verstärkt diesen Effekt.

Die auf diese Weise in Gang gesetzte außerordentliche Verbrennungs- und Reinigungsarbeit kann zeitlich bis zu dreimal solange über die Sportzeitdauer hinausreichen.

Hier nun in einer erweiterten Punktaufzählung die Darstellung dessen, was an Gesamtgeschehen ineinandergreifender Prozesse in unserem Organismus tatsächlich abläuft, und es steht vielleicht für das, was wir an unmittelbaren Bewegungsfolgen spüren, fühlen und messen können. Schon daraus leiten wir Erwartungen über positive Wirkungen für unsere Gesundheit ab. Mit Recht. So wissen wir, daß regelmäßiges Training z.B.

- Herz und Lunge kräftigt
- die Herzkranzgefäße erweitert (im Sinne von Vermehrung und damit Koronarerkrankungen vorbeugt)
- Blutgefäße weiter stellt, daraus folgend Arbeitserleichterung fürs Herz; es wird entlastet, weil alle beteiligten Organsysteme besser mitarbeiten
- die Durchblutung erhöht, für Herz und Organismus die Sauerstoffversorgung jeder einzelnen Körperzelle erhöht
- blutdruckregulierend wirkt (bei zu hohem als auch zu niedrigem Blutdruck)
- über den Muskeleinsatz u.a. zum Botenstoff Interleukin-6 führt (entzündungshemmend, schützt vor Zellschäden, sensibilisiert Muskelzellen für Insulin, schont Bauchspeicheldrüse, beugt Altersdiabetis vor)
- die Verdauung fördert (Rumpfgymnastik ist auch Darm- und Organmassage)
- über Muskelkontraktionen die Kollagenproduktion in den Muskelzellen anregt (strafft Hautgewebe)
- Schlaganfall wie Osteoporose entgegenwirkt
- Krampfadern vermeiden hilft im als ›Muskelpumpe‹ bezeichneten Zusammenspiel von Wadenmuskulatur und Venenklappen
- das Immunsystem stärkt
- den Parasympathikus aktiviert (Teil des vegetativen Nervensystems)
- die Stimmung aufhellt (Serotonin-Produktion im Körper anregt)

- den DNA-Reparaturmechanismus signifikant verbessert, so eine schützende Wirkung gegen Krebs zeigt.

Diese kleine Aufzählung zeigt schon die Universalität des Heilmittels Bewegung auf. Sport ist nicht Mord, wie Bewegungsmuffel oft bemerken. Sport ist Medizin!

Vieles jedoch von dem, was in unserem Körper geschieht, läuft weniger subjektiv wahrnehmbar ab und trägt objektiv doch wesentlich zur Stärkung unserer körperlichen und geistigen Lebenstüchtigkeit bei. Nachfolgend sollen einige interessante, wie gleichzeitig erstaunliche Begleiterscheinungen des Sportes genannt und ausführlicher beschrieben werden, die unserer Gesundheit insgeheim dienen. Es ist sicherlich gut, um sie zu wissen.

Die aktive Bewegung ist Zelltraining.

Die lebende Zelle scheint immer nur soviel zu leisten, wie dauernd von ihr gefordert wird. Eine plötzlich auftretende hohe Belastung – Krankheit wäre eine solche – kann ihre Abwehrfähigkeit übersteigen. Die so strapazierte Zelle kann Schaden nehmen oder gar absterben. Geschieht dies im Organismus in großem Maßstab, weiß jeder, was dies bedeutet.

Sport kann abhärten und behutsam auf außergewöhnliche Belastung vorbereiten. Er stellt praktisch eine Streß-Impfung dar.

Unter seinem Einfluß sieht sich die Zelle genötigt, z.B. die Anzahl ihrer Kraftwerke (Mitochondrien) zu erhöhen, weil diese die Welt-Lebens-Währung, das ATP (Adenosintriphosphat) herstellen und davon viel mehr benötigt wird. (Zur Erinnerung: Adenosintriphosphat ist eine chemische Verbindung, die sich leicht aufspalten läßt und dabei relativ viel Energie abgibt. Deshalb speichern alle lebenden Zellen die ihnen zugeflossenen Nährstoffe in dieser Form, um im Bedarfsfalle die ›schnelle‹ Energie zur Verfügung zu haben.) Unter Sporteinfluß erhöht der Organismus die Anzahl der Mitochondrien in der Zelle von gewöhnlich 1500 beispielsweise bei aktiven Marathonläufern/Innen sogar auf 2400. Eine drastische Reaktion also.

Neben dieser enormen Kapazitätserweiterung hat die Natur im Bedarfsfall eine zusätzliche Erhöhung der Produktivität durch physische Vergrößerung jeder einzelnen Mitochondrie um das Vierfache vorgesehen. Das führt zu einer beachtlichen Leistungssteigerung jeder einzelnen von ihnen. Nun erst kann der Organismus der gestiegenen Forderung nach ATP entsprechen.

Beides, Anzahlerhöhung und Vergrößerung der Mitochondrien, geschieht also durch sportliche Dauerbetätigung wie z.B. Langlauf, Rudern, Radfahren, in gewissem Maße ebenso durch forsches Nordic Walking. Je besser man trainiert ist, desto sicherer funktioniert dann auch die ATP-Resynthese.

Wie besorgt sich ein Muskel sein Muskel-Benzin?

Wenn er schnell große Mengen braucht, dann verbrennt er Zucker. Läuft ein untrainierter Läufer zu schnell, entsteht allerdings auch Milchsäure, und die aber läßt den Muskel schnell ermüden. Die Ausbeute ist dabei mit nur zwei ATP-Molekülen aus einem Zucker-Molekül sehr gering. Die Folge daraus ist, der Untrainierte macht ziemlich schnell schlapp. Demgegenüber wird bei der normalen Muskelaktivität Sauerstoff verbrannt, der vorher eingeatmet worden ist. Dabei werden die Mitochondrien in den Muskelzellen aktiviert, denn dieses Verfahren ist wesentlich effektiver. Jetzt entstehen aus einem Zucker-Molekül gleich 32 ATP-Gegenstücke. Das verleiht dem Läufer buchstäblich größere Leistungskraft zum längeren Durchhalten und bedeutet erhebliche zeitliche Ausdehnung der gesundheitsfördernden Wirkungen. Wer gut ausdauertrainiert ist, der verbrennt neben Zucker vor allen Dingen Fett. Das liefert so richtigen ATP-Nachschub. Der Dauerläufer hat zusätzliche Mitochondrien in den Zellen gebildet – und alle größer, wie wir nun wissen – und ist so noch besser für die Fettverbrennung gerüstet. Aus einem einzigen Fettmolekül entstehen nun über 100 ATP-Moleküle, ein wahrer Powerschluck. Allerdings geschieht das etwas langsamer als bei der Zuckerverbrennung. Die Fettverbrennung, das wird viele interessieren, ist also ideal für die Ausdauerleistung bei gemäßigtem Tempo. – Ich hoffe, daß viele bewegungsfreudige Leserinnen und Leser diesen Satz noch einmal lesen.

Es gibt somit mehrere Wege für die ATP-Bildung. Bei geringer Anstrengung gewinnt unser Körper seine Energie vor allem aus der Fettverbrennung (Also, Wohlbeleibte, rein in den Laufschuh, ran ans Traben – aber langsam). Daneben wird auch Zucker verbrannt (Diabetesgegenmittel?), jedoch ist die Ausbeute an ATP geringer, dafür läuft der Prozeß aber schneller ab. Beide Fälle werden als der ›aerobe‹ Weg bezeichnet, d.h., mit guter Sauerstoffversorgung. So soll der Langlauf ja auch ausgerichtet sein. Sauerstoff-Schuld gehen nur Sprinter und Mittelstreckler ein, weil diese extreme Belastung naturgemäß nicht lange durchzuhalten ist. Das wäre dann der ›anaerobe‹ Weg. Im Kurzstreckensprint wird Zucker ganz ohne Sauerstoff verbrannt. Dabei entsteht Milchsäure. Wir wissen nun schon, das kann nicht lange gutgehen. Die Muskulatur erlahmt schnell. Die gesundheitsfördernde Wirkung dieser Sprintsportart unter Sauerstoff-Schuld liegt eigentlich mehr in ihrem aufbauenden Training auf dem Wege dahin.

Mit der durch Sport erworbenen erhöhten Kapazität für die ATP-Bildung haben wir auch erhöhte Lebenskraft erworben.

So gerüstet können sich die aktiven Zellen von Gehirn, Herz, Leber, Niere, Muskeln usw. auf dem höchsten Stand gesund und vital erhalten und mit mindestens verdoppelter bis vervielfachter Reserve u.a. auch vortrefflich gegen gefährliche Mikroben und schädliche Außeneinflüsse streiten.

Regelmäßiges Bewegungstraining ist ein Cholesterin-Regulator

Grundsätzlich wird das Blutfett für die normalen Funktionen des Nervengewebes benötigt, ist aber ebenso bei der Bildung von Gallensaft und einigen Hormonen beteiligt.

Zu große Mengen des ›bösen‹ Cholesterins LDL (low density lipoprotein = niedrige Dichte) aus den tierischen Produkten, das im Blutserum unlöslich ist und an Lipoproteine gebunden transportiert wird, verursacht nicht nur große Schwierigkeiten bei der Verstoffwechselung. Es birgt auch die altbekannte Gefahr der Plaque-Ansiedelung in den Arterien. Der Organismus reagiert mit einer Verminderung der eigenen Produktion des ›guten‹ HDL (high density lipoprotein = hohe Dichte), um das Cholesterin-Gleichgewicht zu erhalten. Dies ist die zweite negative Folge aus dem Essen vom Tier.

Wissenschaftliche Untersuchungen haben demgegenüber eine Anregung der körpereigenen HDL – Erzeugung durch Sport und Bewegung erwiesen. Unstrittig ist, daß unser Körper dabei einen höheren Bedarf hat und deshalb so verfährt.

Die positive Wirkung:

- Allein durch Sport und Bewegung kann also jeder bei sich selbst das Verhältnis der beiden Cholesterin-Fraktionen zugunsten des »guten« verschieben.

Zudem wird wissenschaftlich als wahrscheinlich erachtet, daß

- sowohl LDL durch Sport schneller abgebaut wird, als auch
- das ›gute‹ HDL imstande ist, die Folgen des bösen Cholesterins, die arteriosklerotischen Ablagerungen, in gewissem Umfang abzutragen und es zur Ausscheidung in die Leber zu transportieren. Das käme einer Reinigungswirkung in den Schlagadern gleich.

Auf diesem Wege wäre also der sog. *Hyperlipidämie* (Fettüberfrachtung) und folglich dem *metabolischen* Syndrom, wie auch der damit im Zusammenhang stehenden *Insulinresistenz* durch Bewegung und Sport wirksam zu begegnen.

Wie es auch sei, kein Zweifel besteht am gesundheitsförderlichen Tun der Bewegung. Ausdauertraining ist ein ›Jungbrunnen‹.

Diese Behauptung scheint nach Betrachten der Aufrüstungsmaßnahmen unserer Zellen und der Cholesterin-Balance alleine schon recht glaubwürdig. Der Ausdauersport in der Form des Langstreckenlaufes, des Ski- oder Schlittschuhlanglaufes, des Ruder- oder Schwimmtrainings, nicht zu vergessen, des Rollstuhlmarathons bei den Paraolympics, trainiert den Organismus in idealer Weise und bringt eine Vereinigung aller positiven Wirkungen des Sportes zustande, wenn er mit Vernunft vorbereitet und betrieben wird. Nachfolgend können auch hier wieder nur einige wenige Bewegungsgewinne – und nur kurz – angesprochen werden.

Verminderung des Ruhepulses.

Selbstverständlich muß unser Lebensmotor in diesem Zusammenhang angesprochen werden.

Schon vier Wochen nach der Befruchtung beginnt das Menschenherz zu schlagen, und das allgemein ein Leben lang. Pro Tag pumpt es beim Erwachsenen 10.000 Liter Blut durch ein 100.000 Kilometer langes Gefäßsystem. Rund 70mal schlägt es pro Minute und stößt dabei mit starken Muskel-Kontraktionen Blut in unseren Körper. Ein Rechner hat das im Laufe eines Lebens so gepumpte Volumen ermittelt, das zwei Öltanker füllen könnte. (Ich habe nicht nachgerechnet, weiß auch nicht, wie groß die beiden Schiffe sein sollen, und der Puls ist ja auch nicht immer gleich). Aber die beförderte Blutmenge ist ausreichend, um den gesamten Organismus mit Nährstoffen und Sauerstoff zu versorgen.

Sehr empfindlich reagiert es auf den jeweiligen körperlichen und emotionalen Zustand. Viele Sensoren an unzähligen Orten in unserem Körper sorgen für die Registrierung der Signale über örtliche Betriebszustände, erforderliche Belastungsänderungen und Erfüllung der Bedürfnisse. Bei körperlicher Belastung spielt der erhöhte Sauerstoffbedarf in einer gesteigerten Blutfördermenge eine zentrale Rolle.

›Aerobe‹ Körperertüchtigungen gehören zu den Sportarten,

die mit einer erhöhten Sauerstoffzufuhr verbunden sind. Für den Langstreckenlauf gilt das Motto: ›Laufen ohne zu schnaufen‹. Die längere Belastung in Verbindung mit dem Sauerstoff-Überschuß ist mit anderen Faktoren (Erläuterung gleich) das Signal an den Organismus zur Steigerung der allgemeinen Organleistungen. Ein trainiertes Herz gewinnt an Fassungs- und Kontraktionsvermögen, steigert die mit jedem Schlag faßbare Blutmenge und kann so die im Ruhezustand verminderten Forderungen ›mit links‹ erfüllen. Mit seinem größeren Hubvolumen wird es die erforderliche Blutmenge eben mit weniger Pulsschlägen, quasi im Schongang, befördern können.

Untersuchungen haben die durchschnittliche Verminderung der Herzschlagzahl von 17 (pro Minute) ergeben. Das verführt zum Rechnen: Bei Normalpuls, angenommen 77, beträgt die Summe der Herzschläge in 24 Stunden immerhin 110.880. Davon würden 24.480 bei einem trainierten Herzen entfallen. Das ist gesparte Lebenskraft. (Der Verfasser hat bei sich schon Ruhepuls von 38 am Schreibtisch gemessen, nach 55 Jahren Langstreckenlauf und 35 Jahren Soldaten-Sportwettkampf im Marinedienst. Wer will, mag rechnen. Hier werden weitere zigtausend Herzschläge eingespart). Selbst wenn logischerweise der etwas erhöhte Puls beim Sport abgezogen werden müßte, ist die Ruhepuls-Periode des Tages der weitaus größere Zeitabschnitt und bedeutet so Gewinn – für jeden praktizierenden Läufer und Sportler.

Erweiterung der Herzkranzgefäße.

Die Langzeitbeanspruchung des Organismus fördert den ökonomischen Umgang mit allen Nährstoffen und verbessert gleichzeitig die Fähigkeit der Muskeln, dem Blut den Sauerstoff zu entnehmen. Unter dem Einfluß der höheren körperlichen Grundbelastung wird das Netzwerk der Blutgefäße am Herzmuskel selbst wesentlich dichter. Es bilden sich dort innerhalb des Koronargefäßsystems wirklich ganz neue Ausweichkanäle. Damit stellt der Organismus die Blutversorgung des Herzmuskels sicher, der ja das Blut aller Muskeln für den allgemein gestiegenen Bedarf heranschaffen muß. Dies ist keine weise Vorsorgemaßnahme gegen voraussehbare Engpässe, sondern geht vonstatten, weil die aktuell höhere Belastung als Orientierungsmaß für den künftigen ›Normalzustand‹ gilt. Auch in dieser Hinsicht wird die eingangs getroffene Feststellung bestätigt, nämlich, daß der Organismus nur soviel leistet, wie dauernd von ihm gefordert wird.

Der so erreichbaren Verbesserung des Allgemeinzustandes, vor allem der wundersamen Erweiterung des Gefäßsystems am Herzen wegen, gehören aerobe Belastungsübungen zum Reha-Programm für Infarktpatienten. Gerade bei ihnen ist die Bildung neuer Gefäße als Ersatz für verlorengegangene ursprüngliche ›über‹-lebenswichtig. Und dies geschieht mit großem Erfolg.

Übrigens: Passionierte Langstreckenläufer befinden sich demnach zeitlebens in dieser gesundheitserhaltenden Rehabilitationssituation. Und dies selbstverordnet, eigentlich vernunftgeboten. Wer mag da noch neidisch und tatenlos, schlimmer noch, verständnislos danebenstehen? Und dies eingedenk dessen, was sonst noch an wunderbaren Aussichten gesundheitlicher Zugewinne in nachfolgenden Erläuterungen eröffnet werden kann.

Und noch ein Übrigens: Die schon verschiedentlich erwähnte Reinigungswirkung der ›Sonnenkost‹ ermöglicht dem Organismus einen sparsameren Umgang mit den Zutaten des Lebens. Das führt beim Dauerlauf erwiesenermaßen zu einer geringeren Anzahl der Atemzyklen, was wiederum auch Rückkopplungseffekte den mentalen Stimulus hat. Ruhigeres Atmen bringt auch Beruhigung in die Seele. Und das haben wir ja schon als fernöstliche Weisheit gehört.

Aber noch einmal zurück zum Herzen.

Die bisherige Begründung für das Phänomen der Koronarerweiterung scheint einsehbar. Doch einem solchen grundlegenden Geschehen muß eine kennzeichnende Information nach dort vorausgehen, die es auslöst, sozusagen in Auftrag gibt. Die Koronargefäße werden sicher nicht nur vom urplötzlich hereinstürzenden Blutstrom überrascht und in die entsprechende Aufbautätigkeit gezwungen mit der Gefahr, vielleicht darin unterzugehen. – Nein, es gibt eine raffinierte Mitteilung. Die Informationsverbindungen innerhalb des Organismus sind vielschichtig und kompliziert, aber das ist auch die Voraussetzung für das gleich zu Beginn dieser Ausführungen festgestellte intelligente und koordinierte Vorgehen unserer Körperzellen. Dies stellt sich in einem wahren Management der genau aufeinander abgestimmten unzähligen Prozesse dar, die sich zudem noch untereinander zusätzlich durch Rückkopplung (Informationen aus dem laufenden Prozess) beeinflussen, wodurch unter fortwährender Feinabstimmung deren Ablauf präziser am beabsichtigten Ergebnis gehalten werden kann. (Wie es in den industriellen Produktionsabläufen auch gehandhabt wird, nur in uns ist dies alles weit differenzierter und filigraner angelegt). Auf diese Weise ist ein Netz der unterschiedlichsten Regelmechanismen in schier unüberschaubarer Kompliziertheit entstanden, die wiederum nur durch Signal- und Informationssysteme entsprechender Leistungsklasse ›bedient‹ werden können. Und so hat mit der Vielfalt der Prozeßarten die der Signalübertragungswege locker Schritt gehalten. Zweifel darüber sind angebracht, ob der Mensch je alle Maschen dieses Netzes aufdecken und verstehen können wird. Nur einige sind bis heute erforscht, daneben wenige erkannt, aber noch nicht durchschaut. Wie das Phänomen ›Leben‹ eben selbst noch ein Rätsel für uns ist.

Allgemein bekannt ist die Impulsübertragung über die ›vegetativen‹ Nerven und die andere, als hormonelle Steuerung bezeichnete, bei der spezielle Körperflüssigkeiten mit Signalcharakter wirken. Es findet aber auch die ›systemgemischte‹ Regelung, Anwendung, wie bereits im Zusammenhang mit dem *HYPOTHALAMISCH-HYPOPHYSÄREN SYSTEM* angedeutet worden ist, wo Nervenimpulse und flüssige Überträgermechanismen eine gemeinsame Informationskette bilden. So geschieht dies dann auch bei der Ausschüttung von Adrenalin aus den Nebennieren.

Die mit der geheimnisvollen Koronargefäßerweiterung zur Erörterung heranstehende Übermittlungsmethode führt über den biochemischen Weg. Doch in diesem Fall sind die Informationsträger keine hormonellen Botenstoffe, sondern ›Abfall‹–Bestandteile aus den Stoffwechselprozessen anderer Zellen. Diese Art der Nachrichtenübermittlung scheint im Organismus eine breite Basis einzunehmen und geht auf die Anfänge der Evolution zurück, in denen sich bei den Lebewesen niedere in höhere Daseinsformen entwickelt haben.

Zum besseren Verständnis ein kurzer Blick zurück. Erstes Leben entstand höchstwahrscheinlich in einem öligen Tropfen, der in der groben Konfiguration einer Zelle eine gewisse Abgeschlossenheit bei gleichzeitiger Transparenz für das Sonnenlicht die Grundvoraussetzung dafür mitbrachte.

Später hat die Evolution über die abschottenden Fettsäuren für eine schützende Membran und noch später für ein Informationszentrum, den Zellkern, gesorgt.

Dieser Einzeller war im Überlebenskampf ganz auf sich allein gestellt und hatte damit für alles Notwendige selbst zu sorgen; so, neben einer gewissen Bewegungsfähigkeit für das Streben nach Licht und Nahrung auch für die Nahrungsbeschaffung selbst, für ihre Aufnahme und Verwertung genauso wie für ihre Entsorgung und die anschließende innere Reinigung. Dabei hat er die Prozeßabfallstoffe an das ihn umgebende Medium abgegeben. Sie waren für den selbständigen Einzeller uninteressant.

Dies sollte sich jedoch mit der neuen Organisation des Lebens in Zellverbänden ändern, einer Überlebensstrategie, die sich als erfolgreich erwiesen hat. Bis heute, wie wir sehen. In einer Zellgemeinschaft bietet sich die Möglichkeit der arbeitsteiligen Aufgabenbewältigung.

Es gibt einen Zeitzeugen, so unglaublich es klingt: VOLVOX. Er ist der älteste und erste Vertreter dieser auch heute noch lebenden Mehrzellerorganismen aus grauer Vorzeit in Kugelgestalt, der als ein echtes Individuum angesehen werden kann.

Seine Einzelzellen sind nicht mehr die beschriebenen Alleskönner. Sie haben damals begonnen, die Funktionen arbeitsteilig zu spezialisieren und damit auch ihre frühere Selbständigkeit aufgegeben. So gibt es Zellen an einer Randpartie, die mittels Geißeln eine begrenzte aktive Beweglichkeit gewährleisten, während andere mit weiterentwickelten Augenflecken die Richtung zum Licht wahrnehmen und durch passende Steuerkommandos die Aktionen der ›Ruderer‹ dirigieren. Mit der Koordination von Fähigkeiten und Maßnahmen beginnt auch die Notwendigkeit der interzellulären Kommunikation. Bei VOLVOX geschieht dies auf die denkbar einfachste Art: Durch das Lesen der Abfallstoffe aus der Nachbarzelle.
Und dies geht folgendermaßen vonstatten:

Jede zelluläre Tätigkeit erzeugt Stoffwechselprodukte, die – als Entsorgungsgut an den Zellzwischenraum abgegeben – in ihrer speziellen Zusammensetzung gleichsam ein Funktionsprotokoll darstellen, das den anderen Zellen Aufschluß gibt über die abgewickelten Prozesse. Dies geschieht zwangsläufig, und eine solche Informationsbasis arbeitet lückenlos. Die Zellnachbarschaft stimmt anhand dieses für sie lesbaren Arbeitsprotokolls die eigenen Funktionen präzise darauf ab und macht das Maßnahmenbündel damit ›rund‹. Es scheint in der Abfallbotschaft ein auslösender Mechanismus mit einem dazugehörigen Verhaltensprogramm zu liegen, dem sie exakt zu entsprechen hat. Hierin liegt also die Erklärung für das Phänomen des Zuwachses bei den Herzkranzgefäßen. Es gibt Befunde dafür, daß bestimmte ›Abfallprodukte‹ aus dem Muskelstoffwechsel, es handelt sich um Adenosinabkömmlinge, diejenige Botschaft darstellen, auf die hin an ganz entfernter Stelle, nämlich am Herzen, diese erstaunlichen und höchst wünschenswerten Veränderungen entstehen. Eine Verbesserung der Durchblutung des Herzmuskels ist bei erhöhter allgemeiner Muskelaktivität biologisch sinnvoll und notwendig, und deshalb geschieht es eben. Übrigens kommt ein nach dieser Abfallinformationsmethode arbeitender Organismus ganz ohne Nerven aus, so z.B. der Schwamm.

Auf demselben Wirkungsprinzip scheint ein weiterer, genauso erstaunlicher Vorgang zu beruhen, der da heißt:
Steigerung der geistigen Leistungsfähigkeit.

Neuere Untersuchungen haben tatsächlich einen Zusammenhang zwischen Muskelstoffwechsel und bestimmten Gehirnfunktionen aufgedeckt, der nicht nur mit der besseren Durchblutung des Gehirns zu erklären ist. Geistige Flexibilität und Gedächtnis korrespondieren danach mit der sportlichen Aktivität des/der Betreffenden. Das bedeutet aber andererseits auch, daß bei Bewegungsmangel die Tendenz zur Rückbildung einsetzt, wie er überall in der Natur bei Nichtgebrauch einer evolutionären Errungenschaft zu beobachten ist. In diesem Fall entfällt offensichtlich eine vom Muskelstoffwechsel ausgehende Stimulation auf das Gehirn, das darauf mit negativen biochemischen Veränderungen reagiert.

Fazit: Durch sportliche Aktivität können auch scheinbar altersbedingte geistige Leistungseinbußen ›auf die lange Bank‹ geschoben werden. – Und wer wollte diese Möglichkeit ungenutzt verstreichen lassen? – Wohl niemand. – Eine verblüffende Nachricht hierzu: Dieses nützliche Zusammenspiel von Gehirn und Muskulatur kann in Umkehrung auch bei der geistigen Arbeit unterstützend eingesetzt werden. Wer beim Lernen mit leichter Muskelanspannung am Schreibtisch sitzt, oder zwischendurch solche Übungen einschiebt, erzielt bessere Konzentrations- und Gedächtnisleistungen als derjenige, der sich dabei auf die Couch ›lümmelt‹. Dies belegen darauf angelegte Untersuchungsreihen, in denen so handelnde Kontrollpersonen tatsächlich bessere IQ–Testergebnisse erzielt haben. Eine wirklich optimistisch stimmende Neuigkeit für Studierwillige. Oder?

Mehr als Optimismus springt beim Ausdauersport durch ein gleichzeitig auftretendes Ereignis heraus, der *Endorphin – Ausschüttung.*

Endorphine sind der Sammelbegriff für eine Reihe von Peptiden mit opiatischer Wirkung, die im Gehirn selbst (auch im Rükkenmark) gebildet werden. Sie gehören zum Maßnahmenkatalog aus dem archaischen Mobilmachungsprogramm, welches durch eine Reihe von blitzartig ablaufenden Veränderungen im Organismus Körper und Geist für ›Flucht oder Kampf‹ fit machen sollen.

Es wird vermutet, daß sie allesamt Kontrollfunktionen bei Blutdruck, Körpertemperatur (senkend) und Körperbewegung wahrnehmen, aber auch an der Regulation der Hormonsekretion (so beim nächsten Punkt) beteiligt sind. Sie erzeugen u.a. durch Schmerzunterdrückung und im Gesamtkonzert ihres Wirkens ein Gefühl der Hochstimmung und des Wohlbefindens, das sich beim Akteur mit der zeitgleich angeregten Serotonin – Bildung zu einem heiteren, zuversichtlichen Stimmungsbild formt, in welchem nebenbei auch die Bewältigung der Alltagsprobleme viel leichter fällt. Das als Neurotransmitter bekannte Serotonin (aus Serum und Tonus gebildete Bezeichnung) wird von bestimmten Zellen des Magen-Darmtraktes und im Zentralnervensystem aus der Aminosäure Tryptophan gebildet. Es beeinflußt über deren glatte Muskulatur sowohl die Darmperistaltik als auch die ›Atmung‹ der Blutgefäße (geringfügige Querschnittsänderung unter Herzschlagbelastung, die wir beim Pulsmessen fühlen), wirkt aber auch in den Blutplättchen bei der Blutstillung und der Schmerzempfindung mit. In der Regulation des Wach-Schlaf-Rhythmus‹ ist Serotonin der Gegenspieler zum Schlafhormon Melatonin.

Da Serotoninbildung ebenfalls durch Lichteinfluß angeregt wird (wir erinnern uns: Über die nichtvisuelle, energetische Sehbahn im Auge), kann mit Hilfe des Sportes eine weitere Quelle dieses ›Muntermachers‹ erschlossen werden. Und beide funktionieren ebenso bei bedecktem Himmel. Dieser Optimismusspender und Stimmungsaufheller steht nun quasi doppelt zur Verfügung und kann nach dem Motto: ›dunkle Stunden zählen nicht‹, hervorragend gegen die sog. Winter-Depression durch Jogging eingesetzt werden. Für betroffene Leserinnen und Leser vielleicht Medikament- und Therapieersatz. – Also ran, schlagen wir der dunklen Jahreszeit mit Sportlichkeit ein Schnippchen!

Ein Paar Tipps zum Abschluß: Tryptophan, die Ausgangs-Aminosäure für die körpereigene Serotonin-Produktion, ist in Bananen enthalten, und Serotonin gibt es in der frischen Brennessel als Teil der Nesselsubstanz.

Schlaf senkt generell den Serotonin-Spiegel, weil dabei die Umwandlung in das Schlafhormon Melatonin stattfindet. Langes Schlafen kann also weder Laune noch Stimmung heben. Frühaufstehen ist der wirkliche Muntermacher. Es rettet das Serotonin. In diesen Zusammenhang gehört die Erwähnung des Mitstreiters in dieser Rolle: das Noradrenalin. Es wird im Nebennierenmark und in den postsynaptischen Endverzweigungen des sympathischen Nervensystems (Stammhirn) über Dopamin gebildet, vermindert die Herzfrequenz und wirkt ebenfalls ›stimmungsaufhellend‹. Die Verbindung von körperlicher und geistiger Aktivität kann also dieses für uns segensreiche Duo aktivieren.

Der ›Jungbrunnen‹ Ausdauersport findet als solcher Bestätigung in einem weiteren gesundheitsfördernden Programm, welches er auslöst:

Die beschleunigte Entsäuerung des Organismus.
Im Grunde genommen sind alle Krankheiten und Beschwerden auf die Übersäuerung oder Verunreinigung des Milieus zurückzuführen. Der übersäuerte Organismus leidet unter einer permanenten Entmineralisierung, weil er immer wieder körpereigene Mineralstoffe mobilisieren muß, um mit dem Säureüberschuß fertig zu werden. Dieser Zustand sollte so schnell wie möglich

behoben werden. Andererseits erfordern aber Abbau und Ausscheidung von sauren Substanzen hohe Anforderungen an den Organismus. Aus diesem Grunde ist ihm jede Unterstützung darin sehr willkommen. Der Ausdauersport ist hierfür ein sehr geeignetes Mittel, denn der beschleunigte Kreislauf bedeutet die Beschleunigung aller Lebensprozesse, so der Stoffwechsel- und Regenerationsprozesse, ebenso schnellere Ausführung bei der Reinigungsprozedur. – Hohe Atemfrequenz, tieferes Durchatmen und erhöhter Durchsatz von Sauerstoff herbeischaffenden Blutkörperchen decken den gestiegenen Sauerstoffbedarf, der für die Oxydation der Säuren in großer Menge erforderlich ist. Die optimale Sauerstoffversorgung des Gewebes in Verbindung mit der nun erhöhten Temperatur verstärkt die Ausscheidungsfähigkeit von Haut und Nieren.

Die beschleunigte Blutzirkulation verstärkt gleichzeitig die Funktion des Blutes als Kühlflüssigkeit für das erhitzte Gewebe. Es kann rascher in der Lunge zurückgekühlt werden. Der stärkere Blutstrom wiederum bietet nebenher die Chance, an den Gefäßwänden abgelagerte Abfallstoffe zu den Ausscheidungsorganen zu befördern.

Das Wegschaffen der Säuren durch Neutralisieren kostet den Organismus, wie erwähnt, wertvolle Mineralien. Ohne diese Spezialbehandlung würden die zur Entfernung bestimmten aggressiven Substanzen auf dem Wege zu den Ausscheidungsorganen Schaden anrichten, sich wieder in den Kreislauf einmischen oder gar sich wieder ganz verkrümeln. – Deshalb ist andererseits die Remineralisierung dringend erforderlich. Damit wird der Abbau der lebenswichtigen Reserven gestoppt. (Wir erinnern: Den schmalen Pfad im Säuren – Basen – Gleichgewicht). Als erste Maßnahme dafür geeignet ist – die ›**Sonnenkost**‹. Sie enthält alles, was ein gesunder Organismus benötigt. Menschen können trotz einschlägiger Zweifel ausgezeichnet mit und von ihr, ohne Mangelerscheinungen zu erleiden, leben.

♦ Wäre es anders, wie hätten dann die Vegetarier-Frühmenschen über die Jahrmillionen kommen können? So der RAMAPITHECUS am Ende des Miozäns und zu Beginn des Pliozäns (vor 15 Mio. Jahren), der als erstes menschenähnliches Wesen angesehen wird und von Früchten, Pflanzen, Samen und Wurzeln gelebt hat.

- Wer heute mit labilem Säurestoffwechsel zu kämpfen hat, sollte eine sachbezogene Beratung in Anspruch nehmen mit dem Ziel, seinen Organismus wieder an die natürliche Ernährungsweise heranzuführen. Die augenscheinliche Unverträglichkeit ist auch eine Folge der Entwöhnung. Man kann diese auch durch ›Umerziehung‹ des Organismus zurückdrehen, ihn wieder an die Ur-Kost heranführen.
- Zur Remineralisierung gehört genauso eine angemessene Eiweißzufuhr. Es bildet sowohl die Grundstruktur unseres Körpergewebes als auch das Depot für die einzulagernden Mineralstoffe. Ihr Wirkungsgrad wird mit der Proteinzufuhr erhöht. Doch Achtsamkeit ist geboten. Die Eiweißverwertung allein schon erzeugt ein saures Milieu. Ein Zuviel davon würde zusätzlich am Kalzium-Puffer nagen. Die Eiweißaufnahme kann aber aus einem guten Grund begrenzt werden. Unser Organismus übt generell strenge Haushaltung, erst recht mit den Grundbausteinen des Körpergewebes. So verwertet er mittels ›Recycling‹ fast drei Viertel dessen, was als Abfall aus dem täglichen Milliarden-Abbau ausrangierter Zellen anfällt. Es muß also nur dieser Differenz-Verlust ersetzt werden. Bei langfristig überhöhter Eiweißzufuhr drohte auch die schädliche Überfrachtung, welche die Zellmembranpermeabilität (Zellwanddurchlässigkeit) verringert und so Zellminderernährung und Übersäuerung mit ihren schwerwiegenden physiologischen Folgeschäden verursacht. Es genügen als ›Ersatz‹ schon 1–1,5 Gramm pro Kilogramm Körpergewicht am Tag. Sicher ist dieser Hinweis aus 20jähriger Erfahrung mit rein pflanzlichem Eiweiß sachdienlicher als das oben angeführte ›angemessen‹.

Kritische Stimmen lassen nun vernehmen, pflanzliches Eiweiß enthalte nicht alle essentiellen Aminosäuren in ausreichender Menge und empfehlen dringend ›tierisches‹ als Ergänzungsmaßnahme. – Da sei doch der Blick zum Schwarzen Kontinent gerichtet, auf dem der größte der Menschenaffen seit Jahrmillionen vormacht, wie man als strenger Vegetarier, und dennoch muskelbepackt, überlebt. Der Gorilla, der mit uns eine Gen-Übereinstimmung von 98,5 %(!) teilt, ist durch das rücksichtslose Abholzen des Regenwaldes gefährdet, aber niemals durch den Mangel an ›tierischem‹ Eiweiß.

Ein Pluspunkt für die Verträglichkeit von pflanzlichem Eiweiß ist, daß es weniger Schwefelanteile enthält und somit auch weniger säurebildend wirkt. Man kommt mit den pflanzlichen Fett- und Eiweißspendern, z.B. Pinien-, Pistazien- und Nußkernen, speziell Paranüssen, wenn nur ganz wenige genommen werden, gut zurecht. Doch zu deren hoch-dynamischen Aufbau-Eiweiß, wie es auch in der Avocado enthalten ist – für viele Vegetarier vermeintlich idealer Eiweiß- und Fettlieferant – siehe Kritisches in Kapitel 15). Aber wertvolles Normal-Eiweiß, wie wir es benötigen, steckt auch in vielen anderen ›grünen Zutaten‹ der ›**Sonnenkost**‹.

Eine weitere, ganz überraschende Erfahrung ist, daß man als SONNENKÖSTLER auf der Langstrecke selbst bei sommerlicher Hitze über 30° C weniger, manchmal gar nicht schwitzt. Da drängt sich die Erkenntnis auf, daß dieser Organismus bei der ständig ›kalten‹ Nahrung ein kleines ›künstliches Fieber‹ als willkommen erachtet (therapeutische, vorbeugende Wirkung) und wegen der relativen Reinheit keine Berge von Schlacken auszuscheiden hat, die wesentlich mit dem Schweiß über die Haut nach draußen befördert werden müßten. Daraus ergeben sich gleich mehrere Vorteile: Es tritt kein wesentlicher Flüssigkeitsverlust ein, was gleichzeitig den Verlust an der Mineralstoffreserve einschränkt, denn das ideale Milieu verbraucht sowieso wenig davon. Der Flüssigkeitsverlust über die Atmung kann hinterher durch eine saftige halbe Galia- oder andere Melone oder Birne behoben werden. – Der basisch-alkalisch ausbalancierte Sonnenköstlerorganismus bietet eine weitere Besonderheit: Er steckt die aus der Muskeltätigkeit entstehende Milchsäure, welche die Muskulatur des Kochköstlers gnadenlos erlahmen läßt, einfach besser weg. Er kommt, zumal bei ›aerober‹ sportlicher Betätigung, überhaupt nicht an diese muskuläre Ermüdungsgrenze (Stichwort: Fettverbrennung) heran. Auf diese Weise wird auch das schon mehrmals angesprochene, beinahe berauschende Körpergefühl der wunderbaren Leichtigkeit und Leistungsfähigkeit ausgelöst. Nicht nur durch die Serotoninausschüttung alleine.

Die Wichtigkeit des Wirkstoffs ›D‹ in unserem Organismus bei der Fixierung von Kalzium in den Knochen ist bereits beschrieben worden. In gewissem Umfang spielt er bei der Remineralisierung unseres Körpers ebenfalls eine Rolle. Wir erinnern uns, er wird durch Sonneneinstrahlung aus dem Cholesterinol-Derivat ERGOSTERIN in unserer Haut gebildet. Wie praktisch. Davon können wir also sogar unterwegs automatisch nachtanken und so ganz ›beiläufig‹ unsere Lebenskräfte unterstützen.

Krafttraining ist ein ›Knochen – Architekt‹

Wenn dem Ausdauersport aus allen diesen erläuterten Gründen bisher viel Platz eingeräumt worden ist, ergibt sich gleichwohl die Notwendigkeit, das Krafttraining in einer seiner aufbauenden und heilsamen Wirkungen herauszustellen. Angedeutet worden ist dies bereits im Zusammenhang mit der Erhaltung unseres Unterkieferknochens gleich zu Beginn des Buches.

Das Krafttraining stellt im Gegensatz zum Ausdauersport keine aerobe Bewegung dar. Es wird aus der Natur der Sache in Sauerstoffschuld absolviert, weil jede Übung mit ihrer letzten Ausführung bis an die Leistungsgrenze des jeweiligen Muskels geht, wobei selbst um die letzte halbe gekämpft werden muß.

Unser Körper setzt bei diesen Kraftübungen nicht alle vorhandenen Muskelbündel gleichzeitig ein, sondern verfährt nach dem Rotationsprinzip und nimmt bestimmte Anteile von ihnen ›aus dem Rennen‹, um sich eine Verschnaufpause zu verschaffen. So versucht er mit Drückebergertum, das selbstverständlich auch eine Schutzfunktion erfüllt, die Muskelaufbauarbeit zu umgehen oder sie zumindest hinauszuzögern. Die kostet nämlich zusätzliche Energie. Erst der Kampf um die letzte halbe und Viertelsausführung der Übungen, dieses Kämpfen um den letzten Zentimeter, bringt den eigentlich größten Effekt. Erst die so hervorgerufene, alles begleitende Spannungshöhe im Muskel ist das dringliche Signal für den Organismus zur Bildung zusätzlicher Muskulatur. Je härter das Training ausfällt, desto intensiver ist der Wachstumsreiz. Und wenn es kurz gestaltet wird, bleiben demgemäß mehr Reserven für die Neubildung. So gilt beim Krafttraining das Motto: Trainiere so hart, aber auch so kurz wie möglich. – Allein aus Letzterem ist schon zu entnehmen, daß es bei dieser Art von Sport im wesentlichen um Kurzzeitbelastungen geht, die gezielt den Muskelaufbau ansteuern, das Herzkreislaufsystem jedoch mehr in Anspruch nehmen, als es zu fördern. Ist also Krafttraining nur für jene, die Arnold Schwarzenegger nacheifern? – Nein, es ist – sinnvoll angewandt – in ganz spannender Weise ein Therapeutikum für jeden bewegungsfähigen und bewegungsfreudigen Erdenbürger.

Und dies auch aus einem zweiten, genauso wichtigen Grunde. Mit dem Krafttraining wird nicht nur die Muskulatur gekräftigt und aufgebaut, sondern sogar die Knochenstruktur verstärkt und damit auch die Knochendichte erhöht. Und dieses Wunder geschieht auch noch in höherem Lebensalter. Eine noch gar nicht so bekannte Tatsache. Hohe Belastung – natürlich auf den jeweiligen Trainingszustand abgestimmt – regt den Körper zur Bildung zusätzlicher Knochenmasse an. Damit kann man der so gefürchteten Osteoporose entgegenwirken, vorbeugen.

Die Erklärung ist ein naturwissenschaftliches Phänomen, welches sich bei Quarzkristallen in der physikalischen Eigenschaft darstellt, unter Druck-, Zug- oder Torsionsbelastung, also Verwindungs- und Scherkräfteansatz, an ihren Grenzflächen elektrische Ladungsteilchen (Elektronen) zu verschieben. Das heißt, wenn die starren Gitterstrukturen irgendwie verschoben werden, entsteht ein geringer Stromfluß. Dieser sog. ›piezoelektrische Effekt‹ ist 1880 von J. und P. Curie entdeckt und so bezeichnet worden. (Griech.: piézein – ›drücken‹, ›Druck ausüben‹). Er kommt zustande, weil durch die mechanische Deformation der Kristallgitterstruktur ein elektrisches Dipolmoment entsteht, welches polarisierend wirkt und damit eine Änderung in der Verteilung der Elektronen auslöst. Dabei bleibt der Kristall nach außen hin neutral.

Eine erstaunliche Entdeckung ist nun, daß auch biologische Strukturen wie unsere Haut, unser Körpergewebe und unsere Knochen dieser Gesetzmäßigkeit unterliegen, d.h., unter denselben mechanischen Kräfteeinwirkungen einen geringen Strom erzeugen.

So ist es wirklich: Der Muskel spielt für den Knochen eine entscheidende Rolle. Er verbiegt im Krafteinsatz den Knochen – das muß er auch, um ihm seine Existenznotwendigkeit zu signalisieren. Das bedeutet Stimulation (Anregung) zum Substanzaufbau und Strukturkräftigung über den piezoelektrischen Effekt. Damit haben wir heilwirksame Piezoelektrizität in unseren Knochen. (Ausführliches folgt gleich).

Die Anwendung geringer Ströme zu heilmedizinischen Zwekken geht eigentlich auf zunächst unerfreuliche Experimente zurück. Denkanstoß war die Beobachtung in freier Wildbahn, daß Eidechsen das von Raubvögeln, Mardern und anderen Beutegreifern abgebissene oder abgerissene Schwanzende wieder nachwächst. Es gibt in diesem Attribut prähistorischer Vergangenheit eine Sollbruchstelle, die der Eidechse das Entwischen möglich macht, während der Jäger mit der zappelnden Opfergabe beschäftigt ist. Lurche verfügen über die Fähigkeit, verlorengegangene Gliedmaßen zu ersetzen. Frösche dagegen, denen Beine von Igeln abgebissen worden sind, können dies nicht mehr. Ihnen ist diese Fähigkeit abhandengekommen. Das ist der Preis dafür, daß sie in der Evolutionsleiter gegenüber den Lurchen eine Stufe höher aufgestiegen sind. Doch die Fähigkeit zur Ersatzbildung scheint noch nicht ganz aus dem Froschbauprogramm verschwunden zu sein. Forscher entdeckten, daß, wenn ein elektrischer Strom geringer Stärke und ganz bestimmter Frequenz an den Stumpf gelegt wird, das Bein tatsächlich in verkleinerter Ausführung nachwächst.

Auch beim Menschen wird heute diese revitalisierende Wirkung des elektrischen Stromes genutzt, so z.B. bei komplikationsbehafteten Knochenbrüchen, also dann, wenn der Heilungsprozeß, wie die Mediziner es auszudrücken pflegen, ›eingeschlafen‹ ist. Mit Hilfe von Schwachstrom kann in diesen Fällen die Kallusbildung wieder in Gang gesetzt werden.

Erklärung dafür ist: Das elektrische Potential ist Stimulation für die aufbauenden Zellen der Knochenstruktur, die Osteoblasten. Sie werden durch den geringen Elektronenstrom dazu angeregt, neue Knochensubstanz zu bilden und feste Verbindungen zu schaffen.

Hier steckt auch der Schlüssel zum Verständnis, warum gerade der Kraftsport eine so ungemein positive Wirkung auf unser Knochengerüst ausübt. Die konzentrierte Anspannung der Muskulatur bedeutet Zugbelastungen auf die Knochenstruktur in den Sehnenansatzbereichen und Druckbelastungen über die beteiligten Gelenke auf alle in die Kraftübung eingebundene Knochen. In jedem Einzelnen von ihnen treten jedoch, genau betrachtet, durch direkte und resultierende Vektoren innerhalb der Knochenstruktur alle Formen der ›piezoelektrisch‹ wirksamen Kräfte gleichzeitig auf, wenn auch in verschiedenen Regionen. So kommt es überall zu Potentialverschiebungen mit den für die Osteoblasten anregenden Elektronenwanderungen.

Mit den Kraftübungen gegen deutlichen bis hohen Widerstand erreichen wir hier zunächst einmal einen doppelten Effekt: Wir betreiben Muskelerhaltung oder sogar Muskelaufbau, und wir erzeugen nebenbei gewissermaßen einen heilsamen Eigenstrom für die Verstärkung unserer Knochen.

Besondere Bedeutung gewinnt das Ganze, wenn wir uns zwei wichtige Tatsachen vergegenwärtigen, nämlich erstens, daß es in unseren Knochen ununterbrochen arbeitende, substanzabtragende Zellen, die sog. Osteoklasten gibt, und zweitens, daß wir zwischen Erreichen des Erwachsenenalters und dem siebenten Lebensjahrzehnt 20-40 % unserer gesamten Knochenmasse verlieren. Aufbau und Abbau finden sozusagen in einem Wettbewerb der beiden Gegenspieler Osteoblasten und Osteoklasten statt, aus dem unsere Knochen eigentlich nicht als für stets und ständig stabile Erzeugnisse hervorgehen, sondern mit der Belastungsdynamik und der Bewegungsfreude des betreffenden Menschen eng verbundene und veränderliche Gebilde bleiben. Ein Leben lang. Spätestens nach Erfassen dieser Tatsache sollte also klar sein, daß die Knochenfreßzellen, die Osteoklasten, den nicht unter ständiger Beanspruchung und Benutzung stehenden Knochenpartien gnadenlos den Kampf angesagt haben. Dies tun sie nicht aus Eigennutz oder Vergnügen, sondern folgen damit dem Naturgebot der Energieeinsparung. Nicht beanspruchte biologische Strukturen sind offensichtlich nicht lebensnotwendig und werden zur Erleichterung des Ganzen ausgeschnitten, einfach abgeschafft, sozusagen entsorgt. Den Faulpelzen unter uns glatt zum Schaden. So ist auch das beschleunigte Verschwinden des Unterkiefers nach Totalverlust der Zähne wegen Nichtbeanspruchung zu erklären. Genau diesem drohenden Zustand der sich abzeichnenden Zahnlosigkeit sollte durch das rechtzeitige Setzen von Implantaten vorgebeugt werden, um der Knochenstruktur über diesen künstlichen Zahnhalteapparat Druck- und Scherkräfte zuzuleiten. Einfache ›Kauplatten‹, und mögen sie noch so teuer sein, die aber im Munde nur aufliegen, sind kein wirkungsvolles Gegenmittel gegen diesen Unterkieferschwund.

Das englische »*use it or loose it*« – benutze es oder verliere es – trifft hier genau den Punkt und bezieht sich auf alle unsere Knochen. (Eigentlich nicht nur auf sie, aber darüber sprechen wir jetzt nicht). Diese Dynamik können wir aktiv und bewußt, wie wir jetzt wissen, in hohem Maße beeinflussen. Der erschreckende Knochendichteverlust von 40% steht aber eigentlich nur für die Bewegungsmuffel an. Es ist also kein unabänderliches Schicksal, das da alle schicksalhaft ereilt. Wirksames Konzept dagegen ist eine individuelle Lebensgestaltung, in der wir mit lebenslanger sportlicher Aktivität ›gegensteuern‹, d.h. exakt, Knochensubstanz draufsatteln können. So sollten sich alle Menschen, die sich aus eigener Kraft uneingeschränkt bewegen können, eigentlich glücklich schätzen. Der viel später einsetzende altersbedingte Knochenschwund beginnt dann von einem höheren Niveau aus und läßt sich in gewisser Weise auf einen Minimalwert der o.a. Verlustprognose einschränken.

Dem drohenden Unterkieferschwund begegnet der nun informierte Bürger also mit dem natürlichen Krafttraining für diesen so lebenswichtigen Knochen: Er kaut feste und faserreiche Rohkost, wie sie die Zähne lieben, sie reinigen, das Zahnfleisch und die Mundspeicheldrüsen massieren und sie so zur Speichelabsonderung stimulieren, was aber auch den Knochen durch den wundersamen ›piezoelektrischen Effekt‹ belastungsfähig erhält. Nur der hohe natürliche Widerstand der faserreichen Rohkost stellt hier den geeigneten ›Trainingspartner‹ für den Unterkieferknochen dar.

Unter dem Aspekt der bioelektrischen Vorgänge in unserem Körper muß eine gleichsam heilsame Folgewirkung aus der Bewegung angeführt werden. Sie entsteht bei der Gruppe der Rhythmusbewegungen, wie wir sie als Musik- und Rhythmus- oder Schwung-Gymnastik kennen, aber auch beim Jogging, beim Tanzen, und ganz besonders bei der speziellen Bewegungsvariante des Trampolin-Springens erleben. Auf diesem

Federsprunggerät wird schon rein optisch deutlich, wie intensiv Bewegung und Schwingung ineinanderfließen, ineinandergreifen. Hier springt die Verkoppelung der beiden Körperaktionen förmlich ins Auge. Und genauso wie außen, geschieht dies natürlich auch innerhalb des Organismus selbst.

Wie wir vorher schon festgehalten haben: Auch unser Körper ist eine schwingende Einheit im Umweltkonzert der Resonanzschwingungen. Einmal schwingt unser Organismus wie eine Gitarren- oder Klaviersaite im allumfassenden Resonanzgeschehen der Biosphäre mit, ohne extra angestoßen werden zu müssen. Doch in dem vorhergehenden Kapitel waren die Mikroschwingungen gemeint, in denen sich Leben allgemein abspielt. Beim Trampolin-Springen nun verdeutlichen sich zunächst die großen Schwingungen durch das direkt beobachtbare rhythmische Auf- und Abschwingen des ganzen Körpers im Raum unter sich abwechselnder Einwirkung von Erdanziehung und Federschnellkraft. Hier nun werden im Körpergewebe und in den Knochen Druckimpulse gesetzt, die sich bis in die Zellstrukturen fortsetzen und dort hoch willkommene, lockernde und belebende Wirkungen erzeugen, die fröhlich schwingende Seele eingeschlossen. Neben vielen gesundheitsfördernden Effekten bringen sie einen ganz speziellen. Diese Schwingungen stellen nach einem Lebensprinzip die bioelektrische Neutralität der Zellmembranen sicher oder wieder her (*Bernhard Eppig). Die wiederum ist notwendig, damit der Ionenein- und -austritt für die Ernährung der Körperzellen funktioniert. Nur die streng neutrale Zellmembran kann das nährstofftragende, positiv geladene Ion ebenso willkommen einlassen, wie sie das nährstofflose, negative Ion nach der Verrichtung seiner Aufgabe nach ›draußen‹ ins Zwischenzellwasser entläßt. Eine Polarisierung der Zellwand hätte fatale Folgen. Sie würde den freien Verkehr der Nährstoffträger behindern. Genauer: Die positiv angeregte Zellwand würde die gleichpoligen (positiv geladenen) Ionen abweisen, weil gleichpolige Ladungen sich ja gegenseitig ab stoßen. Das Ergebnis wäre Unterversorgung der Körperzelle, also ihre unmittelbare Verkümmerung (Zellschrumpfung). Die negativ geladene Zellmembran hingegen würde die nach Nährstoffablieferung austrittswilligen Ionen im Zellinnern festhalten und so eine stetig fortschreitende Versumpfung des Milieus, die Lebensprozesse langsam erdrosselnde Verhärtung der Zelle hervorrufen (*Eppig).- Eine ernste Gefahr für die Gesundheit. – Das könnte u.a. der Beginn für eine Tumorbildung sein. Ist der Krebs letztendlich wirklich eine ›Polaritätskrankheit‹? – Wäre das richtig, dann würde ja Bewegung alleine schon eine Erfolg versprechende Teiltherapie gegen ihn sein. – Aber wir wissen ja inzwischen, Bewegung ist, von geringen Ausnahmen abgesehen, sehr heilsam und deshalb auch immer gut.

Neben der Erscheinung der ›Piezoelektrizität‹ gibt es nun aber auch die ›Pyroelektrizität‹ in unserem Organismus. Pyroelektrizität allgemein bedeutet, daß beim Erwärmen bzw. Abkühlen von Materialien auf ihnen gegenüberliegenden Flächen (in unserem Falle auf darunterliegenden Gewebepartien) entgegengesetzte Polarität erzeugt wird. Demnach wirken hierbei Hitze und Kälte wie der Druck beim ›Piezo-Effekt‹, nämlich, indem auch sie einen Ministrom auslösen. Desgleichen Geheimnisvolles geschieht also in unserem Körper, wenn wir auf dem Winterspaziergang oder Langlauf gegen den kalten Wind anrennen; ganz davon abgesehen, daß nebenbei Gefäß- und Immunsystem trainiert und gestärkt werden. – Aber weiter Erstaunliches passiert ebenfalls, denn ›Piezo-Effekt‹ und ›Pyro-Elektrizität‹ kombinieren sich, wenn der kühle ›Fahrtwind‹ neben Temperatur- gleichzeitig auch Winddruck-Änderungen auf die Haut überträgt und beides Elektrizität erzeugt. Ein weiterer Gewinn, der nun in verstärktem Maße die Gesundheit stabilisierenden Wirkungen in unserem Körper entfaltet und den eben erläuterten Neutralisierungsbemühungen der Zellmembranen durch doppelt initiierte Elektronenverschiebungen innerhalb der Mikrostrukturen auch doppelt entgegenkommt.

Diese ›bioelektrischen Effekte‹ bieten dem Organismus zudem die Möglichkeit, Kapazitäten durch Neuorganisation der Ladungsträger zu ändern und im Sinne der ›Schrödinger'schen Ordnungs‹-Interpretation den ›Ordnungsgrad‹ in unserem Organismus zu erhöhen. Damit können sie dem lebensfeindlichen Entropie-Wachstum entgegenwirken. – Was Bewegung also nicht alles bewegen kann. Schon von daher stimmt das Sprichwort, das wir alle kennen: ›Sich regen bringt Segen.‹

Aus alledem ergibt sich doch zweifelsohne die Erkenntnis, daß bewegungsbetonte Lebensführung generell mehrfach belohnt wird. Neben den beschriebenen Wohlfühl-Effekten in Muskeln und Knochen finden überall positive Veränderungen statt. Sportliches Training verursacht nämlich immer auch ein wenig Abnutzung, und die wird vom Organismus grundsätzlich als ›Verletzung‹ registriert und mit Reparaturaktivitäten beantwortet. Bei der Wiederherstellung aber wird an allen davon betroffenen Stellen eine leichte Verstärkung gegen künftige Abnutzung angebracht. So kommt aus dieser Vorgehensweise der Natur eine allgemeine Kräftigung des gesamten Halte- und Bewegungsapparates als Schutzmaßnahme vor weiterer ›Verletzung‹ und eine spürbare Festigung des Körpergewebes zustande.

Fazit: Knochenabbau zeigt immer auch Bewegungsmangel an. Diese neue Einsicht müßte dem Krafttraining für die künftige Lebensgestaltung zu einer höheren Ansehensstufe verhelfen, auch in der eigenen Prioritätenskala. Es hätte sie wahrlich verdient, denn neben den oben erwähnten heilsamen Effekten gereicht es ebenfalls zur Unterstützung der Positivkräfte für die Gesamtheit von Körper, Geist und Seele. Also, ran an die kleine fliegende Hantel. Nichtstun birgt Gefahr. Gefahr erkannt – Gefahr fast schon gebannt.

Die besondere Betonung der gesundheitlichen Nutzeffekte aus Langstreckenlauf und Krafttraining sei doch gestattet und nachgesehen. Dies ist bewußt so geschehen. Ihre durchschlagenden

Wirkungen sind doch wahrlich so bemerkenswert, daß sie als gute Empfehlungen an jeden uneingeschränkt bewegungsfähigen Interessierten gehen sollten. Das könnte nun den Eindruck erwecken, diese beiden Sportvarianten würden prinzipiell als das Non-plus-Ultra bewegungstechnischer Betätigung betrachtet. Nun, die Kritik könnte dem unterstellten Leistungsdenken gelten, das dieser Sichtweise zugrundeliegt, und Abstriche sind möglicherweise bei Menschen mit Bewegungseinschränkungen erforderlich. – Eingestanden. – Doch grundsätzlich spricht sehr viel für diese Arten des körperlichen Ausgleichs, ggf. ihre ganz individuell gestaltete, ›anlehnende‹ Ausführung. Bleibt doch ihre Bedeutung bestehen, nicht zuletzt des erzielbaren beachtlichen Vitalitätsgewinns wegen.

Die bis hierher beschriebene Bewegung in der Form der Ur-Bewegungen oder ihrer sportlichen Ausführung wird in der Biologie als aktive Bewegung bezeichnet und als Orts- und Lageveränderung eines Organismus verstanden. Sie hat ihren Ursprung in der Verformung von Zellen aufgrund zusammenziehungsfähiger (kontraktiler) Proteinsysteme, hier z.B. des Aktin-Myosin-Systems, welches mit Verkürzung von Muskelfibrillen unsere Körperbewegungen und die unserer Organe, so von Herz, Magen, Darm und Blutgefäßen möglich macht.

Die Bedeutung von Bewegung für unser Leben und für unsere Gesundheit erschöpft sich jedoch nicht in diesen Formen, wie wir sie in ihrer sicher sympathischsten Ausprägung als Jogging manchmal sogar genießen, oder als Herzschlag und Atemzug wohlig verspüren. Sie steckt bei jedem Schluckvorgang in der Speiseröhre, in der Magen- und Darmtätigkeit (Peristaltik).

Bewegung als Lebensprinzip wirkt überall in unserem Organismus, vor allem im Kleinen. Und weil dieses Kapitel mit ›Bewegung‹ überschrieben ist, sollen – nicht der Vollständigkeit halber, das ginge hier gar nicht – aber zur Abrundung dieses Beitrags, auch Mikro-Bewegungen angeführt werden. Eine davon ist die amöboide Bewegung, an der die kontraktilen Proteine gleichermaßen beteiligt sind. Sie verleihen den ›Wanderzellen‹ in unserem Körper, zu denen u.a. die weißen Blutkörperchen (Leukozyten) gehören, die notwendige Beweglichkeit, genauso wie sie bei den Gewebszellen mit Transportfunktion, z.B. in unseren Nierenkanälchen, dafür sorgen.

Bei der intrazellulären Bewegung werden Zellbestandteile verlagert oder Zellen verformt, und dies wird ebenfalls durch Systeme kontraktiler Proteine bewerkstelligt. Zu den intrazellulären Bewegungen gehören aber auch die Chromosomenverschiebungen im Zuge der Zellteilung (Mitose), die jedoch abweichend davon über die Längenveränderung der Spindelfasern durch Synthese und Abbau von Tubulin geführt werden.

Wir sehen, Bewegung ist in unserem Körper recht vielfältig und auch vielschichtig und in einigen ihrer Ausdrucksformen so beschrieben worden. Dies geschah ohne Anspruch auf Vollständigkeit. In der Darstellung sollte ihre Bedeutung für den Alltag und die Gesundheit herausgestellt werden, denn ihr Ausbleiben wäre nicht folgenlos. Insofern kann die körperliche Bewegung auch als eine Lebenswährung betrachtet werden. Sie ist Motor für viele andere Beweglichkeit in unserem Organismus.

Ohne sportliche Betätigung, ohne gezielte Bewegung gäbe es eine Negativbilanz. Die Kehrseite der Medaille, die unsportliche, sähe ganz anders und nicht gut aus:

- geringere, trägere Darmperistaltik, daraus folgen -› längere Darmpassagen, größere Verstopfungsneigung und Gefahr des Dickdarmkrebses
- längere Gärungszeiten, -› vermehrte Entstehung von Fäulnisgasen
- Bildung neuer Schadstoffe, -› z.B. Fuselalkohol
- weniger rasche Schadstoffausleitung -› Schadstoffe kön-

nen länger einwirken und krank machen, langsamerer Fluß der Lymphe, die die vielen Stoffwechselprodukte sicher abführen soll

- geringere Entschlackungswirkung, -› geringere Reinheit des Organismus
- Minderdurchblutung des Organismus, -› geringere Sauerstoff- und Nährstoffversorgung für jede einzelne Zelle, u.v.m.

Dies sind nur wenige Beispiele aus dem komplexen Bewegungsgeschehen unseres Körpers, das zum allergrößten Teil unserem Willen entzogen ist, aber dennoch durch unsere willentlichen Körperbewegungen sehr wohl zu beeinflussen ist, und zwar positiv, wie Blut- und Lymphstrom z.B., oder die Darmperistaltik.

Wir sehen, Bewegung ist ein breit gefächertes Programm gegen das Krankwerden, ein richtiger Gesundbrunnen über die segensreiche Ausdauerwirkung. Nach einem Gesundbrunnen sucht die Welt seit Menschengedenken. Mit dem in diesem Buch immer wieder geforderten ›übergreifenden Denken‹, mit der den großen Zusammenhang erfassenden ganzheitlichen Sicht, können wir den Gesundbrunnen in uns selbst erkennen. Für diese Suche brauchen wir keinen Meter zurückzulegen. Wir müssen dieses Wunder bei uns nur erkennen und es durch Aktion hervorlocken. Also, mit fleißiger Bewegung schaffen wir zweifelsohne immer bessere Arbeitsbedingungen für alle Systeme und Vorgänge in unserem Wunderwerk Körper, als durch faules Herumlungern.

Diese Zusammenhänge sollten hier nur in wenigen Beispielen angeleuchtet werden. Nun kommt aber noch etwas ganz Wesentliches hinzu, das noch nicht jedermann wissen kann:

Bewegung ist auch für die richtige und vollständige Sonnenkost-Verwertung äußerst wichtig. Ohne sie wird weniger aus der aufgenommenen Nahrungsmenge abgefordert, d.h., Wertvolles einfach ungenutzt bei uns durchgelassen.
Ich habe es ausprobiert.

Weniger Kraftübungen führen zu weniger Körpergewicht trotz beibehaltener Nahrungsaufnahmemenge. Es erleichtert die Waage, aber nur bei Abnahmewilligen auch die Seele. Da gibt es zwischen Bewegung und Nahrungsübernahme im Organismus einen direkten Zusammenhang, den man je nach Erfordernis zu seinem Nutzen aktivieren kann.

Mehr Bewegung bedeutet mehr Umsatz, der wiederum bringt größere Vitalität und Muskelzuwachs.

Weniger Krafttraining bei ›**Sonnenkost**‹ bedeutet moderates Abnehmen, und in beiden der Verfahrensweisen tritt Begrüßenswertes gemeinsam ein: Vermehrt gesunde Körpersubstanz und zunehmende Reinheit des Organismus.

So kann man die ›**Sonnenkost**‹ als aktive, selbst zu gestaltende Stütze für die Gesundheit beschreiben und betreiben.

Daneben verändert Sport gleichsam das Körperbewußtsein und das Ernährungsbewußtsein. Wenn das sicher zur ›**Sonnenkost**‹ führt, ist es sehr gut. Selbst wenn zunächst die Menschen den sportlichen Weg nur beschreiten, um endlich auf gesunde Art und Weise abzunehmen, allein schon ein hochwohllöbliches Unterfangen, dann werden sie sich bestimmt nicht lange dem Charme des neuen Körper- und Ernährungsbewußtseins verschließen können. Doch sie müssen Geduld mitbringen. Der kurze Weg – Tempo bolzen, große Anstrengungen und ähnliche raubeinige Machenschaften – bringen auf die Dauer nichts als Schaden. Die Fettverbrennung – wir erinnern uns – findet nicht im Sauerstoffschuldzustand größter Anstrengung statt, sondern auf dem langsamen, aber ›lang anhaltenden‹ Lauf. Wir wissen nun nach der ausführlichen Erklärung der ATP-Resynthese in den Mitochondrien unserer Zellen auch, warum. –

Sprechen wir ein wenig über das eigentliche Beginnen, das richtige Anfangen.

Körperlich aktiv werden heißt, die innere Trägheit überwinden. Z.B. ist Laufen ein sinnliches Vergnügen in reizvoller Landschaft, heißt, mit allen Sinnen genießen. – Bewegung, Luft und

Natur sind wohltuend für Psyche und Körper. Sport stärkt das Körperbewußtsein und das Selbstvertrauen; er stabilisiert den Erlebnishorizont und schenkt Freiheit, auch von den Sorgen des Alltags, und schenkt mehr Kraft, sie dann zu tragen.

Weil wir zumindest am Anfang ja kein Tempo bolzen sollen – wir wissen, wegen der Fettverbrennung, sonst geht die Energiegewinnung den anderen Weg über die Glukose – können wir uns streßfrei bewegen, innerlich entspannen.

Mein Leitspruch ist seit den Jahrzehnten, die ich laufe, ein orientalisches Sprichwort, das da lautet:

»Die Pferde der Ungeduld galoppieren und werden schnell müde, die Esel der Erfahrung dagegen trotten langsam, aber mit lang anhaltender Geduld«.

Tun wir es doch, wie die Esel der Erfahrung. Ihre Weisheit hilft dem Anfänger, das rechte Maß zu finden, sich zurückzunehmen, die Bedürfnisse und die Grenzen des Körpers kennenzulernen. Läufer und Läuferinnen werden auch lernen, ihre Kräfte im Gelände vernünftig einzuteilen und sich so schadenfrei an die neue Situation heranführen. Ich persönlich bin gut damit gefahren. Die Forderungen aus den 35 Jahren Soldatensportwettkampf mit Tempolangstrecken und Sprintdistanzen konnte ich, wie die Kraftdisziplinen auch, jederzeit mit meinem Langzeit-Trainingsstand aus der ›langanhaltenden Geduld‹ bestreiten.

Laufen und Gehen sind die natürlichsten Bewegungen. Damit nun aus der Lauflust nicht gleich Lauffrust wird, sind zwei Ausrüstungsgegenstände erforderlich – funktionelle Kleidung, damit man nicht krank wird, d.h. atmungsaktive, die zudem nicht beengt. Sie fördert freie Bewegung und die Lust dazu. Und zweitens korrekt angepaßtes Schuhwerk, welches die hoch komplizierte Fußstruktur sicher stützt und schützt und insgesamt gelenkschonend wirkt. Allem wird im Gelände eine höhere Belastung abverlangt. Die richtige Ausrüstung dafür verleiht schon das Gefühl, gut vorbereitet zu sein. Bestehen Einschränkungen oder Bedenken, sollten Knie und Hüftgelenke auf Fehlstellungen oder Arthrose hin überprüft werden. Wird ärztlicherseits vom

Laufen abgeraten, können Gehen oder Fahrradfahren oder auch Schwimmen gewählt werden. Wichtig ist die Bewegung als solche. Für die Gesundheit trägt sie in sich alleine schon einen hohen Wert.

Für den Fall, daß Bewegungseinschränkungen eine Betätigung in freier Natur nicht zulassen, könnte man auf Heimtrainer (Fahrradergometer) oder an anderen Standgeräten üben. Das ist selbstverständlich. Grundsätzlich ist jedes Sportgerät ein gutes Gerät, wenn es keinen Schaden anrichtet. Wenn jedoch die zwingende Notwendigkeit zum Sport im geschlossenen Raum nicht gegeben ist, sollte immer die Freiluftvariante vorgezogen werden, auch bei ›ungünstigem Wetter‹. Dafür gibt es zwei wichtige Gründe: Erstens, weil wir durch das Einatmen der Luft schon im Normalgang mehr Moleküle in den Körper einbringen, als durch Essen und Trinken zusammen (Beweisrechnung hinten im Buch).

So ist es bei sportlicher Betätigung erst recht nicht egal, wo wir unsere Bewegung durchführen. Selbst wenn wir im Fitneßraum das oder die Fenster öffnen, ist das nicht gleich vollwertiger Frischluftersatz. Zudem fehlt dort der hohe Lichtanteil des hellen Tages. Dieser spielt bei der Serotoninproduktion, die beim Sport angekurbelt wird, eine entscheidende Rolle. Überdies bringt das Sonnenlicht natürlichen Unternehmungsdrang und Lebensfreude ins Geschehen. Auch deshalb ist ein astreicher Baum im Gelände dann dienlicher als das schönste Kraftgerät im eigenen Kellerraum.

Mit dem vernünftigen Laufkonzept, Laufen, ohne zu schnaufen, fällt im Gelände auch das richtige Einteilen der Kräfte leichter, verführt weniger zu Eskapaden in den persönlichen Ehrgeiz, zumal beim Laufen in der Gemeinschaft. Ist man dagegen allein unterwegs, gibt es für wirkliche Anfänger einen guten Rat: 2 Minuten laufen, 3 Minuten gehen. Nach einer viertel Stunde – 5 Minuten laufen, 2 Minuten gehen. Dies könnte auch als 45 – 60 Minuten-Einlage in ein Wandern hineinverlegt werden, um sich an den Langlauf heranzutasten. In erster Zeit dann einen

Pausentag dazwischenschalten und dem Organismus für seinen Regenerationsprozeß Zeit geben, die geringe Abnutzung zu reparieren. Er wird, wie es schon beschrieben worden ist, dabei ein wenig Material draufsatteln und so den gesamten aktiven und passiven Bewegungsapparat verstärken. Das wollen wir ja auch bezwecken. Wir können uns langsam steigern, aber immer an der Vernunft und dem Wohlgefühl orientiert, daß wir das eben durchtrainierte Programm genauso am nächsten Tag – obwohl für uns Ruhetag – ohne Mühe tätigen zu können glauben. So werden auch die Anfänger keinen Schaden nehmen. Wir brauchen zu alledem nur Herzenslust und die ›lang anhaltende Geduld‹.

In diesem Kapitel war nun auf breiter Ebene von der Wichtigkeit der Bewegung die Rede, darüber, daß unser Körper geradezu auf sie ausgelegt und angewiesen ist, soweit, daß sogar einige Einrichtungen und Fähigkeiten verlorengehen, wenn Bewegung zu lange ausbleibt. Das haben wir begriffen.

Aber die Muskulatur, Motor der Bewegung, das eigentliche Zugpferd dafür, erfüllt im Gesamtorgankomplex unseres Körpers außerdem äußerst wichtige, geradezu einzigartige Zusatzaufgaben, die jetzt erst langsam entdeckt werden. Brandneue Forschungsergebnisse weisen unsere Muskeln in Aktion als Immitenten mehrerer Botenstoffe aus. Unter ihnen das Interleukin-6.

Dieses spezielle Eiweiß gilt als Bewegungsfaktor und Auslöser für zahlreiche positive und heilende Wirkungen von Sport und Bewegungstherapie. So stieg die Interleukin-6-Konzentration in der Muskulatur von Probanden nach dreistündigem Ausdauertraining um das unglaublich Hundertfache. Kürzlich kam – erkenntnismäßig - das Interleukin-15 hinzu, das überwiegend beim Gewichtheben gebildet wird. Beide genannten Interleukine tragen zum Fettabbau bei.

Interleukin-6 wirkt zudem entzündungshemmend, schützt vor Zellschäden und sensibilisiert die Muskelzellen/fasern für die Aufnahme des Blutzuckersenkers *Insulin*. Das ermöglicht einen sparsameren Umgang mit dem teuren Stoff, schont somit die Bauchspeicheldrüse und beugt Altersdiabetes vor.

Dies belegt speziell die Feststellung von Bengt Saltin*), dem Leiter des Kopenhagener Muskelforschungszentrums. Nach wochenlangem Training nur eines Beines bei vielen Zuckerkranken konnte er nur die Gesundung des einen aktiven Beines dokumentieren. Das Gewebe des passiv gehaltenen Beines dagegen blieb zuckerkrank. Diese Nachricht dürfte doch sicher alle Diabetiker(Innen) hellhörig machen und Hoffnung schöpfen lassen können.

In unserer Muskulatur steckt offentsichtlich eine wirkliche Heilkraft. So ist wohl auch der Schluß zulässig, daß demjenigen, dem eine ausgebildete Muskulatur fehlt, bei dieser Erkrankung auch deren Heilkräfte entgehen.

Durch Bewegung profitieren also nicht nur Knochen und Muskeln, sondern gewinnen wir auch andere Fertigkeiten, die auf den ersten Blick nicht so naheliegend erscheinen. Durch Bewegung werden ebenso der Gleichgewichtssinn und das Reaktionsvermögen geschärft, die Fallreflexe verbessert, die für das Alter wichtig sind, weil sie größere Sicherheit vor schweren Stürzen und Verletzungen bieten. Ein sportlich erfahrener Körper reagiert besser.

Zu alledem kommt noch eine andere erfreuliche Nachricht aus der Forschung: Durch tätige Muskulatur wird sogar die Denkfähigkeit gefördert. Kontraktierendes Gewebe schüttet nämlich ein spezielles Eiweiß aus, das bislang nur dem Gehirn zugeschrieben worden ist. Es handelt sich um das sog. BDNF, welches das Wachstum der Nervenzellen anregt und durch das Blut in den gesamten Organismus eingebracht wird.

Aus der Hirnforschung ist andererseits schon bekannt, daß z.B. die Gehirnleistung sportlicher 70-Jähriger mit 20 Jahren Langlaufpraxis (50 Km pro Woche) gegenüber sportlich inaktiven Gleichaltrigen signifikant besser ist. Ja, sie besitzen 30 Jahre Jüngeren vergleichbare Hirnaktivitätsstrukturen. Es wird angenommen, daß Sport das Alzheimerrisiko senkt.

Durch verstärkte Bewegungspraxis kommt also auch der Geist auf seine Kosten. Die Gedächtnisleistungen nehmen zu, und wir alle wissen, der Geist kann auch sein Vehikel, den Körper, wiederum positiv beeinflussen: Geistige Frische bringt Langlebigkeit. –

Und letztlich: Bewegung tut auch der Seele gut, bringt seelisches Gleichgewicht, Selbstvertrauen, Leistungsbewußtsein, macht hoffnungsfroh, bringt Kraft für die Bewältigung des Alltags und stärkt das Vertrauen in die Zukunft.

Wir sehen: »Sich regen bringt Segen«. Das gute Rezept: Jungbrunnen der Bewegung und Muskel-Medizinmann nutzen. Ganz einfach. - Also, ausprobieren und weitersagen! -

Zum Schluß möchte ich ein persönliches Wort anfügen.

Die Leserinnen und Leser werden meine Begeisterung für sportliches Tun schon lange erkannt haben. Sie ist der Ausdruck der Freude an der wiedergewonnenen Bewegungsfreiheit aus einer dreijährigen totalen Körperlähmung, von der ich in der Kindheit vor der großen Flucht aus dem deutschen Osten betroffen war. (Beweisphoto hinten). Beweglichkeit und körperliche Leistungsfähigkeit habe ich seither im Leben nie für selbstverständlich erachtet, sondern stets als ein großes Geschenk angesehen. Über ein halbes Jahrhundert später hat der Bundespräsident Richard von Weizsäcker in einer Rede vor Körperbehinderten meinen seit jeher gehegten Empfindungen darüber die passenden Worte verliehen, indem er sagte:

»Nicht behindert zu sein ist kein Verdienst,
sondern ein Geschenk,
das einem jederzeit genommen werden kann«.

So war meine lebenslange Sportbegeisterung auch Ausdruck meines Dankes für die wiedererlangte körperliche Beweglichkeit. –

Ich laufe nun schon 55 Jahre (März 2009) lange Strecken, war täglich dort unterwegs, wo ich gerade stationiert war oder das Schiff angelegt hatte. Auf diese Weise habe ich auch in vielen fremden Ländern große Strecken abgelaufen. Sogar an Bord habe ich, so gut es eben ging, Lauf- und Kraftprogramme durchgeführt. Viele ehemalige Mariner werden sich daran erinnern. Über diese ›Freizeit‹ -Kilometer habe ich bis 180 000 km Buch geführt. Das waren 4½ Erdumrundungen auf Schusters Rappen. Dann habe ich die Geduld zum Aufschreiben verloren – vor ungefähr 30 Jahren – aber nicht die Passion für das Laufen. Das tue ich auch jetzt immer noch. Wieviele Kilometer ich bis heute insgesamt dabei ›abgespult‹ habe, steht in den Sternen. – Und das alles nach einer Totallähmung, die mich als 6- und 7-Jährigen in den Kinderwagen zurückgeworfen hatte.

Dies schreibe ich nur, um Mut zu machen und das Vertrauen darauf weiterzureichen, wie wunderbar leistungs- und erneuerungsfähig unser Körper doch ist, wenn er richtig behandelt wird. Und eines ist dabei zusätzlicher Gewinn: Das Auf-der-Strecke-sein ist intensives Leben, Denken und Fühlen, und – ein wahres Bei-sich-selbst-Ankommen. Auch durchzieht mich dabei auch immer wieder die Dankbarkeit über die wiedererlangte Beweglichkeit. So sind mir im schwingenden Rhythmus des Laufens auch unterwegs – wie schon erwähnt – hunderte Verse eingefallen, die ich anschließend niedergeschrieben habe. (U. a. über die Kriegserinnerungen und die Große Flucht aus dem Osten, Titel: ›*Und Mutter liegt in Pommerland*‹, aber nicht nur da). Will sagen, ich bin als Läufer nun wirklich schon 55 Jahre mit der ›Leichtigkeit des Seins‹ unterwegs, die mit der Umstellung auf die reine ›**Sonnenkost**‹ Jahrzehnte nach meinem Start einen unbeschreiblichen, zusätzlichen Leistungs- und Durchhalteschub erfahren hat. Ich würde – rückschauend – alles wieder genauso einrichten wollen.

Dieses im Herzen finde ich auch den Mut und würde Ihnen, liebe Leserinnen und Leser, die auch für sich das Laufen als

Erquickung entdeckt haben, in Abwandlung des Werbespots eines bekannten schwedischen Möbelhauses gerne ganz fröhlich die Frage entgegenrufen wollen: –

»Trimmst du noch, oder läufst du schon?«

10. MEIN WEG ZUR ›SONNENKOST‹ – EIN PFAD DER ›ERLEUCHTUNG‹.

Ich bin während meiner Vorträge jedes Mal gefragt worden, wie ich denn zur ›SONNENKOST‹ gekommen sei.

Welche Erwartungen und vor allem, welche Ereignisse mich denn auf den Weg dieser Ernährung gebracht hätten.

Sicher wird sich auch hier die Fragestellung ergeben. Deshalb direkt dazu einige Ausführungen.

Sie werden sicherlich Erstaunliches vernehmen, doch die bis hierher wissenschaftsnah gegebenen Erläuterungen über die Fähigkeiten der ›SONNENKOST‹ haben ja nun schon einiges offengelegt, und so wird das, was ich zu berichten habe, auch glaubwürdiger klingen.

Für etwas Eingeweihte ist es kein Geheimnis mehr, daß sich vor der totalen Ernährungsumstellung auf die reine Früchte- und Gemüsekost die Notwendigkeit einer sorgsamen Darmreinigungskur ergibt. Ich weiß, daß selbst Dr. Norman Walker die Darmreinigung mittels Einlauf propagiert hat. Doch bei allem Für und Wider, sie bedeutet eigentlich einen größeren Eingriff, als allgemein angenommen wird. Wenn wir uns nun vergegenwärtigen, daß 80% des Immunsystems im Darm stecken – und nach der Beschreibung der Klistierpraktiken geht die Einlaufflüssigkeit hoch hinauf – müßte das doch bedenklich erscheinen. Hierbei könnte doch unausweichlich die Darmflora mit ihrem individuell eingestellten mikrobiellen Funktionsgleichgewicht gestört werden, was anschließend durch die sog. Symbioselenkung wieder ›eingerenkt‹ werden müßte. Und so geschieht es auch vielfach. Beide Maßnahmen greifen mir zu hoch.

Meine Frau und ich haben dieses drastischen Eingriff nicht einmal in Erwägung gezogen, sondern unsere Ernährungsumstellung mit der Waerland-Kost begonnen. Das ist u.a. eingeweichte Körnermischung mit beigefügten Obstteilen. Das war zwar ernährungsphysiologischer Unsinn, wie wir erst später herausfanden, aber recht wirksam. Unser Organismus hat dies mit flotter Abfuhr quittiert. Auf diese Weise ist unser Darm gereinigt worden. Durchaus in unserem Sinne, und so wurden wir glückliche Vegetarier ganz ohne Umstellungsschwierigkeiten und auch ohne frühere Begehrlichkeiten zu verspüren.

Heute sind viele Schwierigkeiten bekannt, die aus der Waerland-Ernährung erwachsen, vor allem, wenn sie auf Dauer praktiziert wird. Sie ist konzentrierte Stärkeaufnahme und so nichts für unseren Organismus. Warum? –

Erstens, weil es für unsere sehr geringe Enzymausstattung an Ptyalin (α-Amylase) unmöglich ist, die durch Wasser oder Milch verquollene Stärke direkt und ungehindert anzugehen und schon gleich im Munde – ordnungsgemäß – restlos in Zucker umzuwandeln. Die vollständige Umwandlung kann aber nur erfolgen, wenn die Körner uneingeweicht, also völlig trocken sorgsam zerkaut und solange in der Mundhöhle bewegt werden, bis alles süß schmeckt. Und das muß unbedingt noch im Munde geschehen. Mißlingt die ›Veredelung‹ der massiven Stärkemenge von Müsli & Co. dort, kann dies später die Pankreasamylase nur noch in ganz begrenztem Maße leisten. Das bedeutet aber nicht, daß das Problem damit gelöst ist. Nein, ganz und gar nicht. Die nicht gewandelte Stärke verschwindet nicht einfach spurlos über den Darm und den natürlichen Ausgang. Leider nicht. Nochmals: Diese kompakte Stärkezufuhr ist für uns Früchte-Esser von Natur aus absolut nicht vorgesehen. Sie stellt unseren Organismus deshalb vor rechte Probleme.

Deshalb für ›*Müsli*‹-Anhänger der doch überdenkenswerte Sachverhalt: Dieser gequollene Stärkebrei ist durch unser weniges Ptyalin nicht zu bewältigen. Der hohe Wassergehalt, oder auch die dazugeschüttete Milch selbst, verdünnen die α-Amylase hoffnungslos, und so wird ihr der direkte Zugriff auf die Stärkemoleküle verwehrt. Das Enzym ist fast wirkungslos gemacht.

Und daraus folgen Probleme. Die nicht umgewandelten,

extrem langkettigen Stärkemoleküle bilden einen zähen Schleim aus, für den in unserem Organismus kein eleganter Ausscheidungsweg eröffnet ist, sondern nur ein hürdenreicher, nämlich der über die Lunge und die ihr angeschlossenen Organsysteme, wie Bronchien, Nasen- und Rachenraum. Der zähe Ballast kehrt also im Säftestrom des Körpers in die Nähe der Region zurück, in der das Desaster begonnen hat. Von hier soll er durch Husten, Niesen und Schneuzen, auch durch massiven Auswurf, hinausbefördert und so abgestoßen werden. Wie schon gesagt, bilden die langkettigen Stärkemoleküle mitunter einen fast nicht fließfähigen Schleim, der in den genannten Regionen förmlich klebt und nur sehr schlecht loszuwerden ist. Das kann bei andauerndem Zwang zum Räuspern und Husten die Organsysteme angreifen und sogar Schmerzen verursachen. Dies gerade bei quälendem Husten.

Im Verlaufe dieser Vorgänge können sich durch die permanente Verschleimung Komplikationen in diesen Organbereichen der oberen Atemwege einstellen, wie Verengung der Bronchien, Bronchitis oder Asthma, aber ebenso Schwellungen in der ›Eustachischen Röhre‹ mit deren zeitweiligen Verschluß und damit einhergehender zeitweiliger Hörbehinderung. Ebenso sind auch andere Schwierigkeiten im Mittelohrbereich, wie Mittelohrentzündung und Katarrhneigung in Stirn- und Kieferhöhle möglich.

Schwierigkeiten sind da also schon vorprogrammiert.

Und der Müsli-Freak geht diese Risiken ein und wird dieses oder jenes früher oder später auch zur Genüge erleben. Vielleicht auch gerade in diesem Augenblick. Und oft werden dann fälschlicherweise Zug oder die kalte Winterluft dafür verantwortlich gemacht. Irrtum, aber nicht auszuräumen. Ursache ist das falsche Essen. Reines Obst und Gemüse würden dies alles niemals verursachen.

Zweitens ist unser Früchte-Esser-Organismus generell für die massive Stärkeaufnahme sowie auch für konzentrierte Eiweiße von vorn herein nicht geschaffen, weil absolut unnötig. Und dennoch geschieht es in der landesüblichen Ernährung. Denken wir an den Alltag. Dort sind sogar Eiweiß-Stärke-Kombinationen in massiver Konzentration üblich, beispielsweise in den so beliebten Sahnetorten.

Konzentrierte Eiweiße und Stärkeprodukte, zumal in direkter Zusammenstellung, können nur unvollständig aufgeschlossen werden. Das führt in unserem Betrachtungsfall zu unvollständiger Verdauung. Daraus entstehen ernährungsbedingte (widernatürliche) Makromoleküle, die nicht nur belastend, sondern auch schädigend für Dünndarm und Dickdarm wirken können. Das so veränderte, – auch sauere – Milieu begünstigt das vermehrte Aufkommen von schädigenden Bakterienarten, die das Immunsystem nun bekämpfen muß. Dies bringt zusätzlichen Streß in die Immunabwehr, was zur Entstehung weiterer aggressiver Makromoleküle führt. Und für diese Speerspitzen der unseligen Vorgänge ist nun der Weg durch die schon geschädigte und durchlässiger gewordene Darmwand in den Organismus frei. Im Verlaufe dieses Geschehens wird die so unplanmäßig hervorgerufene Darmwanddurchlässigkeit weiter erhöht, weil sog. Gamma-Interferone (Immuninterferon, kleines Protein, das nach Virusinfektionen gebildet wird) ausgeschieden werden. Dieser Botenstoff dockt an den Schleimhautzellen des Darmes an und bewirkt eine weitere Auflockerung dieser Gewebepartien. Sie können so dem Durchmarsch der aggressiven Makromoleküle, welche von der unerwünscht entstandenen Bakterienflora erzeugt worden sind, nun noch weniger Widerstand entgegensetzen.

In dieser Not ist der Organismus bemüht, die Schaden stiftenden Fremdstoffe mit Hilfe der Makrophagen, den grossen Freßzellen des Immunsystems, loszuwerden. Sie werden dabei regelmäßig von den Lymphozyten begleitet, denn bei diesen sehr problematischen Ausscheidungsprozessen, die sich über verschiedene Wege nach draußen ereignen können, kommt es zu Entzündungen. Und die äußern sich dann auch verschieden, über die Haut als Akne oder Psoriasis, über den Darm als Reizdarm, Morbus Crohn, Darmgeschwür, über die Lunge als Bronchitis oder Asthma und über die oberen Atemwege generell als Allergien. Und alle diese Erkrankungen sind kein Hirngespinst, sondern allgemein gegenwärtig und bekannt.

Vorsichtig sei daran erinnert, daß so Autoimmunreaktionen ausgelöst werden können mit einhergehenden bekannten Folgeerkrankungen, unter ihnen Gicht und Rheuma. Die in Vergessenheit geratene sog. Brotgicht gehört dazu.

(Eine weitergehende Beschreibung über die Gefahren gerade aus der Form konzentrierter Stärke-Eiweißkombination ist in Kap. 15 unter Avocado zu lesen).

Doch zurück zur konzentrierten Stärke:

Wir haben nämlich als eigentliche Früchtefutterer wenig Ptyalin im Mundspeichel, weil Früchte normalerweise nur ganz wenig bis gar keine Stärke enthalten – Unser Ptyalin-Mangel ist also kein Fehler der Natur. Die beschriebenen Schwierigkeiten resultieren nur aus falscher Nahrungswahl, sie sind selbstgemacht.

Um das Ganze jetzt noch komplett falsch zu machen, wird selbst bei Müsli sogar mit Fruchtsäften zugetrunken und damit die Lage weiter verschärft. Aber das Trinken setzt auch bei der meist stärkehaltigen Nahrung, wie Brot, Brötchen, Kuchen – und wer ißt sein Frühstücksbrötchen schon trocken(!) – dieselben Probleme. Außerdem verhindern Sprechen und Hektik beim Essen weitgehend die Ruhe benötigende Stärkeumwandlung im Munde.

Als kleinstes, doch lästiges Übel daraus, dessen Ursache oft im Verborgenen bleibt – hier nun offengelegt – ist der ewige Frosch auf der Stimmritze, der zum ständigen Räuspern vor dem Antworten und beim Reden zwingt. Dies ist im Fernsehen fast immer zu beobachten. Hier lassen für den Kenner der Zusammenhänge die Backwaren stets und ständig grüßen.

Um das Zusammentreffen ungünstiger Faktoren beim Müsli komplett zu machen, füllen die Hersteller oft noch Schokoladensplitter oder Nußnugat-Bestandteile bei. So kommt die Zuckerproblematik mit hinzu. Und die Müsli-Freaks geben manchmal sogar noch frische Früchte in den Frischkornbrei. Da wird das Ganze mit der Obstsäure zu einem nahezu unaufschließbaren Gemengsel.

Das Ptyalin benötigt zum Wirken ein basisch-alkalisches Milieu im Munde, die Obstsäure aber hält dagegen und gestaltet es sauer. Die Stärkeumwandlung klappt so einfach nicht. Die Verdauung bleibt aus, und das Ganze liegt wie ein Klotz im Magen und macht nur lange satt (der einzige Vorteil!). – Daraus können Probleme erwachsen über Verdauungsschwierigkeiten, Leib- und Magendrücken, Konzentrationsschwäche bei Kindern im Unterricht u.ä. Es kann wegen der Orientierungslosigkeit des Verdauungstraktes die richtige Verdauungssäfte-Zusammenstellung einfach nicht erfolgen. Eine örtliche Katastrophe

Unsere Körper haben das damals nach unserer Ernährungsumstellung in der Familie gleich als ernährungsphysiologischen Unsinn erkannt und es flugs wieder hinausbefördert, im Eilmarsch. Wir sind jedoch wohl ca. zwei Jahre bei dieser Waerland-Kost geblieben und dann von heute auf morgen auf reine ›**Sonnenkost**‹ umgestiegen. Wir hatten mit dem Vorschalten von Waerland-Kost und dem strikten Wechsel augenscheinlich den für uns methodisch günstigsten Übergang zur ›**Sonnenkost**‹ gefunden, denn alle fünf haben auch nicht die kleinsten Anzeichen einer Beschwernis verspürt. Damit hatten wir offensichtlich auf diesem Wege die Colon-Hydro-Therapie überflüssig gemacht und zudem die vorhergesagten, als äußerst unangenehm bekannten Ausscheidungskrisen umgangen. Dieses schlaue Licht der Erkenntnis ist uns aber erst später bei der Rückblicksanalyse aufgegangen.

Übrigens, Are Waerland selbst hat noch zwei Jahre vor seinem Tode die verschleimende Wirkung dieser Ernährungsweise, seiner Kruska, eingestanden.

Und nun drei höchst erfreuliche, sagen wir, Schlüssel-Ereignisse, die uns die ›Sonnenkost‹ vermittelt hat und zu unseren Erfahrungsschätzen auf dem ›Sonnenkost‹ -Pfad gehören.

Der erste Fall einer unerwartet schnellen Heilung.

Meine kleine Frau hat 40 Jahre lang unter quälender Migräne gelitten, schon als Schulmädchen und auch die Zeit vor unserer Begegnung. – Trigeminusneuralgie – die rasenden, einschnürenden und stechenden Kopfschmerzen. Wir hatten die gemeinsame Hoffnung, daß diese Last durch die neue Früchte-Gemüse-Wildkräuterkost gemildert werden könnte. Um einen Überblick zu gewinnen und für den kontrollierenden Rückblick gerüstet zu sein, hat sie sich Aufzeichnungen im Kalender über Zeitpunkt, Intensität der Schmerzen und deren Dauer gemacht. Schon der erste Migräneanfall nach Umstieg auf die ›Sonnenkost‹ schien ihr weniger heftig zu sein, so stellte sie freudig fest und die Hoffnung auf Heilung keimte bei uns auf. Und es kam, wie erhofft. Es traten in der Folgezeit deutlich spürbare Verbesserungen ein, über die wir sehr glücklich waren. Anhand der Daten konnten wir schon binnen ganz weniger Wochen größere zeitliche Abstände, weniger Schmerzen und eine kürzere Dauer der Beschwerden ermitteln. Etwa zwei Monate später war die Migräne von der Bildfläche verschwunden und ist auch nie wieder zurückgekehrt. Es war ein beglückendes Erlebnis. – Heilung alleine nur durch die ›Sonnenkost‹. – Die erste phantastische Erfahrung mit dieser Naturmedizin

Und eine weitere wundersame Sache.

Meiner Frau war einige Jahre davor noch ein Unglück zugestoßen. Nach einem abendlichen Frauentreffen im Handarbeitskreis war sie per Fahrrad auf dem Heimweg, einer 3 km langen Flurstrecke, in der Dunkelheit von einem betrunkenen Autofahrer angefahren und bewußtlos liegengelassen worden. Ich war zu der Zeit im weit entfernten Wilhelmshaven stationiert, und die drei Kinder schliefen. Sie wurde also gar nicht vermißt. – Nach langer Zeit ist sie vom betonten Aufstampfen einer bei ihr stehenden Kuh aufgewacht. Der Kopf schmerzte innen und außen. Sie hat sich aufgerappelt und dabei festgestellt, daß ihr rechter Arm vielfach gebrochen war. Er knickte auf halber Länge ab und hing herunter. So hat sie sich, das Fahrrad mit dem gesunden Arm führend, nach Hause geschleppt und den Notarzt gerufen. Er stellte einen komplizierten Unterarmbruch fest und im Krankenhaus wurden in einer Operation die Bruchstücke von Elle und Speiche geordnet auf einen Silberdraht gezogen und alles mit Haltevorrichtungen gesichert. Bruch und Kopfverletzungen heilten schnell aus, und nach einem Jahr wurden die Metallhalterungen wieder herausoperiert. Aber der Arm machte weiterhin Probleme. Er war auch Monate später noch dunkler im Erscheinungsbild, abends heiß und mußte mit nassen Tüchern gekühlt werden. Meine Frau trug ihn tagsüber in der Armschlinge, weil er in seiner Funktion eingeschränkt und unzuverlässig war. Sie konnte ihn nicht richtig drehen, und die Hand ging ihr ohne Vorankündigung auf, Schüsseln und Teller landeten unverhofft auf dem Fußboden. Die nervliche Steuerung hatte offensichtlichen Schaden genommen. Dieses Krankheitsbild wurde als Sudeck'sche Dystrophie diagnostiziert. »Frau Pagel, damit müssen Sie fortan leben«, so die ärztliche Feststellung. Meine kleine Frau hat alles geduldig ertragen, den Arm abends vor dem Fernseher fleißig gekühlt und ihn anhaltend hochgehalten. So ging es über mehrere Jahre. Dahinein kam nun unsere Umstellung auf die **›Sonnenkost‹**. Und siehe da – kaum zu glauben – die dunklere Verfärbung verschwand zuerst, das normale Erscheinungsbild des Armes kehrte zurück und mit ihm auch die normalen Berührungsempfindungen. Die Schüsselwegwerfneigung verlor sich ganz. Das Leiden hatte sich offensichtlich unter dem wundersamen Wirken der **›Sonnenkost‹** davongeschlichen. Meine Frau konnte Arm und Hand wieder uneingeschränkt bewegen und gebrauchen. Ein zweites Mal übergroße Freude bei uns.

Und ein drittes erfreuliches Geschehen:

Wir waren ein tanzbegeistertes Paar und haben 25 Jahre lang den Gesellschaftstanz, Standard und Latein im Club und Volkstanz, Folklore, in der eigens gegründeten ›Angeliter Trachtengruppe‹ getanzt. Hier etwa vier Jahre, und das zur Zeit unserer ›gutbürgerlichen Kost‹ . Wie wir alle mittlerweile wissen, macht die den Organismus sauer und verursacht so u.a. verfrühten Gelenkverschleiß. (Die Krankheitswegbeschreibung steht oben in diesem Kap.). Bei meiner Frau hatten sich im Laufe der Jahre marternde Hüftgelenkbeschwerden eingestellt, die ihr das Weitertanzen schier unmöglich zu machen drohten und kaum ungestörten Schlaf zuließen. Sie glaubte schon, beidseitig künstliche Hüftgelenke brauchen zu müssen. Ein wahres Schreckensgespenst für Tanzsportpassionierte, so auch für uns beide, die von jedem exakten Turniertanzrhythmus vom Sessel gerissen wurden. Eigentlich eine schlichte Katastrophe. –

In dieser Situation befanden wir uns ebenfalls vor der ›**Sonnenkost**‹ -Umstellung. Auch dieser ›Gordische Knoten‹ wurde vom ›**Sonnenkost**‹ -gestärkten Körper innerhalb weniger Wochen problemlos und zielgerichtet gelöst. Meine Frau humpelte nicht mehr, ich hatte es inzwischen dankbar bemerkt und nach kaum zwei, drei Wochen hatten sich die Beschwerden in nichts aufgelöst. Die Hüftgelenke hatten sich offensichtlich unter der heilsamen Wirkung der ›**Sonnenkost**‹ spürbar regeneriert. Wie man inzwischen herausgefunden hat, soll die Avocado, u.a. mit ihrem Vitamin E Gehalt, eine schützende und regenerierende Wirkung auf die Gelenke haben. Wir haben damals viel davon gegessen, ohne von den negativen Seiten der Avocado, wie in Kap.15 zu lesen, gewußt zu haben und konnten bald wieder unserer Tanzbegeisterung nachgehen.

Nach diesen drei Heilungsvorkommnissen, einer vier Jahrzehnte alten Migräne nach wenigen Monaten, der Sudeck'schen Dystrophie und der Hüftgelenkarthrose nach ca. 2 Monaten – und dies alles bei ein und derselben Person – ist es wohl nicht nur verführerisch, sondern mehr als berechtigt, der ›**Sonnenkost**‹

das Wunderwirken zuzuschreiben. Dabei wissen wir, daß es der Organismus ist, der heilt, aber er durch die Naturbeigaben aus dieser Ernährung in den Traumzustand dazu versetzt worden ist. Da kann von Spontanheilung, die jederzeit und überall auch ohne ärztliches Zutun eintreten kann, wohl kaum noch gesprochen werden. Hier gab es sie gleich im Dreierpack. Das konnte kein Zufall sein, sondern die maßgebliche Wirkung der ›**Sonnenkost**‹.

Inzwischen ist ja gerade die pharmakologische Wirkung der Avocado bei Knorpelschäden medizinisch erwiesene Tatsache, ihr spezielles Vitalstoffprogramm, neben Fett, Eiweiß, kolagenbildende Bestandteile, besonders Vitamin E, hinlänglich bekannt. Dieses Vitamin galt schon länger für gesunde Gelenke als unabdingbar, doch gar die komplette Regeneration von Gelenkknorpel wurde bis vor kurzem noch ausgeschlossen. Bei meiner Frau ist sie offensichtlich eingetreten und sie hat ihre volle Beweglichkeit wiedererlangt, so daß wir, wie schon gesagt, wieder begeistert tanzen konnten. –

Dieser ersten – ehrlich eingestanden – Euphorie über das Verschwinden der Beschwerden meiner Frau folgte Jahre später für mich eine ernüchternde Erfahrung mit der Avocado. So wird über die ›Schattenseiten‹ der Avocado im Kap. 15. berichtet.

Den Hauptanteil am heilsamen Geschehen damals haben wir selbstverständlich der ›**Sonnenkost**‹ zugeschrieben, die mit ihren für den Organismus günstigen Rahmenbedingungen alles bewegt und beschleunigt hat. Mit der normalen Kochkost, und dem völlig denaturierten Zustand der Vitalstoffe darin, scheint der Organismus seiner natürlichen Fähigkeiten und Möglichkeiten zur sicheren Gesunderhaltung und Wiederherstellung beraubt zu sein. Folge sind die Kochkost-Zivilisationskrankheiten, die nun bei meiner Frau alle auf einmal verschwunden waren.

In diese Kategorie der Ereignisse paßt auch noch eine weitere erstaunliche Erfahrung: Frau und Tochter waren schon bald von der üblichen monatlichen Bedrängnis (Menstruation) mit Krämpfen und Bauchschmerzen befreit. Bei dieser völlig naturbelassenen Nahrung gewinnt der Organismus offenbar einen so hohen Reinheitsgrad, der diese zusätzliche Ausleitungsmöglichkeit überflüssig macht, ganz ohne Ärgernisse. – Das Ausbleiben der Regel wird aber immer noch als krankhafte Erscheinung angesehen. Diese falsche Sicht würde sich selbst überholen, wenn alle Frauen über die ›**Sonnenkost**‹ diese ›Frauenbeschwerden‹ abstreifen könnten. Das wäre ein großartiges und wahrhaft durchschlagendes Experiment. Doch dazu reicht die menschliche Vernunft nicht aus. Die Nahrung kann und darf wohl einfach nicht naturbelassen bleiben. Es ist ein Jammer.

Denn als Urquell aller unser erfreulichen gesundheitlichen Wandlungen hatte sich zweifelsfrei die ›**Sonnenkost**‹ herausgestellt. Wir sahen darin den schlagenden Beweis ihrer natur-ursprünglichen Wirksamkeit. Mit ihr erfuhr *Hippokrates*‹ Leitspruch von der ›Nahrung als Arznei‹ fast 2½ Jahrtausend später eine so wunderbare und uns beglückende Bestätigung.

Die reine ›**Sonnenkost**‹ mit ihren *unverletzten Vitalstoffen*, den Vitaminen und Enzymen, den *sekundären Pflanzenstoffen*, den *Mineralien* und *Spurenelementen im organischen Verbund*, d.h. im lebendig-vibrierenden Zusammenhalt und so in höchster *Bioverfügbarkeit*, sie alle sind der Kraftstoff, der den Organismus zu dieser großartigen Regenerationsleistung befähigt.

Mir persönlich ist es nun völlig egal, ob dies – selbst in dieser Häufung der Ereignisse – ›nun nur als Spontanheilung‹ angesehen wird, weil nicht sein kann, was nicht sein darf, oder nicht. Da sind die wissenschaftlichen Kriterien sicher einer Überprüfung wert, wenn den Ereignissen die Anerkennung als Folge der Ernährungsumstellung verweigert wird. Unter den geltenden Kriterien der unabdingbaren Verifizierbarkeit (Wiederholung im Experiment), hätte das Leben am Beginn vor Milliarden von Jahren wohl keine Chance gehabt. Nichtsdestotrotz, uns genügten diese ›signifikanten‹ Änderungen im Gesundheitszustand meiner Frau. Ihr hat es geholfen, und der Heilerfolg gibt Recht. Das war dabei die schönste Hauptsache.

So möchte ich am Ende dieses Abschnittes alledem noch das berühmte ›i-Tüpfelchen‹ aufsetzen, und zwar mit einem kleinen ›Schmankerl‹ über das erstaunliche Wirken dieser Urnahrung bei mir selbst. Ich war nach der radikalen Ernährungsumstellung (August 1989) durch die **›Sonnenkost‹** mit 45 Kg (von vormals 55) zunächst wesentlich ranker geworden, als mir lieb sein konnte. Offensichtlich hatte der Organismus durch das Zusammenwirken von **›Sonnenkost‹** mit dem Langstreckenlauf radikal alle Kochkost-Gammelzellen ausgesondert und hinausbefördert. Es war trotz meiner Langstreckler-Schlankheit wohl doch noch einiges überflüssig gewesen. Soweit so gut. Und jetzt das schier Unglaubliche – meine schon lange vorher schlohweißen Haare zeigten eine unvermutete Reaktion. Zwei Jahre nach Ernährungsumstellung war am Wirbel ein natürliches Nachdunkeln zu beobachten und 1995 erschien wieder relativ dunkles Haupthaar. Hier hatte sich durch die **›Sonnenkost‹** ein normaler Alterungsprozeß nicht nur stoppen, sondern offensichtlich sogar ins Gegenteil verkehren lassen. Aus einem gewöhnlichen Degenerationsprozeß war ein glatter Regenerationsprozeß geworden. Unglaublich, aber wahr. (Photo-Beweise dafür sind am Ende des Buches auf Seite 701/702 zu finden). Übrigens, die Brille, die ich beim Zeitungslesen auf der Nase habe, brauche ich heute für das Lesen nicht mehr. Auch die Augen scheinen profitiert zu haben. Außerdem habe ich inzwischen durch Kraftsport meine ursprüngliche Muskulatur zurückgewinnen können. (Photos darüber ebenfalls am Buchende). Sie sehen, alles ›rund um die Gesundheit‹ kann mit der Urnahrung nur besser werden.

Diese und andere Erfahrungen, beispielsweise nur die kleine Tatsache, daß ich seit mehr als 30 Jahre nicht mehr erkältet gewesen bin, machen mich so sicher in meiner Argumentation.

Ich hoffe, dies Geschilderte strahlt aus und überzeugt auch die Leserinnen und Leser dieser Zeilen.

Wenn diese meine Darstellung hier nun mehr als ein flammendes Plädoyer für die Obst- und Wildgemüse-Rohkost erscheinen sollte, so sei es denn so. Ein Dichterwort sagt: »Wess' das Herz voll ist, dess' geht der Mund über«. – Es wäre also nicht nur entschuldbar, sondern sogar angebracht, wenn diese meine Begeisterung denn nun ansteckend wirkte. – Mein sehnlicher Wunsch.

Die Botschaft hieraus: Die ›**SONNENKOST**‹ ist wirklich ein Goldkörnchen unter den Ernährungsformen, ein Goldenes Tor zum gesünderen Leben. Und das Schöne daran ist – es steht jedermann offen. Man(n) und Frau müssen nur wollen und – beginnen, am besten sofort. Wer's gleich besorgt, vergißt es nicht. Es ist eine herrliche, aber auch lange Reise in die neue Gesundheit. Das klingt wie ein Versprechen. Ich gebe es mit gutem Gewissen. -

Ein chinesisches Sprichwort sagt da bedeutungsvoll: **Auch eine tausend Kilometer lange Reise beginnt mit dem ersten Schritt. –**

Ich ermuntere Sie ausdrücklich zu dieser langen Gesundheitsreise und zu diesem ersten entscheidenden und zugleich verheißungsvollen Schritt.

11. SONNENKOST – NATÜRLICHE KÖSTLICHKEIT KONTRA KOCH- UND SCHMORKOST

»Laß Nahrung deine Arznei und Arznei deine Nahrung sein«.

Diesen einfachen und doch großartigen Zusammenhang zwischen Nahrung und Medizin hat Hippokrates, griechischer Arzt und Begründer der Medizin als Erfahrungswissenschaft, schon vor fast 2½ Jahrtausend erkannt. Ganz ohne Hightech. Richtiges Essen hat heilende Wirkung. Er war es, der bei seinen Behandlungen vor allem die Strategie verfolgte, die natürlichen Heilkräfte im menschlichen Organismus zu unterstützen und zu stärken und hat deshalb mit größter Sorgfalt seine Heilmittel aus der bunten und reichhaltigsten Apotheke geschöpft, die mit ihren Erzeugnissen die gigantische Erfahrung von Jahrmillionen vorweisen kann: Aus der Apotheke von Mutter Natur.

Ja, er tat sehr recht daran. Über die pharmakologische Wirkung von naturbelassener Nahrung bestehen inzwischen keinerlei Zweifel mehr. Gezielte Forschung mit immer modernerer Technologie befähigt dazu, bedeutsame Substanzen in der Nahrung aufzuspüren und als medizinisch wirksam zu identifizieren. Das hat bestaunenswerte Erkenntnisse erbracht. Doch mit dieser Praxis hat sich gleichzeitig die Versuchung eingeschlichen, die entdeckten Einzelbestandteile isoliert zu betrachten und speziell in ihrer Einzelwirkung zu erforschen und so zu dokumentieren. Das aber ist gar nicht gut und schön. **Dabei wird das ursprüngliche Kreationsbündel von Mutter Natur in seiner kompositorischen Gesamtwirkung vollkommen aus den Augen verloren.** Pedantisches und engstirniges Auseinanderpflücken statt Gesamtschau ist hier das löchrige Motto. Das jedoch verbietet sich geradezu in der jetzt langsam einziehenden Erkenntnis der notwendigen ganzheitlichen Betrachtung unserer

Welt. Zu dieser differenzierten Einsicht gehört dann nicht nur die Anerkennung des Menschen ›als Einheit von Körper, Geist und Seele‹, sondern ebenso seine integrale Einbindung in den schöpferischen Naturverbund, und dies in allen Lebensbereichen. Diese Sichtweise gilt gerade und ganz besonders für unsere hier in der Betrachtung stehende naturgerechte Ernährung. (Auf dem Heilsektor in unserer Gesellschaft hat dieses Einheitsprinzip die Pharmazie im Wesentlichen noch nicht begriffen und bietet daher weiter ihre künstlichen, und deshalb ohne besagte ›vibrierende Lebendigkeit‹ auskommenden Produkte aus der Maschine an).

Wenn wir auf Gesundheit besonderen Wert legen, dürfen wir in unseren Eßgewohnheiten nicht leichtfertig oder gar fahrlässig handeln. Das aber tun die Menschen heute in den Industrieländern.

Wenn die gegenwärtige Entwicklung anhält, könnten Ernährungsfehler ab dem Jahre 2020 für die Mehrzahl aller Todesfälle verantwortlich sein. Nach Angaben der Weltgesundheitsorganisation (WHO – World Health Organization) nehmen vor allem Krankheiten wie Fettleibigkeit, Diabetes und Krebs weltweit erschreckend schnell zu. Die Wissenschaftler fordern daher, die Eß- und Lebensgewohnheiten drastisch umzustellen. Wie im vorhergehenden Kapitel schon festgestellt: Wir essen zu viel, zu fett und zu salzig, und wir bewegen uns zu wenig.

Seit den 60iger Jahren hat sich in den Industrieländern die tägliche Kalorienzufuhr um 600 Kilokalorien pro Tag und Person erhöht. Doch auch in den Entwicklungsländern ist ein ähnlicher Trend zu erkennen und auch dort nehmen diese Krankheiten immer mehr zu. Der Grund dafür wird in der Verstädterung gesehen. Sie stellt den plötzlichen Wechsel des Lebensraumes dar, der gleichzeitig eine grundlegende Änderung der Ernährungsgewohnheiten mit sich bringt. (China vertilgt heute vielmehr Milchprodukte und Nahrungsmittel aus den westlichen Industrieländern als früher, daher auch hier der allgemeine Preisanstieg). Und in der Stadt schlägt zudem der so verführerische, westliche Lebensstil durch, der mit wissenschaftlichem Anstrich daherkommt und doch immer mehr das Wirtschaftliche im Schilde führt. Städter essen fetter und sitzen mehr als die Menschen auf dem Lande. Dort wird ihnen beim Nahrungserwerb zwangsläufig noch körperliche Anstrengung abverlangt. Diese fällt jedoch beim Stadtbewohner weg. **Experten fordern daher täglich mindestens 1 Stunde Bewegung und mehr Obst und Gemüse auf dem Speiseplan. –**

Diese Forderung könnte eigentlich schon ein neues Lebenskonzept sein. Und das mit auf den Weg zu bringen, soll auch mit diesem Buch über die ›**Sonnenkost**‹ angestrebt werden.

Die Nahrung ist der notwendige Kraftstoff für unseren Körper, der – rein physikalisch (Kapitel 2) ein offenes Ungleichgewichtssystem – auch als biologischer Motor betrachtet werden kann. Wir können mit ihm Kraft und Bewegung ausüben, und wir atmen CO_2 aus, alles, wie ein richtiger Motor.

Wir müssen also essen, um unser Leben zu erhalten. Und weil wir von Natur aus zum Früchte und Pflanzen essenden Wesen bestimmt und auch nur dafür ausgerüstet sind, brauchen wir für unsere sichere Ernährung auch keine Tiere zu töten. Eine unübersehbare Fülle von Köstlichkeiten steht für unser Überleben bereit. Wenn wir die Früchte essen, schädigen wir nicht etwa die Pflanzen, ›berauben‹ sie gar ihres mühsam erworbenen, farbenfrohen Schmuckes, sondern kommen ihrem Streben nach Arterhaltung geradezu entgegen. Alle Lebewesen, die Früchte verzehren, verteilen – wie beispielsweise die Vögel – mit ihrem Plündern der Früchtebestände die Samen über weitere Strecken, als Wind und Regen dies allein zustandebrächten. Wir erfüllen mit dem Früchteverzehr also eine Bestimmung der Natur, und er ist umweltfreundlich dazu:

Einen reinen Vegetarier ein ganzes Jahr lang mit Nahrung zu versorgen, verbraucht weniger Wasser, als einen Fleischesser auch nur einen Monat zufriedenzustellen. Allein in der Wassermenge, die ein 500kg-Mastochse bis zu seiner Schlachtung trinkt, könnte ein Zerstörer schwimmen. Für jedes Kilo Fleisch sind 16.000 Liter (16 Tonnen) Wasser erforderlich.

Ein Rind bedeutet für die Erde/Biosphäre die gleiche Treibhaus -Belastung, wie sie von einem Katalysator-Auto ausgeht. Grund: Das Rind scheidet im Zuge der natürlichen Verdauung eine große Menge Methan-Gas aus, hinten und vorne. (Trifft in reduzierter Menge auch auf Schafe zu, weil ebenfalls Wiederkäuer). Methan aber reagiert, was sich allmählich herumspricht, in den entsprechenden Luftschichten mit einem 25-30-fachen Wirkungsfaktor von Kohlendioxyd (CO_2-Gas). Weniger bekannt ist, daß im Zusammenhang mit der Massenviehhaltung Lachgas durch Bakterien auf Wiesen und Weiden erzeugt wird, welches ein 310mal wirksameres Treibhausgas ist als CO_2.

Rinder- und Schafhaltung, inzwischen in Milliardenheerscharen vorhanden, tragen damit massiv zur Klimaerwärmung bei. Ziegen dagegen sind klimaneutral, weil keine Wiederkäuer.

Das nur als zwei anschauliche Beispiele aus der gigantischen Ressourcen-Vergeudung und Umweltschädigung, die allein nur durch Fleischernährung der Menschen verursacht wird.
Welch ein Unterschied zur Früchtenahrung: Sie sind als besonders ausgebildeter Teil der Pflanzen die verlockende Einladung an die Früchteverzehrer des Waldes, von der Natur dazu bestimmt, durch Genuß und Verbreitung der Samen- und Kernanlagen zur Erhaltung der Art beizutragen. Der Homo sapiens gehörte in Gestalt seiner Urahnen mit zu diesen Waldbewohnern, und der moderne Mensch ist auch heute noch an eindeutigen Merkma-

len als Früchteesser zu identifizieren. So bieten Gesichts- und Gebißform, die Enzymausstattung, die Magensaftzusammensetzung sowie ihre milde Säurekonzentration und das Verhältnis der Darmlänge zur Körperlänge (für einen Fleischvertilger viel zu langer Darm) sichere Anhaltspunkte dafür. Ein weiterer Hinweis darauf ist die körperliche Anlage zur sogenannten brachiatorischen Fortbewegung (Brachiatoren = Schwingkletterer, Schwinghangler), der als für das Früchtepflücken besonders geeigneten Bewegungsweise. – Dieser Schluß ist zulässig, denn in der Natur ist neben vielem auch die Fortbewegungsart zweckmäßig auf den Nahrungserwerb ausgerichtet.

Die tropischen Früchte, und sie stellen die ursprüngliche Nahrung dar, bieten sich mit verlockenden Farben, verführerischen Düften und köstlich schmeckendem Fruchtfleisch an.

In ihren Samen-, Kern- und Keimanlagen finden sich die Öl- und Fettstoffe, Proteine und Lipoide, so z. B. Lezithin, das für die Entwicklung von Gehirn und Nerven, aber auch für den Herzmuskel dringend erforderlich ist. Doch Nüsse, Samen & Co., so wie in Kapitel 15 ausführlich beschrieben, sind kritisch zu sehen. Mengenmäßig sind deshalb nur 2 bis 3 Nüsse empfehlenswert.

Unsere nördlichen Breiten sind bedauerlicherweise nicht mit der so phantastisch reichhaltigen Fruchtpalette der südlichen Regionen gesegnet, aber unsere Früchte hier bergen auch eine Fülle von vitalen Inhaltsstoffen. Außerdem haben wir hier ein umfangreiches Gemüseangebot, welches ebenfalls mit beachtlichen Vitalstoffgehalten, auch Öl- und Fettanteilen (Beispiel Karottenöl), aufwartet. Dennoch wären wir nach Ansicht einer wachsenden Zahl von Fachleuten auf Nahrungszusatzstoffe oder Nahrungsergänzungsmittel angewiesen. (Hier winkt doch nur der Mammon). Die Gründe für diese vermutete Gehaltsarmut, seien zwei Dinge:

Eiszeit und Gletscherschmelze hätten in unserer Region die Bodenmineralien durch Ausschwemmung vermindert, und – nun kommt's – durch die Hitzezubereitung der Nahrungsmittel ginge ein erheblicher Teil der Vitalstoffe verloren. Diesen Tatsachen müßten wir unbedingt Rechnung tragen, ...*wollten wir keine irreparablen Schäden erleiden, die sich neben rein körperlichem Verfall auch in nachlassender Denkfähigkeit, Konzentrationsschwäche und Gedächtnisschwund zeigten.*

Gerade diese letzte so zutreffende und klare Erkenntnis, würde sie doch nur bei den Menschen ankommen. Aber die Ernährungsfachleute Kochen und Schmoren ja selbst, was das Zeug hält und haben noch nicht einmal den Zwiespalt in ihrem eigenen Denken und Handeln erkannt. Sie müßten eigentlich als Vorbilder in der Rohkosternährung vorangehen und dies entsprechend propagieren. Sie haben doch offensichtlich das weite Forum dafür, ihre Weisheiten kundzutun. Dann käme die den Organismus und die Umwelt schonende Rohkost vielleicht bis in die Alltagsküche. Diese könnte dann zur mustergültigen Anrichte und der Erhitzungswahnsinn endlich gestoppt werden, bevor die selbstfabrizierte Denkunfähigkeit komplett eingesetzt hat. Auch die empfohlenen Nahrungszusatzstoffe oder Nahrungsergänzungsmittel sind überflüssig. Sie sollen den angeblich ungenügenden Vitalstoffgehalt der Naturnahrungsmittel aus unsereren kunstgedünkten und ausgelaugten Böden ausgleichen. Doch sie sind reine Maschinenfabrikate ohne die schon angeführte ›vibrierende Lebendigkeit‹ und Sonneninformation.

Wo bleibt da der gesunde Menschenverstand? Der größte Vitalstoffverlust bei unserer Nahrung, und zu ihnen gehört auch die natürliche Lebendigkeit, ist tatsächlich ›hausgemacht‹. Der passiert in der heißen Küche. Dagegen wäre Rohkost schon ein großer Gewinn, für uns selbst und für unseren Planeten. Nochmal, wo bleibt bloß unsere Denkfähigkeit? – Ist sie etwa doch schon bürsten gegangen? –

Zum Umdenken wäre jetzt im allenthalben ausbrechenden ›Frühlingserwachen‹ (Schauspiel v. Frank Wedekind) sogar eine günstige Gelegenheit.

Das Umrüsten auf die leichtere Sommerkleidung ist doch für viele Zeitgenossen wieder einmal mit lästigen Entdeckungen verbunden. Der unbestechliche Spiegel führt ihnen ihre süßen Wintersünden erbarmungslos vor Augen. Die angefutterten Überproportionen sind wahrlich keine körperliche Zierde. Sie sind der schrille Pfiff des Körpers, der da heißt: Weg vom Schlemmertopf! – Es gibt keine andere Rettung vor der blanken Wahrheit.

Und da wir hiermit die unübersehbaren, rein äußerlichen Folgen des Erhitzungswahnsinns vor Augen haben, soll auch noch dessen Wirkung an unserem wichtigsten Molekül, dem Eiweiß als dem ›Molekül des Lebens‹, beschrieben werden.

Erhitzung beschädigt also das für uns so lebenswichtige Eiweiß. Was mit ihm dabei geschieht, sehen wir dem zuerst durchsichtigen flüssigen Teil des in die Bratpfanne geschlagenen Hühnereies an. Dieses noch lebendige Eiweiß gerinnt schlagartig, färbt sich weiß und verliert alle Leben aufbauenden Ureigenschaften, wird für die feinstofflichen Lebensprozesse funktionsuntüchtig. Als quasi zementiertes Eiweiß ist es auch für den Verdauungstrakt eine Belastung. Es läßt sich nur noch schwer und nicht mehr vollständig, wie eigentlich erforderlich, in seine Grundbausteine zerlegen. Und aus unvollständig verdautem, sich unkontrolliert zersetzendem Eiweiß entsteht das giftige Ammoniak (An anderer Stelle schon ausgeführt). Außerdem können aus diesen nun durch Hitze entstellten Aminosäuren keine völlig intakten körpereigenen Eiweiße gebildet werden. Und nur diese werden von unserem Immunsystem akzeptiert. Fremden und verfälschten Eiweißen sagt es den Kampf an. Das bedeutet günstigstenfalls unnötigen Energieeinsatz und -verlust, schlimmstenfalls aber Entartung. Gleichwohl, mangelhaftes Ausgangsmaterial ergibt auch sonst Qualitätseinbußen beim Organismus und es birgt die ständige Gefahr der Entgleisung aller Lebensprozesse. D.h. auch Krebs.

Ein ganz besonderes Eiweißproblem ist folgendes:

Einige ganz bestimmte Aminosäuren kann unser Körper nun gar nicht aus anderen Stoffen aufbauen. Es handelt sich um die sog. essentiellen Aminosäuren. Sie müssen ihm mit der Nahrung unbedingt zugeführt werden. Ein Mangel an diesen so wichtigen Aminosäuren führt oftmals, wie ein Mangel an Vitaminen oder Spurenelementen, zu schwerwiegenden Störungen der Körperfunktionen. Und diese Aminosäuren mit Schlüsselfunktion werden nun im Küchenalltag mit den gängigen Methoden der Essenserhitzung, wie Kochen, Braten, Backen, Grillen oder Garen in der Mikrowelle (ganz besonders schädlich, wie später erklärt werden wird) – sowie durch Mehrfacherhitzung in der Fertigungsindustrie – mit allem anderen dem gleichen gedankenlosen Hitzeterror unterworfen. Ein barbarischer Frevel an der naturgegebenen ›vibrierenden Lebendigkeit‹ dieser Lebensbausteine.

Wir tun damit unserer Nahrung und ihren fragilen Eiweißen größte Gewalt an. Das kann überhaupt nicht gut gehen. Ergebnis sind tausende von sog. Zivilisationskrankheiten, unter ihnen Fettleibigkeit, die in Wahrheit grobe Ernährungsfehler durch Verderben der natürlichen Ordnung im Essen offenbaren. Die daraus folgenden Fehlfunktionen in der Prozeßkette, wie eben erwähnt, bedeutet u.a. Krebs. –

Wir sehen also, Proteine sind Moleküle des Lebens. Ihr Fehlen oder ihr Qualitätsmangel hat schwerwiegende Folgen. Sie müssen dem Körper also jederzeit, auch in ihren Grundbausteinen, den Aminosäuren, *vollständig und unbeschädigt* zur Verfügung stehen.

Damit haben wir die Wurzel des Übels schon beim Namen genannt, den Schlemmertopf. Er heißt Koch- und Schmorhitze, bei der das Verschmelzen von Eiweiß- und Zuckeranteilen in der so ›beheizten‹ Nahrung zu den ach so verführerisch-braunen Nasenschleichern und Gaumenfreudenspendern, den

Maillard-Molekülen in den Saucen führt. Sie sind nach diesem französischen Chemiker benannt worden, der sie zum ersten Mal beschrieben hat. – Es ist mit ihnen wie mit einer Sucht. – Sie scheinen unwiderstehlich.

Doch das ist längst nicht alles. Bei der Hitzebehandlung entstehen fremde Verbindungen.

Herd und Backofen wirken wie der Bunsenbrenner im Physiklehrsaal, über dem aus Eisenfeilspänen und Schwefelpulver ein völlig anderes Material entsteht, nämlich Schwefeleisen. Das besteht aus neuen Molekülen.

Führen wir die Analyse fort. – Auch bei der Hitzebehandlung der ›gutbürgerlichen Kost‹ entstehen fremde Substanzen, die in der Nahrungskette gar nicht vorgesehen sind und die unser dafür nicht ›programmierter‹ Organismus deshalb eben nicht entschlüsseln und in nützliche Zutaten umwandeln kann. Sie werden zum Problem.

Es entsteht Müll, der neben den natürlichen Stoffwechselschlacken anfällt und die Zelle versumpft, während die Hitze gegen Zellverunreinigung wirkende, dringend benötigte Stoffe entwertet oder gar ganz vernichtet. So werden z.B. 70% der Pantothensäure zerstört, die gerade an der Nährstoffumsetzung innerhalb der Zelle maßgeblich beteiligt ist. Ein Schaden durch Hitze im doppelten Sinne. Ein Stoff fehlt und er fällt auch noch als Lebenshelfer aus. Die Versumpfung der Zelle bringt Funktionseinbußen der Organellen, und die Fremdstoffe benötigen Deponien, denn die Ausscheidungsorgane sind mit dem artfremden Abfall sauer und völlig überlastet, die Transportwege dicht wie die Autobahnen im Stau. Die Probleme und die Körpermaße bei unserer Jugend wachsen. (Siehe auch über das Ei in Kap.15).

Noch mehr Schlimmes geschieht, es ist im Schmoressen schon geschehen: Das Fett, von dem wir nicht wirklich viel benötigen, ist dennoch eine wichtige Energiequelle für unseren Körper und in letzter Zeit sehr in Verruf geraten. In der Industrienahrung ist es entschieden überportioniert, wird als Geschmacksträger mißbraucht und zudem in dieser Menge auch noch durch die Zubereitungshitze deformiert. Gehärtetes Fett aber kann seine Funktionen nur noch stümperhaft erfüllen, ist Belastung. Unerhitztes dagegen bietet doppelt soviel Energiepotential wie Kohlenhydrate und es verbrennt viel langsamer. Es wirkt nachhaltiger als Industriezucker, der meist ein Strohfeuer entfacht und außerdem die Bauchspeicheldrüse überfordern kann. Sie macht das Fett während des Verdauungsprozesses für den Verbrauch, für die Speicherung und für die Verteilung durch die Leber erst verwertbar. Ist es aber durch Hitzeanwendung beschädigt worden, und das geschieht schon ab 52° Celsius (für Pommes bis 180°), kann es von der Bauchspeicheldrüse nicht mehr korrekt bearbeitet und auch von der Leber nicht mehr richtig verwertet werden. Zur akuten Acrylamid-Gefahr, der möglichen Entstehung von Gehirnplaques mit Altersdemenz und Alzheimer, kommt jetzt noch diese Hitzefettladung als enorme Belastung für den Organismus hinzu.

Daneben geschieht aber noch zusätzlicher Schaden, den wir nun schon selber einschätzen können, nachdem wir das Schwingungsgeschehen in unserem Organismus sowie die in der Naturkost enthaltene ›Sonneninformation‹ ausführlich behandelt haben. Herd und Backofen beziehen heute allgemein ihre Prozeßwärme aus Heizdrähten, in denen der Strom 50mal pro Sekunde (50 Hertz) die Richtung wechselt. Mit gleicher Schnelligkeit dreht er auch sein Kraftfeld um und überträgt diese rege Feldtätigkeit auch auf die Schmorkost und selbstverständlich auf deren Inhalte. Die Auswirkungen daraus sind: Zusätzlich zur schädlichen Änderung der materiellen Eigenschaften kommt die komplette Vernichtung der elektromagnetischen ›Sonneninformation‹. Damit wird der Ordnungszustand endgültig zugrundegerichtet; er geht gegen null, und die Entropie wächst. Die Schwingung in unserem Organismus aber, haben wir gelernt, ist lebenswichtig. Keine Schwingung, keine Ordnung, das bedeutet Tod. –

Die schädlichste Erhitzungsmethode von allen, das soll hier ausdrücklich und warnend angemerkt werden, stellt der Mikrowellenherd dar. Er wird fälschlicherweise als die schonendere – weil schnellere – Garmethode propagiert. Ein Trugschluß. Sie ist die brutalste aller Essenszubereitungen durch Hitze. Hierbei wird die Resonanz zur Spinrotation der Wasserstoffprotonen (H) im Wassermolekül (H_2O), die dort bei 22,23 GHz (Milliarden Hertz) liegt, zur Erhitzung des Wassers in der Speise benutzt. In der Mikrowelle wird das Essen schrecklich drangsaliert, ja maltretiert. In dieser Methode werden die als Dipol reagierenden Wassermoleküle in irrsinnig hohen Richtungswechseln pro Sekunde herumgerissen, wodurch so über die Reibung innerhalb der Inhaltsstoffe die Prozeßwärme erzeugt wird. Das bedeutet Hitze von innen heraus. Wir wissen es, Hühnereier explodieren unter dieser brachialen Erhitzungsgewalt und ihr Inhalt findet sich hinterher im gesamten Garraum verteilt wieder. Die Erhitzung auf diese Weise gleicht einem Vernichtungsschlag gegen die natürliche Lebendigkeit der Nahrung. Sie wirkt wie ein Donnerschlag in das ›Violinenkonzert der Sonneninformation‹ in der Nahrung, in dasjenige Lichtquantum, das wir – wie wir längst wissen – als ›Lichtsäuger‹ doch täglich so dringend benötigen.

Die Koch- und Schmorkost ist es auch, die jedes natürliche Sättigungssignal unterdrückt und so zum grenzenlosen Essen verleitet, bis der Magen durch Überdehnung den unverzeihlichen Füllungsgrad anzeigt. Dann ist schon vielzuviel die Speiseröhre heruntergerutscht und wird den Organismus ungeheuer belasten. Wohlige Verdauungswärme und verstärkte Durchblutung werden als angenehm und belebend empfunden, doch in Wirklichkeit sind dies die verzweifelten Versuche des Organismus, den Unrat so schnell wie möglich wieder loszuwerden. Übergewicht, Stoffwechselstörungen und unzählige Folgekrankheiten werden geboren und plagen fortan die Gesellschaft der fleißigen Futterer.

Im Zuge dieser unseligen Zubereitungspraxis wird das Geschenk der Natur, die gesunde Nahrung, völlig mißachtet. Gesunde Nahrung ist die im Naturzustand belassene. Ganz einfach. Dazu braucht man keinen Topf, nur einen Kopf, der das durchsetzt, was der Verstand verraten und die Vernunft gebieten sollte. Obst, Blätter und Wildpflanzen, die den Frühmenschen Nahrung waren, sind – um das Gemüse erweitert – auch heute noch eßbar, für jedermann. Menschen, die sie angeblich oder erwiesenermaßen nicht mehr vertragen, sind durch die bisherige gewohnheitsbedingt falsche Ernährungsweise vom natürlichen Roh-Essen entwöhnt worden. Sie müssen ihren Körper nur langsam wieder an sie heranführen und ihn umerziehen.

In unserer heutigen Kommunikations- und Wissensgesellschaft gilt die Entschuldigung, dies nicht wissen zu können, nicht mehr. Jeder weiß es, doch nur wenige scheren sich darum. – Ich hoffe, daß nun auch viele Menschen nach der Lektüre dieser Zeilen doch auf die Naturkost umschwenken. – Jeder so versäumte Tag ist ein um diese Gesundheits-Chance ärmerer Tag.

Nach diesen Erläuterungen dürfte doch eigentlich die Marschrichtung ›sonnenklar‹ sein: Unsere Erhitzungspraxis muß der Naturküche weichen. Und dieses Erfordernis klar zu machen, ist das Grundanliegen dieses Buches.

Mit ›**Sonnenkost**‹ kommt ein zusätzlicher Bonus ins Haus. Es ist keine Kalorienakrobatik mehr erforderlich. Die Rohkost ist Naturkost und hat einen eingebauten Staubegrenzer. Sie muß sorgfältig gekaut werden. Dabei wird sie gut eingespeichelt und paßgenau für den Magen zubereitet. So füllt er sich langsamer und sendet rechtzeitig eindeutige Sättigungssignale aus. Und das Himmlische: Niemand muß hungrig den Tisch verlassen. An diesem Gabentisch kann man ausharren.

›**Sonnenkost**‹ besteht aus frischen Früchten und rohem Gemüse nebst naturbelassenen Wildkräutern. Diese Bestandteile sollten nicht miteinander vermengt gegessen werden.

Hierin existieren zwar unterschiedliche Auffassungen innerhalb der Rohkostszene, wie auch über die Anteiligkeit beim Verzehr. Doch das angeklungene, begeisternde Hochgefühl körperlicher und geistiger Frische ist nach persönlicher Erfahrung ganz sicher zu erreichen, wenn die Obstnahrung durch zwei Gemüsemahlzeiten täglich ergänzt wird; eine nach 12^{00} und die andere zwischen $17^{00}/18^{00}$ und 19^{00} Uhr. Bei dieser Vorgehensweise wird speziell das erstrebenswerte Säuren-Basen-Gleichgewicht berücksichtigt.

Es ist sicherlich allgemein nicht unbekannt, daß sich Leben eigentlich auf einem sehr schmalen Pfad zwischen *AZIDOSE* (Übersäuerung) und *ALKALOSE* (zu hohem Basenüberschuß) abspielt. Doch ist es sinnvoll, sich die wirkliche Enge dieses Pfades öfter zu vergegenwärtigen: Auf einer von 0 bis 14 reichenden Skala ist es der Bereich zwischen pH-Wert 7,35 und 7,45, nicht mehr. Etwas beruhigend ist zwar zu wissen, daß diese Skala eine logarithmische ist und somit die Abweichung um einen Punkt die Zu- oder Abnahme der Wasserstoffionen um den Faktor 10 bedeutet und nicht um nur 1, wie es nach arithmetischem Meßsystem der Fall wäre. – Dennoch, Leben ist ein riskantes und enges Pendeln zwischen den beiden Extremen Azidose und Alkalose. Beide wären unweigerlich tödlich. – Doch das weiß auch unser Organismus und verfährt entsprechend in seinen Grenzen.

Dieses Wissen im Hinterkopf läßt einen bestimmt die hierum geführte Debatte mit Interesse verfolgen. Ein gesunder Organismus befindet sich im Säuren-Basen-Gleichgewicht. Die mit den Früchten aufgenommene Obst- oder Fruchtsäure wird hier tatsächlich rasch abgebaut und als Kohlensäure auf unserem schnellsten Ausscheidungsweg ins Freie expediert, nämlich über die Lunge. Wir atmen sie einfach aus. Zu ihrer Neutralisierung ist kein großer Einsatz der wertvollen basischen Mineralstoffe wie Kalzium, Magnesium, Kupfer, Eisen, Mangan usw. erforderlich. Sie sind sowieso Bestandteil des Körpergewebes und eigentlich für die Lebensprozesse vorgesehen. Ihre Mitwirkung ist jedoch bei größerem Säureanfall unabdingbar, wenn es darum geht, gefährliche Schadstoffe zu neutralisieren, damit sie auf dem langen Ausscheidungsweg über die Nieren unterwegs keinen Unsinn im Organismus anrichten. Außerdem sind die basischen Mineralstoffe bestens dazu geeignet, alte Säuredepots – so vorhanden – auszuräumen. Hier liegt auch der Knackpunkt, wenn bisherige Allesesser ohne Übergang auf Früchtekost umsteigen. Ihr Organismus ist sauer und kann dann die zusätzlich anfallende Fruchtsäure nicht entsorgen. Daher rühren deren Beschwerden, die zu der festen Überzeugung führen, man könne reine Früchteernährung nicht vertragen. Diese Menschen müssen unbedingt erfahren, daß hier eine typische, aber vorübergehende und nicht unbekannte Umstellungskrise vorliegt. Mit dieser Kenntnis wäre in vielen Fällen die schnelle Aufgabe der Umstellungsbemühungen wohl zu verhindern. Hilfestellung dazu ist dieses Buch.

Halten wir also fest: In einem ausgeglichenen Organismus werden Früchte rasch und basisch verstoffwechselt. Er verfügt über einen genügend großen Säurepuffer. Das Argument, die Fruchtsäure hebe die Zuckerbildung auf oder behindere sie zumindest, scheidet hier aus. Früchte sind mit ihren wertvollen Inhaltsstoffen, den Vitaminen und Enzymen, Mineralien und Spurenelementen in Verbindung mit dem hohen Flüssigkeitsanteil – ›lebendiges‹ Wasser – Helfershelfer selbst bei ihrer Verwertung und erfüllen die für sie vorgesehene Funktion in unserem Organismus in vorbildlicher Weise. – Voraussetzung sind reife Früchte. Unreife Früchte, wie sie bei uns leider sehr oft in den Handel kommen, enthalten zusätzliche Säurebildner. Auf deren Kauf und Genuß sollte verzichtet werden. Sie sind von der Natur für uns auch gar nicht vorgesehen. Nachreifen ist kein Ersatz für das Ausreifen an Baum und Strauch. Mit dem unreifen Pflücken sind wertvolle Inhaltsstoffe, die erst während des Reifens der Früchte im Sonnenschein gebildet werden, von vornherein verloren.

Bei allem Jubel um die Früchte sollte jedoch die Obstnahrung aus mehreren Gründen um das grüne Blatt- und Wurzelgemüse erweitert werden.

Dem grünen Blatt kommt sowieso eine allgemeine, grundlegende Bedeutung für die Erhaltung des Lebens zu, wie die bisherigen Ausführungen aufgezeigt haben. Abgesehen vom besten – wenn auch wenigen – Eiweiß in den Blattgrünkörperchen, enthält es reichlich feinstoffliche Mineralien, die mit ihrer basischen Kapazität das Milieu positiv beeinflussen. Wir wissen, das hilft dabei, den Organismus auf dem ›schmalen Pfad des Lebens‹ in Balance zu halten.

Aber diese Mineralien sind Vielkönner und erfüllen nebenher eine ganze Reihe großer Aufgaben. Sie stellen mit ihren rund 2,6 Kilogramm im erwachsenen Menschen ein umfangreiches Reservoir von aktiven Mitstreitern im Stütz- und Knochensystem dar, desgleichen im Körpergewebe und in den Zellen, aber auch in der gesamten Körperflüssigkeit, und sie sind ebenso Bausteine für Vitamine. In ihrer vielfältigen Wirkung, besonders in der durch das Wurzelgemüse vom Boden aufgenommenen Reichhaltigkeit und Qualität – im so wertvollen, das Leben stützenden ›organischen Verbund‹, voller ›vibrierender Lebendigkeit‹ – sind sie es, die den Enzymen, Fermenten, Vitaminen und den anderen lebenswichtigen Wirkstoffen erst das naturbestimmte Arbeiten ermöglichen.

Damit ist die Aufzählung aber nicht vollständig. Schon das Fehlen nur weniger, ja, eines einzelnen Minerals, kann den geregelten Gesamtablauf der Lebensprozesse stören, weil sie alle ineinander greifen. Störungen oder gar Schäden an irgendeiner Stelle im Organismus sind dann unausweichlich. Somit ist es der raffinierten Mitwirkung der Mineralien zu verdanken, wenn sich die Lebenskräfte aus der Nahrung im Organismus voll entfalten können.

Doch es sprechen noch andere ernährungsphysiologische

Tatsachen dafür, das grüne Blatt- und Wurzelgemüse auf den Kostplan zu setzen. Als ein Beispiel sei erwähnt, daß zwar in den Gemüsewurzeln nur wenig Vitamin A enthalten ist, hauptsächlich in seiner Vorstufe als Beta-Carotin. Demgegenüber verhält es sich mit der Vitamin-B-Gruppe anders. Sie wird im Blattgrün unter dem Sonnenlichteinfluß voll ausgebildet, um danach als einzelne B-Vitamine mit dem Saftstrom vom Blatt in die Samen- und Keimanlagen und weiter bis in die Wurzeln getragen zu werden. Mit ihrer Hilfe wird das Wurzelwachstum angeregt und aufrechterhalten. Die Gemüsewurzel ist also ein ergiebiger Quell für die B-Vitamine in ausgezeichneter Form, die bei uns Mangelerscheinungen und Krankheiten verhindern können, und von denen wir viel mehr benötigen, als von den Vitaminen A und D.

Übrigens ist von Kindern berichtet worden, die nur mit Obst ernährt worden und gesund und leistungsfähig, aber feingliederig herangewachsen waren. Die spätere Ergänzung ihrer Ernährung mit Blatt- und Wurzelgemüse begünstigte ihr Wachstum und die robustere Körperentwicklung.

Zu den außergewöhnlich wertvollen Bestandteilen der ›**Sonnenkost**‹ gehören selbstverständlich die Wildkräuter. Ihr besonderer Wert liegt darin, daß in ihnen – soweit in unserer heutigen Umwelt noch möglich – die Ursprünglichkeit ihrer Wirk- und Inhaltsstoffzusammensetzung bewahrt geblieben ist. Sie stehen so dem durch Menschenhand mehr oder weniger veränderten Kulturgemüse als die unverfälschten Geschenke der Natur gegenüber. Dies klingt vielleicht ein wenig ungerecht, wenn bewußt wird, daß die Wildkarotte bleistiftdünn und ein wahrer Rachenputzer ist; fast ungenießbar. Die Umzüchtung hat sie zu einer wohlschmeckenden Wurzel gemacht. Der Kohl hat in seinen Anfängen auch anders ausgesehen und strenger geschmeckt, als der heutige. Will heißen, scharfe, bittere und schlecht schmeckende Kräuter sind nicht zu empfehlen. Sie enthalten zu viele Bitterstoffe, ätherische Öle, Senföl, Alkaloide u.a.

Erst recht nicht Zwiebeln und Knoblauch (enthalten das giftige Allizin, das zwar blutverdünnend wirkt; gut für den Fleischesser, dessen Blut dicker wird. Sonnenköstlerblut ist immer fließfähig). Auch Pfeffer und andere Gewürze sind auszuschließen. Sie wären für den emfpindsamen Sonnenköstler-Gaumen und seinen Organismus zu aggressiv. Es gibt eine Menge wohlschmeckender und sehr milder Kräuterarten, auch frisches Buchen- und Birkengrün, Linden- und Brombeerblätter sind zu empfehlen. Bei letzteren sollten die kleinen Dornen an der Blattunterseite mit dem Messerrücken abgestrichen werden.

Am besten sind sie im Frühjahr und Frühsommer, dann, wenn das grüne Pflanzengewebe zart und saftig ist und die gutbekömmlichen Zucker- und Eiweißverbindungen noch keine Umwandlung in Stützgewebe und damit in unverdauliche Zellulose erfahren haben. Sie haben, wie viele pflanzliche Substanzen, in ihrer Struktur große Ähnlichkeit mit den im menschlichen Organismus befindlichen Stoffen und werden deshalb von diesem direkt verwertet oder verwendet, um mit geringstem Energieaufwand weitere komplexere Substanzen zu erzeugen. Dieser Vorgang ist die günstige Folge der eingangs angesprochenen Neigung zur Verbindung (Affinität) zwischen den pflanzlichen und menschlichen Molekülen.

Die Wirkung von Wildkräutern, die oft auch Heilpflanzen sind, ist nicht das Arbeitsergebnis eines einzigen Stoffes, sondern baut auf einem ganzen Cocktail von heilkräftigen Substanzen auf, die im Verbund mit zahlreichen anderen positiven Inhaltsstoffen dafür sorgen, daß diese nebenwirkungsfrei, wohltuend und bekömmlich für unseren Körper sind. So ist auch das phantastische gesundheitliche Ergebnis aus einer solchen Wildpflanzennahrung zu erklären.

Löwenzahn, als Beispiel, hat besser verwertbares Kalzium als Kalziumtabletten. Das ist auch einleuchtend, denn das Löwenzahn-Kalzium gibt es in lebendiger Form mit Sonneninformation und im sog. ›organischen Verbund‹. D.h., es bietet die höchste Bioverfügbarkeit. Beides sind Lebensbeiträge. Das Tablettenkalzium dagegen ist als pures Maschinenprodukt – sonneninformatorisch gesehen – mausetot und deshalb in erster Linie Belastung für den Organismus.

Zu den außergewöhnlichen Nützlichkeiten der Wildpflanzen zählt hier auch die Brennessel mit einer speziellen Fähigkeit: Sie kann dem hohen Nitratgehalt von Zuchtgemüse entgegenwirken und ihn neutralisieren.

Noch erstaunlicher ist, daß sie uns auch gegen radioaktiven Eintrag aus der Umwelt schützen kann, wenn wir sie denn nur essen würden. So sagt man den Paranüssen neben ihrem hohen Fett- und Eiweißgehalt aber auch leichte Radioaktivität nach. Doch das sollte uns nicht beunruhigen.

Leichte Radioaktivität geht seit jeher von der Erdkruste aus. Sie ist der Begleiter der Evolution. Manche Biologen halten sie in ihrer Anregung zu Mutationen bei den Arten gar für den Beschleuniger der Evolution. Nun, mit dieser Radioaktivität in der sog. Rückstandsstrahlung (aus der Erdkruste) leben wir alle, leben alle Tiere und alle Pflanzen. Unter ihrem Einfluß ist Leben ja entstanden. – Wir empfangen sie aus der natürlichen Umwelt, im Hochgebirgsurlaub oder an der See, am offenen Strand, gar im vulkanischen schwarzen Sandstrand oder auf schwarzen Felsen. Aber Strahlung empfangen wir ja intensiver auch im Flugzeug(!) Ich habe nicht den Eindruck, daß die Menschen deshalb auf Flugreisen verzichten.

Doch hier kann ja dann die Nachricht von der radioaktivitätsvermindernden Wirkung der Brennessel beruhigen. So macht ihre Kombination mit Paranuß (nur 2-3 Stück) die Kompensation der Strahlungsinhalte aus Nuß und Umwelt vielleicht perfekt. Solange Brennessel verfügbar ist, gehört sie bei mir mittags wie abends zu jeder Mahlzeit dazu.

Ein weiterer für uns nützlicher Bestandteil der Nesselsäure ist der Stimmungsaufheller Serotonin, aus dem dann zur Nacht der Organismus das Schlafhormon Melatonin fabriziert, das wiederum nach US-Untersuchungen lebensverlängernd wirken soll.

Das Scharbockskraut, das mit seinen gerundeten Dreiecksblättern als erstes Grün den Rasen bedeckt, ist ein wertvoller Salat. Allerdings nur vor der Blüte. Ihre mittelgroßen, den löwenzahnähnlichen gelben Blüten sollten die rote Ampel für den Sammler oder die Sammlerin sein. Ab da erzeugen sie ein Abwehrgift. Dann Finger weg davon.

Diese Gesamtschau über die ›nützlichen Wildlinge‹ unter den Pflanzen – zumal mit ihren letztgenannten speziellen Eigenschaften und Fähigkeiten – läßt doch diese Aussage zu: Rohkost aus Wildpflanzen und Wildgemüse ist gesund.

Dies trifft aber auch auf unser Gemüse zu. Es kann, wie schon erwähnt, ebenfalls pharmakologische Wirkungen entwickeln.

So sind beispielsweise im Weißkohl Inhaltsstoffe entdeckt worden, die krebsauslösende Vorgänge im Organismus verhindern, sog. Proteasehemmer. Proteasen sind eiweißspaltende Enzyme der Koronaviren (benannt nach ihrem kronenkranzartigen Rand), die sie für ihre krankmachenden Vorhaben unbedingt benötigen. Sie bilden damit ihre RNA, die sie dann in gesunde Zellen einschleusen, um sie für ihre verheerenden Zwecke umzufunktionieren, also zu mißbrauchen. Proteasen sind also für die Virenvermehrung essentiell, d.h. lebenswichtig. Einige von ihnen, die Kollagenasen, lassen sich leider durch die Krebszellen von ihrer eigentlich vorbestimmten biologischen Funktion abbringen und zerstören im Krebs-Auftrag das körpereigene Kollagen gesunder Zellmembranen. Damit machen sie den Tumorzellen den Weg zum gesunden Gewebe und zu den Organen frei.

Die Proteasehemmstoffe im Kohl aber unterbinden aktiv diesen Mißbrauch, indem sie die RNA-Bildung verhindern. Sie sind damit tödlich für die Viren, sozusagen als ›Ordnungshüter‹ gegen die Krebsentwicklung tätig.

Eine wunderbare Einrichtung der Natur und eine weise Vorsorge, denn aufgrund der Zellteilungsrate von 10 Millionen pro Sekunde, wie wir inzwischen wissen, erkrankt jeder Mensch innerhalb von 24 Stunden statistisch ca. 11,5 mal an Krebs. Ein intaktes Immunsystem jedoch verhindert mit Hilfe einer Vielzahl von Helfern, darunter eben die überaus tüchtigen Proteasehemmer, seinen Ausbruch.

Diese für unser Überleben so nützlichen Inhaltsstoffe sind z.B. gemeint, wenn wir von ›sekundären Pflanzenstoffen‹ sprechen.

Die für uns nützlichen sind beispielsweise auch in den anderen zu den Kreuzblütlern gehörenden Vettern des Kohls, als da sind Blumenkohl, Broccoli, Rosenkohl und Grünkohl, für uns tätig. – Dieses wirklich nur als ein einziges Beispiel. Aber es gibt auch für uns kritische Pflanzenstoffe. (Darüber ausführlicher in Kap. 15).

Die pharmakologische Wirkung der Kulturpflanzen ist schon erwähnt worden. Auch sie muß sich nicht hinter der Fähigkeit der »Wildlinge« verstecken. So sei in diesem Zusammenhang angemerkt, daß dem Kraut von Stangensellerie günstige Wirkung bei Diabetes zugeschrieben wird. Leider wird es bei uns oft achtlos abgeschnitten. Aber die Stangen selbst sind gesund und durstlöschend. Man sollte es eine genügend lange Zeit in den Rohkostsalat mischen und so einfach ausprobieren.

Dabei sollten wir doch einfach auf die Wirkung der ganzen Frucht vertrauen. Detailforschung birgt nämlich auch eine Gefahr. Auf der Suche nach einzelnen Inhaltsstoffen und ihrer speziellen Wirkung ist ihre gezielte Isolierung erforderlich. Damit aber werden sie aus ihrem ›biologischen Verbund‹ herausgelöst, ihrer natürlichen Lebendigkeit beraubt. Auf der Suche nach der Einzelwirkung der Inhaltsbestandteile bleibt der ganzheitliche Blick auf der Strecke.

Was damit gesagt werden soll, ist: Jede Frucht, jedes Gemüse, jede Kräuterpflanze, aber auch jede Blüte, die Pollen übertragende **Insekten anlocken soll, ist eine in sich feinabgestimmte Komposition von Inhaltsstoffen, die selbstverständlich erst in ihrer Gesamtheit die volle Wirksamkeit entfaltet. Der Wirkungsanteil der Einzelstoffe ist dabei weniger wichtig, weil**

wahrscheinlich auch nie fein säuberlich zu ergründen. Es ist hier – wie so oft bei vielen Dingen – ›das Ganze ist mehr als nur die Summe seiner Einzelteile‹ (Aristoteles).

Doch Früchte sollten selbstverständlich den Hauptteil (mindestens 80%) der ›Sonnenköstler‹-Ernährung ausmachen, jede von ihnen als ein köstliches Geschenk der Natur und als eine wunderbare Medizin angenommen und unverfälscht genossen werden. Gleiches gilt für Gemüse, Wildpflanzen und Wildkräuter. Das ist der Gesundheit am dienlichsten.

Die Wirkung von strikter **›Sonnenkost‹** auf Gesundheit, Wohlbefinden und körperliche Leistungsfähigkeit ist unbeschreiblich. Das muß man am eigenen Leibe erfahren. Dies ist ebensowenig in Worte zu fassen, wie der Duft einer Rose oder der Geschmack der Durio Zibethinus (Durian-/Stinkfrucht) zu beschreiben wäre. – Es fehlen einfach die treffenden Begriffe für das intensive Empfinden. Allein das Erlebnis überzeugt.

Ein interessantes Untersuchungsergebnis in diesem Zusammenhang lieferte eine amerikanische Langzeitstudie mit 20.000 Teilnehmern, die damit eindrucksvoll belegt, daß reine Vegetarier im Durchschnitt gesünder und schlanker sind und länger leben als Allesesser. Hier sind aktuell nur die Kochkost-Vegetarier beobachtet worden. Aussagekräftige Forschungen über Rohköstler oder gar SONNENKÖSTLER gibt es verständlicherweise nicht. – Wenn es später mehr von diesen Erfahrungsträgern geben wird, könnte man ja einmal eine entsprechende Untersuchung anstoßen. – Das Ergebnis wäre sicherlich aufschlußreich für alle.

Nach Wahrnehmung dieser Fülle von Tatsachen und Gesichtspunkten sollte einem ›Wissenden‹ doch nun die Lust vergangen sein, jeden nur erdenklichen Essensmüll, der fabriziert wird, wie die Werbung empfiehlt, zu ›genießen‹. Es ist niemals gleichgültig, was wir uns in den Organismus schaufeln. Aus Müll kann in unserem Körper doch nichts anderes als wiederum nur Müll entstehen. Allein beim Gedanken daran krempelt sich mir mehr als nur der Magen um.

Nein, als Lichtwesen brauchen wir Lichtnahrung, wie unsere ›Sonnenkost‹ es eben ist. Wir sind vom Sonnenlicht durchdrungen, es arbeitet in uns und wir harmonisieren mit dieser universellen Lichtkraft alle unsere Lebensrhythmen. ›Sonnenkost‹ für uns ›Lichtwesen‹ – Das paßt zusammen. Für Totkost gibt es da logischerweise einfach keinen Platz. –

Bei allem, was schon oft über die ›Sonnenkost‹ gesagt worden ist und sicher auch gesagt werden wird: Sonnenlicht-durchflutete Früchte liefern uns nicht nur die Lebensenergie, sie besorgen in unspektakulärer Weise mit ihren überreichen Mengen an Phosphor die Entwicklung von Gehirn und Nerven und tragen zur Steigerung unserer geistigen Fähigkeiten bei. – Die Blatt- und Wurzelgemüse sowie die Wildpflanzen sorgen mit ihrem breiten Angebot an Vitalstoffen und den nicht minder wertvollen ›sekundären Pflanzenstoffen‹, aber auch in ihrer basisch-alkalischen Gesamtwirkung, für den Aufbau und die Kräftigung des Körpers, gestalten ihn und unsere Gesundheit robuster. Und beide, Früchte und Pflanzen, sind im Sinne des Hauptthemas dieser Darlegungen hier hochwillkommene Botschafter der Sonneninformation, wenn sie denn unter freiem Himmel im direkten Sonnenlichtkontakt gedeihen durften. Dann werden sich ihre erquickenden Inhaltsstoffe unserem Organismus durch elektromagnetische Schwingungen mitteilen und von ihm als wesentliche Bausteine für unsere Gesundheit übernommen werden.

Die Aufgeschlossenheit für Rohkost ist allgemein gestiegen, und so hat vielleicht die Ur-Nahrung wieder eine Chance.

Nach Jahrzehnten der Technik- und Fortschrittsgläubigkeit, in denen die Menschheit der Natur immer mehr den Rücken zugekehrt hatte, um faden und durchsichtigen Versprechungen und damit letztlich vielen Enttäuschungen nachzulaufen, hat eine sichtbare Umkehr eingesetzt. Die Hinwendung zur Erde, zu

Wiese, Wald und zur Pflanze, wird wieder spürbar. Man schützt wieder, was man schätzt, und Ursprünglichkeit ist wieder gefragt. Dies stimmt ein wenig hoffnungsvoll und versöhnlich. Zählt man also zu der Gesundheit erhaltenden Wirkung der Wildpflanzen die Bedürfnisbefriedigung, in der Natur zu verweilen, sich im Obstgarten an seinen süßen Angeboten gütlich zu tun, Wald und Wiese zu durchstreifen, hinzu, so sind Sammeln und Genuß in mehrfacher Hinsicht doch ›eine runde Sache‹.

12. ANWENDUNGSEMPFEHLUNGEN FÜR ›SONNENKOST‹

Wenn wir uns nun Gedanken über die richtige Anwendung der ›SONNENKOST‹ machen, dann steht hierbei nicht mehr so sehr ihre Wirkungsweise im Blickpunkt, die haben wir ja inzwischen hinlänglich kennengelernt. Es geht vielmehr um die Beachtung der Bedürfnisse des Organismus, also um ein gewisses Prozedere bei der Nahrungsaufnahme, welches ihm die Verwertung erleichtern soll.

Nahrung ist zwar lebenswichtig, aber fast genau so wichtig ist das Einhalten einiger Regeln, damit alles der Gesundheit dienlich wird. Dabei spielt der zeitliche Zuschnitt von Essens- und Pausenzeiten, aber auch die Gewährung von Ruhezeiten für den Verdauungstrakt eine wesentliche Rolle. In der Handhabung können wir uns zunächst schon einmal auf das stützen, was wir bisher als allgemeingültig erfahren und, wenn wir bisher darin vernünftig waren, auch so zu praktizieren pflegten: Tagsüber essen, nicht spät abends und schon gar nicht in der Nacht. Als Ernährungsbewußte jedoch sollten wir das strenger einhalten. *Warum?*

Der Mensch ist, wie wir wissen, nicht nur ein sinnlich und räumlich dimensioniertes Wesen, er hat daneben auch eine zeitliche Struktur mit relativ festgelegten Lebenszyklen, wie da sind Wach- und Schlafrhythmus und andere rhythmisch ablaufende Lebensprozesse. Sie zu mißachten, zöge natürliche Sanktionen nach sich. Mit anderen Worten hieße das, Einbußen an Gesundheit und Lebenserwartung hinnehmen zu müssen.

Für den Tag ist der Organismus auf Körperaktionen eingestellt, was Arbeit und Bewegung meint, und nebenher wird die Verdauung betrieben. Nachts, während des Schlafes, finden die Verwertung und die komplizierte Erneuerung statt (wir erinnern uns an die verdoppelte Zellteilungsrate). Und anderentags haben die Ballaststoffe u.a. Gallensäfte und Schadstoffe aufgenommen und werden mit den restlichen Verdaungsrückständen nun *vias naturalis* ausgeschieden. So sollte es auch regelmäßig geschehen.

Aus diesem Ablauf ergibt sich die **natürliche Reihenfolge: Aufnahme – Verwertung – Ausscheidung.**

In Anlehnung an diesen natürlichen Zyklus hat Harvey Diamond ein praktikables Orientierungsmuster entworfen, das jederzeit im Kopf parat sein kann. Mit Hilfe dieser Gedächtnisstütze ist es zu jedwedem Zeitpunkt möglich, Essen und – wenn unbedingt nötig – Trinken, aber auch andere, weniger wichtige lukullische Gelüste auf die Bedürfnisse unseres Körpers hin zu überprüfen und abzustimmen. Das informative Zifferblatt dieser Futter- und Ruhezeiten-Uhr ist einprägsam:

- **Für die Nahrungsaufnahme: 12^{00} bis 20^{00} Uhr**
- **für die Verwertung: 20^{00} bis 04^{00} Uhr**
- **für die Ausscheidung: 04^{00} bis 12^{00} Uhr**

So gilt dann dieser Zeitrahmen für unser diesbezügliches ›Tun und Unterlassen‹ als empfohlen.

Diese Zeit-Essensaufnahme-Übersicht wird manchen wundern: Bis 12^{00} Uhr mittags Ausscheidungsphase? – Nichts essen? – Falsch! Für diese Zeit sind Früchte mit hohem Flüssigkeitsanteil zur Unterstützung der Ausleitung sehr geeignet. Das ist der Grund für die

Früh und Vormittag: Früchte-Empfehlung bis 10^{00}/10^{30} Uhr. Beste Ausscheidungshilfe sind die ›schnellen‹ Melonen, aber auch Apfelsine, Pampelmuse, Ananas, usw. tun es in hervorragender Weise.

Wichtig dabei: Zitrusfrüchte ausnahmslos zuerst!

Zum Mittagessen, nicht vor 12^{30} Uhr(!), ist eine **Gemüse-Vollmahlzeit** empfehlenswert. Die Portion sollte reichhaltig und sättigend sein mit zwei Kohlsorten, Mohrrübe, Stangensellerie, möglichst mit Kraut (wichtig bei Diabetes Typ II), Grünanteil täglich wegen des Chlorophylls, auch Wildkräuter versorgen damit. So beispielsweise die Brennessel, Zitronenmelisse, Löwenzahn, Gänseblümchen aus dem Garten, oder sogar einige Ginkgo-Blätter vom eigenen Baum (Ginkgo enthält den Inhaltsstoff Bilobin, der die Signalübertragung im Gehirn fördert). Eßbar sind auch Linden-, Buchen- und Birkenblätter, und die anderen empfohlenen Wildkräuter wie Giersch, Knoblauchrauke, Vogelmiere u.a., dazu wenige Mungobohnensprossen (wegen des weiblichen Hormons), und als Schlußzugabe wirklich nur **ein paar Nüsse.** (Begründung Kap. 15).

Avocado habe ich von meinem Speiseplan gänzlich gestrichen. (s. Kap.15).

Zum weiteren Tagesablauf: Nach ca. 2 - 3 Stunden Pause eine **Zwischenmahlzeit am Nachmittag mit wenig frischem, wasserhaltigem Obst/Früchte.**

Diese Früchteanteile zwischen den Gemüsemahlzeiten mittags und abends sind willkommene süße Abwechselung und haben sich gut bewährt.

Auch ein oder zwei Trockenfrüchte, Datteln oder Feigen, oder wenige Rosinen, wären passend. Nicht mehr, denn sie alle sind zwar mineralhaltig, aber sie enthalten auch sehr viel Zucker. Der und ihr Trockenzustand entziehen dem Organismus aber verhältnismäßig viel wertvolle Flüssigkeit, was Durst hervorruft. Um das zu vermeiden, müßte man sie lange einweichen, aber dabei zieht Einweichwasser ein, was m. E. nicht akzeptabel ist. (Begründung in Kap.13). Wenn überhaupt Wasser, dann nur, um den manchmal ausgefällten Zucker, die Zuckerkruste, abzulösen und wegzuspülen. Der benötigt sonst ebenfalls zusätzliche Flüssigkeitsanteile im Organismus. Trockenfrüchte sind eine Besonderheit: Sie leben nicht mehr, sind also eigentlich tote Früchte, zudem besteht bei ihnen manchmal Aflatoxin-Gefahr (Pilzgift). Also sparsam damit umgehen.

Abendmahlzeit: Nur Gemüse. (Kein frisches Obst.)

Besonders zu empfehlen sind die wasserhaltigen Gemüsefrüchte, wie Tomate, Gurke, besonders der durstlöschende Stangensellerie, möglichst mit Kraut..

Für die Verwertungsphase der Abendmahlzeit ist gut zu wissen, daß der Organismus über 20^{00} Uhr hinaus eigentlich keine echte Aufnahme mehr vorgesehen hat. Begründung: Unsere innere Uhr hat in Abwesenheit vom sonst aktivierenden Sonnenlicht auf Nachtruhe umgeschaltet.

Das geht auf das Naturkonzept und die Macht des Lichtes zurück. Sonne und Sterne bestimmten von Anfang an den Lauf aller Dinge und den Beginn der Chronologie, und unseren Vorfahren gereichte noch die Natur als gültiger Maßstab für ihr Leben. Das hat sich inzwischen grundlegend geändert, jedenfalls, wenn man den Lebensstil in der Moderne betrachtet. Doch da sind große Zweifel angesagt. Der Mensch hat sich zwar seine eigene Zeitrechnung geschaffen und glaubt, sich damit von der Natur unabhängig gemacht zu haben. Doch das glaubt er nur.

In Wirklichkeit ist und bleibt er ein Naturwesen und unterlieg als solches auch den natürlichen Rhythmen seiner inneren Hormonabläufe, die wiederum von den sog. Transmittern im Stammhirn bedingungslos auf unser Sonnensystem fixiert sind. Und das gibt mit dem Sonnenlicht den 24-Stunden-Rhythmus vor. Normalerweise steigt der Melatoninspiegel (Schlafhormon) gegen Abend kontinuierlich an. So wird der Organismus auf den Nachtzyklus umgeschaltet.

Nun ist zwar in allerneuesten Untersuchungen im Schlaflabor herausgefunden worden, daß die Schlafhormon-Produktion mit kaltweißem Kunstlicht (mit hohem Blauanteil) innerhalb von 10–15 Minuten (nachweislich durch laufende Speicheltests) gestoppt und damit die überwältigende Müdigkeit verhindert werden kann. Das Licht wirkt hier wie ein komplexes Medikament.

Das Schlafbedürfnis ist demnach manipulierbar. Nicht aber der Verdauungstrakt. Er kann nicht so einfach auf Tagesaktivität zurückgestellt werden, sondern folgt strikt dem Diktat des festgefügten 24-Stunden-Rhythmus. Im Magen wird die Magensaftproduktion eingestellt, Herzfrequenz und Körpertemperatur werden langsam gesenkt. Der Schalter ist kategorisch geschlossen. – Deshalb also gilt: – Auch Futterluke zu!

Und so sollten wir es auch handhaben. Was später noch nachgeschoben wird, geht auf Deponie, diesmal aber schon im Magen. Doch Betriebsruhe dort bedeutet nicht, daß da nichts mehr passiert. Ganz im Gegenteil. Im Magen geschieht nun ungeplant Schädliches. Für diese von ihm nicht erwünschte Zufuhr, zumal, wenn's süßes Obst ist, wird er nun ganz zwangsläufig zum speziellen ›Gärbottich‹. Es beginnt bei 37°C Körpertemperatur am Abend und während der Nacht eine lange Gärungs- oder Fäulnisphase. Dabei entsteht, wie in jeder anderen Maische auch, unausweichlich Fuselalkohol, der Leber und Gehirn schädigt. – Der untrügliche Indikator dafür ist die deutlich rote Nase am Abend.

Das als Warnsignal an die Leserschaft, vor allem an die Abendobst-Freaks. Dieser Hinweis benennt die Gefahr und wird hoffentlich vor diesem Unsinn des abendlichen Obstessens abschrecken. Dem gegebenenfalls auftretenden nagenden Hunger vor dem Einschlafen kann man stattdessen mit einer Kirsch-, Cocktail- oder Mini-Rispentomate oder mit einer oder zwei dünnen Gurkenscheiben wirkungsvoll und gesundheitsbewahrend begegnen.

Dieses Frischobstverbot zur Unzeit gilt selbstverständlich auch für nächtliche Autofahrer, denn Fuselalkohol geht auch ins Blut.

In diese Kategorie der Ernährungsünden zur Unzeit sind selbstverständlich auch andere gesellschaftliche Gepflogenheiten einzureihen. Auch sie zehren an der allgemeinen Gesundheit.

Bei sog. Arbeitsessen in der Geschäftswelt und auf großen Festen ist es üblich, gerade zu vorgerückter Stunde, meistens bis Mitternacht und sogar darüber hinaus, magenfüllende warme Vollmahlzeiten einzunehmen oder große Schlachten am kalten Buffet zu schlagen. Mit einer so spät nachgeschobenen lukullischen Großpackung werden Aufnahme und Verwertungszyklus überlagert. Mehr noch, sie werden hoffnungslos durcheinandergeworfen, und daraufhin kann beides nicht mehr richtig geschehen. Dem so irregeführten Organismus ist die saubere Trennung zwischen Nützlichem und Unnützlichem und das Aussortieren des Schädlichen unmöglich. Morgentliches Ergebnis: Die Reinigungsphase ist massiv behindert und man fühlt sich vormittags nicht wohl, meistens schlimmer, ist abgeschlagen und unausgeschlafen dazu. Richtig, denn die Qualität des Schlafes mit seinem festgelegten Abwechselungsmuster von Tiefschlafabschnitten und REM-Phasen (rapid eye movement – flacher Schlaf mit schnellen Augenbewegungen und Traumphasen) wurde ebenfalls massiv gestört oder ist sogar komplett ausgefallen. Das kann heftige Kopfschmerzen hervorrufen.

Es ist ein wahrer Rattenschwanz von Körperfehlleistungen, der da nachfolgt. Die Regulärausscheidung kann nicht korrekt geschehen. Es wird auf Deponie gearbeitet, die Fettzellen freuen sich, das Körpergewicht klettert in die Höhe. Das ist das Endergebnis des antinaturzyklischen Lebens. Außerdem kommt darin meist auch noch und die wankelmütige Pendelei zwischen Völlerei und Fastenkuren zum Tragen. Und dann läßt Jo-Jo mit unerwünschten Rundungen herzlich grüßen.

Aber man sieht hin und wieder auch vernünftige Menschen auf Festen, die eben vorbildhaft weisen Verzicht üben und zumindest vegetarisch essen.

Doch nun gibt es in unserer Arbeitswelt viele Menschen, die in der Ausübung ihres Berufes gegen den natürlichen Rhythmus leben und ihr Brot in regelmäßigen Nachtschichten verdienen müssen. Sie können sich natürlich nicht an die oben beschriebenen. gesundheitlichen Essensempfehlungen halten. Mit körperlich-geistiger Aktion in der Nacht kommt selbstverständlich auch der Hunger. Betroffen davon sind beispielsweise Piloten,

Lokomotivführer, Schiffsführer, Busfahrer, Ärzte, im Pflegedienst oder in der Flugsicherung tätige Frauen und Männer. Sie alle verrichten ihren Dienst gezwungenermaßen gegen die innere Uhr. Gesundheitliche Folgen daraus sind inzwischen hinlänglich bekannt. So gibt es bei der Organisation dieser Nachtarbeit Bemühungen, strikt festgelegte Schichten wegen der vielen daraus folgenden Nachteile zu vermeiden, und man richtet deshalb Wechselschichten ein. Auf diese Weise gibt es sowohl Tages- als auch Nachtdienst in einem bestimmten Wechsel. Doch organisatorische Bemühungen hin und her, die gesundheitlichen Probleme sind grundsätzlich nicht zu vermeiden.

Der Autor selbst war während seiner 35-jährigen Marinedienstzeit fast 20 Jahre lang persönlich davon betroffen. (›*Wachsamkeit ist der Preis der Freiheit*‹, so galt damals im Kalten Krieg das Motto der freien Welt. Zum Glück ist die Konfrontation der Systeme glücklich überwunden. Insofern haben sich die Anstrengungen von damals schon gelohnt).

Sicher sind auch viele Leserinnen und Leser dieses Buches ebenso Betroffene, sog. Schichtarbeiter/Innen, und sie erhoffen hier nun praktikable Hinweise.

Nachtschicht einfach abschaffen, das geht nicht.

Also, was geht, ist: Während der Nachtschicht, oder davor, möglichst kein frisches Obst, keine süßen Früchte mehr essen. Eben wegen der Fuselalkohol-Gefahr. Zu empfehlen wäre saftiges Gemüse, wie Tomate, Gurke, Stangensellerie, oder Paprika; auch Fenchelknolle; selbstverständlich alles roh. Wer auf die beliebten Brote (Stulle für die späte oder frühe Stunde) noch nicht verzichten kann, der wähle diese Gemüse als Belag. – Und wenn es unbedingt etwas Süßes sein muß, als mal so nebenher, dann seien es getrocknete Feigen, oder getrocknete Datteln, Bananen, Rosinen u.a. Wohl bemerkt: Alles getrocknet und ganz wenig. So kann zumindest kein Alkohol entstehen. Und der ist nicht nur Gefahr für Auto-/LKW-Fahrer, sondern für die anderen o.a. Berufe auch.

Jetzt mag manch Betroffener diese Vorsicht für übertrieben halten und der Meinung sein, ein langjähriger Nachtdienst könne die innere Uhr umstellen, den Organismus einfach disziplinieren oder gar korrigieren.

Irrtum. Das geht einfach nicht. Die Sonne ist mit ihrem Licht der Trigger für den Tag-Nachtrhythmus, und den gibt die Erdrotation vor. Das daraus hervorgegangene Jahrmilliarden-Naturprogramm ist durch den Wimpernschlag menschlichen Bemühens nicht zu ändern. Um nichts in der Welt. Die Zirbeldrüse schüttet - stimuliert durch die Sonnenlichtabwesenheit - ihr Melatonin aus. Beide, Sonnenlicht und Dunkelheit, sind Beherrscher der ihnen zugeteilten Zeitabschnitte im Organismus und damit auch Taktgeber für den Verdauungsapparat. Und der hat geschlossen.

In der Nacht ist das Tageshormon Serotonin gegen das Schlafhormon Melatonin ausgetauscht, und das schafft klare Verhältnisse, keinen Sowohl-als-auch-Zustand. die Verdauung macht einfach zu. An dieser Tatsache ist nicht zu rütteln. Verstöße dagegen bleiben nicht für alle Zeit ungestraft. Auch das künstliche Licht kann den natürlichen Rhythmus nicht komplett umkrempeln. Es fehlen eben die Leben stützenden, vibrierenden Schwingungen des Sonnenlichtspektrums. Das künstliche Licht, das den Nachtarbeiter umhüllt, bringt dagegen nur den Lebensrhythmus durcheinander. Mit hinlänglich bekannten Folgen.

Deshalb nochmals: Kein Frischobst zum Nachtdienst, weil Fusel droht.

Unter ähnlichem, gesundheitsbeeinträchtigem Gesichtspunkt zu sehen ist auch – eingeübt und anerzogen - die allgemeine Unsitte, etwas Süßes nach einer üblichen Kochmahlzeit zu reichen, die Süßspeise sozusagen als ihre krönende Abrundung zu nehmen. Doch diese Praktik ist ernährungsphysiologischer Unsinn und mit vielfältigen ungünstigen Folgeerscheinungen verbunden.

Der Pförtner (Schließmuskel am Magenausgang) wird durch

süßes Milieu irritiert, weil es ihm signalisiert, der Nahrungsbrei sei für den Darmgang genügend vorbereitet. Das trifft aber absolut nicht zu. Dennoch entläßt er – so irregeleitet - den Mageninhalt vorzeitig in den Verdauungskanal. Das Ergebnis ist ein gestörter Verdauungsvorgang. Der kann nun nicht mehr ordnungsgemäß ablaufen, Inhaltsstoffe können nicht in vorgesehener Weise aufgeschlossen und nicht, wie vorgesehen, programmgemäß verwertet werden und gehen dadurch reihenweise verloren. Das Ganze wird manchmal sogar von Unwohlsein, Verdauungsstörungen bis hin zum Durchfall begleitet. Doch weil das Essen allgemein so falsch gehandhabt wird, werden auch die drauffolgen Beeinträchtigungen als allgemein üblich und gänzlich ohne Nachdenklichkeit hingenommen.

Das alles ist unnötig und kann durch richtiges Handeln vermieden werden.

Nachdem wir nun für den Tagesablauf einen gewissen Rahmen gefunden haben, gibt es nur noch **eine Reihenfolge unter den Früchten/Obstsorten anzusprechen, die sich aus deren Verdauungszeiten ergeben**.

Oben sind schon die ›schnellen‹ Melonen angesprochen worden. ›Schnell‹, weil sie innerhalb von 10-15 Minuten durchgelaufen sind. Sie verlangen vom Organismus wenig Verdauungsanstrengung, aber geben viel Energie. (Energiegewinn bis 98%, z.B. Wassermelone). Sie unterstützen mit ihrem hohen Wasseranteil und den Inhaltsstoffen die laufenden Aktionen des Organismus, sind also hochwillkommene Ausscheidungshilfe vormittags und sollten auch nur **solo genossen werden**, (aber nicht nachts!), um so diese ihre kostbare Fähigkeit in aller Reinheit zu bewahren.

Melonen sind die Schnellzüge unter den Früchten. Etwas länger brauchen Birnen, Papaya, Ananas (ca. 20 – 30 Min.). Die nächste Obstkategorie wären saure Äpfel, Pflaumen. Sie benötigen so um die halbe Stunde für die Verdauung.

Zitrusfrüchte, Pampelmuse, Apfelsine, Mandarine immer voran (mindestens ½ Stunde), weil die Abbauprodukte im wesentlichen abgeatmet werden, d.h. die Lunge da das Ausscheidungsorgan ist und die anderen Ausscheidungswege, Darm, vor allem Nieren, wenig belastet werden.

Zur nächsten Geschwindigkeitsgruppe gehören süßer Apfel, 30-40 Min., Steinobst, Brombeeren, länger als Himbeeren.

Die ausgesprochen langsamen Früchte in der Verdauung sind die Bananen. Sie benötigen normalerweise 50 Min. – 1 Stunde. Sie sind die Bummelanten unter den Früchten. Aber auch die Königin der Früchte, die Durian, reiht sich mit ihren langdornigen Hartschalen in diese Kategorie ein, sind phantastische Energiespender und halten lange vor.

Viele Mütter zerquetschen nun gerne saure Erdbeeren in die süßen Bananen. (Aufgemerkt: Selbst wirklich süße Erdbeeren sind immer noch saurer als reife Bananen). Und diese Mischung ist nicht empfehlenswert, selbst wenn sie die Kinder so lieben. Die beiden Fruchtarten bedürfen verschiedener Verdauungssaftzusammensetzungen und unterschiedlicher Milieus. Unverträgliche Nahrungskombinationen behindern sich gegenseitig in der Verdauung und Verwertung und sind so bei ernährungsphysiologischer Beeinträchtigung auch noch hinausgeworfenes Geld. Besser die Erbeeren vorweg reichen und dann ½ - ¾ Stunde später die Banane. **Niemals Banane vorwegessen**. Das behindert ebenfalls den ordentlichen Verdauungsprozeß, und zwar beider.

An dieser Stelle muß auch die Mango als verdauungstechnisch anspruchsvolle Frucht genannt werden. Es gibt sogar ca. 1000 für den Menschen ungenießbare Mangoarten. Also, niemals Mango mit anderen Früchten mischen. Sie gilt in manchen Regionen als Heilfrucht. Mit ihren wertvollen Bestandteilen und Enzymen sollte sie wirklich nur solo genossen und dabei Bissen für Bissen lange im Munde bewegt werden. Schon gesagt, dabei wird den flüchtigen und zarten Inhaltstoffen der Zugang zum Organismus schon über die Mundschleimhaut, und damit unter Umgehung der Magensäure, ermöglicht. Auch mit der Papaya und ihrem wertvollen Enzym *Papain* (schützt Herz und Gefäße) sollte so behutsam verfahren werden.

Ein weiterer wichtiger Grundsatz beim Früchteverzehr ist: Süße und saure Früchte niemals mischen.

Sie benötigen für die richtige Verwertung ein jeweils eigenes Milieu und würden sich, zusammengeworfen, gegenseitig neutralisieren.

Dann geschieht nichts wirklich richtig und die kostbaren Früchte sind fast verschenkt, richten vielleicht sogar noch Schaden an.

Aus der bisherigen Verdauungszeiten-Reihenfolge und den anderen Hinweisen ergeben sich drei neue wichtige Regeln:

- Schnelle Früchte immer zuerst essen. (Vorausgeschickte Bummelanten würden ihnen die Strecke blockieren. Das wäre, als jagte man einen Intercity (ICE) auf eine Bummelbahn. Das würde krachen auf dem Gleis, also auch im Bauch).
- Keine Mischung von sauren und süßen Früchten.
- Nichts Süßes als generellen Abschluß einer Gemüsevollmahlzeit nehmen.

Mango ist eine verdauungstechnisch anspruchsvolle Frucht. Immer solo und mit großem zeitlichen Abstand zu anderem (Obst oder Gemüse) verzehren. Noch mehr Zeit lassen, als für Banane.

Doch nun zu den oben versprochenen Empfehlungen über die richtige Anwendung der ›Sonnenkost‹ und ihre ›Zubereitung‹, die eigentlich gar nicht als wirkliche Zubereitung ausgeführt werden sollte.

Es war im Zusammenhang mit dem Sport um die Gefahr

des erhöhten Aufkommens von ›freien Radikalen‹ durch die gesteigerte Sauerstoffaufnahme gegangen. Nun, die beruhigende Nachricht ist: Die Natur hat in einer erhöhten Abwehrfähigkeit Vorsorge dafür getroffen mit verschiedenen, biologisch hochaktiven Reaktionsketten. Hier agieren die körpereigenen Enzyme mit den komplizierten Bezeichnungen Superoxiddismutase – Katalase – Glutathionperoxidase recht wirkungsvoll in Kooperation mit den aus der Nahrung kommenden, hinlänglich bekannten Antioxidanzien, in vorderster Linie die Vitamine C und E, das Beta-Carotin (Provitamin A) und das körpereigene Vitamin D (Wirkstoff D) als Radikalen-Fänger. Diese wertvollen Inhaltsstoffe, zu denen sich auch noch eine Reihe der ›sekundären Pflanzenstoffe‹ gesellt, wie z.B. das Lycopin (Besprechung später), müssen vor der durch Hitzezubereitung drohenden Wertminderung bewahrt werden.

Gefahr steckt in der unsachgemäßen Zubereitung, nämlich in der vielerorts zu beobachtenden hoffnungslosen Zerschnipselung und Zerraspelung bis hin zum regelrechten Pürieren. Diese Praktiken eröffnen dem hochaktiven Luftsauerstoff über die dabei extreme Oberflächenvergrößerung den Generalangriff gegen die flüchtigen und empfindlichen Inhaltsstoffe. Die durch ihn verursachte Qualitätsminderung der Inhaltsstoffe und der Nahrung ist nicht zu vernachlässigen. Im Munde aber, beim Essen, werden sie schon über die Mundschleimhaut in den Organismus aufgenommen. Unterschätzen wir nicht die Raubwirkung des Sauerstoffes! Er ist in der Lage, innerhalb von nur 5 Minuten den gesamten Vitamin-C-Gehalt eines freundlich kredenzten Glases frischen Saftes quasi in Luft aufzulösen, heißt, zu vernichten. Besser ist es, die von der Natur vorgegebenen, in sich geschlossenen und mundgerechten Teilstücke – warum wohl? – auch wirklich an den Bestimmungsort, nämlich zwischen die Zähne, zu schieben.

Wir sollten wirklich nicht die ›**Sonnenkost**‹ durch unachtsame Behandlung ihrer großen Vorteile berauben.

Nun ist der Vitalstoffgehalt in den Nahrungsmitteln generell in den letzten Jahrzehnten zwar gesunken, doch stehen wir mit der ›SONNENKOST‹ immer noch am besten da. Unter dem Schwund stehen die anderen Nahrungsmittel in der ›gutbürgerlichen Küche‹ in verstärktem Maße, denn sie werden zusätzlich mausetot geheizt. So gesehen, stehen die SONNENKÖSTLER auf der ›Sonnenseite‹ der Ernährungsstraße. Wir sind als solche aus keinem Grunde auf Nahrungsergänzungsstoffe angewiesen, was bei den anderen schon heiß diskutiert, sogar praktiziert wird. Diese ›Ergänzungsstoffe‹ sind, bei aller Sorgfalt und Mühe, deren sich Entwickler und Labore auch befleißigen mögen, bestenfalls aus isolierten Wirkstoffen oder gar synthetisierten Verbindungen künstlich zusammengefügt und können niemals die Eigenschaften und Fähigkeiten besitzen, wie sie die natürlichen Nahrungsstoffe in einem lebendigen Wachstumsprozeß, eben im ›organischen Verbund‹, erwerben. Die Künstlichen kommen aus der Maschine, können keinen Sonnenlichtanteil enthalten und sind zudem mit fabrizierten Bindemitteln und Kapselmaterialien Fremdbestandteile, die im Organismus nichts zu suchen haben. Wir erinnern uns: Nur 1 Milligramm einer unzuträglichen Substanz enthält so viele Moleküle, daß jede unserer 55 – 100 Billionen Somazellen einige davon abbekommt. Und einige wenige können schon die filigranen Zelleinrichtungen irritieren und das Immunsystem stören. Kunstprodukte ›leben‹ nicht und sind m.E. damit unzuträgliche Stoffe.

Bleiben wir bei der ›SONNENKOST‹ und behandeln sie richtig, dann liegen wir mit ihr auch richtig. In die Hand nehmen, hineinbeißen und Mund beim Essen schließen, damit die flüchtigen und wertvollen Inhaltsstoffe nicht verlorengehen, stattdessen, – eben gesagt – schon über die Mundschleimhaut in den Organismus überführt werden. Wertvoll sind da die frucheigenen Enzyme. Deshalb Mund zu! Sorgsames Kauen ist nun wichtiger als kluges Schnacken. Und keine Hektik beim Schmausen verbreiten.

Zum Schmausen und Schnuppern sind auch schon mal einige schwergewichtige Normalköstler erschienen, haben sie doch irgendwo von den ›schnellen‹ Früchten gehört. Für sie kann es ganz spannend werden, denn ihnen kann bei ihrem Vorhaben, dauerhaft abzunehmen, ganz sicher geholfen werden. Sie müssen aber ein wenig auf die Erfahrungsträger hören, damit sie nicht auf einer Rauschefahrt (Krisenrutschbahn) den Mut verlieren. So werden sie mit Begleitung ganz sicher ihr Ziel erreichen können.

Ein Herrgott-Schnitzer in Oberammergau hat einmal vor der Fernsehkamera gesagt: **»In jedem schönen Stück Holz steckt eine Jungfrau. Man muß sie nur herausschlagen«.**

Mit Hilfe der **›Sonnenkost‹** gelingt es jedem ganz sicher, die gertenschlanke, ideale und mit strahlender Gesundheit versehene Figur für sich ›herauszuschlagen‹.

Das kann natürlich sehr rasch über die Säfte-Therapie gehen. Unbestritten. Das kann bei sonst gesunden Menschen oft höllisch schnell und nebenwirkungsreich gehen (siehe Seite 312 ff). So ist behutsames und bedachtes Vorgehen geboten.

Im Rahmen von Informationsveranstaltungen über die **›Sonnenkost‹** ist zu erleben, daß Fragestellungen um die Wirkung und Verträglichkeit von Obst- und Gemüsesäften zunehmende Bedeutung beigemessen wird. Auch auf diesem Felde hat die Experimentierfreudigkeit zugenommen. Viele Menschen haben inzwischen von der geradezu beschwingenden Wirkung der Obst- und Gemüsesäfte gehört oder gar selbst die aus ihrem Genuß erwachsende unerschöpfliche Energie, Kraft und Vitalität erfahren können. Gewiß ist dies unbestreitbar. Weil aber bisher nur Befürworter der ›Versaftung‹ der Nahrung zu vernehmen gewesen sind, soll an dieser Stelle bei der Beurteilung dieser Mixer- u. Entsafter-Praktiken auch einmal ein kritischer Akzent gesetzt werden, indem erkennbare Nachteile daraus aufgezeigt werden. Auch dies gehört zum Dialog und zur Weg – Findung dazu.

Der Einsatz dieser Technik bedeutet ein Abweichen von der

naturbestimmten Form der Nahrungsaufbereitung, und das wirkt sich in vielerlei Hinsicht grundsätzlich nachteilig aus. –

Die Arbeitsweise der technischen Geräte stellt eigentlich eine mechanische Gewaltanwendung gegen die Frucht in ihrer Ganzheit dar, durch die eine Reihe physikalischer Veränderungen verursacht werden, gegen die wiederum genauso eine Reihe ernährungsphysiologischer Bedenken anzuführen ist.

Die mechanische Zerkleinerung der Nahrung im Mixer geschieht durch sehr schnelle Umlaufmesserwerke, die meistens, wenn verschiedenartige Fruchtsorten verwendet werden, das Mischen sogleich mitverrichten. Der Entsafter arbeitet entweder mit Zerkleinerungs- und nachgeschalteter Preßeinrichtung oder Zentrifuge. Es sind auch andere Kombinationen dieser angeführten Arbeitsvorgänge möglich. Die rein manuell betriebene Fruchtpresse wird seltener gekauft, weil sie viel mehr Zeit für die ›Zubereitung‹ der Nahrung benötigt. Ihre Verwendung wäre schonender für das Nahrungsgut, birgt aber ebenfalls Nachteile.

Die sehr wirkungsvoll arbeitende Mechanik liefert ein regelrechtes Püree, in dem

- jede Zellstruktur zerschlagen worden ist, was die ins Unendliche getriebene Vergrößerung der Nahrungsoberfläche bedeutet. Als Folge daraus hat
- der aggressive Luftsauerstoff, unterstützt durch die Verwirbelung mit dem Messerwerk, ungehinderten Zutritt zu den einzelnen Inhaltsstoffen und kann sie in Minutenschnelle entwerten oder gar vernichten. Und er tut es. Zudem haben die Stahlmesser unzählige Male Kontakt mit den Nahrungsbestandteilen, für die eigentlich nur natürliches Zahnmaterial oder Horn reaktionsneutral sind. Obstsäure und Metall können miteinander reagieren und ein nicht geplantes Milieu schaffen.
- Ein hoher Substanzverlust bei den wertvollen flüchtigen

Inhaltsstoffen, wie den Vitaminen, hier speziell Vitamin C, tritt infolge des Zusammenwirkens von totaler Zerstückelung und Verwirbelung ein, und dies ist gleichbedeutend mit hohem Qualitätsverlust.

♦ Mit den schnellen und superschnellen Umdrehungen der Schnittwerkzeuge werden die Nahrungsbestandteile innerhalb des Gerätes in rasante Kreisbewegungen durch das Erdmagnetfeld gezwungen und zusätzlich noch durch das Kraftfeld des geräteeigenen Antriebselektromotors. Dies aber heißt Chaos anrichten in der elektromagnetischen Sonnenlichtinformation, die unserem Organismus eigentlich mit Obst und Pflanzenteilen zukommen sollte. Die Folge ist blanke Desinformation. – (Zur Veranschaulichung dessen sei an den praktischen Versuch in der Physik erinnert, in welchem eine zuvor magnetisierte Stricknadel unter einem Bogen Papier symmetrische Muster in die aufgestreuten Eisenfeilspäne konstruieren kann. Dieses sichtbare Feld der Nadel verschwindet, nachdem sie mehrmals schnell durch das Kraftfeld eines Hufeisenmagneten bewegt worden ist, in welchem auch ihre Magnetisierung stattgefunden hatte. Die ordnende Kraft der Nadel ist verlorengegangen, weil die vorher erreichte Ausrichtung der Molekularmagneten in der Nadelstruktur zusammengebrochen ist). Das ist plastische Darstellung von Informationsverlust, also Ordnungsverlust, gleich Chaos.

Ein ähnlicher Blackout widerfährt auch den Früchte- und Pflanzenteilen durch die Mixer- und Entsafter-Tortur.

Das ganze Ausmaß der Abfälschung durch den Gerätegebrauch wird erst durch die Gegenüberstellung mit dem naturbestimmten Ablauf bei Nahrungsaufnahme und Nahrungsaufbereitung – z.B. im Munde – erst richtig deutlich:

Das Abbeißen und Zerkleinern der Nahrungsbestandteile

erfolgt mit reaktionsneutralem Zahnmaterial, also ohne Beeinträchtigung der Nahrungsqualität durch Metallzerkleinerungseinrichtungen.

Die Zerkleinerung findet im geschlossenen Munde statt. Die dabei freiwerdenden flüchtigen Inhaltsstoffe werden eingefangen und finden teilweise schon dort über die Mundschleimhaut direkten Zugang zum Organismus. Sie entkommen so der aggressiven Magensäure, die sie ohnehin beschädigen würde.

Die Nahrung wird im Munde durchgekaut und sorgsam mit Speichel vermischt. Dies macht die Portionen nicht nur gleitfähig, sondern dient ebenso der Aufbereitung des Nahrungsbreies durch die α-Amylasen (griech. amylon = Stärke; alte Bez. Ptyalin). Die basischen α-Amylasen sind für die weitere Aufbereitung der Nahrung auf ihrem Wege durch den Magen-Darmkanal ganz besonders wichtig, denn sie bestimmen im wesentlichen den Grad, mit dem die Inhaltsstoffe aus ihr aufgeschlossen werden können. Dieser sinkt rapide bei Menschen, die für ihre Mahlzeiten keine Zeit aufbringen und ihr Essen hinunterschlingen.

Der längere Aufenthalt der Speise in der Mundhöhle dient gleichzeitig der Information des Magens. Ihr Geruch, Geschmack, die von ihr ausgehenden mechanischen Reize stimulieren die Magensaftsekretion über den Vagusnerv, der vom verlängerten Rückenmark durch Hals-, Brust- und Bauchregion reicht. Er, der hier als Informationssystem zwischen Mund und Magen fungiert, koordiniert mit seinen Impulsen den Magensäftestrom mit der Ankunft der Nahrung, auf die die Säure und Enzyme einwirken sollen. Mit Schluckvorgang und Passage durch die Speiseröhre erfolgt die letzte Abstimmung.

Das Abbeißen, Zerquetschen und Zermahlen der Nahrung bedeutet belebende Muskelarbeit und Bewegung des Kauapparates, aber auch gleichzeitige Zahnfleischmassage und mechanische Anregung der drei großen Speicheldrüsen im Munde zur eben als wichtig beschriebenen, großzügigen Speichelabsonderung. Hier erfolgt im wesentlichen auch die direkte Umwandlung der Stärke, die sich sonst im gesamten Verdauungstrakt problematisch gestaltet. Kann wegen Zeitmangels beim Essen ihre Umwandlung in Zuckerstoffe im dafür günstigen, basischen Milieu des Mundes nicht erfolgen, besteht die latente Gefahr, daß sie als unverdauter Bestandteil über den Säftestrom des Körpers zur Lunge (auch Ausscheidungsorgan) geführt wird. Glück für denjenigen, der diesen Dreck durch Abhusten, Abspucken oder Schneuzen ins Taschentuch loswerden kann. Setzt der sich jedoch in der Lunge oder in den Bronchien als zäher Schleim fest, steigt die Infektanfälligkeit dort oder im Bereich der oberen Atemwege und des Mittelohrbereiches. Ein kleines Indiz für die »Rückkehr« der Stärke ist der ewige Frosch auf der Stimmritze bei Hastigessern. Aber auch das Trinken beim Essen ist schlicht unangebracht, weil es die α-Amylasen hoffnungslos verdünnt und damit unwirksam macht. Aber der echte SONNENKÖSTLER trinkt ja sowieso nichts.

Im geschlossenen Mund beim Essen wird die Obst- und Gemüserohkost magenfreundlich vorgewärmt und ihre sauerstoffempfindlichen Inhaltsstoffe weitgehend vor Lufteinfluß/Sauerstoffangriff geschützt.

Die Zerkleinerungs- und Mahlarbeit mit den Zähnen fördert die Durchblutung des beanspruchten Kaumuskels, des gesamten betroffenen Bereiches, und sie stellt mit der abwechselnden Druckbe- und -entlastung sowie mit den graduell einwirkenden Scherkräften (auch mit Torsion = Verwindungskräften) einen natürlichen Reiz zur Straffung innerhalb des Zahnhaltesystems dar, der letztlich den Sitz der Zähne festigt. Übrigens, sehr interessant: Auch die Durchblutung des Gehirns wird hiermit gleichermaßen verstärkt. Ständige Brei- und Saftnahrung aus dem Mixer verursacht stattdessen mit Bewegungsmangel das glatte Gegenteil.

Die regelmäßige Beanspruchung des Kauapparates mit wechselnder Druck- und Zugbelastung ist zwingend-notwendige Existenzsicherung des Unterkieferknochens. Er ist der Knochen im Körper des Menschen, der bei fortwährender Schonung fast verschwinden kann, denn er bildet sich bei Nichtgebrauch gnadenlos zurück. Diese Tatsache ist bei älteren Menschen festzustellen, die mit ihren ›Dritten‹ nicht mehr so recht zubeißen mögen, aber auch meistens wegen fehlender Zahnwurzeln keine direkte Scherbelastung auf die Knochenstruktur übertragen können. Und nur diese spezielle Art der Kaubelastung löst das Phänomen des »piezoelektrischen Effektes« aus, welches dem Unterkieferschwund auf wundersame Weise entgegenwirkt. Piezoelektrizität ist im Abschnitt über die gesundheitsfördernde Wirkung von Bewegung und Sport (Kap. 9) erläutert.

Während die bisherige kritische Erforschung der Nachteile, wie sie uns aus der gerätverursachten Veränderung der Nahrung erwachsen, eigentlich schon die Empfehlung für den Technikeinsatz ausschließt, kann die Argumentenreihe gegen den Konsum des ›reinen Saftes‹ sogar fortgesetzt werden.

- Der Fruchtsaft – hiermit auch Gemüsesaft – übt keinerlei mechanischen Reiz auf die großen Speicheldrüsen aus, weil ihm jegliche Kaumasse fehlt. Das hat negative Folgen für die α-Amylasen-Produktion im Munde. Sie findet in außerordentlich geringem Ausmaß statt, was gerade in dieser Situation doppelt schwer wiegt. Warum? Man trinkt nun mal leichter die Flüssigkeit von 5 Apfelsinen und mehr, als man 2 ganze Früchte ißt. Somit wäre das dringende Erfordernis vermehrter Speichelabsonderung gegeben, aber das genaue Gegenteil von dem passiert tatsächlich. Der Schlüsselvorgang für den Zugang zu den übrig gebliebenen Inhaltsstoffen – das Kauen – wird übergangen, damit werden Chancen verschenkt.
- Wenn jetzt noch beim Trinken, wie allgemein üblich, gemütlich geplaudert wird, fließt bedauerlicherweise das Gespräch kontrollierter als der Saft. Der wird nämlich in hektischen Schlucken zwischen Frage und Antwort konsumiert. Richtiger aber wäre, sich mit seinem Glas

in eine Nische zu verholen und den flüssigen Nahrungsauszug geduldig und energisch durchzukauen(!) und einzuspeicheln, länger, als man es mit der Originalfrucht täte. Doch wer tut das schon! Und wer es denn mit dem Wissen um diese Zusammenhänge tut, wird schief beäugt. Er schließt sich ja wegen solcher Kleinigkeit vom Gespräch aus. Schon deshalb tut's niemand, es sei denn im gemütlichen Kreise Gleichgesinnter. Die wissen, worum es dabei geht.

Fruchtsäfte – Säure- oder Basenbildner? Diese Frage ergibt sich oft.

Angesichts der allgemeinen Trinkgewohnheiten und der generellen Wirkungsweise der reinen Säfte erübrigt sich eigentlich die Debatte darum, ob es sich bei ihnen denn nun um säure- oder um basenbildende Nahrungsbestandteile handelt. Infolge der aufgezeigten Umstände werden sie zur Säurebildung tendieren. Dies gilt ebenso für Gemüsesäfte, wenn sie Oxalsäure (z.B. Tomaten oder rote Beete) enthalten. Gurke und/oder Stangensellerie könnten hier »entschärfend« abhelfen. Extrem säurebildend wirkt die Tomate – nur als abschrekkendes Beispiel angeführt – auf der heißen Pizza. – Aber für SONNENKÖSTLER ja sowieso indiskutabel.

Der Fortfall der festen Gemüsebestandteile bedeutet den Verlust aller Faser- und Ballaststoffe, die jedoch als Begleitstoffe die Dickdarmperistaltik stimulieren und so als Knetmasse für die Darmmuskulatur die Darmpassage beschleunigen. Und Verkürzung der Verweildauer der Nahrung im Darm beugt Verstopfungen vor. Sie stellen insofern einen wichtigen Faktor gegen die Folgen des Bewegungsmangels in unserer modernen Industrie- und Sitzgesellschaft dar.

Ballaststoffe sind andererseits – schon gesagt – auch Transporteur und Spediteur für aufgenommene Gifte sowie abzuführende Stoffwechsel- und Abfallprodukte, beispielsweise für die Gallensäure. Damit haben Ballaststoffe die reinigende Wirkung, wie sie am Schluß dieses Kapitels in dem Experiment am Hühnerherzen zum Ausdruck kommen.

Die Zellulosefasern der Begleitstoffe sind aber auch wichtiges Wirkungsfeld und Existenzgrundlage für spezielle Bakterienkulturen im Dickdarm, die noch weiter aufzuschließen vermögen, als es im Dünndarm gelingen kann. Die da gewonnenen Mineralien und Spurenelemente besitzen eine hohe Bioverfügbarkeit und sind bedeutungsvoll für die Aufrechterhaltung unserer Gesundheit.

Da wäre die Familie der *Enterobakteriaceae* zu nennen, anaerobe (ohne Sauerstoffbedarf) agierende Bakterien der Gattungen *Escherichia, Enterobacter*, aber ebenso Enterokokken u.a. Sie sind im Darmtrakt von Mensch und Wirbeltier angesiedelt und dort wesentlicher Bestandteil der Dickdarmflora. Auch als *coliforme* Bakterien bezeichnet. Ihre bekannteste Art ist *Escherichia coli*. Sie vergären Glucose und Milchsäure unter Gasbildung und leben mit uns in – friedlicher - Symbiose. Außerhalb unseres Körpers können sie aber auch pathogen (krankheitserregend) wirken.

Diese Mikroorganismen helfen aber auch durch ihren Stoffwechsel bei der Verdauung unserer Nahrung sowie bei der Synthese von wichtigen Substanzen mit. Beispiele dafür sind Vitamin K und Vitamin B_{12}.

- Vitamin K hat Einfluß auf die schnelle Blutgerinnung (wichtig bei Verletzungen)
- Vitamin B_{12} ist unabdingbar für die Blutbildung; ein Mangel daran zöge perniziöse Anämie (eine spezielle Form von Blutarmut) nach sich. – Das Vitamin ist aber ein Sammelbegriff für eine Reihe von verwandten chemischen Verbindungen. Es besitzt die komplizierteste Molekularstruktur aller Vitamine und enthält als einziges unter ihnen das Spurenelement Cobalt. Lange Zeit herrschte in Fachkreisen die irrige Meinung vor, strenge Veganer – (und somit auch die ›SONNEN-

KÖSTLER‹) – litten automatisch Mangel daran, weil es nur in tierischen Produkten vermutet wurde. Da paßte dann aber bald die gewöhnlich gute Gesundheit dieser Kostgänger nicht ins Bild. Inzwischen ist dieser wichtige Nährstoff mit Hilfe der modernen Analysemethoden in den Blättern von Alfalfasprossen und im Wurzelgemüse entdeckt worden, u.a. sogar in der Zitronenmelisse. Der Gefahr einer Versorgungslücke wirkt günstigerweise das Zusammenspiel von Vitamin B_{12} und Organismus entgegen: Das prozentuale Resorptionsquantum steigt mit sinkender Zufuhrmenge. – Viel hilft hier wirklich wenig, aber wenig sehr viel.

Die körpereigene Vitamin B_{12}-Produktion findet im unteren Dünndarm und Dickdarm statt, wenn dort, wie bei Vegetariern, Veganern und ›SONNENKÖSTLERN‹ üblich, ein hohes Ballastoffaufkommen, dabei am günstigsten roh belassen, für eine reiche Bakterienbesiedlung sorgt. Ohne dieses geht es nicht. Speziell das Kohlgemüse mit gewöhnlich hohem Ballastoffanteil (Cellulose) ist die Nahrungsgrundlage für jene Bakterienkultur, die mit ihrer arteigenen Cellulase einen ganz bescheidenen Teil der reichlich vorhandenen Cellulose vergären und sich von den dabei entstehenden Zwischenprodukten ernähren. (Selbst bei der Kuh geschieht es so. Sie selbst kann, obwohl Grasfresser, alleine ebensowenig Cellulase bilden wie wir). Neben der spürbaren Gasbildung nach Kohl, wir kennen dies, verschenken diese Bakterien an uns aber auch Vitamine der B-Gruppe. Darunter eben das Vitamin B_{12}.

Auch die zweite Resorptionsbedingung für Vitamin B_{12} ist dort mit der ausreichenden Konzentration des Intrinsic-Faktors gegeben, einem speziellen Protein, das von den Belegzellen der Magenschleimhaut gebildet und dann in diese Darmregion geschleust wird. Zu alledem kommt die günstige Tatsache hinzu, daß Vitamin B_{12} über die längste Reservekapazität aller Vitamine verfügt. Es wird nach seiner Aufgabenerfüllung größtenteils vom Körper zurückgewonnen und steht danach für die Mitwirkung an neuen Prozessen zur Verfügung. Es übt also im wesentlichen Katalysatorfunktion aus. D.h. sein Mitwirken ist notwendig, aber ein Verbrauch findet dabei nicht statt.

Die Bakterienflora in Mund und Rachen kann ebenfalls einen Beitrag zur Versorgung mit diesem lebenswichtigen Vitamin leisten. Unsere warme und feuchte Mundhöhle ist ein wahres Biotop, ein heißumkämpfter Lebensraum für die für uns so nützlichen Mikroorganismen, auch in dem gerade genannten Zusammenhang. Die dünne Schleimschicht ist für sie ein phantastisch passender, genau temperierter Ozean. Er ist damit die Wiege für so viel nützliches Leben. Dieses natürliche Milieu muß unbedingt geschützt werden. Das Traktieren dieses so lebenswichtigen Wirkungsfeldes mit Zahnpasta (-Chemie), oft – zu gut gemeint – mehrmals am Tage, macht dieses Biotop kaputt. Wenn's Zähnebürsten denn schon sein muß, vielleicht nach Nüssen, nach süßer Banane oder Durian, oder aber vor dem Schlafengehen, dann nur mit Wasser. Empfehlenswert wäre da – ich nehme ihn gern – Kamillentee. Nicht zum Trinken, doch zum Putzen und Spülen. Er wirkt entzündungsdhemmend bei angegriffenem Zahnfleisch, vermindert Bakterienbefall und wirkt Zahnfleischbluten entgegen. Doch Kaufeste Nahrung, wie Rohkost, verbunden mit dem Verzicht auf Süßigkeiten und Zuckerdrinks, machen Zahnreinigung fast überflüssig. Am Tage tut dies schon ein Apfel viel besser, aber ebenso Mohrrübe, frischer Kohlrabi oder Kohl.

Übertriebene Hygiene schlägt auch in anderer Hinsicht negativ zu Buche. Die aus der Natur geholten Wildpflanzen sollten nicht abgewaschen werden. Auf ihnen hat sich eine für die körpereigene Vitamin-B_{12}-Bildung ausschlaggebende Schicht gebil det, die neben Blütenstaub und gewöhnlichem Staub vor allem eine nützliche Bakterienkultur beherbergt. Auch hier kommt das besondere Milieu der Mundhöhle wieder mit ins Spiel. Wir haben, – anders als die Fleischfresser – sehr gut funktionierende Speicheldrüsen und hoch aktiven Speichel, unter dessen Wirkung neben der wichtigen Nahrungsaufbereitung sogar schon (bereits früher aufgeführt) eine erste Aufnahme von kostbaren Nahrungsanteilen direkt aus der Mundhöhle in den Organismus erfolgt. Alles wiederum übt eine Anschubwirkung für die B_{12} –Bildung in den oben angeführten Darmregionen aus und überspielt anscheinend den gleichzeitig erfolgenden geringen Schadstoffeintrag. (Der Verfasser praktiziert auch in diesem Punkt die ›Naturbelassenheit‹ seit über 25 Jahren mit Wohlfühlerfolg). Begünstigend für die Bedarfsdeckung mit Vitamin B_{12} ist auch die Tatsache, daß unser Körper selbst in der Tagesaufnahme äußerste Sparsamkeit übt und auf diese Weise mit einem einzigen Millionstel Gramm und weniger (1/5 – 1/4 davon) auskommt.

Zusammenfassend kann also festgestellt werden: Bei **›Sonnenkost‹** ist der Mangel an diesem Vitamin nicht zu befürchten, wenn die Pflanzenfaserstoffe, die wir selber nicht verdauen sollen, mitverzehrt werden und auf peinliche Sauberkeit im Vorwege der Essensvorbereitung vernünftigerweise verzichtet wird. Sterilität herrscht nirgendwo in der natürlichen Umwelt. Ihr ›Schmutz‹ ist Trainingspartner für unser Immunsystem. Selbst der Volksmund weiß doch, daß uns der Dreck gesund erhält. Das klingt in der heute praktizierten Hygienehysterie sicher etwas deplaciert. Aber es entspricht der Wahrheit. –

Soweit zur Legende des unvermeidlichen Vitamin-B_{12}-Mangels bei Veganern und den ihnen in der Ernährungsform nahestehenden anderen Köstlern. Sie wird verbreitet von Leuten, die diese Praxis eben nicht üben; von dieser Ernährungsform Fernstehenden also. Das sagt schon alles. Die SONNENKÖSTLER finden in jenen Publikationen eh keine Erwähnung. Sie sind da wohl gänzlich unbekannt. Drum hier die Betonung: Auch sie erleiden selbstverständlich keinen B_{12}-Mangel. Die Liste über die Nützlichkeit der Pflanzenfaserstoffe für die Gesundheit des Menschen soll noch um zwei Argumente gegen die ›Versaftung der Nahrung‹ erweitert werden.

Der Entsafter verwirft mit dem gesamten Zellmaterial die darin eingeschlossenen Pektine (griech: piktós = erstarrt, verfestigt). Sie befinden sich in den Zellwänden von Früchten und Gemüsen, bei Pampelmusen, Apfelsinen und Zitronen in der festen, weißen Schicht direkt unter der Schale, aber in anderen exotischen Früchten ebenfalls. Pektine sind das Ausgangsmaterial für eine komplizierte Reaktionskette, die über Pektin abbauende Bakterien zu deren Pektin auflösenden Enzymen führt. – Technisch werden diese wegen ihrer Fähigkeit, pflanzliches Gewebe in Einzelzellen zielgenau auflösen zu können, bei der Gewinnung von Flachs- und Hanffasern eingesetzt. Die pektinspaltenden Enzyme finden zudem bei der Klärung von Fruchtsäften und Wein Verwendung. Im menschlichen Organismus wird ihnen ebenfalls eine reinigende Wirkung im Gefäßsystem zugeschrieben. Deshalb sollte also diese markante weiße Schicht mehr Wertschätzung erfahren. Da sie allein garstig trocken ist, kann man sie mit Hilfe eines Pampelmusenmessers (gebogene Spitze) zusammen mit dem Fruchtfleisch portionsweise aus der Schale herausschneiden und mit dem Fruchtfleisch verspeisen. Sie ist zu wertvoll, um im Entsafter achtlos abgetrennt zu werden.

Wer weiß? – Vielleicht steckt in diesem bisher so verkannten Fruchtbestandteil ein Stückchen vom uralten Menschheitstraum des ›Jungbrunnens‹.

Zu guter Letzt erfüllen die Ballaststoffe – nochmals zur Betonung – die sehr wichtige Funktion der ›Entsorgung‹ von Stoffwechselschlacken (Toxinen) aus dem Darm. Ein unschätzbarer Dienst für uns, denn damit tragen sie als Nahrungsbegleitstoffe zur Entgiftung unseres Körpers bei. Außerdem regen sie – weil so wichtig, auch schon mehrmals hervorgehoben - die Darmperistaltik an, sind also Trainingspartner für unseren Darm und sorgen für geschmeidigeren Stuhl, zu unserem Wohlbefinden. Schon allein aus diesem Grunde sind sie für den Müllkübel einfach viel zu schade.

Betriebe man die Entsaftung lebenslang, wäre zu allen Gegenargumenten auch noch das streng ökonomische ins Feld zu führen: Wesentliche Fruchtanteile ständig wegzuwerfen, hieße gleichermaßen ständig Geld aus dem Fenster zu werfen, denn man hat ja für alles bezahlt, auch für die Naturgeschenke Pektine und Hemicellulase darin. Sie sind wertvoller Diener für unseren sauberen Organismus.

Bei den für gesunde Ernährung aufgeschlossenen Menschen in unserem Lande ist eher der Trend erkennbar, den Frucht- und Gemüsesäften gegenüber der ganzen Frucht den Vorzug einzuräumen. Dies ist eine höchst bedauerliche Entwicklung, die sicher auf die große Reihe entsprechender literarischer Empfehlungen zurückgeht, in denen die Sachbuchautoren größtenteils ihre begeisternden Erfahrungen vermitteln. Mit Recht. Die Wirkungen der Fruchtsäfte – wirklich nur der selbstgemachten – sind zugegebenermaßen ja tatsächlich begeisternd, um nicht zu sagen, geradezu phänomenal. Doch auf lange Sicht werden dann doch die geschilderten Nachteile zu Buche schlagen. Deshalb ist in unserem Zeitalter mit dem wachsenden Interesse für gesundheitsbewußte Ernährung auch in diesem Punkte die ›ganzheitliche Sicht‹ angebracht. Und die ist ebenhier mit eröffnet worden.

Als Ausnahme sollte die Saftpraxis nur im Rahmen einer Säftetherapie gelten, durch die einem – z.B. durch Krebs – geschwächten Organismus während und nach Chemo- und Bestrahlungsbehandlung die Verdauungs- und Regulierungsarbeit erleichtert und dem ruinierten Immunsystem eine Starthilfe zuteil werden soll. Dort als Therapie findet sie gewöhnlich in zeitlicher Begrenzung statt. Und dies sollte auch so bleiben, zeitlich auf das erforderliche Maß eingeschränkt.

Quintessenz daraus:
Die generelle Reduzierung der Früchte, Gemüse und Wildpflanzen allein auf ihren flüssigen Bestandteil ist in keinerlei Hinsicht vernünftig. Diese Feldfrüchte sind alle, wie eingangs schon festgestellt, jede für sich eine komplette bioenergetische Botschaft aus der natürlichen Umwelt. Sie sollten deshalb unbedingt ganz und vollständig genossen werden, denn – **nur die ganze Frucht ist auch die volle Botschaft.** –

Unter die Rubrik Anwendung der ›**Sonnenkost**‹ gehört auch eine Bemerkung über eine **Ergänzung mit Nüssen** dazu. Um sie gibt es wohl Mißverständnisse. Viele Rohköstler meinen, sie würden bald Eiweißmangel erleiden, wenn sie auf Nüsse verzichteten. Nur wenigen ist aber bekannt, daß unser Organismus mit allen Stoffen eine sparsame Haushaltung übt, so auch mit dem Eiweiß. 75% des aus dem laufenden Zellabbau anfallenden Eiweißes wird durch Recycling zurückgewonnen und vorzugsweise als kostbares – weil körpereigenes Eiweiß – bei der Bildung neuer Zellen wiederverwendet. Es muß also nur noch das letzte Viertel durch Eiweißzufuhr ersetzt werden. Man kann durch falsches Essen sogar in den Bereich der Übersättigung kommen. Fachleute sprechen dann von der sog. ›Eiweißmast‹. Zwei Nachteile daraus will ich kurz ansprechen. Die Eiweißverdauung erzeugt ein saures Milieu. Das aber wollen wir auf gar keinen Fall. Zweitens: Die Zellmembran-Permeabilität (verhaltene Durchlässigkeit) sinkt, weil überschüssiges Eiweiß im Organismus auch auf der Membranoberfläche landet, dabei ihre Wirkeigenschaften beeinträchtigt und auch die Ionenkanäle verstopfen kann. Letztere haben bei Zellernährungs- und Stoffwechselvorgängen eine hohe Funktion. Aus fachlicher Sicht wird die tägliche Eiweißzufuhr in der Größenordnung von nur 0,5-0,6 Gramm pro Kilogramm Körpergewicht für angemessen erachtet. Das wären je nach tatsächlichem Körpergewicht 35-50 g pro Tag. Und Protein steckt ja auch in Früchten und im Gemüse. Nur bei Heranwachsenden und älteren Menschen wird eine etwas höhere Proteinzufuhr von 1-1,5 Gramm oder geringer mehr empfohlen.

Der aufmerksame Leser stellt bei dieser Aufzählung den Zusammenhang zu Wirkstoff-D_3 her. Richtig. Beim Fehlen der Öl- und Fettstoffe in der Nahrung kann sich auch kein Ergosterin unter der Haut bilden, womit auch die Bildung von Wirkstoff-D_3 unter Sonnenlicht entfiele. Keine Furcht, auch Urkost enthält Eiweiß. Woher hätten sonst Elefant, Büffel, Nashorn und Gorilla ihre gewaltige Muskulatur? Nüsse dagegen enthalten, wie eben erwähnt, problembehaftetes konzentriertes Eiweiß, was auf unseren Organismus nicht zugeschnitten ist und generell sauer macht. (Dazu siehe Kritisches über Eiweißmast in Kapitel 15 – unter Avocados).

Ergänzen können wir mit wirklich wenigen Samen und Nüssen. Sie enthalten neben dem Eiweiß hohe Fettanteile und die Vitamine B_2 und B_6. Damit sind sie ordentliche Kalorienbomben. Nüsse enthalten aber auch Proteasehemmer, die eine gewisse Krebsabwehrfähigkeit entwickelten, wie an anderer Stelle näher ausgeführt worden ist. Doch gerade zwei der Kalorienkracher unter den Nüssen, Wal- und Haselnüsse, tragen zur Säurebildung im Organismus bei. Deshalb sollten sie auch aus diesem Grunde nur in geringer Anzahl von jeweils 2-3 gegessen werden. Basisch dagegen wirken die Paranüsse. Sie jedoch kann angeblich nicht jeder vertragen. Es wird wohl auch hier der Mengen-Fehler gemacht, d.h. zuviel auf einmal davon gegessen. Als gezielte Hirn- und Nervenzusatznahrung reichen wenige Nüsse pro Tag, jeweils zum Mittag- und Abendgemüse, völlig aus. Dabei sollten die Haselnüsse, da sie meistens geräuchert sind, und Cashewkerne, da erhitzt, tunlichst gemieden werden. Sie reagieren wegen dieser erfahrenen Spezialbehandlung sauer im Organismus.

Doch, um keinen Zweifel aufkommen zu lassen, Nüsse allgemein dürfen getrost als zur ›**Sonnenkost**‹ gehörig betrachtet werden. Aber, öfter schon gesagt, nur ganz wenige.

Ich persönlich habe in der ersten Zeit nach der Umstellung auf reine ›**Sonnenkost**‹ meinen Eiweiß- und Fettbedarf liebend gern mit reichlichen Avocados, zum Mittag- und Abendgemüse gedeckt, manchmal auch ganz solo. Das war wohl eindeutig zuviel. Weniger erfreuliche Erfahrungen mit ihr haben mich belehrt. (darüber in Kapitel 15) – Auch heute, schon lange nach dem generellen Verzicht auf sie, habe ich nicht das Gefühl, in irgendeiner Weise Mangel zu erleiden. Gradmesser für das richtige Essen ist für mich die körperliche Leistungsfähigkeit, und die hat mich in meinem bisherigen Tun bestätigt.

Und weil wir hier gerade das richtige Prozedere unseres Früchtegenusses behandeln, soll an dieser Stelle gleich die aus der Leserschaft und dem Publikum verschiedentlich gestellte Frage nach der Ernährungsqualität von Tiefkühlfrüchten beantwortet werden. Konkret handelt es sich um die schon genannte Königin der Früchte, die Durian (*Durio Zcbctinus*).

Dazu aus gewissermaßen ›**sonnenköstlicher**‹ Sicht:

Grundsätzlich ist festzustellen, daß der Originalzustand der Frucht nicht nur durch den Vorgang des Tiefkühlens zum Nachteil verändert, sondern regelrecht beschädigt wird. Konsistenz und Geschmack werden durch den Gefriervorgang verfälscht. Rein äußerlich kennen wir das schon von eingefrorenen Erdbeeren. Sie sind nach dem Auftauen matschig und fad. Das ergeht der Durian nicht anders.

Wie kommt das zustande?

Durch das Gefrieren entstehen Eiskristalle im Fruchtinnern. Sie zerstechen bei ihrem Entstehen und schnellen Größenwachstum alle Zellmembranen, das innere Haltegerüst. Diese Zerstörung der inneren Struktur wird selbstverständlich mit dem Wiederauftauen nicht rückgängig gemacht. Kaputt ist und bleibt kaputt. Daher der hinterher matschige Zustand.

Zum anderen ergeben sich noch maßgebliche Veränderungen im enzymatischen Bereich. Eine gewisse Parallele ist da zur radioaktiven Bestrahlung der Avocado zu sehen. Bei ihr werden auf diese Weise Enzyme abgetötet und so die Unterdrückung des Nachreifungsvorganges erreicht, der die Früchte – nach Dafürhalten des für sonneninformatorische Einsichten blinden Handels – vorzeitig weich und damit unattraktiv machen würde. Doch man muß dazu wissen, daß diese radioaktive Bestrahlung eine antibiotische Maßnahme mit vernichtenden Folgen für das Leben darstellt, eben *antibiotisch,* was soviel wie *›gegen das Leben gerichtet‹* heißt. Ein solches zeitweiliges Lahmlegen der enzymatischen Lebendigkeit beeinträchtigt die natürliche Entwicklung der oftmals zu früh gepflückten Früchte und bedeutet qualitätsbeeinträchtigende Veränderungen. Das ergibt letztlich die überall verfügbaren, immer schönen, dafür aber gummiartigen Avocados, die mit dem Teelöffel nicht mehr zu essen sind und zudem meistens noch bitter schmecken.

Ein ähnlicher Prozeß läuft in abgeschwächter Form auch bei der eingefrorenen Durian ab. Auch in ihr werden Lebensprozesse unterdrückt. Geschmack und Konsistenz der Früchte leiden darunter, wie wir es mit unserem naturgegebenen Sensorium sehr wohl wahrnehmen können. Auch hier folgt große Qualitätseinbuße. Der Originalstatus der Frucht, und damit die ideale Auslegung für unseren Organismus, wie sie auch mit dem Begriff **›Sonnenkost‹** verbunden wird, ist endgültig dahin. Darauf aber sollten wir nie verzichten.

Dieses Resultat alleine sollte doch schon vom Tiefkühlen abschrecken können.

Die Wirkung von strikter **›Sonnenkost‹** auf Gesundheit, Wohlbefinden und körperliche Leistungsfähigkeit ist tatsächlich unbeschreiblich. Das muß man am eigenen Leibe erfahren haben, um es wirklich nachempfinden zu können. Das Geschehen ist ebensowenig in Worte zu fassen, wie der Duft einer Rose oder der Geschmack der frischen und reifen Durian zu beschreiben wäre. – Es fehlen einfach die treffenden Begriffe für das intensive Empfinden. Allein das Erlebnis überzeugt.

Von dieser nun eben geschilderten Nähe zur Naturkost, diesem kulinarischen Naturerlebnis, ist vor dem Kochkostteller selbstverständlich nichts übrig geblieben.

Mit all meinen Darlegungen möchte ich für die Überzeugung werben, daß ›**Sonnenkost**‹ eigentlich das ›Goldkörnchen‹ unter den Kostarten darstellt, und die unsere kulinarische Welt so unendlich bereichert und verschönt. Darauf kann kein gesundheitsbewußt agierender Mensch verzichten. Und jeder, der guten Willens ist, kann dieses Goldkörnchen erhaschen.

Dies mag im ersten Augenblick vielleicht schwärmerisch klingen, doch es ist durch einfaches Nachmachen persönlich sehr schnell nachprüfbar und deshalb keine Behauptung ins Blaue. Sicherer und unabhängiger geht's nimmer. Und Sie, liebe Leserinnen und Leser, werden es erleben, wenn Sie folgen. Diese Nahrung stützt wirklich Gesundheit und Wohlbefinden, und sie tut auch der Seele gut. Deshalb, wagen Sie es ruhig; – ran an die ›goldene Sonnenkost‹! -

Vom gelegentlichen Abweichen – ›Sünder‹ oder Cleverle? –

Warum nicht ab und zu mal ›sündigen‹?- *Einmal ist doch keinmal.* -

Diese Frage ist mir oft gestellt worden, und dabei gehen die letzten Worte, einmal ist doch keinmal, so leicht über die Lippen, und dieses Handeln wiegt doch so schwer. So bin ich dann um eine umfassende persönliche Stellungnahme gebeten worden. Das möchte ich deshalb nun hier für einen größeren Leserkreis in aller Ausführlichkeit tun.

In den dazu notwendigen Darlegungen werden gelegentlich schon gesehene Formulierungen aus den bisherigen Kapiteln dieses Buches auftauchen. Sie sind aber der schlüssigen und der den Sachzusammenhang aufhellenden Argumentationsführung wegen an diesem Platz so erforderlich und können vielleicht auch der Rekapitulation dienen.

Es geht hier also um die Ansicht eines strikten ›SONNEN-KÖSTLERS‹ über die langfristige Auswirkung des *gelegentlichen* oder *kleinen Abweichens* von der reinen Obst- und Gemüse-/Wildpflanzen-Kost.

Nun, grundsätzlich ist diese Handlungsweise differenziert zu beurteilen, denn sie kann von ganz unterschiedlichen Beweggründen, Motivationen und persönlichen Zielsetzungen getragen sein. Hier soll jedoch das ›Umfallen‹ bei jeder sich bietenden Gelegenheit mal unberücksichtigt bleiben. Ein solcher Fall scheint sowieso hoffnungslos.

Eine seriöse Handlungsweise wäre die als eine Übergangsform der Ernährung gedachte, welche die durch eine abrupte Anwendung der reinen ›**Sonnenkost**‹ eintretenden umwälzerischen Ausschwemmungen mit den damit verbundenen Krisen verhindern soll. – Eingeweihte wissen um diese durchschlagende Wirkung. Sie fällt je nach Versumpfungsgrad des Organismus mehr oder weniger heftig aus. So wird sie nicht nur Unpäßlichkeiten bringen, sondern zu Beschwerden vielfältiger Art, von Schwindel, Schmerzen bis sogar Arbeitsunfähigkeit und Bettlager führen können. In diesen Fällen hätte dann auch der Arzt in Amtsfunktion ein gewichtiges Wörtchen mitzureden, und seine Verordnungen sind vor allem aus arbeitsrechtlichen Gründen nicht so einfach in den Wind zu schlagen. Leider gibt es viele Ärzte, aber auch Ernährungsfachleute, denen die reine Rohkost als Dauerernährungsform aus ganz verschiedenen Erwägungen heraus zu riskant erscheint, ja sie sogar für gänzlich ungeeignet erachten. Sie sei nichts für den Menschen.

Aber im dritten Lebensabschnitt ist man unabhängiger und sein eigener Herr über seine Freizeit und ›über seinen Bauch‹ (um diese oft benutzte Formulierung mal in dem uns bewegenden Zusammenhang zu gebrauchen). So entstehen dann Umsteigversuche in eigener Verantwortung. Handelt man in diesem Sinne, wäre man Rohkost-Abweichler auf Zeit. So könnte man mit guter Konsequenz die Naturkost sozusagen einschleichen. Die Gefahr dabei liegt in der Dauerpraxis des Abweichens, wenn ihr die Entscheidung zugrunde liegt, daß man – wohl wissend um die wunderbare Wirkung der Sonnenkost – nicht ganz anders, aber doch etwas gesünder essen und leben möchte, als die anderen Menschen. Dann kann man in der Öffentlichkeit ruhig ›sündigen‹, muß nicht gegen den Strom schwimmen und hat – was größere Bedeutung erlangt, als allgemein eingestanden wird – sich selbst gegenüber eine Entschuldigung für gelegentliches Abkommen vom Pfad der ›**Sonnenkost**‹-Tugend. Doch das bedeutet, daß man inzwischen im Durchhaltewillen zurückgerudert hat. Es wäre, selbst wenn nur gelegentlich ›gesündigt‹ würde, auch der sichere Weg, vom eigentlichen Kurs abzukommen, sogar ganz auf die Rutsche zu geraten, auf der es dann gar kein Halten mehr gibt. Dies verhindern können eigentlich nur charakterstarke Typen. Wer das aber ist, der ist auf ein solches ›Wischi-Waschi‹ bei seiner Vorgehensweise in Sachen Ernährung nicht angewiesen. Der könnte unverzüglich durchstarten und auch unter abschätzigen Blicken und Bemerkungen von ringsum Kurs halten. Er wäre auf kein Entschuldigungs-Hintertürchen angewiesen, weder vor sich selbst, noch vor den anderen, wie hoch die emotionalen Wellen und die gesellschaftlichen Zwänge auch wirbeln mögen. –

Bei der Diskussion um diesen Punkt geht es selbstverständlich beim ›Abweichen‹ nur um das gelegentliche ›Mit-Essen‹ von vegetarischer Kochkost. Fleisch ist aus ernährungsphysiologischen, ökologischen (schon ausführlich angesprochen) und auch ethischen Gründen kategorisch ausgeschlossen. Erklärungen hierfür wären bändefüllend und deshalb an dieser Stelle nicht möglich. Die gesundheitsschädigenden Wirkungen von Fleisch im menschlichen Organismus kommen in Kap.14.

Selbstverständlich ist der gesellschaftliche Zwang zum gelegentlichen Mit-Essen und Gleich-Tun in der Kochkost-Gesellschaft immanent, wenn man sich nicht eindeutig erklärt und auf ganzer Linie – zu kleinen und großen Festen – konsequent und unbeugsam gezeigt hat. Hat man das aber getan, wird es sich herumsprechen und Anfechtungen bleiben schließlich aus. Man kann zudem auch mit Humor und Schlagfertigkeit manche Situation retten und zeigen, daß man nicht verbiestert ist. Missionierung ist zu solchen Gelegenheiten nicht angebracht.

Und nun zur Sache.

Es geht hier wirklich auch um den einzelnen Ausrutscher. Auch er bleibt nicht folgenlos, hat nachhaltige Auswirkungen. Warum, das soll mit der Beschreibung der physiologischen Zusammenhänge erklärt werden.

Wie wir wissen, laufen in unserem Organismus pausenlos Zellteilungsvorgänge ab, und es findet eine kontinuierliche Erneuerung durch Aufbau neuer Somazellen statt, dem andererseits ein ausbalancierter Abbau der verbrauchten gegenübersteht. Nicht allgemein bekannt ist aber die Rasanz dieser Vorgänge, und die gibt der Angelegenheit eine besondere Bedeutung, ja, sogar Brisanz.

Eine kleine Vorstellung können wir bekommen, wenn wir uns die entsprechenden Zahlen dazu ansehen: 10 Mio. Zellteilungen pro Sekunde muß unser Organismus ausführen, um die Anzahl der im gleichen Zeitraum ausgedienten Zellen zu ersetzen und sich selbst und damit uns am Leben zu erhalten. Das ist die sog. Regeneration (wird gleich näher betrachtet), und sie ist wahrlich eine Danaidenarbeit, die nur mit Lichtgeschwindigkeit geleistet werden kann. Alle diese sicher höchst erstaunlichen Vorgänge stellen aber immer noch nicht das gesamte Mammutprogramm der parallel zueinander ablaufenden Lebensprozesse dar. Sie bieten nur einen kleinen Einblick, aber dennoch wird doch klar, daß biochemische Prozeßsteuerung mit ihrem Schneckentempo in der Aufgabenerfüllung in diesem Szenario hoffnungslos überfordert wäre. Alle diese Vorgänge müssen mit Lichtgeschwindigkeit ablaufen. Dazu kann die erforderliche Anzahl von Ordnungssignalen aus der DNS-Führungszentrale – schon erwähnt – bis zu 120.000 pro Sekunde ausmachen. Unvorstellbar. Wirklich ein wahres Sonnenlichtorchester, und die DNS ist der Dirigent. **Daraus aber folgt, daß dort, wo Sonnenlicht als Werkstoff und Taktstock zugleich dient, auch sicher Sonnenlicht zugeführt werden muß. Das aber kann keine Kochkost bewerkstelligen. Sie ist nichts als Belastung. Um das Sonnenlichtorchester in Gang zu halten, ist ein hoch qualifizierter Nachschub an Sonnenlichtenergie erforderlich, der auch nur von naturbelassener, d.h. ›sonnenlicht-durchfluteter‹ Nahrung geleistet werden kann. Und das ist und kann nur die ›Sonnenkost‹.**

Das unkonsequente Handeln der Rohkost-Abweichler hat mehre Folgen:

Erstens: Die Qualität der Zellen – damit ist auch die Präzision ihrer künftigen Funktionsausführung gemeint – hängt selbstverständlich entscheidend von der Qualität der aufgenommenen Nahrung ab. Nur das Beste an Nahrung erfüllt höchste Ansprüche. Diese Aussicht machen sich auch die nur Gelegentlich-Abweichler grundsätzlich zunichte.

Zweitens: Die Lichtgeschwindigkeit, mit der diese Zellwechselvorgänge ablaufen, muß unterhalten und aufrechterhalten werden, und zwar mit Lichtnahrung. Die gelegentliche Abweichlerkost ist dies eben nicht.

Deshalb nochmals: Aus diesen Feststellungen ergibt sich zwingend die Erkenntnis, daß unsere Nahrung ausnahmslos jene sein muß, die unseren durch Licht stabilisierten Organismus aufgebaut hat: Die naturbelassenen Früchte und Pflanzen unserer Erde, und nur die sind die Lichtnahrung, sind es deshalb, die unser Körper benötigt. Handeln gegen diesen Kenntnisstand durch ›*Sündigen*‹ heißt, bewußt die Vorzüge eines optimal funktionierenden Organismus und die damit verbundene Chance auf ein Maximum an Gesundheit und Lebenszeit zu verspielen.

Den sicheren Beweis für unsere Bestimmung zum Früchteesser des Waldes finden wir in unserem Körperbau und in unserer ursprünglichen, sog. brachiatorischen Fortbewegung (von lat. brachium – Arm/rohe Gewalt) als Schwinghangler. In der Evolution ist die Art der Fortbewegung ein eindeutiger Hinweis auf den zur Arterhaltung wichtigen Nahrungserwerb. Die süßesten Früchte hängen gewöhnlich im Waldrevier. Doch auch sonst sind wir physiologisch als ›Früchte‹-Esser ausgewiesen. Diese Beweisführung aber braucht unter uns ›Sonnenköstlern‹ nicht mehr geführt zu werden. Wir wissen, unsere gesamte Enzymausstattung ist auf diese Kost abgestimmt, und uns fehlt z.B. das Enzym Urikase, welches die für uns sehr giftigen Harnsäureanteile aus dem Fleisch – so beim Raubtier – in harmlosen Harnstoff umwandelt. Ganz zu schweigen davon, daß uns die für einen Räuber notwendige Körperkraft, Schnelligkeit, dessen Zähne und Krallen fehlen. Unsere ›Fehlausstattung‹ dafür sollte doch wohl schon für sich eine deutliche Sprache sprechen. Außerdem hat Fleischverzehr eine permanente Rückvergiftung über den Darm zur Folge, die im Kapitel 14 ausführlich behandelt wird. So haben die Mediziner die vor langer Zeit von Dr. Norman Walker getroffene Feststellung, *die Gesundheit komme aus dem Darm*, als zutreffend übernommen, jedoch das Grundübel, das aus dem Fleischgenuß bei uns im dafür hoffnungslos zu langen Verdauungskanal erwächst, wissenschaftlich einfach nicht zur Kenntnis genommen. Anderenfalls hätten sie sich schon lange und wirkungsvoll gegen den mittlerweile überbordenden Fleischverzehr bei uns energisch und vernehmlich zu Wort melden und selber mit demonstrativem Verzicht in Vorbildfunktion treten müssen. Aber nichts dergleichen ist geschehen.

Und nun zur Begründung für die Behauptung, unser Organismus müßte mit Lichtnahrung unterhalten werden:

Was unglaublich erscheinen mag, es schwingt Licht in unseren Körperzellen. Das kann heute mit modernen Restlichtverstärkern eindeutig ermittelt und bewiesen werden. Das Licht strahlt gebündelt nach Art eines Lasers, wie er in der Nachrichtentechnik eingesetzt wird. Nur mit seiner Hilfe also sind die rasanten Zellwechselvorgänge in unserem Organismus möglich. Und wie dort, schwingt auch Licht in der naturbelassenen Nahrung, hervorgerufen durch das Sonnenlicht. Obst, Gemüse und Wildpflanzen sind selbst ›gut organisierte Licht- und Schwingungs-Einheiten‹. Auch das ist mit modernen Meßgeräten der Biophotonenanalyse nachweisbar. (An früherer Stelle schon beschrieben worden). Die elektromagnetischen Schwingungsfelder in Früchten und Pflanzen gleichen denen in unserem Organismus. Kein Wunder, denn die Sonnenlicht-Charakteristik ist überall in der Biosphäre präsent.

Das alles funktioniert vermittels des Sonnenlichtes.

Vergegenwärtigen wir uns doch einmal kurz unsere Lage.

Wir leben in einer von elektromagnetischen Schwingungen beherrschten Welt, und diese geheimnisvolle Kraft umschließt und durchdringt uns und alles andere. Der menschliche und der pflanzliche Organismus sprechen bioenergetisch die gleiche Sprache. D.h., zwischen ihnen besteht eine große Kohäsion (Anziehungskraft zwischen den Molekülen) und Affinität (Neigung, sich zu verbinden). Dasselbe Schwingungsverhalten der Stoffe erleichtert die Nahrungsverwertung in unserem Körper. Mit unserer Nahrungsaufnahme wird ein Vorgang unterstützt, den man in der Elektrotechnik mit Resonanz bezeichnet. Darunter wird ein Schwingkreis verstanden, dessen Schwingungsgeschehen durch Zufuhr einer Schwingungsenergie von außen aufrechterhalten wird. So betrachtet ist unser Organismus in einem unabdingbaren, immerwährenden Schwingungszustand mit unserer Umwelt verwoben, der die Voraussetzung für unsere Gesundheit, ja, überhaupt für unser Leben bedeutet. Jede unserer Körperzellen schwingt im Normalzustand mit, solange sie sich unter dem Einfluß des sie umgebenden Strahlungsfeldes einerseits, und des Stoffwechsels andererseits, im Gleichgewicht befindet. Störungen der natürlichen Zellschwingungsfrequenz können Krankheit auslösen. Solche Störungen können neben anderem von Bakterien und Viren ausgehen, die ein schwaches elektromagnetisches Feld besitzen. Dieses kann sich tatsächlich durch Interferenz (Überlagerung) geschwächten, weniger widerstandsfähigen Somazellen mitteilen und deren Schwingungsaktivität mindern oder gar auslöschen. Das wäre der erste Schritt in die Krankheit. Die Abwehrfähigkeit unseres Organismus ist also in erster Linie von der Schwingungsaktivität unseres Zellverbandes abhängig. Die Schlußfolgerung daraus: Einzig und allein naturbelassene Nahrung erfüllt die wichtige Funktion der Synchronisationsbrücke zwischen unserem Organismus und der Umwelt. Nur reine Naturkost führt uns mit ihrem intakten Sonneninformationsanteil die Portion der natürlichen Schwingungsenergie zu, die uns weiterhin unsere Gesundheit erhält und einen Kranken auf den Weg dahin bringt. –

Der österreichische Physiker Erwin Schrödinger (Nobelpreis 1933) hat dies so formuliert: »*Der Kunstgriff, mittels dessen ein Organismus sich stationär auf einer ziemlich hohen Ordnungsstufe* (meint hohe Schwingungsaktivität) *hält, besteht in Wirklichkeit aus dem fortwährenden Aufsaugen von Ordnung aus der Umwelt*«. Und der Biophotonenforscher Prof. Fritz Albert Popp bezeichnet ganz aktuell den Menschen als ›*Lichtsäuger*‹. Spätestens ›im Lichte dieser Erkenntnisse‹ entdecken wir, wie sinnreich und zutreffend gewählt doch der Begriff **›Sonnenkost‹** ist.

Wir saugen Licht aus der Sonnenkost. Und das brauchen wir dringend und sehen dies auch ein, wenn wir uns die vorhin angesprochene Rasanz der Zellteilungs- und Stoffwechselvorgänge nochmals ins Gedächtnis zurückrufen. Die DNS (Desoxyribonukleinsäure-Kette, auch DNA oder Erbmolekül genannt) sendet als Kommandozentrale zur Steuerung aller Lebensprozesse innerhalb der Zelle die 120.000 Ordnungssignale pro Sekunde an die vielen einzelnen Zellorganellen aus, und die Ribosomen (Eiweißfabriken in der Zelle) können bis zu 13.000 verschiedene Proteine in der Sekunde bereitstellen. Herkules-Leistung wird auch vom sog. Wächterprotein ›p53‹ verlangt, welches vor jeder der 10 Mio. Zellteilungen pro Sekunde die DNS auf materielle

Beschädigungen durch freie Radikale überprüfen muß, woraufhin auch noch die blitzschnelle Reparatur zu erfolgen hat; und zwar vor der Mitose (Abschnürung/Teilung), denn Beschädigungen sollen selbstverständlich nicht an die neu entstehenden Zellen übergeben werden.

Diese nur wenigen hohen Zahlen machen doch eigentlich schon schwindlich. Wir sehen daran, das Leben ist kein statischer Zustand, sondern unablässige Dynamik. Leben heißt Bewegung, Schwingung im wahrsten Sinne, heißt ständiges Werden und Vergehen im Kleinsten. Das Zaubertwort dafür heißt Regeneration.

Sie bedeutet eine lebenslange, regelmäßige Zellerneuerung in allen Regionen unseres Organismus. Lediglich unsere grauen Hirnzellen sind davon ausgenommen.

So sind alle diese Maßnahmen das, was die Natur unternimmt, um das Dahinfallen unseres Leibes hinauszuzögern. Nur unsere grauen Gehirnzellen sind von diesem andauernden Wechsel ausgenommen. Zu unserem Glück. Wären sie es nicht, würden wir wohl zwischendurch immer wieder alle unsere Erinnerungen und Erfahrungen verlieren und damit einen wesentlichen Schutz vor den Zukunftsfährnissen/-gefahren einbüßen, genauso, wie alles bisher Erlernte. Da stünde es doch sicherlich außer Frage, ob wir uns dann nach der oder den jeweiligen Komplettregenerationen, die ja eigentlich echte Umverkörperungen darstellen, überhaupt noch selbst wiedererkennen würden. Wahrscheinlich nicht. Wir würden bei Miterneuerung unserer Hirnzellen quasi 10 mal und öfter im Zeitrahmen unserer Zellerneuerungsfähigkeit unsere Lebenshülle abstreifen und mit ihr ebenso unser Bewußtsein an der Schlußgarderobe abgeben. Furchtbar, diese Vorstellung. Ein ›Leben in Serie‹ zu durchleben, ohne diese Tatsache jemals ›spitz zu kriegen'.

Wie gesagt, zum Glück ist das nicht unser Schicksal.

Unser Körper aber unterliegt diesem ständigen Wandel, der sich durchschnittlich alle 7 Jahre vollzieht.

Und da wir mit unserem unbeschadeten Geist, einem intakten Ich-Bewußtsein, auch bewußt über diesen Umverkörperungen stehen und den Gesamtzellverband als körperliches Kontinuum erleben, wissen wir so, daß jeder von uns seine ganz persönlichen Leichen im Keller hat, stückchenweise ausgeschieden und lautlos entsorgt, zum Teil von Hausstaubmilben aufgefressen. Wir haben von diesem Wechsel unseres biologischen Vehikels ›in Portiönchen‹ nicht einmal etwas bemerkt. –

Halt! - Doch! – Unser Spiegelbild hat sich zu unserem wachsenden Leidwesen von Jahr zu Jahr verschlechtert. Die meisten von uns empfinden dies in zunehmendem Maße als allmorgentliche Beleidigung. –

»*Alles neu macht der Mai, nur's Gesichte nich'. Im Gesichte krist'de Falten, und am Alex hätt's de Platz genug*!« (O-Ton Grete Weiser in ›Das Kuckucksei‹).

Diese humorvolle Beschreibung des Altwerdens von der beliebten Schauspielerin macht uns das Abgleiten unseres Spiegelbildes vielleicht ein wenig erträglicher. Doch was steckt denn genau hinter dieser Verformung unseres persönlichen Aushängeschildes?

Wir wissen es eigentlich alle. Aber mich drängt es dennoch dazu, die Vorgänge hintergründlich-physiologisch präzise zu beschreiben, um über die

Zusammenhänge speziell den Schaden zu beleuchten, den das ›gut-bürgerliche‹ Essen an Altersbeschleunigung im Organismus anrichtet. So kann nach genauer Einsicht jeder für sich persönlich das Nötige tun, um zumindest diese zusätzliche und völlig überflüssige Abnutzung zu vermeiden, aber ebenso vielen Krankheitsursachen einfach aus dem Wege zu gehen.

Schauen wir uns also die wirklich spannenden Vorgänge rund um unsere ›am laufenden Bande‹ stattfindende, wundersame Körpererneuerung einmal genauer an. -

Alle höheren Lebewesen sind, wie wir wissen, Mehr- und

Vielzeller. Unsere Somazelle ist aus dem ursprünglichen Zusammenschluß von dem unsterblichen Einzeller *Archäbakterium* mit anaerobem Gärungsstoffwechsel und andererseits den sauerstoffatmenden *Mitochondrien* hervorgegangen. Letztere sind im Vergleich zur *Archäe* zwar winzig, aber mit ihrem Verbrennungsstoffwechsel - von Zucker mithilfe des Sauerstoffes und von Adrenalin – die wahren Kraftwerke in unseren Zellen. Ein Riesengewinn für uns. So können sie im Verbund ihrer Anzahl von 100 bis 1500 in jeder Zelle, bei trainierten Sportlern - an anderer Stelle schon erwähnt - sogar bis 2400, und zudem in vierfacher Vergrößerung der Individuen auftreten und so gegenüber der noch latent existierenden Gärungskapazität der besiedelten *Archäe* die neunzehnfache Energiemenge bereitstellen. Aus evolutionsbiologischer Sicht ein gewaltiger Sprung nach vorn.

Wir Menschen bestehen, je nach Körpergröße, aus bis zu 100 Billionen dieser Kombi-Zellen, den sog. Somazellen. Und nur aus einer Vielzahl

von Zellen mit Selbstorganisation und Vernetzung – wir sehen es an unserem Gehirn – kann Geist, kann ja Ich-Bewußtsein überhaupt erst

erwachsen. Für diesen unseren Geist haben wir letztlich die Unsterblichkeit des Archäenstatus, jenes einzelligen Urbakteriums, aufgegeben und gegen die Rasanz eines Zellerneuerungsprogrammes von 10 Millionen (nachts sogar 20 Millionen) in jeder Sekunde eingetauscht.

Dreh- und Angelpunkt bei diesem Massenwechsel ist die Präzision in der Selbstreplikation (Selbsterneuerungskraft und -genauigkeit). Daß diese mit zunehmendem Alter nachläßt, ist aber nicht nur eben diesem Umstand geschuldet, sondern ein Großteil daran liegt im schädlichen Wirken der Stoffwechselprodukte, nennen wir sie ruhig Stoffwechselschlacken, welche in ganz erheblichem Maße aus falscher Nahrung in den Organismus eingeschleppt werden und zusätzlich auch aus der darausfolgenden ungeordneten Verdauung des Unrates hervorgehen. Sie sind totes Material, biologisch schädlich und beschneiden den aktiven Zelleinheiten, als den ›edlen Trägern des Lebens', sowie den beteiligten Organellen den wertvollen Aktionsraum. Zudem werden die Verbindungslinien zwischen den Kooperationspartnern gestört, was zu Behinderungen in der Kommunikation und der Zusammenarbeit und damit zu Störungen in den lebenswichtigen Funktionen führt.

Aus alledem entstehen Qualitätsmängel und letztlich fehlerhafte Produkte, wie – gleich bei den Telomeren gesagt werden wird – in der Fertigungsindustrie auch. In unserem Betrachtungsfall sind es dann Fehlbildungen bei den neuen Zellen und den aus ihnen nachfolgenden Zelleinheiten, degeneriert und träge. Dieses Desaster marschiert nun zu allem Überfluß auch noch ungebremst durch die gesamte Zellinie, also bis zum Lebensende.

Und das alles passiert schon aus einer einzigen falschen Mahlzeit, wie etwas später am Cholesterin-Beispiel erläutert wird. Der Mensch ist und bleibt und wird schließlich wirklich, was er ißt und trinkt. Dieser Grundsatz steht felsenfest und muß endlich auch geglaubt werden.

Degenerierte und träge Zellen aber sind für die präzise Selbsterneuerung eben untauglich. Die Kopien werden ungenau und sind so mit Fehlern behaftet, wie es die Vorgängerzellen waren. In der Folge werden zwangsläufig Fehlerhäufungen auftreten und die wiederum die Zellqualität des Gesamtorganismus weiter sinken lassen. Es ist, wie man so zu sagen pflegt, ein Rattenschwanz von Mißentwicklungen unausbleiblich. Und den Abglanz davon hält uns der Spiegel vor. Erbarmungslos, - aber auch unabwendbar? –

Mit ›**Sonnenkost**‹ teilweise schon. – Wir können zumindest die durch die Kochkost verursachte Altersbeschleunigung von uns fernhalten, indem wir auf die recht zweifelhaften Vorzüge der

Schmorküche verzichten. Damit halten wir den Funktionsträgern der Zellkategorie I, den erwähnten ›edlen Trägern des Lebens‘, die groben Müllbrocken aus dem Weg, die man bei der Augenkrankheit Makula-Degeneration unter dem Mikroskop sogar direkt sehen kann. Die Müllbrocken sind also absolut kein Hirngespinnst.

Schädliche Fremdkörperablagerungen verursacht das übliche Küchenessen aber auch sonst überall im Körper. Mit besonderen Gefahren für die Gesundheit verbunden sind die bei der sog. Eiweißmast (ausführlich in Kap. 14 u. 15) aus dem tierischen Eiweiß stammenden Proteinanteile, die gerade bei der Normalkost im Übermaß anfallen. Sie besetzen die höchst sensiblen, im Feinstofflichen arbeitenden Zellmembranen und behindern die geordnete Zellernährung; ja, sie können sie teilweise regelrecht abschnüren.

Wenn nur den Menschen alle diese dunklen Machenschaften der Normal-Ernährung mit ihren verheerenden Folgen bekannt sein würden, brächte es den einen oder die andere unter ihnen wohl doch ins Zweifeln über die Richtigkeit ihrer bisherigen Ernährung, möglicherweise sogar zur Kostumstellung. Und bei den bereits Entschiedenen, den auf dem ›**Sonnenkost**‹-Pfad Wandelnden, herrscht sicherlich Zufriedenheit über diese ihre Kost-Entscheidung.

Uns Eingeweihten sind diese Normalkost-Schädlichkeiten doch Argumentationshilfe beim Werben für unsere Idealspeise, die ›**Sonnenkost**‹. Sie ist die einzig menschengerechte, weil naturgegebene Nahrung. Ihre Zuckerstoffe sind, wie auf Seite 483 ausführlich beschrieben, die wichtigsten Nahrungsbestandteile für unseren Körper und von ihm mit spielerischer Leichtigkeit in den erforderlichen Kraftstoff umzuwandeln, den er als unser Lebensmotor benötigt. Die Energie daraus fließt uns ohne hohen Einsatz von Organkraft geradenwegs automatisch zu, denn – wie schon gesagt – ›**Sonnenkost**‹ und unser Organismus sprechen energetisch dieselbe Sprache. Und alles bleibt sauber, mustergültig sauber und rein.

Hier gibt es keine groben Müllfelsen,die den Funktionsträgern auf die Füße fallen und ihnen den Weg versperren. Die Aktionsgasse bleibt frei, und nebenher wird bei den Ernährungsumstellern die vorher von der Kochkost verursachte Versumpfung des Organismus radikal beseitigt.

Und wenn Sie, liebe Leserinnen und Leser, nochmals auf die Seite 150 ff zurückblättern: Da wirkt und hält die ›**Sonnenkost**‹ bei der Glykolyse mit ihrer aus der Photosynthese erlangten Energie in Form der Biophotonenzuführung zusätzlich gegen den schleichenden Ordnungstod. Eine allgemein nicht bekannte Tatsache und ein Riesengeschenk der Natur als Belohnung für die richtige Nahrungswahl. Das Entropiewachstum wird nicht nur gebremst, sondern sogar in den lebensgünstigeren Bereich (für Kenner der Einzelheiten:›**s**‹ im I-s-Diagramm nach links) verschoben. Dieser Vorgang ist Naturgesetz. D.h. im Klartext: Wir können mit der hochinformativen ›**Sonnenkost**‹ dem Entropiegeschehen schon anheimgefallenes Terrain wieder abtrotzen, also, so unglaublich es auch klingen mag, in gewissem Maße tatsächlich verlorengegangene Lebenskraft, und damit Lebensdauer, zurückgewinnen. Das kann gar nicht oft genug wiederwolt werden.

Wir ›**Sonnenköstler**‹ verurschen halt unsere Organkraft nicht, wie es die Anhänger der Schmorkostküche tagtäglich tun.

Ein drittes Argument gegen das gelegentliche ›Sündigen‹ bezieht sich auf unsere **Telomere**. In ihnen ist unser kostbarster Schatz, unser Erbgut, enthalten. Selbstverständlich ist auch der Standard unseres Erbgutes von der Qualität des biologischen Materials abhängig, aus dem es selber gefertigt ist. Bei jeder der o.a. 10 Mio. Zellteilungen pro Sekunde wird die Doppelhelix kopiert und verdoppelt. Das geschieht aus dem Material, was wir als Nahrung zu uns nehmen. Anderes ist nicht verfügbar.

Schlechte und unpassende Nahrung (und Getränke) ergeben also auch schlechte Erbgutqualität. Das aber dürfte doch niemandem so richtig egal sein können. Oder? Hierbei geht es aber nicht nur um die Weitergabe des eigenen Erbgutes an die Kinder, sondern auch um den Standard bei der Replikation der eigenen Somazellen, mit deren Hilfe man doch auch selber noch ein wenig länger leben und gesund bleiben möchte. Platt gesagt: Luschzellen produzieren Lusch! – Das doch lieber nicht. –

Die Alterung unseres Aussehens – wir denken an unser Spiegelbild - unsere ganze Erscheinung ist das sichtbare Zeichen dafür, daß die Qualität der Replikationsfähigkeit bei unserem DNA-Kopierer abgenommen hat, die höchste Genauigkeit bei der Neuerstellung unserer Somazellen nicht mehr erreicht wird. Dieses beklagenswerte Geschehen muß man nicht durch eigenes Verschulden mit dem natürlichen Gefüge entrissener Heißnahrung, die eine lebenslange Verdauungsleukozytose (an anderer Stelle schon erläutert) im Schlepptau hat, oder gar durch Rauchen auch noch beschleunigen. (Darüber in Kap. 15)

Und im Herstellungsvorgang der neuen Zellen spielt die Länge unserer Telomere an den oberen Armen unserer Chromosomen eine gewichtige Rolle. Je weniger abgenutzt und je qualitätsvoller sie sind, desto verschleißunempfindlicher sind sie; also, je länger sie heute noch sind, desto höher ist auch unsere restliche Lebenserwartung.

›**Sonnenkost**‹ ist Nahrung der höchsten Naturqualitätsstufe mit Sonneninformation und Inhaltsstoffen mit höchster Bioverfügbarkeit. Sie schützt und schont auch unsere Telomere. ›**Sonnenkost**‹ ist auch für sie die richtige Medizin.

Ein letztes Argument **gegen die irrige Auffassung**, **einmal sei doch keinmal**, und daß man gelegentliche Umfaller mit nachfolgendem strengen Durchhalten – bis zum nächsten Wankelmut (!) – wieder wettmachen könne, ist folgendes:

In einer amerikanischen Kardiologen-Zeitschrift ist 2006 eine Studie veröffentlicht worden, die darauf eine hochinteressante Antwort gibt. Zitat Dr.med.habil. Dr.Dr. K.J. Probst: *[...] diese lautet klipp und klar: Bereits eine einzige Mahlzeit mit gesättig-*

ten Fetten verschiebt die Cholesterin-Werte nachhaltig hin zu krankmachenden Werten, unabhängig davon, wie gesund man ansonsten leben mag. [...]

Und an anderer Stelle: *Bekanntlich wird das HDL-Cholesterin als gutes Cholesterin bezeichnet, weil es eine anti-entzündliche Eigenschaft hat und insbesondere die Endothel-Gefäßwände vor Ablagerungen schützen soll. ... Zu ihrer Überraschung fanden die Forscher, daß das HDL-Cholesterin nach der Mahlzeit mit ungesättigten Fettsäuren eine bessere entzündungshemmende Wirkung hatte, als das Cholesterin nach der Mahlzeit mit gesättigten Fettsäuren* (also Kochmahlzeit, d. Verf.).

Noch erstaunlicher war die Beobachtung, daß diese entzündungshemmende Schutzwirkung des HDL nach der Gabe der ungesättigten Fettsäuren noch wirksamer war als nach dem Fasten. Alle Unterschiede waren statistisch signifikant.

Fazit: *Die bisherige Auffassung, daß ein guter Cholesterin-Wert ein zuverlässiger Schutz vor Gefäßerkrankungen sei, muß aufgegeben werden.* **Bereits eine einmalige Mahlzeit mit gesättigten Fetten zerstört die Schutzwirkung des HDL, obwohl die HDL-Cholesterin-Werte noch nicht meßbar verändert werden und womöglich noch im ›gesunden‹ Bereich liegen.**

Aus allen diesen Darstellungen können wir doch direkt ableiten, daß aus minderwertigem Baustoff kein Qualitätsprodukt entstehen kann. Dies gilt nicht nur in der industriellen Fertigung, sondern ebenso für unseren wichtigsten Bau, den unseres Körpers. Die Körperzellen des Fleisch- und Kochkostessers können – trotz **Spitzenköche, nein, gerade ihretwegen** – schwerlich **Spitzenqualität** erreichen und sind, was weit problematischer ist, in ihrer Funktionalität für das ganze Leben lang stark beeinträchtigt.

Bekräftigung dieser Feststellung, daß nur ein superreiner Organismus die höchste Funktionalität entwickeln kann, ist sicher ein Experiment des Amerikaners Alexis Carrel. Er hat

1912 den Nobelpreis für Medizin erhalten, weil er mit seinen Forschungen am Hühnerherzen die außerordentliche Langlebigkeit dieses Organs dokumentiert hatte. Er hatte es in einer Versuchsanordnung unter Laborbedingungen mit speziell angepaßter Nährflüssigkeit versorgt und täglich zweimal von allen Stoffwechselprodukten (Abfällen) befreit. Mehr nicht. Und dieses Hühnerherz schien nicht zu altern. Demgegenüber leben freilaufende Hühner normalerweise zwischen fünf und sieben, auch einmal 10 Jahre. Das isolierte Labor-Hühnerherz starb erst nach 29 Jahren ab, und das lediglich durch ein Mißgeschick. Ein Laborassistent hatte über Nacht versäumt, die angeschlossene künstliche Niere für die Blutwäsche einzuschalten. Wie lange hätte dieses Herz wohl sonst noch durchgehalten? Diese spannende Antwort blieb aus. Sie wäre sicher sehr erstaunlich ausgefallen.

Der Schluß für uns alle aus diesem Experiment springt geradezu ins Auge: Ein superreiner Organismus entwickelt höchste Organkraft und ist so tatsächlich zur Langlebigkeit befähigt. Darum sollte jeder bewußt handelnde Mensch für die beste Ausleitung bei sich sorgen. Und das besorgen am besten hohe Fruchtflüssigkeitsanteile, also saftige Früchte zur Ausleitungsphase unseres Organismus zwischen 04^{00} und 12^{00} Uhr vormittags. Dafür wären wahlweise Grapefruit, Apfelsine oder Ananas geeignet. Nur eine Art davon, selbstverständlich nicht alle auf einmal, und dann, mit etwas zeitlichem Abstand, Melone oder Birne. Diese Saftspenden bringen gleichzeitig ›Ordnung‹ ein, also Sonneninformation gegen das Entropie-Wachstum. Auch das ist äußerst wichtig. Damit hätte jeder Mensch für sich einen Grundstein für ein langes Leben in Gesundheit gelegt.

I ß t der Mensch naturbelassen, wird der Organismus sauberer. Die saubere Zelle funktioniert am besten, denn in ihr arbeiten alle ihre Zellorganellen störungsfrei und mit hoher Präzision. Demgegenüber ist Kochkost im Sinne der vorangegangenen langen Abhandlung wirklich tote Kost. Sie verdreckt stattdessen den Organismus, läßt die Zellen regelrecht versumpfen.

Bei der eingangs genannten Zellteilungsrate von 10 Mio. pro Sekunde ist der Schaden durch den Kochkosteintrag schier unabschätzbar. Hinzu kommen die Tatsachen aus der eben ausführlich beschriebenen Regeneration. Die ›**Ab-und-zu-mal-oder Hin-und-wieder-Sünder**‹ können demnach niemals in den superreinen Zustand mit ihrem Organismus kommen, der doch so viel Erquickung spendet. Dieses Ziel ist für sie schlicht unerreichbar, wenn sie nicht konsequent zur reinen ›**Sonnenkost**‹ übergehen. Warum nicht? – **Weil jedes Milligramm an Totnahrung soviele Moleküle enthält, daß jede ihrer 100 Billionen Körperzellen ganz gewiß einige davon abbekommt, und wenige dieser Moleküle reichen in diesem kleinen Raum schon aus, das Immunsystem zu irritieren oder gar zu stören**. Deshalb ist kein Kompromiß zulässig.

Qualität und Funktionalität bedingen sich gegenseitig, und sie erwachsen nur aus einem sauberen Organismus. Beides ist jedoch wichtig für die Gesunderhaltung des Organismus. Hier gilt wahrlich, was jeder eh inzwischen weiß:

Der Mensch i s t wirklich, was er – i ß t – (Feuerbach).

Ich meine, diese alle hier angeführten Tatsachen neben den zuletzt dokumentierten Beobachtungen über das schädliche Zusammenwirken von gesättigten Fetten mit dem Cholesterin und aus dem superreinen Hühnerherzen sollten mehr als nur nachdenklich stimmen. **Hiernach ist selbst der einmalige Sünder eben doch kein Cleverle. Die Auswirkungen seines wankelmütigen Tuns holen ihn ein und vereiteln den hundertprozentigen Erfolg aus der Nahrungsumstellung.** Und an dieser Stelle nun Konsequenz mit Fanatismus gleichzusetzen, wie es in der Kochkost-Gesellschaft gegenüber den Rohkostgenießern allzu schnell geschieht, könnte sich für Sanftmütige unter den Rohkostgängern leicht zu einer Hürde auftürmen und bei ihnen ein Hintertürchen für gelegentliche Ausflüge in das Reich der Schmorkost eröffnen.

Es gehört zu alledem – zugegeben – auch die starke psychische Komponente mit unverbrüchlichem Durchhaltewillen. Wer dies schafft, betritt eine neue Ebene im körperlichen und geistigen Wohlbefinden: Wunderbare körperliche Leistungsfähigkeit und fühlbare Steigerung der geistigen Kräfte, so z.B. in den Gedächtnisleistungen. – Alles dies tritt aber nur im superreinen Zustand des Organismus ein. Niemals im Wischi-Waschi-Stadium. Nur der wirklich saubere Organismus bringt den höchsten Reinheitsgrad der Gehirnzellen. Und: **Saubere Gehirnzellen jankern niemals nach ›Junk-food**‹. Sie steigern die Qualität der Wahrnehmung zum individuellen Leistungsmaximum, man könnte meinen – zu einem höheren Bewußtsein. Dieses höchst erstrebenswerte Stadium aber kann der Rohkost-Abweichler, egal, in welcher Abstufung er die ›Sünden‹ auch begeht und praktiziert, nie und nimmer erreichen. Das steht unabänderlich fest: Er ›ist, wird und bleibt, was er i ß t ‹. Seine Inkonsequenz auf dem Ernährungsweg scheidet ihn von diesem hohen Ziel eines superreinen Organismus und wirkt wie ein Prellbock auf dem leuchtenden Gleis dorthin. –

MACHT ROHKOST WIRKLICH KRANK?

Blitze zucken hernieder auf die bunte Welt der gesundheitsbewußten Rohköstler, Blitztiraden aus der Phalanx der Kritiker und Rohkostgegner. Das angeblich so gelobte – weil vor Leiden schützende – Obst, Gemüse und Getreide sei in Wahrheit gar nicht so gesund. Ganz im Gegenteil, ausgedehnte Untersuchungen hätten ergeben, wer zu viel davon äße, schädige seinen Darm, sein Immunsystem und altere zudem wesentlich schneller. – Oh, oh, gar starker Tobak.

Wir Gesundheitsköstler sind also unter Beschuß geraten. – Gesundheitsbewußte Kostgänger stehen ja aber schon seit eh und je im Focus scharfzüngiger Kritiker. Ist es wirklich so schlimm, was uns da von ihnen trennt? Der Respekt vor dem Tier und die gesundheitsorientierte Lebensführung? – Nun, damit können wir leben – und mit wahrlich glänzenden Erfahrungen für unsere Ernährungsweise werben. Früher hieß es sogar einmal: ›*Viel Feind, viel Ehr*‹. Heute und hier haben wir die Natur als einen starken Partner an unserer Seite. Und mit ihrer Hilfe werden wir vieles von dem Gesagten aus den Angeln heben können und als unhaltbar aufzeigen, wie dieses Buch es ohnehin von Anfang an und in seiner Gänze tut.

Dabei werden wir selbstverständlich auch gesundheitsgefährdende Abwehraktionen aus der Pflanzenwelt nicht aussparen. Dazu wird detailiert im Kapitel 15 zu lesen sein. Wenn man sie beachtet und unsere natürliche Grundausstattung als originärer Früchteverzehrer nicht mißachtet, können wir mit unserer naturbelassenen Kost schon gesund leben.

Schauen wir also in die Natur, in die Tierwelt.
Wir wissen, alle Vegetarier dort sind Rohköstler. Und sie sind gesund. Sie folgen ja auch dem großen Naturprogramm und nehmen somit ausschließlich die Ur-Kost (Ur-Medizin). Was also soll daran nun krank machen?

Einige unter ihnen, die Menschenaffen, scheinen von dieser Medizin sogar erheblich mehr zu verstehen. So die Mahale-Schimpansen am Tanganjikasee. Den Eindruck gewinnt man jedenfalls, wenn man hört, was der Medizinmann namens Muhamedi Saifir Kalunde vor Ort berichtet. Seinen Beobachtungen zufolge kennen diese intelligenten Tiere bis zu 240 verschieden wirkende Pflanzen, könnten sie genau auseinanderhalten und geschickt, zielgerichtet und heilwirksam anwenden. So geschehe das beispielsweise gegen Unwohlsein und Magenverstimmungen, bei Verwundungen oder auch malariaähnlichen Anzeichen. Die Heilpflanzen würden oft ungekaut geschluckt und nach Stunden gewollt erbrochen und damit Parasiten und unverträgliche Stoffe hinausbefördert. Da seien an Magen- und Darmbeschwerden erkrankte und unter Durchfall leidende Affen durch Einnahme von Aspilia, Hibiscus oder Blätter vom Mubela-Baum innerhalb von 24 Stunden wieder ganz gesund und fidel auf den Beinen gewesen. Auch bei Husten hätte dies geklappt. So erfolgen Reinigen und Kurieren auf urmedizinische Weise. Dies sei richtige Selbstmedikation. Entsprechende Beobachtungen hätte schon sein Großvater gemacht und bei entsprechenden Krankheitssymptomen seiner Kranken im Dorf mit den von den Schimpansen ausgewählten Pflanzen Heilung bewirken können. Und auch er, Kalunde selber, würde manchmal in ähnlicher Weise verfahren. Anwendung von Affenwissen.

Die Kenntnisse der Tiere über Planzenwirkungen gehen so weit, daß sie fallweise mit bestimmten Naturmitteln sogar Parasitenbekämpfung im Nachtlager betreiben. Dazu holen sie sich ganze Zweige der Wirkpflanzen ins Schlaflager.

Und noch etwas Erstaunliches: Diese Schimpansen von Mahale besitzen ebenso Kenntnisse über Pflanzen mit Drogeneffekten, die eine – allerdings nur vorübergehende – sexuelle Steigerung verursachen, die sie auch gezielt anwenden.

Und Langschwanzaffen-Weibchen nehmen rechtzeitig vorm Gebären ihres Nachwuchses Bitterpflanzen zum Schutz gegen Früh- und Fehlgeburten. Erfolgreich. Sie wissen sicher nicht, daß Rohkost krank machen soll.

Wir sehen, vieles im Tierreich geht über die Nahrung, sogar Tarnung gegen Fährnisse des Lebens. So ist von einigen Erdhörnchenarten bekannt, daß sie von abgestreifter Schlangenhaut nagen und anschließend ihr Fell ablecken. Damit übertragen sie den Geruch des listigen Beutejägers auf sich und vergrößern so ihre Chancen, der feindlichen Zungenortung zu entgehen. Dies praktizieren gerade die Weibchen und Jungtiere, weil sie bevorzugte Beute dieses Räubers sind. – Instinkt? – Oder Erfahrung? – Intelligenz der Natur auf jeden Fall. Uns aber hat gerade unsere Intelligenz von der Urnahrung weggeführt.

Die Naturkost scheint in manchen Fällen nur dem von industrieller Totalfütterung verkorksten menschlichen Organismus nicht mehr zu bekommen. Er ist von ihr entwöhnt. Darin liegt wohl eine der großen Ursachen für die Schwierigkeiten vieler Menschen bei ihrer Ernährungsumstellung.

Nun zur Analyse der Rohkostgegner-Argumente.
In den kritischen Darlegungen der Kochkostverteidiger sind allenthalben Ungereimtheiten, die so unwidersprochen nicht im Raume stehen bleiben dürfen. Ihnen soll hier in einigen wesentlichen Punkten sachlich entgegnet werden. Da sind in Halbwahrheiten gewickelte Argumente, unzutreffende Darstellungszusammenhänge konstruiert worden und eine in ernährungsphysiologischer Hinsicht nicht genug in die Tiefe gehende Analyse zu registrieren. Manches auch entschuldbar.

Was die Halbwahrheiten betrifft, hat Jean Cocteau einmal das Wort geprägt:

»Ein halbleeres Glas kann auch ein halbvolles Glas sein, doch wird aus einer halben Lüge niemals die halbe Wahrheit«.

Es geht auch hier um **die ganze Wahrheit, und nichts als die Wahrheit**, wie man oft im Leben beteuern muß. Schließlich hat sich ja als Erfahrung herausgestellt, daß es sich mit der halben Wahrheit vortrefflich lügen läßt. Um die Wahrheit soll es also gehen, die u.a. auch in einer vollständigen Darstellung der Fakten ihren Ausdruck findet.

Nun soll hier niemand der halben Lüge geziehen werden. Doch die Argumentationskette beginnt gleich mit der Undifferenziertheit der zudem unvollständig aufgeführten Kostgängerrichtungen als Zielgruppen. Der erste Ansatz zum Hinterfragen des Ganzen ist: Welcher Richtung sind denn diese Informationen überhaupt zugedacht? Handelt es sich hier nun um Untersuchungen bei Vegetariern, – Veganern, – Pudding-Vegetariern, – Makrobiotikern, – Trennköstlern, – Vollwertköstlern, – Lacto-, oder Ovo-Lacto-Vegetariern, bei Instinkto-Rohköstlern oder welchen Sonst-noch-Köstlern? – Gewiß jedoch geht es nicht um ›SONNENKÖSTLER‹. –

Alle diese Ernährungsformen verfolgen eigenen, selbstgegebenen Strategien, die einzeln bezüglich ihres realistischen

Zieles analysiert werden müßten. Dazu aber gibt es hier weder Anlaß noch Platz.

Der Verdacht liegt nahe, daß die klugen Schreiberlinge die vielseitigen Ernährungsrichtungen und Zielgruppen für ihr Traktat nicht sehr genau auseinanderhalten können und ihnen darüber hinaus die Existenz der ›SONNENKÖSTLER‹völlig entgangen ist. Diese wirklichen Gesundheitsköstler tauchen nämlich als Begriff in dem wohlgesetzten Vokabularium nirgendwo auf.

Damit beginnt schon das eigentliche Dilemma.

Nun, wenn das so ist, können sie natürlich auch nicht gefragt werden und auf diesem Wege ihre erfreulichen Erfahrungen kundtun. Selbstverständlich wäre das der kürzeste Weg zu Informationen und der Möglichkeit zu kommen, in einen Dialog mit ihnen eintreten und so Mißverständnisse aufzulösen, falls das überhaupt gewünscht wird.

Ein solcher ›SONNENKÖSTLER‹nun hat sich mit diesem Buch zu Wort gemeldet. Hier besteht die Gelegenheit, genauere Kenntnis über die naturwissenschaftliche Begründetheit ihrer Grundüberzeugung zu gewinnen, von der sich diese wirklich ernährungsbewußte Kostgängergemeinschaft leiten läßt, ferner über ihre Motivation, Erfahrungen und Erfolge zu hören, um daraus Verständnis zu entwickeln – evtl. selbst auszuprobieren. Warum nicht?

Aber vorrangiges Ziel dieser Erläuterungen ist es, aus ganz persönlicher Sicht einen wissenschaftsnahen Beitrag für die Festigung der Überzeugung und auch des Zusammenhaltes unter den ›SONNENKÖSTLERN‹ zu leisten. So paßt es denn auch, den verbreiteten, sagen wir, unsachgemäßen Kritiken zu widersprechen und auf gleichem Wege den eventuell durch sie gesäten Zweifeln bei den noch nicht so sattelfesten ›SONNENKOST‹-Leserinnen und -Lesern zu begegnen. Unzutreffendes darf einfach nicht so stehen bleiben, es muß sachlich richtiggestellt werden. -

Rohkost, Vollwertkost, Trennkost und ›SONNENKOST‹ sind höchst unterschiedlich und nicht alle in einen Topf zu werfen. Und ›SONNENKOST‹ bedarf differenzierter Betrachtung. Viele Kritikpunkte gehen – weil unzutreffend – glatt an ihr vorbei. – So sollen einige, die als ausgesprochene Halbweisheiten und Halbwahrheiten in der Kritikerfront herumgeistern, aus der Welt geschafft werden. Vielleicht gelingt es ja, den einen oder anderen von ihnen nachdenklich zu machen, oder ihm sogar auf die Sprünge zu helfen.

Um Ordnung in das herrschende Wirrwarr zu bringen, müßten

- erstens, die Ernährungsrichtungen getrennt und korrekt beschrieben,
- zweitens, die Untersuchungsergebnisse richtig analysiert,
- drittens, die korrekten Zusammenhänge hergestellt und
- viertens, die ernährungsphysiologisch richtige Handlungspraktik der ›SONNENKÖSTLER‹ für da draußen genau erläutert werden.

Das alles würde an diesem Platz zu umfangreich. Es würde sich zu einer generellen Aufklärungsschrift über die verschiedenen Ernährungsrichtungen gestalten. Das ist hier jedoch – schon gesagt – nicht beabsichtigt.

Deshalb sollen an diesem Platz, stellvertretend für alle anderen Fleisch vermeidenden Ernährungsrichtungen, was grundsätzlich löblich ist, die Makrobiotiker genannt werden. Wenn es Ausrutscher hinsichtlich einer vereinzelten Mangelernährung und damit gesundheitliche Problemstellungen gibt, dann wegen der dort üblichen, besonders extremen Erhitzungspraxis der rein vegetarischen Kost. Hierbei werden, wie oben beschrieben, wertvolle Inhaltsstoffe regelrecht vernichtet. Und wenn die Hauptnahrungsquelle nun Getreide und Hülsenfrüchte sind und die ausschließlich im Wok zubereitet werden, und zudem jeglicher Gemüseanteil darin fehlt, dann kann es wahrlich zu rein ernährungsbedingten Komplikationen kommen. So sind einige

Fälle bloßer Kochreis-Ernährung bekannt. Das ist selbstverständlich zu einseitig und muß in die Katastrophe führen. Und solche Einzelfälle werden dann von den Rohkost-Kritikern gerne aufgegriffen und generalisiert. Dieses Vorgehen ist unzulässig und entspricht auch nicht guter, journalistischer Arbeitsweise.

Von diesen Extrem-Ausrutschern der vegetarischen Ernährung einmal abgesehen, hat die Ernährungsrichtung der Makrobiotik mit ihrer Ernährungsphilosophie der reinen vegetarischen Kost, Verzicht auf jegliche fabrikatorische Nahrungsverarbeitung, Verzicht auf Fleisch inklusive sämtlicher Milchprodukte, dabei begleitet von ganzheitlichem, umweltbewußtem Denkansatz, vielen Menschen gesundheitlich geholfen. Soweit zur Klarstellung und rechter Würdigung der makrobiotischen Ernährungsrichtung.
Nun soll hier auf einige Darlegungen über die angeblich so krankmachende Rohkost aus der Sicht der ›SONNENKÖSTLER‹ geantwortet werden.

Zu allererst ist anzumerken, daß die Kritik zu pflanzenlastig ausfällt. Hier ist von der natürlichen Wehrhaftigkeit gegen Freßfeinde zu lesen, die sich – zugegeben – in wirkungsvollen und oft skurrilen Abwehrstrategien der Pflanzen und Pflanzenteile darstellt. (Dazu ausführlich in Kapitel 15). Doch die ›SONNENKÖSTLER‹ernähren sich nur zu einem geringen Teil von den ›widerborstigen Gesellen‹. Sie lassen sich lieber von ihren Früchten verführen (80-85%). Hier aber gibt es keine Freßfeindschaft. Im Gegenteil, die lockenden, leuchtenden und duftenden Früchte sind die süßen Verpackungen für das Leckermäulchen, ob Mensch, ob Tier, um so die generelle Bestimmung der Natur zu erfüllen. Sie sind mithin Geschenke der Mutterpflanze, zum Verzehr dargeboten und mit dem Samenaustrag die Artverbreitung und Arterhaltung zu sichern.

Zwischen Fruchtpflanzen und ›SONNENKÖSTLERN‹ gibt es nur Freundschaft. Hier gilt das so berühmte Wort: **›An Ihren Früchten sollt Ihr sie erkennen.‹**

Diese Sachlage und die gute Gesundheit dieser Menschen belegt doch wohl zur Genüge, wie weit die Behauptung über die ›krankmachende‹ Rohkostwirkung an den ›SONNENKÖSTLERN‹ vorbeischießt.

Gemüse ernten wir zum Zeitpunkt der Reife, also dann, wenn diese Gewächse ohnehin absterben würden. Wir übertreten damit kein Lebensgesetz.

Schwer verständlich ist m.E. die Titelung »Rohkost macht krank«. Inzwischen gibt es nur noch wenige Menschen, die nicht zu wissen scheinen, daß Obst und Gemüse für die gesunde Ernährung eine überragende Bedeutung haben, weil diese – gerade im rohen Zustand – alle die vielen Vitalstoffe mitbringen, die unser Organismus zur Erhaltung der Lebensfunktionen benötigt, und als Zugabe erscheinen die überaus nützlichen und unserer Gesundheit so dienlichen Ballaststoffe. – Sie sind nicht nur nützliche Knetmasse für den Darm, sondern helfen bei der Entgiftung, übernehmen z.B. den Abtransport von Gallensäure und anderen Stoffwechselschlacken. – In der Frischkost bleiben alle Vitamine und Enzyme in ihrem Urzustand, d.h. unbeschädigt, voller vibrierender Lebendigkeit und der entsprechenden Leistungskraft erhalten. Und noch mehr, auch bei den Mineralien und Spurenelementen bleibt alles ›in Ordnung‹. Sie wirken als Spezialisten im sog. ›organischen Verbund‹ und besitzen so auch eine besondere Bioverfügbarkeit. Sie sind Teil aller biologischen Funktionsträger. Wird die Nahrung erhitzt, werden nicht nur ein Großteil der Vitalstoffe und sekundären Pflanzenstoffe vernichtet, auch die Mineralien und Spurenelemente erfahren quasi einen Absturz in die unterste Kategorie der nun toten, anorganischen Stoffe, aus der wir ja ursprünglich hervorgegangen sind. Diese Kategorie des Leblosen sollten wir eigentlich endgültig verlassen haben. Diese Stoffe können vom Organismus nur noch wie Medikamente – ohne jegliche biologische Lebendigkeit – genommen werden. Wir, die wir dieses Buch bis hierher gelesen haben, wissen ja nun schon, was sonst noch alles durch das Erhitzen von Obst und Gemüse passiert. Die wertvolle Sonneninformation in Form der elektromagnetischen Strukturen geht vollkommen verloren und damit ein wesentlicher Teil der Funktion der Nahrung überhaupt: Uns mit unserer Biosphäre im Schwingungsgleichschritt zu halten, unserem Organismus den ›Ordnungsgrad‹ zu ›er‹-halten. Gerade diese unsere naturwissenschaftlich ergründete Verflechtung, unser ›Verbund mit der Natur‹, muß in das Bewußtsein der Rohkost-Gegner getragen werden.

Unter Berücksichtigung alles dessen bleibt von der Kritik an der Rohkost nur eines übrig: Krankmachend kann nur ihre unsachgemäße Handhabung und Anwendung sein. Deshalb zu einigen wirklich ungesunden Kostwirkungen, die aus dem Griff zum falschen Nahrungsmittel resultieren oder auch aus falscher Kombination derselben entstehen.

Um zu den Kurz-Gegendarstellungen einzelner Kritikansätze zu kommen, wird, wenn der Sachverhalt in diesem Buch schon ausführlich dargelegt worden ist, darauf verwiesen und nur Neues kommentiert.

Das so geliebte Frühstücks-/Frischkornmüsli, meistens noch mit etwas Frischobst angereichert, steht in der Kritik. Es wird beschuldigt, Blähungen und Darmschädigungen zu verursachen. Richtig. – Der Sachverhalt ist in diesem Buch angesprochen worden. Die mit Wasser oder Milch vollgesogene Stärke kann nicht, wie vorgesehen, vom Ptyalin (α-Amylase) in der Mundhöhle in Zucker umgewandelt werden. Sie geht ohne Bearbeitung durch, und der hohe Schrotanteil (bei Vollkornbrei) kratzt die mikroskopischen Darmzottenstrukturen blutig (Darmbürste). Überdies verhindert die Obstsäure überhaupt, daß die auf ein basisches Milieu angewiesene α-Amylase arbeiten kann. Das Ganze ist schwer verdaulich, wird unvorbereitet und zu früh in den Darmkanal geschickt und verursacht, wenn man Glück hat, ›nur‹ Durchfall. Der hohe Zuckerzusatz im Industriemüsli nährt tatsächlich Candida albicans (Pilz). – Dieses Mahl kommt bei reinen ›SONNENKÖSTLERN‹ nicht auf den Tisch.

Rohes Getreide, heißt es weiter, hätte in unserer Ernährung nichts zu suchen. Das in ihm enthaltene Phytin bremse die Aufnahme von Mineralstoffen und Spurenelementen in unserem Körper. – Nun, diese Problematik ist den ›SONNENKÖSTLERN‹ selbstverständlich bekannt. Phytinsäure im Korn ist als Mittel gegen Fäulnis im feuchten Boden vorgesehen. Dort soll das Korn ja keimen und nicht verrotten. Was nun aber gegen Fäulnis schützt, verhindert auch die richtige Verdauung, verursacht Schwierigkeiten und Bauchgrimmen, weil es in relativ großen Mengen gelöffelt wird. (Ausführlich darüber in Kapitel 15).Doch durch den Keimvorgang, also die ganze Sprossenbildung selbst, wird das Phytin vollkommen aufgelöst. Bloßes Einweichen reicht dafür nicht aus. Beim Keimen geschieht zudem die wundersame Vermehrung der B-Vitamine und Enzyme, meistens ihre Vervielfachung bis zum 5- und 12-fachen ihres ursprünglichen Wertes. Der Keimvorgang schiebt sogar die Neubildung von vorher nicht vorhandenen Vitaminen, wie z.B. Vitamin C und Enzymen an, alles ein wahres Vitalstoff-Feuerwerk für unseren Organismus. Die essentiellen Aminosäuren Lysin und Threonin erhöhen die Eiweißwertigkeit, Mineralstoffe und Spurenelemente erfahren eine bessere Bioverfügbarkeit durch völligen Abbau der Phytinsäure, die Ballaststoffe erlangen eine höhere Quellbarkeit und mit ihrem größeren Volumen können sie mehr Schadstoffe aufnehmen und bilden so mehr Knetmasse für den Darm. Damit wird die Peristaltik angeregt und die Darmpassage insgesamt beschleunigt. Zwei bis drei Eßlöffel Mungobohnensprossen gehören bei mir zur klein portionierten Gemüsemahlzeit dazu. Sie sorgt insgesamt für den basischen Ausgleich. Übrigens, es gibt mit den Gemüsefrüchten wie Tomate, Gurke, Zucchini, Kürbis, Paprika usw. weitaus friedlichere Mitstreiter als das widerborstige Korn.

Entgegen der Behauptung der Rohkostgegner liegen inzwischen überwältigend viele Beweise aus epidemiologischen Studien dafür vor, daß die Ernährung mit vielem Obst und rohem Gemüse das Risiko für verschiedene Krebserkrankungen, Herz-Kreislauf-Erkrankungen, Arthritis, Diabetes und Katarakt (grauer Star) verringert. Sogar der Alterungsprozeß wird durch sie positiv beeinflußt. Eine hohe Anzahl von Pflanzeninhaltsstoffen scheint auf unterschiedliche Weise eine gewisse schützende Wirkung zu haben. (Auch Kritisches in Kap. 15).

Pflanzen enthalten die überaus nützlichen Ballaststoffe, phenolische Substanzen, viele Vitalstoffe und Carotinoide. Von den über 600 Carotinoiden, die im Pflanzenreich vorkommen, finden sich 40 in der menschlichen Nahrung. Die begrenzte Aufnahme weist auf eine hohe Resorptionsbarriere im menschlichen Organismus hin. Die ist augenscheinlich für Alpha-Carotin, Beta-Carotin, Lutein, Zeaxanthin und auch Lycopin außer Kraft gesetzt. Die schützende Wirkung der Carotinoide und anderer Pflanzenstoffe wird ihrem Vermögen, als Antioxidanzien (Alterungsschutzmittel) oder Radikalenfänger zu agieren, zugeschrieben. Sie vermindern so den Schaden, den reaktiver Sauerstoff und andere Luftschadstoffe im Gewebe, vornehmlich an den Zellmembranen und bei der DNA, anrichten. Das Lycopin der Tomate (Lycopersicon esculentum) hat sich gegenüber Beta-Carotin als doppelt so wirksam herausgestellt. Seine Plasma-Halbwertzeit (ein Gütekriterium) beträgt bis 33 Tage, die von Beta-Carotin nur 12. So ist die doppelte Wirkung plausibel und gut belegt.

Eine Fülle von Studienergebnissen hat nachgewiesen, daß eine Ernährung mit hohem Obst- und Rohgemüseanteil das Risiko für viele Krebsarten wirklich verringert. Sie haben auch die Tomate zu einem Nahrungsmittel mit potentiell antikanzerogenen Effekten erkennen lassen. Hierbei spielt die Schutzwirkung des Lycopins, speziell DNA-Schäden zu verhindern, eine entscheidende Rolle.

Um einige Beispiele zu nennen:

- Prostatakrebs: Studien zum Verhältnis Tomatenkonsum und Krebs im Organ zeigten signifikante Korrelationen (ins Auge springende Beziehungen). Niedrige Plasma-

und Serum-Lycopinwerte scheinen mit einem erhöhten Krebsrisiko einherzugehen.

- Brustkrebs: Einige Studien zeigen günstigen Effekt an. In-vitro-Studien weisen in dieselbe Richtung. Mit Tomatenextrakt (Lycopin) gefütterte Ratten entwickelten seltener Brustdrüsentumore. Beta-Carotin hatte bei ihnen keine schützende Wirkung.
- Gebärmutterhalskrebs: Bei Frauen, die mindestens dreimal pro Woche Tomaten aßen, konnte eine 40%-ige Verminderung des Krebsrisikos ermittelt werden.
- Magenkrebs: Der ist inzwischen in den meisten Industrieländern stark zurückgegangen, bleibt aber weltweit eine der häufigsten Krebserkrankungen. Auch hier hat sich in vielen Studien gezeigt, daß der Verzehr von Tomaten, Tomatenprodukten oder Lycopin invers mit dem Magenkrebs zusammenhängt.
- Darmkrebs: Im Gegensatz zum Magenkrebs sind Geschwüre im Kolon und Rektum in Industrieländern relativ häufig. In den nur wenigen vorliegenden Studien hat sich dennoch ein eindeutiger Einfluß von Tomatenverzehr auf das Darmkrebs-Risiko herausgestellt und einen signifikanten Rückgang um 60% (!) angezeigt. Nur eine Studie in Belgien fand keine Korrelation. Die Erklärung liegt im relativ niedrigen Tomatenkonsum in diesem Land, was auch für die Einschätzung des Magenkrebs-Risikos Gültigkeit hat.
- Mund- und Speiseröhrenkrebs: Der Einfluß von Lycopin auf Speiseröhrenkrebs hat bisher noch nicht die verdiente Beachtung gefunden. Eine Studie im Iran, wo diese Krebsart häufig auftritt, zeigte eine statistisch auffällige Verminderung des Risikos um 39% bei Männern, die regelmäßig Tomaten verzehren. Für Frauen jedoch fand sich keine Korrelation.

In vitro (in Petrischale/Zellkultur) kann Lycopin das Wachstum von Lungenkrebszellen sogar verhindern.

Dies nur als Ausschnittsinformation. In der großen Mehrheit der Studien konnte also eine Senkung des jeweiligen Krebsrisikos Dank der Wirksamkeit von Lycopin bestätigt werden.

Unser Organismus hat im Verlaufe der Evolution eine Verteidigungsstrategie gegen die hochreaktiven ›freien Radikale‹ des Sauerstoffs entwickelt. Einige sind bei uns sehr praktisch gleich genetisch angelegt. So tritt ihrem schädigenden Angriff eine äußerst agile Enzymreaktionskette über Superoxiddismutase – Katalase – Glutathionperoxidase recht wirkungsvoll entgegen. Andere Radikalenfänger gelangen aus der Nahrung an den Ort des Geschehens, wie z.B. die Vitamine E und C, aber auch Selen und dann die vielen Carotinoide. Die Interaktion der Carotinoide mit dem reaktiven Sauerstoff und den anderen Radikalen erfolgt blitzschnell und erzeugt so kurzlebige Reaktionsprodukte, daß sie in vivo (im Organismus) noch nicht identifiziert werden konnten. –

Bei der Verminderung von oxidativen Schäden durch reaktive Sauerstoff- und Stickstoffverbindungen, z.B. Wasserstoffperoxid und Stickstoffoxid, war Lycopin doppelt so wirksam wie Beta-Carotin. Wie wir ja nun schon fast alle wissen, stürmen neben den freien Radikalen, die natürlicherweise in unserem Organismus entstehen, auch äußerst aggressive aus der Umwelt auf uns ein, gegen die sich unser Organismus zusätzlich zur Wehr setzen muß. Zu den sog. exogonen Quellen zählen Ionenstrahlung, intensives Sonnenlicht durch übertriebenes Sonnengrillen, Ozon, Gifte aus der Umwelt, wie Zigarettenrauch, Autoabgase (Stickoxide), aber auch einige Medikamente, Chemikalien aus Haushalts- und Körperhygiene, Chlor und anderes aus Trinkwasser und Schwimmbad. Sie alle erhöhen den oxidativen Streß für Organismus und Immunsystem. Da ist jeder Radikalenfänger Gold wert und hoch willkommen, der nutzbar gemacht werden kann. Dazu spielt die Inhaltsstoffe bewahrende Behandlung unserer Nahrungsmittel einen sehr wichtigen Part mit ein, und der schließt nun eben eine Erhitzungszubereitung kategorisch aus. Gleichwohl wird sie oft propagiert und versionsreich begründet. So hätte sich anhand von entsprechenden Versuchsreihen nachweisen lassen können, daß Lycopin in verarbeiteten Tomaten eine höhere antioxidative Wirkung entwickele, als jenes in frischen Tomaten, und daß das bei der Verarbeitung verwendete Olivenöl die Effektivität verstärke, was Sonnenblumenöl dagegen nicht schaffe.

Schlußendlich wird konstatiert, daß mit der Erhitzung die Bioverfügbarkeit von Lycopin oder Beta-Karotin erhöht werde.

Meine Stellungnahme dazu:

Die Erhitzung von Nahrungsteilen kommt für ›SONNENKÖSTLER‹ überhaupt niemals in Betracht. Frische Tomaten bringen eine Menge an Lycopin und anderen wertvollen Inhaltsstoffen ein, von denen ein großer Teil durch Erhitzung verlorengehen und dann am Ende fehlen würde. Als Beispiel sei hier die Pantothensäure angeführt, die durch Kochen und Schmoren bis zu 70% ihres Ursprungsgehaltes einbüßt. Aber was ist mit ihrer der Natürlichkeit beraubten Qualität? Was aus dem Hitzegang hervorgeht, hat viele Eigenschaften und damit die uneingeschränkte Funktionstüchtigkeit verloren. Welch ein Verlust!

- ♦ Pantothensäure ist für alle Stoffwechselprozesse unerläßlich. Sie ist u.a. an der Herstellung des Blutfarbstoffes Hämoglobin beteiligt, indem sie die Produktion eines seiner wichtigen Bestandteile, des Porphyrins, fördert. Hämoglobin brauchen wir für den Sauerstofftransport des Blutes zu allen unseren Körperzellen. Blut ist unser Lebenselixier. In ihm pulsiert – so steht es selbst in der Bibel – das Leben. Und daran fummeln wir nun mit der Nahrungserhitzung herum! – Pantothensäuremangel zeigt sich in einem breiten Spektrum von Folgeerscheinungen, wie in häufiger Gereiztheit, Nervosität, Verdauungsbeschwerden, grauen Haaren, Haarausfall, Einreißen der Mundwinkel u.v.m. Und das alles finden wir bei uns Menschen gar nicht so selten.

- Dieses Verlustgeschehen bei der Pantothensäure sollte uns doch ein warnendes Beispiel sein, denn dieser aufgezeigte Aderlaß durch Erhitzen findet überall und immerfort unter allen Inhaltsstoffen statt, selbst bei den so vielen noch unentdeckten Stoffen und Verbindungen, unabhängig von unserem augenblicklichen Abschätzungsvermögen dafür. Welch eine Verschwendung gesundheitlicher Potentiale und Chancen. -
- Die Erhitzung schafft in der Nahrung neue, in der Umwelt nicht übliche Verbindungen, die folglich von unserem Organismus nicht erkannt und deshalb auch nicht korrekt aufgeschlossen werden können. Dafür wären neue spezielle Enzyme erforderlich, zu deren Entwicklung die Evolution noch keine Zeit gehabt hat. In dieser Richtung ist jedenfalls auch nicht der kleinste Ansatz einer Reaktion auf den menschlichen Unsinn des Totkochens und Totbratens seiner Nahrung zu beobachten. Ob es da überhaupt eine natürliche Rückkopplung zwischen Umwelt und Kochherd geben kann, ist äußerst fraglich. Die aus dem Erhitzungsgang hervorgegangenen Fremdstoffe landen zum großen Teil auf der Deponie, auf der Körperhalde. Das bedeutet, wie in der realen Umwelt, Müll und Belastung für den Organismus. Wie das üblicherweise ausgeht, sieht man schon bei zu vielen übergewichtigen Zeitgenossen. Wir brauchen aber einen superreinen Organismus. Der hält dann auch Verteidigungskapazitäten für die steigende Belastung aus der Umwelt bereit.
- Die Erhitzung von Nahrungsteilen kommt für ›SONNEN-KÖSTLER‹ auch aus rein physikalischen Erwägungen überhaupt niemals in Frage. Damit ginge ein wesentlicher Bestandteil der Nahrung, die Sonneninformation in Form des ausführlich beschriebenen elektromagnetischen Schwingungspotentials verloren und mit ihm auch der Beitrag gegen das lebensbedrohende Entropie-Wachstum im Organismus (im Sinne der Schrödinger'schen

›Ordnung‹). Dieser Sachverhalt bestimmt überhaupt die prinzipielle Abwehrhaltung der ›SONNENKÖSTLER‹ gegen das Totheizen der Nahrung. Würde doch bloß endlich dieser wichtige Zusammenhang zwischen Naturbelassenheit der Nahrung und daraus resultierender Gesundheit bei den Menschen ankommen.

- Positiv solle die Verarbeitungshitze beispielsweise dafür sorgen, daß Lycopin im Tomatenextrakt eine höhere Bioverfügbarkeit erlange. So die scheinbar tolle Nachricht. Doch man muß Folgendes wissen: In den erhitzten Tomaten auf der Pizza hat sich gleichzeitig die aggressive Oxalsäure verstärkt gebildet, die nun mit ihrer sauermachenden Wirkung zur sowieso schon Azidose auslösenden Kochkost hinzutritt. Das bedeutet eine doppelte Sauerwirkung. D.h., der Organismus muß es aus sich selbst heraus richten, will er nicht untergehen. Das tut er auch, löscht mit körpereigenem Kalzium ab, das er rigoros aus Knochen und Zähnen zieht, denn dieses Kalzium besitzt die höchste Stufe in der Bioverfügbarkeit, weil es direkt aus dem eigenen ›organischen Verbund‹ kommt. – Das aber ist Raubbau am eigenen System, gezwungenermaßen, denn Untersäuerung kann lebensbedrohend sein. Das totgekochte Kalzium aus der Kochkost aber landet im Gewebe, wo es dann allgemeine Steifheit erzeugt, wenn nicht noch Schlimmeres, wie z.B. Nierensteine. – Nein danke. – Dann doch lieber rohe Tomaten verspeisen.

Wenn man nun weiß, daß Lycopin sich gerne mit Fett verbandelt und so seine Wirkung erhöht, und es zudem in Synergie mit Vitamin E die schädliche LDL-Oxidation in unseren Gefäßen hemmen kann, und wenn ältere Studien – vielleicht ehrlichere – berichten, daß Lycopin empfindlich auf Licht und Hitze reagiert, so nehmen wir doch als ›SONNENKÖSTLER‹den Weg unserer Überzeugung: Alles in der Form genießen, wie es uns von der Natur geschenkt wird – unangetastet, ganz naturbelassen. Das erbringt den höchsten gesundheitlichen Gewinn.

Ich persönlich kombiniere schon seit 30 Jahren Tomate mit Sojabohnensprößlingen, Paprika (Vitamin C), wohlwissend um die vorzüglichen Radikalenfängerfertigkeiten des Lycopins. Das ist für meine Langstreckenläufe wichtig, die ich schon seit 55 Jahren absolviere. – Und ich bin bis heute darin nicht enttäuscht worden. – Außerdem wird das Lycopin aus der Tomate, wie eben festgestellt, gegen die schädliche LDL-Oxidation in den Gefäßen aktiv. Das sind drei Fliegen mit einer Klappe. Was will man mehr! – Und da soll Rohkost krank machen? –

Nach all diesem Wissenswerten über die funktionelle Bedeutung allein von Lycopin bestehen sicher angesichts der kaum überschaubaren Fülle der anderen wertvollen Vitalstoffe, zu denen auch einige ›sekundäre Pflanzenstoffe‹ als vorzügliche Antioxidanzien zählen, beispielsweise Folsäure (Vitamin B_9), eigentlich keine Zweifel mehr darüber, sie in die eigene Ernährung mit einzubeziehen. Diesen reichen Schatz gibt es also in Obst, rohem Gemüse und naturbelassenen Wildkräutern. – Heben wir ihn für unsere Gesundheit!

Aber, um es nochmals zu betonen: Gemüse ist für den ›SONNENKÖSTLER‹ nur Hilfsmittel, eine zusätzliche basische Brükke, nicht Hauptnahrungsmittel. Das bleiben die Früchte und Gemüsefrüchte. Sie sind keine widerborstigen Nahrungslieferanten, eher Helfershelfer für ein super-leichtes Verdauungsgeschehen.

Problematisch aus Sicht der ›SONNENKÖSTLER‹ ist dagegen die scharfe Fraktion der Gemüsegruppen, wie Zwiebeln, Knoblauch, Porree, Schnittlauch, Meerrettich, Chicorée und einige Radieschensorten, von Peperoni ganz zu schweigen, die Tränenkaskaden in die Augen treiben. Sie alle werden wegen ihrer würzenden und appetitanregenden Wirkung allgemein geschätzt. Die wiederum kommt aus den dort enthaltenen hohen Konzentrationen von scharf-beißenden, schwefelhaltigen Senfölen mit z.T. auch antibiotischen, infektionshemmenden Eigenschaften. So gut, so schön, doch Knoblauch und Zwiebeln z.B. enthalten auch Substanzen, die eigentlich Gifte sind, wie Allizin und Alliin. Sie erhöhen u.a. die Fließfertigkeit des Blutes, aber wahrscheinlich beschleunigt der Organismus die Stoffwechselprozesse in erster Linie, um diese Gifte und scharfen Substanzen so schnell wie möglich wieder loszuwerden. In der ›gut-bürgerlichen Kost‹, hier wohl besonders in der mediterranen Küche, mit reichlich Olivenöl erhitzt und verdünnt, sind sie als Arteriosklerosehemmer und Infarktbremser recht sinnvoll, ganz besonders in und zu Fleischgerichten.

Aber auf alle diese dort ›wohltuenden‹ Substanzen und Wirkungen sind die ›SONNENKÖSTLER‹ja überhaupt nicht angewiesen. Obst und auch das milde Gemüse machen – wie Fleisch – das Blut ja nicht dickflüssig, sie begünstigen mit hohem Flüssigkeitsanteil und intakten Inhaltsstoffen den Blutfluß im sauberen Gefäßsystem auf ganz natürliche Weise. Ein ›kulinarisches Nachhelfen‹ ist überflüssig.

Da sind keine Kreislaufbeschleuniger und Blutverdünnungsmittel erforderlich. – Nebenbei bemerkt, sattmachende Mengen dieser scharfen Fraktion in roher Form würden wahrscheinlich Vergiftungserscheinungen hervorrufen. Daher vielleicht die Behauptung, Rohkost mache krank. Dagegen hilft das Prinzip des ›SONNENKÖSTLERS‹: Nur das, von dem man sich unbeschadet, ohne gebissen und gekratzt zu werden, sattessen kann, hat etwas auf dem Teller zu suchen. Wer sich von Knoblauch, Zwiebel und Co. sattessen wollte, würde sich Mund, Schlund und den Magen verbrennen. Das kann selbstverständlich in der Normalkost aus der heißen Küche nicht passieren. Dort wird alles mausetot gekocht und geschmort und damit entschärft. Recht so, nur so entgeht der Normalköstler dieser Art von Vergiftung.

Wenn wir uns in dieser Hinsicht mal das Kohlgemüse anschauen, den Weiß-, Rot- und Rosenkohl, Broccoli und Blumenkohl, auch Grünkohl und Kohlrabi, so finden wir dort neben reichlich

Vitaminen, Mineralien und Spurenelementen auch milde Senfölglycoside, die ebenfalls eine antibiotische Wirkung entfalten, dazugeschenkt Flavone, Phenole und Indole als Stützen für das Immunsystem und damit der Infektabwehr. Diese Gemüse beißen nicht in die Zunge. – Das ist bei mir sehr schnell geschehen, denn ich habe seit nunmehr 3 Jahrzehnten kein Salz, Pfeffer, Zucker oder irgendeinen anderen Geschmacksmanipulator auf der Zunge gehabt. (Ebensowenig Zahnpasta; alleine Bürste und Wasser reichen dazu. Rohkost putzt auch die Zähne und massiert das Zahnfleisch).

Der Erfolg daraus: Geschmacksknospen sind vollkommen regeneriert und auch Geruchssinn höchst sensibel ausgebildet. Alles Obst und Gemüse wird original und in den feinsten natürlichen Geruchs- und Geschmacksnuancen wahrgenommen. Ein wahrlich labender Genuß. -

In der Kritik steht auch der alte Einwurf der Gefahr von Vitamin B_{12}-Mangel bei Rohköstlern. – Welche Gefahr dieser Mangel wirklich birgt, ist in diesem Buch besprochen. Es droht die perniziöse Anämie mit ihren Folgen.

Dieses Vitamin, so der Hinweis, käme im Pflanzenreich nicht vor, wohl aber im Fleisch. Doch wenn dem wirklich so wäre, dann hätte die Natur einen Riesenfehler gemacht, der ganze Populationen überhaupt gar nicht zugelassen hätte. Im Gegenteil, die Natur spielt und jongliert per Evolution mit ihren Potentialen und schafft so die Variationsvielfalt, wie wir sie auf Erden vorfinden, einschließlich uns selbst. Zum Punkt zurück könnte man dann doch fragen, wenn Vitamin B_{12} bei den Pflanzen fehlt, die Kuh aber nur Pflanzen frißt, wie kommt es dann in die Kuh? –

Auflösung: Es gibt in ihrem Verdauungstrakt (im Pansen) spezielle Bakterienkulturen, die dieses wichtige Vitamin erzeugen. Und Freilandkühe setzen in ihrer Milch mehr Vitamin B_{12} frei, als Stallkühe (im Winter). Und nun der Clou: Auch in unserem unteren Dünndarmabschnitt und im Dickdarm wird von Bakterien, wie da sind Ecoli-, Bifido- und Lacto-Bakterien, die mit uns in Symbiose leben, das für uns so wichtige Vitamin mit ihrem Stoffwechsel erzeugt. Der Kuhmilch-B_{12}-Anteil, wie er immer noch als für uns so überaus wichtig propagiert wird, ist demnach mehr als verzichtbar.

Unsere ureigene B_{12}-Quelle gerät vielmehr durch Fleischverzehr in außerordentliche Gefahr. Das nämlich verursacht mit seinem hohen Eiweißgehalt in unserem dafür ungeeigneten Darm pure Fäulnis, wie es ebenso Eier, Milchprodukte und auch das Fischeiweiß tun. Und die damit massenhaft aufkommenden Fäulnisbakterien zerstören unsere wertvolle, auf die reine Früchte- und Pflanzenkost zugeschnittene Darmflora. Diese besteht beim gesunden Menschen zu 90% aus den oben genannten nützlichen Gärungsbakterienarten, die eigentlich einen inneren Schatz darstellen. Fällt der aber aus, tritt Vitamin B_{12}-Mangel ein. Das geschieht öfter bei Fleischessern als bei Vegetariern, denn im von Tiereiweiß traktierten Darm ist Fäulnis ja Dauerzustand. (Beweis dafür ist der bestialische Toilettengeruch. Der kommt doch nicht von ungefähr!). Gefährdet in dieser Hinsicht sind höchstens die Lacto- oder Ovo-Lacto-Vegetarier. Auch sie gehen ruinös mit ihrer kostbaren, natürlichen Vitamin-B_{12}-Quelle um. Möglicherweise haben sie von diesem Zusammenhang keine Kenntnis. Hoffentlich lesen das hier viele von ihnen und ziehen beherzt die nötige Konsequenz. Und die muß heißen: Schluß mit tierischem Eiweiß! - Und das in jeglicher Form.

Die Kurzformel trifft den Nagel auf den Kopf: Tierisches Eiweiß ist für den Menschen tierisch gefährlich.

Die Natur hat auch bei uns keine Versorgungslücke entstehen lassen. Sonst wären wir als Spezies doch längst schon ausgestorben. Und abgesehen davon, Gorilla und Schimpansen wissen nichts von Vitamin B_{12} und haben ebenfalls überlebt. Die Propagandamacher sollten doch endlich für diese Tatsachen ihre Augen öffnen.

Es gibt noch eine interessante Tatsache: Vitamin B_{12} kommt in dunklen Trauben vor, in der Birne und ebenso in der Zitronenmelisse. Zitronenmelisse esse ich seit Jahr und Tag aus eigenem Garten, genauso wie Brennesselblätter, weil ein Bestandteil der Nesselsäure das uns bekannte Serotonin ist. Wirksamer Muntermacher, wie wir inzwischen schon wissen. Und selbst mit den ungewaschenen Kräutern bringen wir Blütenstaub- und Bakterienkulturen in den Darm, die Anschubwirkung für unsere interne Vitamin B_{12}-Produktion ausüben. Der dazu notwendige Intrinsic-Faktor, der B_{12} aktiviert, wird von den sog. Belegzellen der Magenschleimhaut erzeugt.

Und weil wir nun schon beim Blättersammeln sind; ich hole mir im Sommer täglich auch einige **Ginkgoblätter** vom eigenen Baum. Seine Inhaltsstoffe verringern gemäß einer klinischen Studie des Berliner Gefäßforschers Dr. Rainer Klopp die Konzentration an freien Radikalen im menschlichen Körper. Dies sind, noch mal zur Definition, höchst aggressive Sauerstoffverbindungen, die aufgrund ihrer Natur eine verderbliche Kettenreaktion in Gang setzen, an deren Ende eigentlich schützende Zellmembranen und lebensnotwendige Proteine/Eiweiße verfälscht, gar zerstört und – besonders fatal – das Erbgut geschädigt wird. (Siehe Näheres unter ›Gefahr aus Nikotin‹ Kapitel 15). Die Erkenntnis, daß bestimmte Ginkgo-Inhaltsstoffe, die sog. Flavonoide, potente Radikalfänger sind, waren bisher nur Laborergebnisse. In der Berliner Studie konnte ihre Wirkung nun zum ersten Mal bei Patienten erwiesen werden.

Einer anderen Berliner Studie über postoperative Behandlung von Bypaßpatienten zufolge sollen Ginkgoinhaltsstoffe in zweifacher Weise gefäßschützend wirken: Sie verhindern die ›Verbrennung‹ (Oxidation) des schädlichen LDL-Cholesterins, die für arteriosklerotische Ablagerungen dort verantwortlich gemacht wird, außerdem senken sie den Spiegel an Lipoprotein a, welches Arterienverkalkung begünstigt.

Außerdem enthält der **Japanische Tempelbaum**, wie der Ginkgobaum auch heißt, speziell das sog. **Bilobin**. Es begünstigt die Signalübertragung im Gehirn mit der Chance auf bessere geistige Fähigkeiten und höhere Gedächtnisleistungen.

Gefahr: Eisenmangel

Dazu wird gemeldet, daß bei Reihenuntersuchungen an Rohköstlern eine allgemeine Unterversorgung an Eisen festgestellt worden sei. Erstaunlicherweise hätten sich dabei jedoch alle Untersuchten in gutem Gesundheitszustand und völlig beschwerdefrei gezeigt.

Nun, dieses Untersuchungsergebnis ist doch zunächst eine sehr gute Nachricht und überhaupt nicht erstaunlich. Wer völlig anders ißt, der ist eben auch völlig anders. Dieser Ernährungsgrundsatz wird hier in wunderbarer Weise bestätigt. Wir werden, was wir essen. Der Rohköstler kann gar nicht das Blutbild eines Alles-, und schon gar nicht das eines Fleischessers aufweisen. Das muß in die Köpfe bei der Medizin.

Überdies wissen wir, daß der Rohkostorganismus mit den Ressourcen sparsamer umgeht und deshalb offensichtlich auch mit – wie in diesem Fall – weniger Eisenvorrat gut zurechtkommt. Die gesamte Haushaltung ist bei ihm effizienter und präziser. Trotzdem ist die Infektabwehr äußerst stabil. –

Inzwischen ist bekannt geworden, daß eine Eisenüberversorgung die Infektanfälligkeit erhöht. So stehen die Ur-Köstler und ›SONNENKÖSTLER‹ doch gleich zweifach auf der sicheren Seite. Und sie wissen, die aufgeregte Jagd nach Eisen ist für sie überflüssig. Der Rohköstler-Organismus wird mit unverfälschter, vitalstoffreich ausgestatteter Lebendnahrung versorgt und kann seine hohen Aufgaben mit geringeren Zutatenmengen ausgezeichnet erfüllen. Nochmals: Eine gute Nachricht.

Gleich zu Beginn dieses Kapitels war das in Wasser oder Milch eingeweichte Frischkornmüsli angeführt. Hier nun soll noch die (Kuh-)Milch, die vorhin außen vor stand, gesondert unter die Lupe genommen werden.

Voran die Feststellung:

Kuhmilch ist kein Menschen-Nahrungsmittel. Sie unterscheidet sich grundlegend von der Muttermilch und hat eigentlich nur die Farbe (mit Einschränkungen) mit ihr gemeinsam. So wird sie generell auch für das Gleiche gehalten. Und da liegt der große Irrtum, der einfach nicht aus der Welt zu schaffen ist. Vielleicht gelingt dies ja in der Leserschaft dieses Buches nach Kenntnisnahme der folgenden Aufzählung:

- Kuhmilch enthält dynamisches Tier-Aufbaueiweiß, ein hoch aktives Kasein-Eiweiß, völlig artfremd, das dem Säuglingsorganismus eine kraftraubende und aufwendige Entgiftungsprozedur über das Immunsystem abverlangt. Da werden Abwehrkräfte vergeudet, die auf Dauer gegen andere alltägliche Herausforderungen fehlen. So sind Flaschenkinder infektanfälliger als gestillte, neigen leichter zu Allergien, Neurodermitis, leiden häufiger unter Bronchitis. Außerdem tritt unter kuhmilchernährten Babies der plötzliche Kindstot – Schrecken aller Eltern – doppelt so häufig auf.
- Kuhmilch bringt zuviel Eiweiß ein, 1½-mal mehr falsches, als Muttermilch babygerechtes heranschaffen würde, viermal mehr Kalzium, das Fünffache an Phosphor. Dieses Eiweiß-Phosphor-Duo macht extrem sauer. Und diese Tatsache ist nicht zu unterschätzen. Der dadurch lebensbedrohliche Zustand der Azidose muß vom Organismus mit Kalzium der höchsten Bioverfügbarkeit abgepuffert werden, und diesen Qualitätsstandard gibt es nur aus dem eigenen Knochengerüst und aus den Zähnen. Eiweiß und Phosphor im Doppelpack sind wahrhaftige Kalzium- und Mineralienräuber und legen so den Grundstein für künftige Erkrankungen. In erster Linie für Osteoporose, also gerade für jene fatale Fehlentwicklung, gegen die gemäß Werbung Kuhmilch und ihre Nebenprodukte ja eigentlich schützen sollen. Es ist ein glattes Fehlversprechen. Der Knochenschwund ist bei uns in der westlichen Welt eine sehr häufige Erscheinung, bei den Asiaten, die keine Kuhmilch vertragen und erst ganz

allmählich dazu verführt werden, jedoch noch selten. Noch. Diese Tatsache sollte doch nachdenklich stimmen. Viel Gemüse in der asiatischen Küche deckt den Kalziumbedarf mehr als genug. Aber auch die Frauen des afrikanischen Bantuvolkes nehmen mit ihrer Nahrung nur die Hälfte der von der DGE (Deutsche Gesellschaft für Ernährung) als erforderlich erachtete Menge Kalzium auf. Sie bekommen trotzdem durchschnittlich 9 Kinder, stillen jedes Kind 2 Jahre lang und haben auch im Alter noch ein äußerst stabiles Knochenbau, mit dem sie sogar noch schwere Lasten tragen können. (Dies aber auch dank Piezo-Effekt, Kap.9).

- Kuhmilch enthält kein Lezithin und nur halb soviel Laktose. Gänzlich fehlendes Lezithin bei Laktosemangel, dazu noch aus einem fremden Organismus, verursacht auch mangelhafte Myelinbildung im Gehirn, und das während der Phase des exponentiellen Gehirnwachstums nach der Geburt. Ein um 8 Punkte geringerer IQ ist nur eine der signifikanten Folgen. Kuhmilch ist Naturkonzept, aber nur für das Kalb, bei dem die Gehirnentwicklung nur sehr langsam vonstatten geht. Kuhmilchfütterung des Säuglings ohne Lezithin, wie es eben die Muttermilch doch zuführt, ist fatal. Kuhmilch für den Säugling bedeutet Unterversorgung bzw. kompletter Mangel an unabdingbaren Hirnwachstumsfaktoren. Das sollte jede Mutter unbedingt wissen.

Aus dieser Negativ-Aufstellung können einige Schlußfolgerungen gezogen werden:

1. Kuhmilch ist als Baby-Nahrungsmittel abzulehnen, aber generell auch für den erwachsenen Menschen nicht geeignet. Uns ist mit dem Erwachsenwerden das für den Aufschluß von Milchzucker erforderliche Enzym Laktase abhandengekommen. Eine völlig normale Entwicklung,

denn für den ausgewachsenen Menschen hat die Natur keine ›Säugung‹ mehr vorgesehen. Und alle anderen Säuger auf der Welt tun das auch nicht. Laktose kann gehörige Verdauungsprobleme und anderes verursachen. Man erforsche einmal den Zusammenhang zwischen Milchkonsum und Neurodermitis, (Psoriasis, Schuppenflechte & Co.).

2. Kuhmilch ist kein Kalziumlieferant, sondern Kalzium- Räuber, also keine Vorbeugung gegen Osteoporose, sondern im Gegenteil, ihr Wegbereiter. Der hohe Kasein-Eiweiß-, Phosphor- und Gehalt an Phosphaten macht sie dazu.
3. Kuhmilch ist das ideale Aufbaumittel für das Kalb. Es soll innerhalb kürzester Zeit ein gewaltiges Körpervolumen und das dazu notwendige riesige Knochengerüst aufbauen, Gehirn dabei weniger. Entsprechend hoch ist der Kalziumgehalt, aber ebenso der des grobstofflichen Kaseins. Wenn wir unsern Kindern nun diesen Wahnsinnsschub für Größen- und Längenwachstum verabreichen, so brauchen wir uns gar nicht zu wundern, daß sie in die Höhe schießen und die Rückenprobleme zunehmen. Angesichts dieses Riesenwuchses bei ihnen sollten wir, so Helmut Wandmaker im O-Ton: »...Gott nur dafür danken, daß ihnen nicht auch noch Hörner und Hufe wachsen.« – Und dennoch wird von Erwachsenen und Jugendlichen weiterhin Kuhmilch getrunken.

Erst die Muttermilch baut mit ihrem für die kindliche Gehirnentwicklung so notwendigen Lezithin und mit ihren anderen Zugaben in den ersten 6 Lebensmonaten das Immunsystem des Kleinkindes auf, das dann ein Leben lang funktionieren soll. Kuhmilch kann das beim Menschenkind natürlich nicht leisten, soll sie ja auch nur beim Kalb. Sie ist für den Menschen nicht vorgesehen und demzufolge gänzlich ungeeignet, eben artfremd. Milchschorf bei Säuglingen ist ein Verweis der Natur gegen die nicht artgerechte Kuhmilchfütterung. Intoleranz ihr gegenüber ist

Rebellion des gesunden Organismus, keine Krankheit. Deshalb, junge Mütter – Augen und Ohren auf! –

Rohmilchgenuß, wie er früher noch üblich war, scheint inzwischen gefährlich zu sein. Seit Urzeiten leben Colibakterien im Darm von Kühen, die in letzten 25 Jahren mit der Viehmedikation ausgesprochen aggressiv geworden sind. Die Rede ist von EHEC (Enterohämorrhagische Escherichia Coli). Vor einigen Jahren sind in Bayern 7 Kinder daran gestorben. Kinder, die auf dem Bauernhof groß werden, zudem von ebensolchen Eltern abstammen, scheinen hingegen recht immun gegen derlei Gefahren zu sein.

Diese Milchseuche scheint man in den Griff bekommen zu haben. Doch Eltern sollten darum wissen. Gleichwohl auch, daß industriell verarbeitete Milch nicht unproblematisch für den ausgewachsenen menschlichen Organismus ist. Ultrakurzerhitzte wird in winzigste Partikel zersplittert, die ohne Schwierigkeit durch die Darmwand diffundieren, so in die Blutbahn gelangen und dort Schaden stiften können. Sie können die Leber bretterhart werden lassen.

Ein weiterer heikler Punkt soll angefügt werden, der vielen Menschen gar nicht bewußt ist: Der Organismus der Kuh differenziert seine Milchproduktion nach dem Geschlecht des geborenen Kalbes und stattet die Milch mit der erforderlichen Hormonlage aus. Bei der üblichen Verfahrensweise auf den Höfen aber werden zwangsläufig beide Milchvarianten vermischt. Männliche Hormone erhöhen bei Mädchen die Neigung zu verstärkter Behaarung (Bartansatz u. Beinbehaarung) und weibliche leisten bei Jungen der Busenbildung Vorschub, so wie es östrogengefütterte Hähnchen auch hervorrufen.

Die Roh- und Vollwertkost mache noch in anderer Hinsicht krank, so die Kritiker weiter. *Durch bakterielle Zersetzung entstünden giftige Gärungs- und Fäulnisprodukte im Darm, wie Fuselalkohole, Fuselöle und stinkende Verbindungen, unter ihnen Skatol,*

Indol und Ammoniak als Endprodukt unvollständig verdauter Eiweiße. Das alles greife den Darm von innen an, erschöpfe die Erneuerungskräfte und führe über die Selbstvergiftung im Darm zu schweren Krankheiten. –

Recht haben sie mit alledem. Das alles ist ernährungsphysiologisch richtig beschrieben. Doch diese geschilderten Grausamkeiten passieren eben nur bei falscher Reihenfolge und wirklich unpassender Kombination in der sog. Trennkost oder Instinkto-Ernährung, in der alles roh gegessen wird, aber auch Fleisch, Fisch, Muscheln, Käse, Quark, Joghurt, Milch-Müsli usw. mit Rohkostanteilen vermengt werden. Da sind dann aber die Früchte und Gemüse nicht Schuld am geschilderten Desaster im Darm. Es ist vielmehr das zelebrierte und ernährungsphysiologisch sinnlose Durcheinander.

Mit einer solchermaßen unrechten Analyse der Rohkost kann nur tendenziöse Meinungsmache beitrieben werden. Oder sollten hier wirklich nur falsche Schlüsse gezogen worden sein? Dann muteten sie so an, als würde man beispielsweise Korrelationen zwischen Geburtenrückgang bei uns Deutschen und der abnehmenden Storchenpopulation sehen und dies als Beweis dahingehend interpretieren, daß der Storch nun wohl doch die Babies bringe. Solche Art von Mißinterpretation kann schon zur allgemeinen Verwirrung führen. Also, bitte die richtigen Schlüsse ziehen, auch bei der Beurteilung der Rohkostverträglichkeit.

Den lauten Rufern aus der ›Normalkost‹-Küche kommt, so scheint es, bei all diesen bewegenden Bedenken und erhobenen Beweisen die prikäre Situation bei sich selbst überhaupt nicht zum Bewußtsein. Wie sieht es denn in ihrem eigenen Darm aus? Herrscht da nicht das gleiche Chaos oder noch Schlimmeres? – Sie sind in der Mehrzahl Fleischesser. Was bei ihnen im Verdauungstrakt geschieht, ist noch grausamer. Sie realisieren diese Tatsachen für sich selbst nicht: Fleischportionen sind Leichenteile. Es entstehen Leichengifte, u.a. Kadavin. Zudem sorgt der hohe Eiweißanteil aus dem Fleisch für das so furchterregende

Aufkommen an nicht korrekt umgewandeltem Eiweiß, weil wir nunmal keinen Raubtierverdauungstrakt besitzen. Entsprechend viel Ammoniak entsteht also im Normalköstler-Darm.

Dieses Zeug sticht schon auf dem Acker und im Stall in die Nase und reizt zu Tränen. Konzentriertes Einatmen führt zur Ammoniakvergiftung mit Erstickungsanfällen und Krampfhusten und kann Lungenödeme verursachen, ebenso Erbrechen und blutigen Durchfall. Das ist die Hölle für die zarten Darmzotten und ihre mikroskopisch kleinen Ausläufer. Und die Botschaft daraus nach draußen ist ein extrem aufdringliches ›Ergebnis‹, das auf dem Abort als strengster Zug aus der Schweinestall-Geruchspalette die Nase trifft. Diesen Zustand nimmt man unter den Fleischessern allenthalben als unabänderlich und scheinbar naturgegeben hin. Sollte man aber nicht, ist doch gerade diese höllische Zumutung – jedenfalls für ›Sonnenköstler‹-Nasen – der schwebende und schwelende Beweis für die permanente Rückvergiftung des gesamten Organismus aus der Sigmoidschleife (Windung zwischen Dickdarmausgang und Mastdarm). Hier gibt es nämlich keinen die Gifte absorbierenden Kreislauf mit direktem Anschluß an die Reinigungsfabrik Leber. So wird der Sigmoid zur ständigen Kloake im Körper und als solche mißbraucht. Der abstoßende Geruch ist das Warnsignal für die schlimme Situation im ›Normalköstler‹-Darm. Also, liebe Rohkostkritiker-Fleischesser hört hin, denkt nach und wacht auf!

Außerdem tritt hier noch die aus dem Tierfleisch kommende Harnsäure hinzu, ein gefährliches Gift für jeden Organismus, das im Raubtierkörper mittels eines speziellen Enzyms, der Urikase, in den harmlosen Harnstoff umgewandelt wird.

Der menschliche Organismus verfügt nicht über diese sinnvolle Einrichtung. Einer der vielen deutlichen Hinweise darauf, daß der Mensch entgegen aller Propaganda eben doch kein Fleischverzehrer ist. Fleisch ist absolut kein Stück Lebenskraft. Er bekommt Gicht, Rheuma und Gelenkverbildungen von diesen Giften, aber auch viele andere Folgekrankheiten, wie sie im Kapitel 14 ganz ausführlich beschrieben werden. Dem Raubtier ist trotz vieler Schutzeinrichtungen in seinem Organismus, u.a. auch der superkurze Darm zur schnellen Ausscheidung dieser Höllenfracht, nur ein recht kurzes Leben beschieden. –

Man stelle sich einmal vor, es würde eine Riesenschildkröte mit Fleisch gefüttert werden. Abgesehen von der Versündigung an der Natur, die dies darstellte, wäre dieses Geschöpf, welches mit seiner rein vegetarischen Nahrungsaufnahme weltweit als Gestalt gewordene Langlebigkeit gilt, damit in kürzester Zeit um die Ecke zu bringen. Doch sie selbst würde diesen Unsinn sinnfälligerweise sowieso verweigern.

Darwins Riesenschildkröte *Heriett*, die er 1836 von den Galápagos (span. - Schildkröte) mit nach England gebracht hat, ist vor einem Jahr in einem australischen Zoo mit ungefähr 180 Jahren gestorben. Darwin 1882. Das Alter der Schildkröte ist von ihm damals, als er sie an sich nahm, auf etwa 60 Jahre geschätzt worden. Demnach hätte sie ihn um glatte 124 Jahre überlebt.

Nun macht eine ›Schwalbe‹ noch keinen Sommer, auch eine so schwere nicht. Aber da alle Schildkröten normalerweise sehr alt werden, kann man schon daraus schließen: Reine Grünkost, Früchte und Pflanzen wirken wirklich gesundheitsfördernd und lebensverlängernd.

Die Menschen müssen endlich erkennen, daß sie von Natur aus niemals für den Fleischverzehr ausgestattet sind. Genau das Gegenteil ist der Fall. Sie besitzen einen zarten Organismus, der auf die milde vegetarische Kost, wie es sonnenfrische Früchte, Gemüse und Wildkräuter sind, ein- und abgestimmt ist.

Und diese himmlische Kost soll nun unverträglich sein, gar krank machen? – Umgekehrt wird ein Schuh daraus. Die Naturkost scheint nur dem von industrieller Totalfütterung verkorksten menschlichen Organismus nicht mehr zu bekommen. Der ist nur systematisch von ihr entwöhnt und der Manipulationskost zugewöhnt worden. Darin liegt wohl auch eine der Ursachen für die Schwierigkeiten vieler Menschen bei ihrer Ernährungsumstellung von der Kochkost auf die Naturkost.

Also muß man da die gesunde ›**SONNENKOST**‹ langsam wieder einschleichen. Denn Fleisch essen macht das Leben qualvoll und kürzer. – Also, Mensch, bedenke dies.

Dem praktizierenden ›SONNENKÖSTLER‹ kann die oben beschriebene Katastrophe im Darm einfach nicht passieren. Bei ihm herrscht auf dem stillen Örtchen vollständige Geruchsneutralität. Ein wunderbares Zeichen für einen superreinen Organismus, und – ein äußerst beruhigendes Gefühl.

Fazit: Wer auch immer von den Rohkostkritikern mit erhobenem Kochlöffel mahnend, oder mit ihm auf ›... vergiß den Kochtopf‹ einschlagend, durch die Lande zieht, sollte doch den Kochlöffelstiel nicht aus den Augen verlieren, denn der weist dabei immer geradezu mahnend auf den eigenen Bauch.

13. ›SONNENKÖSTLER‹ BRAUCHEN NICHT ZU TRINKEN

Was wir wissen, ist ein Tropfen, was wir nicht wissen, ist ein Ozean.
(Isaac Newton)

(Vorbemerkung: Viele Leserinnen und Leser, die das Thema „Trinken müssen“ über Gebühr bewegt, können sich einen großen Zeit-, Arbeits- und Kostenaufwand ersparen und so ganz nebenbei einen bedeutsamen gesundheitswertigen Zusatzgewinn erzielen, wenn sie den hier dargelegten wissenschaftlichen Erkenntnissen und den aus erkenntnisorientierter Handlungsweise erwachsenen persönlichen Erfahrungen und Empfehlungen vertrauen. Die erkenntnistreue und präzise Darstellung der Merkfähigkeit des Wassers im Zusammenhang mit dem Trinken ist wichtig, weil hierbei dem Organismus nicht nur pures Wasser oder irgendein – wie auch immer geartetes - Getränk zugeführt wird, sondern dabei unausweichlich und unausbleiblich auch Information übermittelt und aufgenommen wird. Und ob es nun schlechte oder gute, dem Organismus dienliche ist, sollte von uns allen vorher einigermaßen richtig eingeschätzt werden können; zu unserem eigenen Wohle. Die naturwissenschaftlichen Erläuterungen sind der Brückenschlag zu den direkten Erfordernissen unserer Gesundheit, unserem höchsten Gut. Sie mögen dem Gesamtverständnis dienen und dazu motivieren, den aufgezeigten Weg auch zu gehen. In diesem Sinne sollten die nun folgenden Ausführungen unserem Verständnis ›*vom Tropfen und dem Ozean unseres Unwissens*‹ auf die Sprünge helfen können.)

»Wer schläft, der sündigt nicht.« – Diesen Spruch kennen wir alle. – Bei der Marine gibt es dazu einen spaßigen Zusatz » ***... Und wer viel trinkt, der schläft viel. - Also t r i n k e n wir«.*** In meinem Leben hat das ›Trinken‹ im oben gebräuchlichen Sinne schon eh ein Schattendasein geführt. Doch als bekennender und praktizierender ›SONNENKÖSTLER‹ habe ich es gänzlich für passe erklärt. So herrscht regelmäßig allgemeines Erstaunen auf den Seminaren angesichts meiner offensichtlich gut funktionierenden, getränkelosen Ernährungswelt. Und dies wird heftig diskutiert. Aber diskutieren wollen wir ja auf den Informationsveranstaltungen – und wollen lernen von den Erfahrungen anderer.

Trinken sei notwendig, so heißt es, sogar tägliche Mengenempfehlungen von 2 – 3 Litern – auch ärztliche – schwirren durch den Raum. Wer nicht trinke, der vertrockne von innen. – Beispiele werden angeführt von alternden Menschen, bei denen das Durstgefühl schwinde und die Gefahr des Austrocknens aktuell gegeben sei. Zunehmende Vergeßlichkeit und die schadhaft gewordenen Nervenenden, die Durstgefühl nicht mehr richtig erfühlen und ans Gehirn übermitteln könnten, so die Erklärungsversuche. Bei hohem Flüssigkeitsdefizit ›drohten‹ demnach sogar Schlaganfall und Herzinfarkt.

Doch diese Gefahr des Flüssigkeitsmangels besteht eigentlich nur nach Einnahme der allgemein üblichen Kochkost, welche erst durch Aufheizen ihrer natürlichen Flüssigkeit beraubt und dann noch mit Salz, Gewürzen, Dressings oder anderen ketchup-abartigen Geschmackskombinierern angereichert worden ist. Das ist nicht nur eine Ernährungssünde, es ist ein ganzer Sündenfall. Zum Unglück sind fast alle Menschen in unserem Lande Kochkostanhänger und so auch diesen Geschmacksverbesserern verfallen. Bei rohbelassenen Früchten und Gemüsen/Wildkräutern geschieht nichts dergleichen. Diese behalten ihren hohen Flüssigkeitsanteil und kommen auch in ihrer ursprünglichen Lebendigkeit und deshalb hohen Bioverfügbarkeit für unseren Organismus zu ihrer Bestimmung. Nur in dieser Urform sind sie die naturbestimmte Nahrung. So können ›SONNENKÖSTLER‹ und die sog. Urköstler – sie machen weniger als 0,1% der Gesamtbevölkerung aus – die eben angeführten und tausend andere Gefahren getrost für sich ausschließen.

Eingehende Beschäftigung mit den ernährungsphysiologischen Gegebenheiten unter Einbeziehung naturwissenschaftlich-technischer Gesichtspunkte, die damit im Zusammenhang stehen, haben mich davon überzeugt, nicht trinken zu müssen: Der hohe Flüssiganteil der ›**SONNENKOST**‹ ersetzt das Trinken. Angesichts der Tatsache, daß wir hier bei uns nicht in der heißen Savanne leben, doch eigentlich logisch. Den *logos* sollte man hin und wieder walten lassen. Mir hat er zur Klarsicht verholfen. So habe ich mich ›wild entschlossen‹*) (O-Ton Helmut Schmidt als Bundeskanzler), sie auch in die Tat umzusetzen, und seitdem trinke ich nichts. Rein gar nichts. Dafür sehe ich viele plausible Gründe. Einige sollen hier, auch als Antwort auf wiederholt entsprechende Fragestellungen aus dem Publikum, erläutert werden.

An den Anfang stelle ich die hauptsächliche Begründung: *Ich trinke nichts, weil ich nicht durstig bin. Und da ich nach nunmehr 20 Jahren kompletter Enthaltsamkeit immer noch lebe und Sport treiben kann, selbst bei größter Sommerhitze Langstreckenläufe mit froh empfundener Leichtigkeit bewältige, weiß ich, daß diese Entscheidung – in vieler Leute Augen ein ›verwegenes Unterfangen‹ – richtig war und auch heute noch richtig ist.*

Nach den gewonnenen Einsichten und Informationen würde ich auch nichts mehr als Getränk anerkennen können, das – auf welche Weise auch immer – fabriziert und manipuliert, aus Gefäßen und Leitungen kommend, durch sie hindurchgeflossen und hindurchgepumpt und hindurchgedrückt worden ist. Auf diesem sehr langen Wege hat es in noch zu erläuternder, spezifischer Weise fürchterlich gelitten. Und welcher Flüssigkeit widerfährt das nicht, außer der in den ganzen Früchten und Gemüsen enthaltenen? Deren Flüssigkeit ist auf ganz natürlichem Wege über die Assimilation und unter Mitwirkung des Sonnenlichtes in sie gelangt. Und nur das zählt. –

Damit wäre die Angelegenheit eigentlich schon geklärt. – Aber wir wollten ja etwas tieferen Einblick nehmen in alles, was sich um Ernährung und Gesundheit dreht. In der Hoffnung, daß wissenschaftliche Fakten überzeugen und auf den richtigen Weg hieven können, schauen wir doch nun diesem *Lebenselixier Wasser* einmal in die Karten.

Das erste Trinkmittel, was da allgemein ansteht, ist also das zum ›Trinkwasser‹ hochstilisierte Leitungswasser.

Amtlicherseits heißt es, das Leitungswasser in Deutschland sei das reinste und bestkontrollierte Lebensmittel überhaupt. – Und was ist denn nun daran auszusetzen? – Aus Sicht des reinen ›SONNENKÖSTLERS‹ eine ganze Menge. Wir werden es noch erfahren. –

Unter dem Blickwinkel der ›Ganzheitlichen Sicht‹, der Gesamtschau dieser Welt, – und wir sind mit unserer Nahrung ein Teil von ihr – müssen Eignung und Reinheit des Wassers in ganz anderen Kategorien gesehen und an strengsten Kriterien gemessen werden. Es sind die des schon mehrmals aufgezeigten komplexen Schwingungsnetzwerkes feinstofflicher, bioelektrischer und elektromagnetischer Fein- und Hyperfeinstrukturen zwischen Biosphäre und unserem Organismus. **Es geht hier um die Frage, ob das Hinzukommende aus dieser Sicht ein nützlicher Baustein für unseren Organismus ist.** Und, um das gleich einmal vorwegzunehmen: Unser sog. ›Trinkwasser‹ ist es – wir werden es ganz genau erfahren - aus vielen Gründen absolut nicht.

Das wissen inzwischen schon viele aufgeklärte Menschen in unserem Lande und suchen nach vernünftigen Antworten auf dieses brennende Problem. Dabei gilt es, möglichst naturnahe, ausschließlich der Gesundheit dienende Lösungen zu finden, statt bloßen gewinn-orientierten Verlockungen zu erliegen. Um das aber sachgerecht beurteilen zu können, bedarf es auch ebenso sachgerechter Informiertheit. Dazu beitragen sollen nun die notwendigen umfassenden Grundbeschreibungen und –

sicherlich auch spannenden - wissenschaftlichen Erkenntnisse über das lebenswichtige, ja, lebenserhaltende Naß.

Wasser – wie wir alle glauben, es genau zu kennen – galt einst als eines der 4 Elemente des klassischen Altertums, die da sonst noch hießen Land, Luft, Feuer. In vielen alten Kulturen kam die Sonne – also das Licht – noch hinzu.

Wasser beherrscht unseren Planeten. Es macht drei Viertel seiner Oberfläche aus, und wir Menschen erleben es in vielfältigen Formen und Aktionszuständen. Es regnet uns unspektakulär aufs Haupt, stürzt uns in reißenden Gebirgsbächen und donnernder Brandung entgegen, es peitscht Schiffe in Orkanen über die Weltmeere und verschlingt viele von ihnen. Es kann in speziellen Zuständen (in Unterdruckbereichen mit der Kavitation) an drehenden Schiffsschrauben härter sein als Stahl und diese Giganten beschädigen, und es wütet mit schrecklichen Tsunamis. Anderenorts beschert es uns wieder stille, anheimelnde Binnenseen und romantische Lagunen, und es formt paradiesische Inselwelten. Wasser erleben wir als allgegenwärtig, heilsam, nicht nur zerstörerisch. Uns scheinen alle seine Eigenschaften vertraut zu sein. Sie scheinen es aber nur. Näheres Hinschauen jedoch belehrt uns eines Besseren und wirft spannende Fragen auf. So wollen wir uns denn auf seine Fährte heften und schauen.

Doch wir brauchen keineswegs weit zu gehen. Wir selber tragen es in uns. Wir bestehen zu beinahe drei Vierteln aus Wasser, und unser Gehirn sogar zu 90%! (Scherzfrage: Sind wir doch Wasserköpfe?). Aber von unserem ganz speziellen Körperwasser später.

Das Wasser ist den Menschen von jeher als etwas Geheimnisvolles erschienen, und so nimmt es kein Wunder, daß sich Metaphysik und Wissenschaft gleichermaßen mit ihm beschäftigten.

In letzter Zeit haben sich nun nach gründlichen Beobachtungen ganze Fragenbündel aufgetan, so u.a.: Hat Wasser etwa ein Gedächtnis? – Können sich seine Moleküle an Ereignisse erinnern, die sie ›durchlebt und erlitten‹ haben? – Stecken Kräfte in ihm, von denen wir noch nichts ahnen? –

Wasser – eine klare Sache? – Wenn es sauber ist, vom Ansehen schon. – Aber nicht für die Wissenschaft. So ist bis heute noch nicht grundsätzlich geklärt, wie Wasser aufgebaut ist und so funktionieren kann, wie es funktioniert. Mehr als 60 Anomalien und Kuriositäten kennen die Wissenschaftler, und ihre Anzahl wächst. Einige kennen wir aus unserem Alltag, andere weniger: Siedepunkt, Schmelzpunkt, Oberflächenspannung, elektrische Leitfähigkeit, Schallübertragung (4-mal schneller als die Luft), u.v.a. Einem weiteren ungelösten Phänomen sind nun (Dez.07) Grazer Forscher auf der Spur, der *schwebenden Wasserbrücke*. Eine spannende Sache. Stellen wir ihre Beschreibung aber noch ein Weilchen zurück.

Die Suche nach den Antworten über die Wasserphänomene führt uns wirklich ganz nahe an die Forschungsfront, nach dort, wo zwischen Mysterium und Wahrheit manchmal nur wenige Schritte liegen und wo Entdeckungen und heiße Diskussionen revolutionäre Theorien hervorbringen, die dann später unter Umständen unser ganzes Weltbild verändern. Die Einstein'sche Relativitätstheorie ist dafür das hervorragendste Beispiel. Zunächst wissen wir schon: Wasser bedeckt nicht nur zu drei Vierteln unsere Erde, wir, die Tiere und Pflanzen, bestehen zum fast gleichen Anteil daraus. Grund genug für Neugier und einen forschenden Blick nach dem, ›*was diese (Wasser-)Welt zusammenhält*‹. –

Aus der Welt der Mystik – zwei Gase und dennoch flüssig – hat sich das Wasser ganz allmählich lösen können und ist inzwischen ein Gegenstand intensiver Forschung geworden. Vor einiger Zeit nun ist der japanische Wasserforscher und Naturheilkundler Masaru Emoto mit sensationellen Erkenntnissen über das immer mehr hinterfragte ›Gedächtnis‹ des Wassers an die wissenschaftliche Öffentlichkeit getreten und hat unserem Element neue, spektakuläre Fähigkeiten zugeschrieben. Nach 12-jähriger Forschungsarbeit in der Kühlkammer und zehntausend Wasserkristall-Photos von präzise bei 4°C (größter Dichte) in achtsam langsamer und gezielt gelenkter Einfrierprozedur behauptet er, daß es ein Wassergedächtnis gäbe. Die Fähigkeit des Wassers, Informationen aufzunehmen, zu speichern und weiterzugeben, sei manifest. Und wirklich, seine Photographien haben es sichtbar gemacht und scheinen alles unumstößlich zu beweisen. Sie überzeugen und – faszinieren jeden Betrachter.

Die Form der Wasserkristalle ändert sich tatsächlich in Abhängigkeit von der Information, mit der man das Wasser konfrontiert.

Nach schlechten Bedingungen und ›durchlittenen‹ Disharmonien entstehen im danach eingefrorenen Wasser nur häßliche Gebilde, so z.B. im Leitungswasser von Tokio und im verschmutzten Flußwasser des Ganges. (Indiens heiliger Fluß, in dem Millionen von Menschen rituelle Reinigungsbäder nehmen). Kristalle von kanadischem Gletscherwasser oder reinem Wasser aus Gebirgsseen der Alpen dagegen zeigen harmonische und symmetrische Formen von klarer Ausstrahlung, wie – den Schneeflocken gleich – nach hexagonalen Schönheitskriterien geschaffen. Zu alledem hat Emoto das Erinnerungs- und Reaktionsvermögen von Wasser in einer weiteren, sehr eindrucksvollen Weise dokumentiert. Er hat Wasser mit klassischer Musik von Beethoven, Chopin und Bach bespielt und so herausgefunden, daß es in seinen Eiskristallen den Charakter der ›gehörten‹ Musik widerspiegelt. Es bildet nach den harmonischen, wohlklingenden Kompositionen gleichmäßig geformte Kristalle von außerordentlicher Strahlkraft, deren Betrachtung Wohlgefälligkeit bereitet. Sind diese vergänglichen Schönheiten Ausdruck der ›Empfindungen‹, die die Musik im Wasser ausgelöst hat? – Dagegen hat das mit der heute gängigen Teppich-Klopf-Beschallung, insbesondere mit ›heavy metal‹ traktierte Wasser dies offenbar als schallende Ohrfeige ›empfunden‹ und, genau wie Schmutzwasser, nur unförmige, mißgestaltete Hinterlassenschaften produziert, welche die Bezeichnung Kristall eigentlich gar nicht verdienen. Hier springt dem Betrachter der eingefrorene ›chaotische Gemütszustand‹ des gequälten Mediums Wasser förmlich ins Auge.

Ist das alles nicht wahnsinnig interessant? Reagiert das in unserem Körper befindliche freie Wasser etwa in gleicher Weise? Auch auf Chopin und rhythmischen Raudau? – Ja, warum sollte es denn nicht? Und dann ergäbe sich die Frage: Nehmen wir – bewußt oder unbewußt - an diesem Vergnügen bzw. Mißvergnügen teil? Die schon lange praktizierte Musiktherapie bei Menschen und (Haus-)-Tieren hebt darauf ab und – die Erfolge zeigen es.

Weil man noch am Anfang der Wasserforschung steht, gibt es selbstverständlich viele Theorien, und alle werden inzwischen international heiß diskutiert. Die Ergebnisausbeute ist gewaltig mit umwälzenden Erkenntnissen. – Wasser hat offensichtlich ein Gedächtnis. – Diese Behauptung, so heißt es, ließe jedem Physiker die Haare zu Berge stehen. - oder gar zu Berge schießen.

Nun ja, Isaac Newtons Eingangswort, ›*Was wir wissen, ist ein Tropfen, was wir nicht wissen, ist ein Ozean',* scheint sich bei näherer Betrachtung immer mehr zu bewahrheiten. Das Wasser ist ein wirklicher Geheimnisträger. Es steckt voller Rätsel. Und wenn es bei näherer Untersuchung mal ein Geheimnis losläßt, dann gibt es damit gleichzeitig viele neue Rätsel auf.

Wasser unterstützt das Leben kreativ, das stellt sich schnell heraus. Wenn es aber um seine Vergleichbarkeit mit den anderen Stoffen dieser Welt geht, widersetzt es sich offenbar manchen physikalischen Regeln und demonstriert oftmals grandiose Extratouren. So zieht es sich bei Kälte nicht, wie andere Stoffe, zusammen, sondern es dehnt sich vielmehr kräftig aus. Dabei bildet es das uns wohlbekannte Eis, sprengt damit Gefäße und Rohre und sogar Gebirgsmassive, aber es zaubert auch die Eisfläche auf den See und ermöglicht uns so das vergnügliche und beschwingende Schlittschuhlaufen. Eis wird mit seinem Entstehen leichter als sein ursprüngliches Ausgangswasser, schwimmt deshalb obenauf und kann so als geschlossene Dekke das Leben im Wasser darunter schützen. Würde es dagegen beim Gefrieren schwerer, dann könnte es nur herabsinken und vom Grunde her emporfrieren. Das aber würde unsere Welt auf den Kopf stellen und aus wäre es auch mit dem Schlittschuhvergnügen. Zum Glück geschieht dies nicht.

Gewiß ist das Leben selbst das größte Geheimnis dieser Welt, sozusagen das Mysterium der Wissenschaft. Wie sich das Leben aus unbelebter Materie entwickeln konnte, kann die Biologie, können die Evolutionsbiologen bis heute noch nicht schlüssig erklären. Aber eines scheint festzustehen: Unser Beobachtungsobjekt Wasser ist an diesem geheimnisvollen Vorgang vor mehr als 3 ½ Mrd. Jahren aktiv beteiligt. Doch dem Ursprung des Lebens auf die Spur zu kommen, steht hier und heute nicht an. Wohl aber geht es um die undenkbar wichtigen und außergewöhnlichen Fähigkeiten dieses lebenswichtigen Elementes, von dem auch wir Menschen - für jedermann erkennbar - völlig abhängig sind. Wir werden es im Verlauf dieser Erläuterungen aus verschiedenen Blickwinkeln betrachten, einige Eigenschaften von ihm kennenlernen und so dem Wassergedächtnis – immer im Focus - näherkommen.

Gedächtnis heißt Informationsspeicher. Wenn Wasser Informationen speichert, dann müßte jeder Tropfen und jeder Fluß ein Speicher und das Weltmeer ein wahrer Riesenspeicher sein. Das Flußwasser würde demgemäß seinen Informationsgehalt im Verlaufe seines Weges von der Quelle bis zur Mündung hin fortlaufend ändern, regsamen Informationsaustausch mit den

Uferrändern aller durchflossenen Regionen betreiben, dabei den Boden und alle nahen - und besonders die berührten - Pflanzen in ein pausenloses, elektromagnetisches Pläuschchen verwikkeln und dabei selber ›klüger‹ oder ärmer werden. Und dann stünde ja auch schon fest, daß die Menschen mit dem Trinken von Quellwasser gleichzeitig die darin enthaltenen Informationen aufnehmen. Und wie steht es dann damit im Mündungsgebiet? Wahrscheinlich ganz anders, was die Information anlangt. Von der gesundheitsschädlichen Verunreinigung unserer Gewässer wissen wir ja schon seit Jahrzehnten.

Im Zuge unserer Wasserbetrachtung stellen sich viele Fragen. Beispielsweise: Wenn Wasser ein Gedächtnis hat, was kann es dann wahrnehmen und wie lange kann es sich das merken? Welche Informationen sind es denn nun und wie könnten sie aussehen? – Und wer kann sie deuten? -

›Was wir wissen, ist ein Tropfen, was wir nicht wissen, ist ein (ganzer) Ozean‹. Wahrlich, Newtons Worte können hier im doppelten Sinne verstanden werden. Und zweifelsohne inspirieren sie uns. Wie könnte man denn in das Innere eines Tropfens hineinschauen?

Wie wir im ersten Teil dieses Kapitels schon gehört haben, hat der japanische Wasserforscher Masaru Emoto damit begonnen und uns seine aufschlußreichen und faszinierenden Wasserkristalle beschert. Der Prof. Bernd Kröplin (Universität Stuttgart) hat inzwischen im gleichen Bestreben einen anderen Weg beschritten. Er hat Wassertropfen ganz unterschiedlicher Wassersorten auf Glasplatten getrocknet und ebenfalls erstaunlich variationsreiche Gebilde unter seinem Mikroskop vorgefunden. Eine Gemeinsamkeit aber wiesen alle aus: In ihrem Zentrum ein schwarzes Loch von ungefähr zwei Drittel-Größe des Gesamtbild-Durchmessers, also ziemlich groß. Vergleichbar einem Auge mit Riesenpupille. Hatte dieses ›schwarze Loch‹

etwas zu bedeuten? Und wenn, was? – Vielleicht mangelnde Information? Auf die Auflösung dieser Frage werden wir im übernächsten Absatz stoßen.

Die reichgestalteten Tropfenbilder ergaben sich aber nicht nur aus den verschiedenen Wasserqualitäten, die zum Experiment herangezogen worden waren. Zur Überraschung des Forschers und seines Teams – die eigentliche Sensation der Entdeckung – unterschieden sich die Tropfenbilder aber nicht nur untereinander, sondern außerdem kennzeichnete jede Wassersorte jede einzelne Personen, die als Experimentator die Wasserpipette in der Hand gehabt, es selbst aber nie berührt hatte. Anders ausgedrückt: Jeder der unmittelbar Beteiligten hatte beim Hantieren jeder Wasserprobe seinen ganz persönlichen und unverwechselbaren energetischen Stempel aufgedrückt. Am Ende war dieses quasi-körperliche Signum - auch durch die vollständige Serie der unterschiedlichen Kristallbilder hindurch - als einzig nur von einem bestimmten Experimentator stammend identifizierbar. So hatte jedes Teammitglied in jedem Tropfenbild eine personenbezogene Markierung in einer speziellen Änderung des Referenzbildes hinterlassen und damit seine eigene Spur durch die gesamte Untersuchungsreihe gelegt. Und das alles nach wissenschaftlichen Kriterien beliebig oft wiederhol- und verifizierbar.

Höchstes Erstaunen kam dann bei der Deutung dieser Ergebnisse auf. Das Wasser hatte zweifelsohne die Experimente nicht nur passiv, sozusagen als geduldiges Schaf (eben Medium) über sich ergehen lassen, sondern war wahrenddessen erstaunlicherweise selber als Akteur tätig geworden. Es hatte jedem Probetropfen in seinem wassersortetypischen (Leitungs-, Fluß-, oder Tafelwasser-) Abbild das klar den Experimentator identifizierende, persönliche Zeichen verpaßt. Unverwechselbar. Diese Präge-Information konnte demnach nur aus dem Energiefeld des jeweiligen Experimentators kommen, mußte also aus dessen Informationsfeld (ausführlich im Buch-Kap.5, S. 109ff) übertragen worden sein.

Aber es gab noch weitere sensationelle Entdeckungen während dieser Experimentalreihe.

Nachdem man im Stuttgarter Institut diese kommunikative Fähigkeit der Wasserproben erkannt hatte, wollte man sie auf eine weitere Probe stellen. Prof. Kröplin ließ Petunienblüten für kurze Zeit in das Wasser legen, welches zuvor *solo* untersucht worden war und so auch als Referenzbild reinen Ausgangswassers vorlag. Das Ergebnis überraschte alle: Die getrockneten Wasserbilder wiesen eine gravierende Änderung gegenüber dem erstgewonnen, reinen Wasser-Abbild auf. Das bei den ersten Proben allgemein aufgetretene dunkle Zentrum hatte sich in eine lichthelle Region gewandelt. Der Eindruck der Petunienblüte auf das Wasser war also unverkennbar und strahlend. Die gleichen Experimente mit Bartnelken erbrachten entsprechende Ergebnisbilder. Aber Petunien-Wasserbilder und die der Bartnelken blieben immer ganz klar voneinander unterscheidbar. Jede Blüte bildete ihr eigengestaltetes strahlenförmiges Kristallbild aus, und zwar im vorher beim Referenzwasserbild üblichen schwarzen Zentrum.

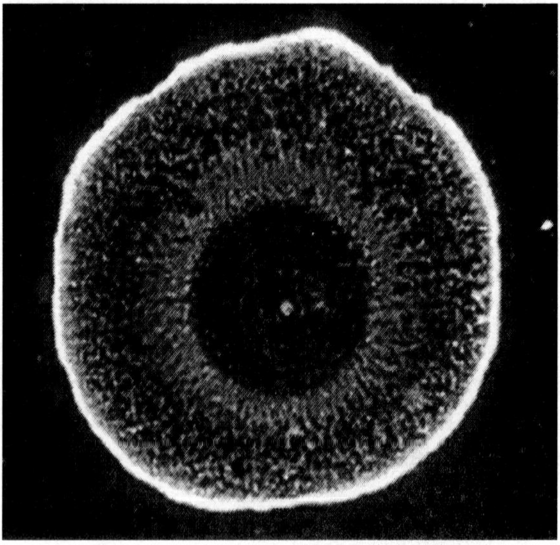

Hiermit ist heute der Schluß zulässig, daß in allen Versuchen, einwandfrei erkennbar, eine Informationsübertragung stattgefunden hatte, und daß die von den Blüten erzeugten Kristallbilder, der strahlende Lichthof im vormals schwarzen Loch, das Zeichen für das Leben sein muß. - Dies ist also die Antwort auf die Schwarze-Loch-Frage von vorhin.

Dies mögen nun einige Skeptiker immer noch nicht so recht glauben wollen. Vielleicht kann da ja die nächste Überraschung aus Stuttgart überzeugen. Dabei kommt es noch besser, und – um allen Zweifeln vorzubeugen - das Kommende ist kein Aprilscherz.

Prof. Kröplin legte versuchsweise einen Salatkopf ins Wasser und verglich das daraus genommene Tropfenbild unter dem

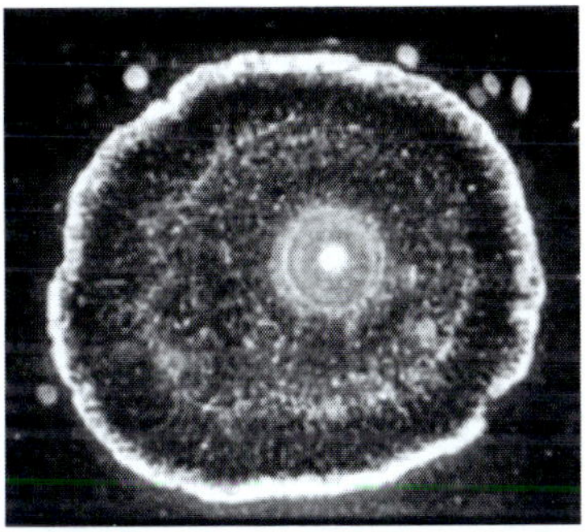

Mikroskop prozedurgemäß mit dem vorher gemachten Wasser-Referenzbild ohne Salateinlage. Und es gab da tatsächlich eine gravierende Änderung im Zentrum. Auch der Salat hatte seine spezielle Information hinterlassen. Darauf wuchs die Experimentierfreude im Team und es folgte eine listige Erweiterung dieser Probe, jetzt mit dem gleichen Salatkopf, den man aber vorher für eine gewisse Zeit (zwei Minuten) neben ein strahlendes Handy gelegt hatte. Zur allgemeinen Verblüffung: Der handybestrahlte Salatkopf zeigte nun gegenüber seinem ersten salattypischen Abbild (Versuch vor dem Handy) einen zweiten hellen Ring innerhalb des Original-Bildringes mit einer spornartigen Ausbuchtung, die gegen den Bildinnenrand wies. Das war eine zusätzliche Signatur, die sich auch in mehrfacher Wiederholungsprozedur mit dieser neuen Form als typisch durch die Testserie zog. Es war das Störsignal aus der Handystrahlung. Der Mobilfunk selbst hatte beim Salatkopf tatsächlich einen identifizierbaren Marker gesetzt. Dieses Tropfenbild machte anschließend im Institut als das **›Bild vom Salatkopf ›der Handy gehört hat‹**, die Runde.

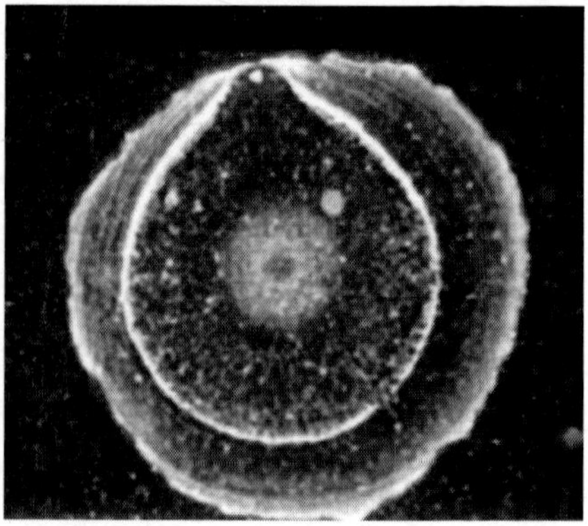

Doch im Ernst, das war nun das eindeutige, und auch eindringliche Resultat aus gerade einmal zwei Minuten Bestrahlung. Was geschieht denn dann wohl mit Kinderkopf und Kindergehirn beim stundenlangen Handybetrieb am Ohr? Und das nicht nur zwei Minuten, sondern ein Leben lang? Wer macht sich darüber heute überhaupt noch Gedanken? Ich hoffe, ab Kenntnisnahme dieses Umstandes zumindest die Leserinnen und Leser - auch als eventuelle Eltern. –

Man kann diesen intensiven Handygebrauch ruhig als weltumspannenden Großversuch betrachten. Er läuft unaufhörlich. Das Ganze ist ein gefährliches, ein gedankenloses Welt-Experiment am Menschen mit höchst unsicherem Ausgang. Was daraus erwachsen wird, vielleicht nicht auszudenken. (Siehe Kap.15).

Zurück zum Team um Prof. Kröplin, zurück in seine Welt der Tropfenbilder. Von dort kommt nun ein weiteres spektakuläres Forschungsergebnis. Ein Teammitglied hatte, - in Allgegenwärtigkeit der Tropfenforschung - auch seinen privaten Arztbesuch forschungsmäßig gestaltet. Er wollte wissen, ob, und wenn ja, welche Spuren denn wohl eine gewöhnliche Röntgenuntersuchung bei ihm persönlich hinterlassen würde. Dazu hat er unmittelbar vor dem Röntgen eine Speichelprobe von sich in einem Glasröhrchen deponiert und unmittelbar danach eine zweite Speichelprobe abgezweigt. Dann ein paar Stunden später, nach einer gewissen Regeneration, im Institut eine dritte

Probe separiert. Anschließend wurden die üblichen Tropfenbilder angefertigt und unter dem Dunkelfeldmikroskop untersucht. Das Ergebnis, wie schon vermutet: Alle drei Speichelabbilder fielen unterschiedlich aus. Dabei gab es im zweiten, dem Röntgen-Tropfenbild, tatsächlich die gravierendste Veränderung. Auch das dritte Bild zeigte noch deutliche Spuren der Strahleneinwirkung und Ähnlichkeit mit Nr.2, aber bereits in abgeschwächter Ausprägung. Eine gewisse regenerative Erholung war zu

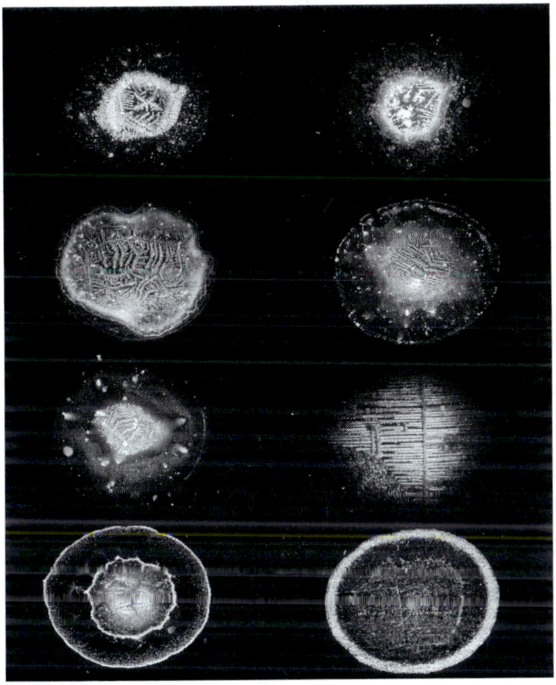

›Die oberen 3 Bildpaare zeigen Speichel nach einem Telefonat ohne Worte. Links ist jeweils der Speichel vor dem Telefonat, rechts nach dem Telefonat abgenommen worden. In allen Fällen zeigt sich eine einschneidende, in ihrer Vielfalt verarmten Struktur. Unteres Bilderpaar zeigt Handyeinwirkung auf Bodenseewasser (vorher/nachher). Auch hier geht Struktur/Informationsverlust deutlich hervor‹. (Aus ›Welt im Tropfen‹, B. Kröplin)

registrieren, aber die Übereinstimmung mit der ersten Probe nicht – oder noch nicht? erreicht. –
Was erkennen wir nun daraus?

Verschiedenes. Einmal, daß es durch die Einwirkung der Röntgenstrahlung zu Veränderungen im Körper gekommen sein muß, die bis auf die Speichelebene durchgeschlagen haben. Das war gewiß nicht im Sinne der Natur und deshalb auch nicht gesund. Diese Tatsache sollten wir im Zusammenhang mit dem allgemein zu oft praktizierten Röntgen eigentlich nicht als nur ›*so-so*‹ oder ›*so what* auf die leichte Schulter nehmen. Doch es gibt eine tröstliche Einrichtung in unserem Organismus, die an anderer Stelle zur Sprache gekommene sog. nächtliche Licht- oder Fotoreparatur (light repair, Kap. 15). In ihrem Rahmen erfolgt eine gewisse Regeneration. Die soll uns hier aber nicht beschäftigen.

Zum anderen wird uns durch dieses Experiment der Speichelbilder wiederholt, - diesmal sogar im wahrsten Wortsinn - ›kristall-klar': *Nichts in unserer Welt ist unabhängig, und alles hängt mit allem zusammen.*

Und drittens finden wir hierin letztlich auch die Existenz des Wassergedächtnisses bestätigt, dessen Nachweis noch viele Zweifler suchen. Sogar der Speichel, also ein Teil des Körperwassers, hat die Röntgenbelastung signifikant registriert und als verändernde Information gespeichert.

Was bedeutet diese Änderung im Informationsgehalt denn nun für den Organismus?

Wenn Information nachweislich Steuerungsfunktion in unserem Organismus ausführt, werden mit der Änderung im Informationsgehalt auch einschlägige Veränderungen in den Lebensprozessen verfügt. Diese Botschaft hat doch wiederum das Speichelbild an uns zurückübermittelt. Leider nicht spezifiziert, welche. Jedenfalls können wir sie heute noch nicht entschlüsseln. Um eine erste Analyse sollten wir uns dennoch schon bemühen.

Außeneinflüsse auf unseren Organismus in Zusammenhang mit dem Wasser, diesmal aber gesund erhaltende aus der Umwelt, stehen aber auch im alltäglichen Wettergeschehen an.

Warum wird das hier so gesagt? - Weil man vielleicht in der immerwährenden Alltagseile ohne Anstoß nicht so leicht darauf kommen mag.

Wasser gibt es überall in einer unauffälligen Form, in der es uns ständig umgibt, nämlich als Wasserdampf in der Luft. Mit ihr – muß man darauf hinweisen(?) - atmen wir Wasser (-Dampf) sogar unaufhörlich ein und aus. Ja, und wie wir nun wissen, ist Wasser kommunikativ. Die in der Atemluft schwebenden Nano-Wasserbläschen sind sogar höchst kommunikative Einheiten, die explosionsartig Umweltinformationen in unsere Lungen, und damit in unseren Organismus bringen. Das geschieht verstärkt in der Seeluft an der Küste, die nicht nur Spuren von Jod und Salz birgt, sondern im Wasserdampf ganz differenzierte *Ordnung* aus der Umwelt speichert. So kommt es oft zur Linderung bei Atemwegserkrankungen.

Das gleiche gilt für Aufenthalte im Sprühnebel von Wasserfällen in vorzugsweise dicht begrünten Gebirgsschluchten. Hier kommt die Ordnung aus der Pflanzenwelt, wie sie die Petunien- und Bartnelkenblüten in die Kröplin'schen Tropfenbilder gezaubert haben. Der Sprühnebel überträgt in seinen lungengängigen Nano-Bläschen die Pflanzenordnung auf uns Menschen. Zusammen mit anderen Schwebstoffen führt das bei den meisten zu fast vollständigem Verschwinden aller Asthmasymptome. Daran sind u.a. die Luft-Ionen, elektrisch geladene Wasserteilchen beteiligt, die im mikrofeinen Sprühnebel schweben und über die Atemwege bis in die Lungenbläschen (Alveole) gelangen. Asthma-Kinder und an allgemeinen Atemwegserkranungen Leidende zeigen nach Kuraufenthalt am Wasserfall, wie es medizinisch heißt, signifikante funktionelle, symptomatische und immunologische Verbesserungen, also ganz offenbare, gesundheitliche Erfolge, die in Einzelfällen sogar zur vollkommenen Heilung geriehen. Und das nachhaltig.

Wenn das so geschieht, welcher Mechanismus steckt denn dahinter? - Antwort: Wie immer in der Natur, ein äußerst sinnreicher.

Um das an dieser Stelle einleuchtend zu erklären, müssen wir ein paar Seiten vorgreifen, wo von Viktor Schaubergers ›naturrichtigem‹ Wasserfluß die Rede ist. (siehe S.387) ›Naturrichtige‹ Fließbewegungen des Wasser finden selbstverständlich in den natürlichen Flußläufen und Bächen statt, verstärktermaßen in intensiv quirlenden Sturzbächen. Ganz besonders in diesen, aber auch in allen natürlich gebliebenen Verläufen mit ihren meistens mäanderförmigen Linienführungen, wird das Wasser um scharfe Biegungen und Windungen gezwungen und so in hohe Geschwindigkeitsbereiche gepreßt. Dort erfahren wir von hohen Fließgeschwindigkeiten im Innern der Wasserformationen, wo Flieh-, Preß- und Dehnkräfte im verein mit Rück- und Parallelläufen zu differenzierten Verwirbelungen mit Mikroschwingungen führen. Und letztere sind funktionswichtig. Durch sie entstehen aufgrund von Naturgesetzen hochdynamische Mikrowirbel und Gegenwirbel, in denen die Wasserteilchen extrem hohe interne Geschwindigkeiten bis unglaubliche 1,5 Mach, also Überschall, erreichen.

Viktor Schauberger hat damals schon die ordnende und somit Energie freisetzende Kraft des einrollenden Wirbels mit seiner Sogkomponente erkannt. In diesen Turbulenzen, die heute als m*akroskopische chaotische Dynamik* bezeichnet wird, werden die Wassermoleküle ausgerichtet, und das wird für eine besondere Form der Stiftung von Ordnung und Selbstorganisation angesehen.

Und was hat das jetzt mit unseren Atemwegen zu tun? Nun, aufmerksam betrachtet, sind durchaus Parallelitäten zwischen Wasserläufen und unseren Atemwegen zu erkennen. Auch unsere Lungenwege weisen ein komplexes System mit weit verzweigten und gekrümmten Formationen auf, in dem die Nano-Wasserbläschen den gleichen Gesetzmäßigkeiten unterliegen wie das Wasser in den Fluß- und Sturzbachformationen. Andererseits aber verästeln, verzweigen und verkrümmen sich unsere Atemwege zu Mikroformationen und Mikrogefäßen, in dennen dann Prozesse ablaufen, die über jene der natürlichen Flußläufe noch hinausgehen.

Atmen, das Einsaugen der Atemluft, erfolgt ja über den relativ großen Eintrittsquerschnitt der Luftröhre mit nachfolgenden Bronchien bis hin zu den mikroskopisch feinen Atemwegsverästelungen und den abschließenden Lungenbläschen (Alveolen). Verdichtung des Luftdampfgemisches bedeutet hier schon gleich einmal auch Verdichtung der vorhandenen Information. Gleichzeitig läuft eine weitere Schöpfung von Ordnung ab. Infolge der sich fortlaufend verengenden und verfeinernden Gefäße (Mikrogefäße) entstehen auch Mikrowirbel und die wiederum rufen Mikrogegenwirbel hervor. Das Ganze stellt eine komplexe Reihenfolge von präzise hintereinandergeschalteten Expansionen und Implosionen dar. Diese quasi Systemverkettung der Mikrowirbel im Luft-Wasser-Atemgemisch erzeugt gleichfalls ›Ordnung‹:

Ganz so einfach, wie eben gesagt, ist es zwar nicht, aber es könnte hier vielleicht so genügen.

((Für Spezialisten in der Leserschaft sei noch hinzugefügt, daß gemäß Lehrmeinung die anfangs vorherrschend laminare, also geordnete Luftströmung in den Bronchien beim Einatmen (Expansion der Lunge) auf dem Wege zu den mikrofeinen Lungenbläschen in gradueller Zunahme zur turbulent-chaotischen Strömung hinüberwechselt. Physikalisch ausgedrückt: Diese strömungstechnische Systemverkettung von Espansionen und Implosionen im Mikrobereich differenziert sich letztendlich zu unzähligen Abstufungen von Subkomplexen mit subsumierender, aufstrebender ›Ordnung‹ aus. Die dabei verursachten Wirbel müssen nicht – weil chaotisch - gleichzeitig Ordnungsverlust bedeuten. In Mikrowirbeln, so hat *Ilya Prigogine* nachgewiesen, kann zwischen den Molekülen die Ordnung auch zunehmen, was einem Rückgang der Entropie entspricht. Dafür hat der schon erwähnte Viktor Schauberger die Potentialwirbel in ihrer einrollenden, nach innen gerichteten Drehbewegung als ursächlich verantwortlich beschrieben. Die kontrahieren günstigerweise zunehmend (ziehen sich zusammen) und kühlen so die Umgebung ab. Damit ist neben dem begrüßenswerten Entropierückgang logischerweise ein gleichzeitiger Ordnungsgewinn erzielt)).

Das heißt letztlich für uns alle: Zuwachs an Lebensenergie. Und das ist doch hoch erfreulich.

Nach Vernehmen aller dieser Neuigkeiten über Wasserinformation und seine Kommunikationsfähigkeit mit Blumen und Salatkopf, mit Handy und über unsere Atmung auch mit uns, fällt die Einsicht bestimmt leicht, daß nur strikt naturbelassene Früchte, Gemüse und Wildkräuter neben ihrem guten und natürlichen Wasser auch wertvolle, für unseren Organismus wichtige Informationen überbringen, sozusagen in der Übergabe von Wasser zu Wasser, dies hier vom Früchte- und Gemüsewasser an unser ›vizinales‹ Körperwasser. (Wird später erklärt). Deshalb ist in diesem Konzept eben nur **›Sonnenkost‹** akzeptiert.

Hier nun schließt sich unser Betrachtungskreis vom Trinkwasser über die besonderen Wassereigenschaften bis hin zum Ordnung spenden Frucht und Gemüsewasser. Aus lebendigem Fruchtwasser erfolgt Informationstransfer, wie wir ihn anstreben sollten. Wasser einzuatmen, wie es die Asthma-Kindern im Sprühnebel des begrünten Wasserfalles tun, und es andererseits mit den Früchten zu schlucken, ist in diesem Sinne ein und dasselbe, nämlich Informationsaufnahme. Auch aus dieser Tatsache läßt sich die ernährungsphysiologische Bedeutung der - strikt naturbelassenen - Rohkost/ **›Sonnenkost‹** herleiten und ihre Wunderwirkung erklären. (Mit dieser Absatzerklärung ist auch eine vielfach aus Leserschaft und Publikum gestellte Frage beantwortet).

Von dieser Heilkraft der Natur haben wir alle schon gehört, aber sämtliche ihrer alltäglich möglichen Einflüsse auf uns unter wissenschaftlichen Gesichtspunkten betrachtet und so richtig bedacht, das haben wir gewiß noch nicht. Ich hoffe, diese Ausführungen werden dazu verführen können und Anstoß sein, unser Bewußtsein für diese Zusammenhänge zu schärfen, nämlich, daß in jeder banalen Alltagssituation die gleiche Kommunikation zwischen uns und der Biosphäre zum Tragen kommt. Das ist ja vom Stuttgarter Forscherteam deutlich dargestellt worden. So können wir nach diesen Neuigkeiten fortan, so seltsam es auch klingen mag, mit Recht behaupten: **Wasser und Blumen kommunizieren, Wasser und Salat ›hören‹ Handy.** Welche wichtige Botschaft steckt doch darin und wer sollte jetzt noch am Wassergedächtnis vorbeikommen, die jetzt erwiesene Merkfähigkeit des Wassers leugnen wollen?

Angesichts dieser Reihe von Experimentalbeweisen, die alle großartig für sich selber sprechen, kann hier nun von Einbildung oder nur Vermutung keine Rede mehr sein. Das Wassergedächtnis ist manifest und seine Wirkung auf jeden einzelnen von uns ebenso. Genauso haben aber auch wir mit unserem ganz individuellen Informationsfeld Einfluß auf das Wasser. Die viel zitierte Münze hat auch hier ihre zwei Seiten. Trinken und Essen bedeutet beides, Aufnahme von fremdem Umwelt-Gut in den eigenen Organismus und gleichzeitig Informationsübernahme. Über das Essen und Trinken kommunizieren wir mit unserer Umwelt, mit der Biosphäre. Aus alledem wird sicherlich deutlich, wie wichtig das Denken vor dem Essen und Trinken ist. Wenn dies so jeder Mensch wüßte und bei der Nahrungsauswahl auch entsprechend beherzigen würde, gäbe es weniger Übergewichtige, weniger Kranke und weniger Tote. Also müßte dies eigentlich jedem einzelnen Menschen zur Kenntnis gebracht werden.

Es existieren milliardenfache Kommunikationswege und Einflußzonen zwischen uns und der Natur. Sie machen insgesamt immer noch ein wirklich verwirrendes und für uns nicht annähernd überschaubares, hoch komplexes Beziehungsgeflecht aus. Doch fast jeder Tag bringt neue Erkenntnisse, und so ist es sicher verlockend, im Lichte des allerneuesten Forschungsstandes hinter die Kulissen zu schauen, uns auf die im Verborgenen wirkenden Kräfte einzulassen und zu staunen. Dies alles in leise gehegter Erwartung, daß wir dabei unseren Erkenntnishorizont erweitern und geheimnisvolle Verbindungen zu durchschauen lernen, vielleicht sogar die Lust zum ›Nüsse-Knacken‹ aufsteigen fühlen. Dann also ran. Dazu gibt es hier und jetzt jede Menge Möglichkeiten.

Es ranken sich ungeahnt viele Geheimnisse um das Naturphänomen Wasser. Der Schlüssel für seine so vielgestaltige Existenz liegt bei seinen Molekülen, und zwar einmal in ihrer Form als solcher, und zum anderen in ihrem gruppendynamischen Verhalten in speziellen Situationen. Und diese Strukturdynamik scheint das Wesen des Wassers auszumachen und auch die Basis für das Wassergedächtnis zu sein. Gehen wir deshalb ganz systematisch vor. .

Das Wassermolekül ›H_2O‹ bildet in der strukturellen Anordnung seiner beiden Wasserstoffatome zum Sauerstoff ein gleichschenkliges Dreieck mit einem 105-108°-Winkel, der mit seiner Spreizung einen räumlichen Abstand zwischen den beiden Wasserstoffatomen schafft. Der dabei entstehende Winkel wird durch den Abstoßungsgrad der beiden Wasserstoffatome untereinander bestimmt. Diese Winkelformation innerhalb des Moleküls gewinnt große Bedeutung, vor allem, weil sie nicht zur einfach gestreckten Hantelformation geraten ist. Damit sind spezielle Eigenschaften vorgegeben. Wir wissen, daß die besonderen Fähigkeiten von Proteinen in der speziellen Drehung und Knickung ihrer Molekülformen begründet sind. (So bildet ein spiegelverkehrt gedrehtes Eiweiß die BSE/bovine spongiforme Encephalopathie verursachenden Prionen). Die Winkelformation des Wassermoleküls mag vielleicht alle der bekannten Wasseranomalien begründen, sie befähigt es aber auch, sich in andere, z.B. Salz- oder Zuckermoleküle einzuhacken und sie aufzulösen. (So Salz- und Zuckerwasser).

Eine ganz wichtige Eigenschaft des Wassermoleküls ist die eines Dipols. Der kommt zustande, weil das riesige Sauerstoffatom mächtig genug ist, den beiden kleineren Partnern je ein Elektron zu entziehen. Da Elektronen negativ geladen sind, wird das Sauerstoffatom in dieser Bindung auch seinen beiden Wasserstoffschenkeln gegenüber negativer. Damit entsteht die *Dipolwirkung* (zu griech: di- ›doppelt‹ und Pol). Diese wird unter dem Einfluß des Sonnenlichtes, das, wie wir ja längst wissen, eine elektromagnetische Schwingung darstellt, zum Hebel, mit dem das Wasser in die sonnenlichtsynchrone und Ordnung einbringende Schwingungscharakteristik gezwungen wird und damit dessen Frequenzen und Wellenlängen (zwischen 560-780 nm) annimmt. (In der Atomphysik weisen Moleküle und Atome, ja selbst Atomkerne alleine schon häufig elektrische Momente zwischen ihren gegensätzlich geladenen Strukturenden auf, darunter auch Dipol-Momente). Im Wassermolekül ist es der Ladungsunterschied zwischen Sauerstoff-Kopf und Wasserstoff-Schenkeln, der den Dipol in idealer Weise bildet. So ist auch die beste Übertragungsmöglichkeit der Sonnenlichtcharakteristik zu erklären. Das Ergebnis ist ein maximaler ›Ordnungsgrad‹ des Wassers, d.h. hier entsteht wirklich belebtes, vitalisiertes Wasser mit Sonnenlichtniveau um 700-800 nm, Wasser von höchster Qualität. Hier kann man dann auch vom sog. *harmonischen* Wasser sprechen. Und dies geschieht in freier Natur, in hohen Bergseen sogar sehr intensiv.

Zum Zweiten:

Obwohl Wasser aus zwei Gasen besteht, nämlich Wasserstoff und Sauerstoff, zeigt es sich dennoch als Flüssigkeit und nicht, wie ähnliche Verbindungen, wiederum als Gas. Warum ist das so? Die Erklärung ist: Einzelne Wassermoleküle schließen sich in der Weise zusammen, daß sie jeweils mit ihrer positiven

Wasserstoffatomseite an die negativere Sauerstoffatomseite des nächsten Moleküls andocken. Es entsteht dabei die sog. Wasserstoffbrückenbindung, eine stabile Verbindung, wie sie beispielsweise in unserer DNA-Doppelhelix, dem wundersamen Erbmolekül, die Sprossenleitern stabilisiert und so uns das Leben ermöglicht. Diese größeren Konstrukte, sog. Aggregate (Zweier-, Vierer-, Achter- u. mehrstufigere Aggregate), führen offenbar die Kooperationspartner Wasserstoff und Sauerstoff aus dem Gaszustand heraus und lassen sie so gemeinsam zu einer Flüssigkeit werden. Dieses Phänomen gilt als Lehrbuchweisheit.

Es gibt aber auch noch fließende Strukturen im Wasser. Seine Eigenschaft der Wasserstoffbrückenbildung führt zu rasend schnellen und pausenlosen Verkettungen von mehreren Hundert Wassermolekülen zu sog. *Clustern*. (In der Wirtschaft werden damit Technologieansammlungen um Forschungseinrichtungen, Universitäten, Krankenhäuser usw. bezeichnet). Wasser zeigt in dieser Hinsicht wirklich eine ungeheure Dynamik, in der diese *Cluster*-Formationen in Windeseile entstehen und wieder vergehen. Sie bestehen nur Billionstel-Sekunden (10^{-9}). Diese permanente Umstrukturierung mit ihrer hohen Fluktuationsrate, Ausdruck dieser Dynamik, begleitet eine ebenso hohe *Unordnung*, was *Entropie*-Wachstum heißt. Wir wissen es inzwischen, daß dies eigentlich Lebensfeindlichkeit bedeutet. Diese Strukturdynamik erzeugt ein multifrequentes Feld, welches letztlich Chaos bringt.

Große Cluster bedeuten Desinformation. Dies ist nichts anderes Informationsmüll, wohingegen kleine, feine Clusterformationen differenzierte, systemstützende Information darstellen und somit geringes Entropiewachstum verursachen.

Der italienische Physiker *Emilio del Giudice* hat mit quantenphysikalischen Berechnungen zwei unterschiedliche Wasserphasen herausgefunden. Sie werden heute mit Wasser I und Wasser II bezeichnet.

Ersteres ist ungeordnetes Wasser, heißt Wasser mit hoher Entropie, also chaotisches Wasser. Das Wasser der Kategorie II dagegen ist kristallin geordnetes mit höherem und hohem Ordnungsgrad. Nach entsprechenden Überprüfungen hat sich erwiesen, daß gewöhnliches Trinkwasser aus der Leitung im Wesentlichen das Wasser der Kategorie I darstellt. Damit haben sich meine eingangs geäußerten Bedenken gegen das Wassertrinken schon als berechtigt erwiesen. Dieses bringt zusätzliche *Entropie* in den Organismus, zieht also den Ordnungszustand des gesamten Organismus herunter. Aber auch in Flüssen und stehenden Gewässern bei uns ist wegen der stofflichen und elektromagnetischen Umweltbelastungen der Wasser-II-Anteil verschwindend gering. Da scheint es also selbst die Sonne mit dem Gegensteuern schwer zu haben.

Auf der anderen Seite hat sich das Körperwasser eines gesunden Menschen als nahe bei der Kategorie Wasser II erwiesen. Nur reines Quellwasser mit Sonnenzutritt hat in etwa Wasser-II-Struktur.
Wer also das falsche Wasser bedenkenlos trinkt, und das tun die Menschen, der bringt *chaotisches* Wasser in seinen – hoffentlich – einigermaßen geordneten Organismus. Daraus folgt, daß ihm damit wertvolle Ordnung entzogen wird, denn die physikalischen Umstände (Gesetz vom Vorfall der Energie) drängen zum Ausgleich zwischen den beiden Zuständen *Ordnung* und *Chaos*. Dabei zieht der Organismus den Kürzeren, er verliert die so bitter benötigte *Ordnung*.

Jetzt mag sicher die Leserschaft fragen, woran dieses gefährliche Wasser denn nun zu erkennen sei. – Antwort: Vom Laien gar nicht. Wer trägt schon Messgeräte mit sich herum? Also setzt man, will man strikt gesundheitsbewußt verfahren, das ›*bei jeder sich feilbietenden Flüssigkeit* grundsätzlich voraus. Warum sollte es auch anders sein? Woher sollte die *Ordnung*, die *Vitalität* schon kommen? Niemals aus der Maschine oder aus der Theke. – Ausweg aus diesem Dilemma ist der kompromißlose Verzicht!

Wenn also unbedingt getrunken werden muß, dann zu Hause in aller Ruhe und nur nach Vorbereitung über das oben erwähnte, *ordnende* Sonnenlicht. Das bringt Sonneninformation in unseren Körper. – Empfohlene Methoden zur Wasseraufbereitung folgen unten.

Das Sonnenlicht kann, je nach sonstiger Milieubelastung, das Schwingungs-Chaos im Wasser auf einige, wesentliche Frequenzen, eben die des sichtbaren Frequenzspektrums reduzieren. Damit werden Anzahl und Häufigkeit der Mikrozustände (*Cluster-Aktivitäten*) niedrig gehalten und so gleichzeitig die bekannt-vitalitätschädigende *Entropie* gebremst, was wiederum eine Verbesserung in Richtung auf *Läuterung* und *Vitalisierung* des Wassers bedeutet. Und nur dies kann für uns, so wir denn das schlechte Wasser weglassen, Gesundheits- und Lebenskraftgewinn erbringen.

In der Quantenphysik hatte sich gezeigt, daß eine Resonanzkopplung unter den Wassermolekülen durch deren synchrone Rotation zustandekommt, wodurch wiederum eine 20-fach stärkere Wasserstoffbrückenbindung entsteht. Und just diese begünstigt die Groß-Clusterformationen in der Wasserstruktur. Große Cluster aber sind nicht erwünscht, denn sie bringen mit makromolekularem Wasser verminderte Ordnung ein. Sie müssen deshalb zweckmäßigerweise in kleinere Strukturen verwandelt werden, weil kleinere Cluster mikromolekulares Wasser mit hohem Ordnungsgrad bedeuten.

Diese damit beschriebene und notwendige Neugruppierung aber heißt auch wieder mehr Energieaufwand für den Organismus, was wiederum Entropiewachstum induziert. Also sollte man lieber gleich keine Flüssigkeit eines niedrigen Ordnungszustandes zu sich nehmen.

Im Wissen darum gibt es ja heutzutage den Trend zur sog. Vitalisierung des erkanntermaßen zum Trinken ungeeigneten

Wassers. Das nimmt das Löschen von überflüssigen (Des)Informationen in Angriff, wobei praktisch die Auflösung der inkohärenten (ungeordneten/nicht gerichteten) amorphen Makrocluster in wohlgeordnete, kohärente Mikrocluster verfolgt wird. Das gelingt aber nicht in jedem Fall, und noch seltener mit dem gewünschten Ergebnis. Das angestrebte Ziel ist Vitalitätsgewinn durch Entropieverschiebung in den lebensgünstigeren Bereich (Für Spezialisten: Im I-S-Diagramm nach links).

In diesem quasi beruhigten Status einer verminderten Fluktuation können Informationen kontinuierlich aufgenommen und in kreativer Gesamtheit weitergegeben werden. Sie verleihen dem Wasser damit eine gewisse, zeitweilige ›Ordnung‹ – eine Art Gedächtnis, welches außerordentlich präzise funktioniert. *Emotos* Musik-Kristalle weisen es aus.

Wasser, das Informationen speichert. Daran müssen wir uns also gewöhnen, sehen wir es doch in seiner Flüssigform als so flüchtig an. Doch darin liegt höchst wahrscheinlich diese Fähigkeit begründet. Und wenn wir aufgeschlossen sein wollen für neue Erkenntnisse und richtiges Handeln auf unserem Gesundheits- und Ernährungsforschungsweg, dann brauchen wir dieses Wissen, genauso wie für die folgenden Ausführungen.

Wasser, hier speziell der Wasserstoff, macht neben dem Kohlenstoff den mengenmäßig überwiegenden Anteil aller lebentragenden Stoffe auf unserem Planeten aus. Selbstverständlich auch in den Lebewesen und somit auch in uns selbst. Die eigenschaftsgebundenen Fähigkeiten beider, des Wassers und seines Wasserstoffes, begründen die besondere Bedeutung für uns. So soll es nun um die Entstehung des für uns nützlichen, guten Wassers und um seine hohen Funktionen in unserem Organismus gehen.

Mehr als 80% aller Stoffwechselprozesse finden in Anlehnung an die Tatsache, daß die Ur-Ozeane die Wiege des Lebens sind, im wässrigen Medium ihr Wirkungsfeld. Selbst unser Blut erinnert in seiner Konsistenz an Meerwasser. (Das Leben kommt ja schließlich ursprünglich auch aus dem Wasser).

Deshalb haben auch alle Lebewesen einen hohen Wasseranteil im Körper. Was außerdem noch alle miteinander verbindet, ist die Resonanzfähigkeit ihrer Organismen im speziellen Frequenbereich bis 2000 Hz der uns umgebenden elektromagnetischen Felder. Genau diese Bandbreite zeichnet sich als durch das Wasser besonders gut resorbierbar aus, was eben zu dieser ausserordentlichen Resonanzfähigkeit, auch bei uns Menschen, führt. Es ist die präzise Erklärung für diese außergewöhnliche Gemeinsamkeit von Lebewesen mit dem Wasser.

Wie wir ja schon in Kap. 2 ›Der Kosmos und wir‹ erfahren haben, sind Informationen aus den elektromagnetischen Kraftfeldern – auch aus solchen aus dem Raum – Grundlage bzw. oft Anstoß für viele Stoffwechsel-, Synthese-, sogar Denkprozesse. Wasser ist da das aktive Medium, und wir erinnern uns, unser Gehirn besteht zu 90% daraus; ebenso wie unser Blut.

Gutes Wasser ist fundamentale Grundlage für unsere Gesundheit. Es hat auf Grund seiner beschriebenen Molekularstruktur und den *Cluster*-Bildungen mit elektrisch leicht negativem Potenzial ausgezeichnete Lösungseigenschaften (wie schon im Kap. 2 im Zusammenhang mit der ›Lebenszone‹ und der Enstehung des Lebens erläutert worden ist). Es kann die vom Leben benötigten Elemente aus der Natur in Form ionisierter Mineralien wie beispielsweise Magnesium, Natrium, Calcium oder Kalium in die Zelle schaffen. Da sich die Transportstraßen durch die Zellmembran in das Zellinnere, die mikroskopisch feinen Ionen-Kanäle, elektrisch leicht positiv aufbauen, werden gem. Naturgesetz nur die negativ geladenen Wasserteilchen mit ihrer willkommenden Fracht durchgelassen. Der Abtransport von Abfallstoffen aus dem Zellstoffwechsel geschieht auf gleichem Wege.

Zur Erfüllung aller dieser Aufgaben muß gutes Wasser darüber hinaus noch eine Oberflächenspannung von 45-50 dyn

aufweisen. Erst dann besitzt es die für die Zelle erforderlichen Lösungseigenschaften.
Gutes Wasser verrichtet aber noch eine überaus spezielle, ja lebenswichtige Dienstleistung für uns. Nur dieses Wasser allein kann mit seinen Wasserstoffmolekülen die Elektronen für die mitochondrialen Enzymkomplexe herbeischaffen, welche für die Zellatmung (in Kap. 9 und 12 angesprochen) unverzichtbar sind.

Der Wasserstoff ist es auch, der mit seinen geradezu sesationellen Fähigkeiten und Eigenschaften als glänzendes Antioxidans wirken kann. Im Gegensatz zu allen uns bekannten hochmolekularen Antioxidantien, wie Vitamin C, E oder die Carotinoide, hinterläßt Wasserstoff nach seinem Wirken keinerlei biologisch inaktive oder gar schwach-radikale Rückstände, die dann erst vom Organismus in speziellen Enzymreaktionsketten, wie da sind Superoxiddismutase – Katalase – Glutathionperoxidase, zu neutralem Wasser umgewandelt werden müssen. Dies bedeutet immer erheblichen Energieaufwand für alle lebenden Systeme, und der, wie gesagt, beim Wasserstoffoxidans vorzugsweise ganz entfällt. Der Wasserstoff hinterläßt nach seinem Reaktionsgang sofort und nur neutrales Wasser. Das ist gesparte Lebenskraft.

Diese wenigen Funktionsbeispiele des Wassers bei uns machen die Wichtigkeit des wirklich guten, die Gesundheit stützenden Wassers in uns deutlich.

Nun wollen wir uns doch den Entstehungsgang dieses für das Leben und die Gesunderhaltung so ausschlaggebenden, nützlichen Wassers einmal näher anschauen.

Natürliche Quelle für hochfunktionelles Wasser ist der ›naturrichtige‹ Wasserfluß, die Bewegung, wie sie die Natur erzwingt ('naturrichtig', vom österreichischen Naturforscher Viktor Schauberger, +1958, eingeführter Begriff). Diese Segen bringende Bewegung – warum diese Bezeichnung, wird gleich deutlich – findet selbstverständlich in den natürlichen Flußläufen und

Bächen statt, verstärktermaßen in intensiv quirlenden Sturzbächen. Speziell in diesen, aber auch in natürlich gebliebenen Verläufen mit ihrer meistens mäanderförmigen Linienführung, wird das Wasser um scharfe Biegungen und Windungen gezwungen und so in hohe Geschwindigkeitsbereiche gepreßt. Dabei geschieht im Wasser Geheimnisvolles, das wir nun ein wenig näher betrachten wollen.

Die schon von außen sichtbar hohen Fließgeschwindigkeiten führen im Innern der Wasserformationen in differenzierten Verwirbelungen zu weiteren erheblichen Beschleunigungen. Dieses von Fliehkräften, Preß- und Dehnkräften im Rück- und Parallellauf unter Erzeugung von Reibungsenergien diktierte Geschehen, an dem offensichtlich auch Mikroschwingungen beteiligt sind (siehe "schwebende Wasserbrücke" am Schluß dieser Ausführungen), erzeugt aufgrund von Naturgesetzen hochdynamische Mikrowirbel und Gegenwirbel. Diese, oft in Doppelhelix formierten Mikroströme, parallel und eng beieinander und auch gegeneinander existent, erreichen hohe interne Geschwindigkeiten bis unglaubliche 1,5 Mach. (Überschall). Dabei laufen Prozesse ab, die sich zwischen den von uns zugänglichen Alltagsdimensionen über den Mikrobereich bis in die feinsten Strukturen von elektrischen, magnetischen und gravitativen Feldern erstrecken und weiter in noch nicht näher definierte Zonen hineinreichen können.

Viktor Schauberger hat damals schon die ordnende und somit Energie freisetzende Kraft des einrollenden Wirbels mit seiner Sogkomponente erkannt. In diesen Turbulenzen, die heute als *makroskopische chaotische Dynamik* bezeichnet wird, werden die Wassermoleküle ausgerichtet, und das wird für eine besondere Form der Stiftung von Ordnung und Selbstorganisation angesehen. Auf diese Weise werden *Cluster*-Formationen günstig gestaltet, verzichtbar große *Cluster* aber aufgelöst und damit die ihnen innewohnenden überflüssigen und verwirrenden

Informationen gelöscht. Informationsüberflutung durch unbewältigte Informationsströme ist nämlich in sich schon wieder Chaos. Beispiel ist hier das in Leitungen durch diverse Antriebspumpen getriebene und mit Negativeindrücken belastete Trinkwasser. Auch diese völlig unnatürlichen Eindrücke sind Desinformation und wirken chaosverursachend für ihre Umgebund und erst recht als Getrunkenes im menschlichen Organismus. Dieser Wasser-›Unordnung‹ hilft der einrollende Wirbel im natürlichen Flußlauf ab, und dies im Verein mit dem direkten und intensiven Sonnenlicht (Photonenzufuhr). Auch das Sonnenlicht bewerkstelligt mit seinem Schwingungspotential (Frequenzspektrum sichtbares Sonnenlicht) über Interferenzwirkung ein Ausfiltern der überflüssigen (Des-) Informationen. Das ist Informationsselektion durch Sonnenlicht. Im Wasser entstehen Struktur und Ordnung, - Begrüßenswerte Veränderungen, die dem Entropie-Wachstum strikt und dienlich entgegengerichtet sind.

Und als Krönung bei diesem natürlichen Geschehen, diesem Idealzustand für die Errichtung und Aufrechterhaltung gesunder Mikrostrukturen, entsteht unter dem Einfluß von Überschallgeschwindigkeit - und ausschließlich unter diesen Bedingungen – aktiver Wasserstoff. Und der ist für uns überlebenswichtig.

Dieser aktive Wasserstoff besitzt eine geringe Ladung (0,85 Elektronen-Volt). Wie wir schon erfahren haben, braucht es für die Zellernährung leicht negatives Wasser, um die positiv agierenden Ionenkanäle überhaupt passieren zu können. Dort gibt es zwei unerbittliche Wächter, die sog. *Aquaporine* (spiralförmige Proteine), die das negative Potential des Zellinneren konsequent schützen. Der aktive Wasserstoff ist also genau auf dieses Milieu zugeschnitten.

Eigentlich kann er erst bei Temperaturen um 375 Grad Celsius entstehen, aber durch die gerade beschriebenen Vorgänge eben auch in der Natur bei ganz niedrigen Temperaturen. Aktiver Wasserstoff rettet uns die Nahrungszufuhr in die Zelle und – schon gesagt – wirkt als allersauberstes Antioxidans.

Deshalb also der eingangs benutzte Begriff der ›Segen bringenden Bewegung'. Wohl sicher zu Recht.

Alle diese Vorzüge guten Wassers entstehen also in natürlichen Wasserformationen in Flüssen, Bächen, Seen und Ozeanen. Flußläufe mit ihren besonders förderlichen Mäanderformen und verschachtelten Strömungsverhältnissen sind unter Einfluß der Erdrotation entstanden, der selbstverständlich auch das Wasser selbst unterliegt. Die Besonderheit der Flußmäander liegt in ihrer abwechslungsreichen, konsequenten Wasserführung, bei der das Wasser in den Außenbereichen der Mäander in heilsamen Wirbeln geführt wird, die sowohl dem Wasser, als auch den Ufer-/Bodenzonen einen für die Natur besonders nützlichen, aufgeladenen Status verleihen. Der wiederum hat direkten Einfluß auf Wasser- und Bodenqualität, kann bewirken, ob es sich dann um *frisches, reines, bakterienfreies, fischreiches, gesundes, trag- und schleppkräftiges* (*O-Ton Schauberger), oder aber um von alledem gegenteiliges Wasser handelt. Die Natur will Wirbel, und solche Ökosysteme steigern nun einmal die biologische Qualtität der Regionen.

Außerdem haben Schaubergers Untersuchungen ergeben, daß in mäanderförmigen Flüssen saisonbedingt hohes Wasseraufkommen auch schneller abfließt, also gar kein Hochwasser entstehen kann. Alle diese Vorteile sind durch die Eingriffe des Menschen in die natürlichen Gewässer zunichtegemacht worden.

Gerade um diese natürlichen Flußverläufe, die das Wasser zu ›naturrichtigen‹ Bewegungen zwingen, ist es in der heutigen Welt schlecht bestellt. Die Hälfte von ihnen ist schon gedanken- und ahnungslos über die eben aufgezeigten sinnvollen Zusammenhänge in der Natur verändert worden, ist begradigt, in Betonläufe gezwängt, eingerohrt, zugebunkert, umgeleitet, aufgestaut; viele Flüsse wegen Mißbrauchs ausgeblutet und ausgetrocknet. Und Wasserkraftwerke versetzen vielerorts der natürlichen Wasserbewegung ein leises und ruhmloses Ende. Die Folge aus all diesem menschlichen Frevel am ›Naturwunder Wasser‹ ist drastisch gesunkener und weiter versiegender aktiver Wasserstoff im Rest der Wasserwelt.

Es gibt nur noch wenige Plätze auf der Welt, an denen dieses Wunder unbeschadet ist und weiter wirksam bleiben kann. So z.B. im Hunza-Tal im Norden Pakistans und Vilcabamba in Equador. Die dort lebenden Menschen erreichen generell ein biblisches Alter, und das bei bester Gesundheit. –

Eingedenk dessen kann ich mich an einen Zeitungsartikel von vor mehr als 25 Jahren über die Hunzas erinnern, der mir offenbar bis heute ins Gedächtnis geschrieben ist.

Es war damals die Zeit unserer ersten fünf Jahre nach der großen Ernährungsumstellung in der Familie, und wir interessierten uns alle für Ereignisse und Geschichten, die von idealer natürlicher Ernährung und Lebensweise und von vollkommener Gesundheit handelten. Also eine Zeit großer Annäherung in dieser Richtung und auch großer Erwartungen und Hoffnungen. Viele unserer Gesundheitswünsche waren ja auch inzwischen schon in Erfüllung gegangen (im Buch Kap. 10 geschildert).

Der Zeitungsreporter damals berichtete von einem Altensportfest aus dem Hunza-Tal. So wohnte er u.a. einem Kurzstreckenwettkampf der ältesten Leute, Männer, bei. Da waren 4 als Konkurrenten über die 100 m gesprintet. Der Reporter konnte nicht glauben, was er mit eigenen Augen sah. Alle liefen relativ schnell und kamen ins Ziel. Der Sieger hatte es in 20,3 Sekunden geschafft, der Zweite nur kurz dahinter. Nun ging der Reporter gleich nach dessen Triumph zum Gewinner und fragte ihn, wie er sich denn nun fühle. Der Mann machte nicht einmal einen atemlosen Eindruck. Aber das Reportererstaunen wuchs, als er die Antwort auf seine Frage nach dem Alter hörte: ”99 Jahre. Und ich bin stolz darauf, daß ich meinen Bruder dabei geschlagen habe. Dieser Jüngling ist nämlich erst 94.” – (Der war nämlich der Zweite). Und der Sieger fuhr strahlend fort: ”Und über meinen

Sieg, den des ältesten Sohnes, wird sich ganz besonders unser Vater freuen. – Der hat früher nämlich immer gewonnen." -

Da traute der Berichterstatter dem Strahlemann nicht mehr und erkundigte sich bei einem der nahestehenden Zuschauer. Der aber nickte und sagte, daß es stimme, und daß der Vater gerade 124 Jahre alt geworden und die Mutter nur wenig jünger sei.

Darauf fühlte der Reporter doch eine tiefe Bewunderung für diese Menschen hier mit ihrem so kargen Lebensstil und dabei offensichtlicher Zufriedenheit in sich aufsteigen, und er fragte sich, ob die eben erlebte sportliche Leistung dieses 99-Jährigen ›Spitzensportlers‹ nicht doch mehr Bewunderung verdiene, als die knapp 9 Sekunden oder etwas darüber der damaligen 22 Jahre jungen Weltrekordler. Doch wohl bestimmt. Landschaft und verzichtreiche Lebensführung machten solche Ausnahmeleistungen bei so hohem Alter möglich. Und mit ihr selbstverständlich das recht urtümlich gebliebene Wasser dieser Region.

Olivenöl und ›Frutti di Mare‹ waren daran wohl weniger beteiligt.

Nach diesem Forschungstrip in den Außenwasserbereich der freien Natur mit Hunza-Episode wollen wir uns nun unserem ganz *intimen* Wasser zuwenden, nämlich dem in uns selbst, in unserem Körper und in unseren Zellen.

Interessant auch hier - Wasser erscheint in unserem Organismus in drei verschiedenen Wasserphasen (Damit sind nicht seine Aggregatzustände ›flüssig‹, ›gasförmig‹ und ›fest‹ – Wasser, Dampf und Eis gemeint) und spielt mit teilweise zyklischen Veränderungen seines jeweiligen Ordnungsgrades eine wesentliche, meist prozeßtragende Rolle.

Es gibt in der lebenden Zelle (nach *J.S. Clegg*, Uni Miami) das ›freie‹ Wasser, das ›*Hydrierungswasser*‹ und das sogenannte ›*vizinale*‹ (lat.vicinalis, nachbarliche) Wasser. Der augenblickliche Stand der Erkenntnis scheint den Schluß zu stützen, daß dieses ›*vizinale*‹ Wasser einen weit höheren Ordnungszustand einnimmt und damit über außergewöhnliche Eigenschaften verfügt. So z.B. über Managementfähigkeiten, die gegen das schon erläuterte bedrohliche *Entropie*-Wachstum gerichtet sind. Das untersuchte Tumorzellwasser weist dagegen regelmäßig eine stark *verminderte Ordnung* auf. (Seine verlängerte Relaxationszeit ist vorher im Zusammenhang mit Krebs schon erwähnt worden).

Das ›*freie*‹ Zellwasser dagegen ist chaotisches Wasser, ohne jeglichen Ordnungsgehalt und deshalb einflußlos gegen *Entropie*-Wachstum und Tumorgeschehen. In Gegenwart von ›vizinalem‹ Wasser finden aber zyklische Wechselwirkungen zwischen beiden Wasserphasen statt, die selbstverständlich auf die besondere Aktionsfähigkeit des ›*vizinalen*‹ zurückgehen. Das Hydrierungswasser bleibt hierbei außen vor, denn es ist reaktionsunfähig, weil als integraler Bestandteil fest an unsere Moleküle gekettet.

Wir sehen, Wasser ist schon hier in der Zelle nicht gleich Wasser. Es gibt große Unterschiede in rein physikalischer und biophysikalischer Funktionalität. Dabei sind also in erster Linie seine *feinstofflichen* Eigenschaften gemeint.

Wie groß nun aber müssen doch da erst die Unterschiede zwischen den Wasserzuständen sein, denen wir in unserer freien Umwelt begegnen. Damit sind hier nun nicht die allgemeinen Zustände gemeint, in denen sich dieses Element uns als Quellwasser, Gletscher- oder Schmelzwasser, als Tiefen- oder Trinkwasser, Mineralwasser, Regenwasser, als Süßwasser oder salziges Meerwasser, Abwasser und Schmutzwasser oder als Klärwasser darstellt.

In unserer Betrachtungsweise geht es um die besonderen Botschaften des Wassers, die wiederum in den feinsten materiellen und immateriellen Strukturen des Wassers angesiedelt, ja, programmiert sind.

›*Vizinales*‹ Wasser – da erinnern wir uns an die Flüssigkristallinität unseres Organismus mit den Änderungen der optischen Eigenschaften. Hier nun wird eine weitere Eigenart aufgedeckt, die Wasser entwickeln kann. ›*Vizinales*‹ Wasser enthält im höheren *Ordnungszustand* Informationen in Form von besonderen Strukturen, an die der Arzt Samuel Hahnemann vor über 180 Jahren das von ihm vermutete ›*Wassergedächtnis*‹ gekoppelt glaubte und ihm die Möglichkeit zuschrieb, Informationen speichern und weitergeben zu können, welche dem *Wassergedächtnis* auf unerklärliche Weise vermittelt worden seien.

Tatsache war, daß durch die nach seiner prinzipiellen Erkenntnis »*similia similibus curentor*« entwickelte Methode Krankheiten mit Hilfe geringster Substanzen geheilt werden konnten, die in höheren Dosen eben jene oder ähnliche Krankheiten auslösten. So hat er sehr hohe Potenzen (Verdünnungen im Verhältnis von 1:10, 1:100 usw.) nach seinem Verschüttelungs-Procedere verabreicht, in denen manchmal kein einziges Molekül der ursprünglichen Heilsubstanz mehr enthalten sein konnte. Der Grundsatz seiner Überlegungen war, was auch wir als Schlagwort aus der Medizin kennen: Viel hilft nicht viel. Im Gegenteil, unser Organismus reagiert prinzipiell sehr viel besser auf Reize geringster Intensität, als auf grobe. Diese seine extreme Feinfühligkeit macht auch den Elektrosmog für uns viel gefährlicher, als aus fachtechnischer Sicht bei der Mobilfunkindustrie überhaupt erkannt wird. (Buch-Kap.15).

Hahnemanns Anwendungen wirkten und grenzten ans Wunderbare. Was er damals noch nicht wußte, er hatte ja nur ausprobiert, ist heute Erkenntnisstand und erklärt es: Der menschliche Organismus selbst schwingt in einer charakteristischen Eigenschwingung und bildet so ein resonanzfähiges System für Information aus der Natur und von außen, und in diesem Punkte ist er für die subtilsten, die schwächsten Informationen sensibler ausgelegt, als manches feine technische Meßgerät. – Hahnemanns Heilinformationen sind also nicht auf irgendeine ominöse Art und Weise, sondern klar über den Resonanzweg auf die Wassermoleküle im Körper übertragen worden. So ist auch erklärlich, daß seine Arzneien nicht immer geschluckt werden mußten. Bei manchen Patienten reichte es aus, die Potenzfläschchen fest in die Hand zu drücken. Der Organismus hat auch so die speziellen Schwingungen aufgenommen und zielgerichtet reagiert. Auch die noch nachfolgenden Ausführungen über die körpereigenen Wasserstadien bieten Erklärungen für solche Wirkungen.

Trotz seiner sichtbaren Heilerfolge erntete Hahnemann nur Hohn und Spott und wurde schließlich 1821 von der Ständeschaft der Leipziger Apotheker in die Flucht gejagt. Die von ihm begründete *Homöopathie* wurde verboten. So kam er nach Paris und praktizierte dort dann lange Zeit und mit gleichgroßem Erfolg. Keine Ständeschaft oder Behörde hat ihm dabei Steine in den Weg gelegt.

Zurück zum Zellwasser.

Das ›*vizinale*‹ (nachbarliche) Wasser gewinnt in seiner Grenzflächenfunktion eine besondere Bedeutung. Grenzflächen sind, physikalisch wie auch biologisch gesehen, generell wegen der durch ihre Existenz induzierten höheren Aktivität und Kreativität, höchst interessant. In unserer sichtbaren Umwelt nehmen sie nach ökologischen Erkenntnissen eine Schlüsselstellung bei der Entstehung und der Entwicklung von Leben ein, durch höchste Bioaktivität und v.a. Bio-Kreativität. Parade-Beispiele dieser wirkmächtigen Grenzflächen ›draußen‹ zwischen Ebbe und Flut, das immer wieder überflutete *Wattenmeer*, wie auch die tropischen Schlammstrände unter der intensiven Äquatorsonne. Sie sind in ihrer Funktion wahre *Spülsäume des Lebens*. Hier sind die Wechselwirkungen zwischen Land und Wasser in Verbindung mit dem ›kohärenten‹ Sonnenlicht außergewöhnlich effektiv.

In gleicher Weise, wie dort draußen das Meerwasser, so wirkt auch das ›*vizinale*‹ Wasser als hoch potentes, intelligentes Wasser an einer speziellen Grenzregion in der Zelle mit hohem *Ordnungsgrad*, gewissermaßen auch ein *Spülsaum des Lebens*, von dem Symmetrieoperationen ausgehen, wie auch Wechselwirkungen mit dem ›*freien*‹, oft chaotischen Zwischenzellwasser. ›*Vizinales*‹ Wasser setzt mit seiner Agilität Rahmenbedingungen für höchste Funktionserfüllung innerhalb der Zelle. Im Zusammenwirken mit der Region ist es der Sitz für Kreativität schlechthin.

Wir sehen also Zustände größter ›*Ordnung*‹ und *Chaos* dicht beieinander, selbst in uns. Typisch Natur. Eben Grenzfläche. Bei *Emotos* Wasserkristallen wunderhübsche Gebilde im ›naturnahen‹ Wasser und Ausgeburten der Häßlichkeit im Leitungswasser. Soviel haben wir nun also schon erfahren. Und eines scheint auch festzustehen: Die quasi bipolare Geometrie des Wasser-Moleküls mit seinen darin eingebetteten speziellen Fähigkeiten, u.a. als Dipol zu wirken, haben etwas mit dem ›Ordnungsgehalt‹ dieses Mediums zu tun. Leitungswasser mit seinem Informationsmüll wäre hier ein regelrechter Störfaktor.

Bei dem engen Zusammenhang zwischen Körper und Nahrung geht die Verflochtenheit bis in die feinsten Strukturen der Beziehungen. Das Geheimnis, sozusagen der Kitt in dieser Bindung, sind, was wir nun eigentlich schon kennen, die Sonnenlichtfrequenzen von blau mit 390 nm bis rot mit Wellenlängen um 780 nm. Es ist der Grenzbereich zwischen dem sichtbaren Licht und dem Infrarot-Sektor als offenbar wirkungsvollstes Spielfeld für die Sonnenlicht-Materie-Koalition. In diesem ›Kontakt‹-Bereich kann *Ordnung* auf unseren Organismus übertragen und damit Resonanz zwischen Sonnenlichtfrequenz und denen unseres Körperwassers, speziell unseres ›vizinalen‹ Zellwassers, hergestellt werden. Hier kann Sonnenlicht durch konstruktive Interferenz, wie man so schön sagt, Ordnung schaffen. Und die daraus folgende Resonanz – wissen wir auch – ist beste Kommunikationsbasis. Auf ihr können Energien auf den Organismus übertragen werden, die der Lebenskraft ganz allgemein zugute kommen.

Aus alledem ist ersichtlich, daß nur von Sonnenlicht durchflutete Ur-Nahrung natürliches Wasser höchster Ordnungsstufe enthalten kann, denn Pflanzen und Früchte wachsen ja normalerweise im Sonnenschein heran. Deshalb auch die treffende Bezeichnung **›Sonnenkost‹**. Und, dies zur Beruhigung, auch Plastikgewächshäuser (Spanien) lassen bei Sommerhitze mit geöffneten Oberlichtern und Türen über die Umgebungsreflektionen, aber auch durch die Folie selbst, Sonnenlicht ein. Und nur die Flüssigkeit der **›Sonnenkost‹** brauchen wir. Denn das steht fest: Früchte-, Gemüse- und Wildkräuterwasser, alle kommunizieren sie mit unserem Körperwasser.

Wir sehen, es ist in Wirklichkeit nichts von dem anderen zu trennen, zu isolieren. Unser Organismus ist über die Nahrung mit der Biosphäre energetisch verbunden. Das wissen wir bereits, seit wir uns mit diesem Thema gemeinsam befassen, **und so kann es uns aus dieser Kenntnis heraus auch niemals egal sein, was wir essen und – in diesem speziellen Betrachtungspunkt Wasser – welches Wasser wir denn nun in unseren Organismus einbringen, es schlucken.** Leitungswasser ist ohne jede natürliche Lebendigkeit und vom Ordnungsstatus her ein Informationsdesaster. Völlig indiskutabel.

Spätestens die Emoto-Kristalle in ihrer einprägsamen, photographischen Darstellung sind uns ein Vehikel zum Verständnis für die unterschiedlichen Wasserqualitäten und sollten uns wach machen und kritisch stimmen gegen jedwedes Wässerchen, und das – jeden von uns. *Emotos* faszinierende Wasserkristalle sind Aushängeschild für Qualität, und die Qualtitätsfrage wird bei der naturnahen Ernährung selbstverständlich immer sehr streng gestellt. Sollte sie jedenfalls, denn sie wiederum steht letztlich für Organqualität, für die Qualität des ganzen Organismus und damit – das sei hier nochmals hervorgehoben – auch für die Gehirnzellenqualität. Es ist also

Lebensqualität, die direkt von innen kommt, und auf die wir über kritische Wachsamkeit und gesundheitsbewußtes Verhalten ganz persönlichen Einfluß haben.

Chaotisches Wasser aber – dies nochmals zur Erinnerung – vermindert den Umgebungs-*Ordnungsgrad*, damit auch den unseres Organismus, und es trägt zum *Entropie*-Wachstum in uns bei. Das aber bedroht unsere Existenz. Wir wissen das nun schon recht gut einzuordnen. So sollten wir es im Alltag auch beherzigen, zu unserem Allerbesten.

Mit diesem neu erworbenen Wissen über das durchsichtige, doch immer noch recht undurchschaubare Element Wasser ausgestattet, wollen wir auf die ›*schwebende Wasserbrücke*‹ der Grazer Forscher zurückkommen.

Dieses gerade erst entdeckte Phänomen, könnte, so vermuten die Forscher aufgrund der beobachteten Eigenschaften, ebenso Funktionen in unserem Organismus erfüllen, und zwar seit unserem Bestehen. Schauen wir uns doch nun das Experiment dieser Entdeckung einmal genauer an.

Zwei mit hochreinem Wasser gefüllte, dicht aneinander gestellte Becher werden unter starke elektrische Spannung gesetzt. Zunächst bildet sich an der Berührungsstelle ein Funke. Dann kriecht das Wasser an beiden Gefäßrändern nach oben und verbindet sich im Berührungspunkt zu einer Brücke. Dort hält sie auch beim Auseinanderrücken der Gefäße bis zum Abstand von 2½ cm stand. Erst dann bricht sie ab. Erstaunliche Feststellung: In dieser runden, freischwebenden Wassersäule fließt das Wasser in beide Richtungen gleichzeitig, d.h., es wird exakt gegenläufig transportiert. Und das Faszinierende: Diese Brücke schwingt in ihrer ganzen Länge, mit bloßem Auge beobachtbar, in einer niedrigen Frequenz. Mit der Hochgeschwindigkeitskamera sind Oberflächenwellen um die 300Hz zu sehen. Außerdem treten Phänomene in Erscheinung, die mit ca. 3000Hz schwingen. Die Wasserbrücke wird offensichtlich von diesem Frequenzpaar in zwei Zeitskalen stabil gehalten. Die Wärmekamera registriert dabei sehr hohe Temperaturen. Außerdem herrschen in dieser liegenden Wassersäule Dichtegradienten, wie man sie in flüssigem Wasser bisher nicht gemessen und auch für ganz unmöglich gehalten hatte. Diese Dichteunterschiede sind das Schnellste, das sich dort bewegt. Sie rasen förmlich in beide Richtungen durch die Brücke und sind dabei gut mit der Hochgeschwindigkeitskamera zu registrieren. Ihre optischen Eigenschaften ermöglichen es. Die Dichtegradienten bilden in diesem Zustand eine Sammellinse, die ein hinter der Brücke außerhalb der Brennweite aufgestelltes Bild auf den Kopf stellen. Das kann alles per Hochgeschwindigkeitskamera aufgezeichnet werden.

Warum hier nun die Vorstellung dieses eher technischen Experimentes im Zusammenhang mit Ernährung? –

Nun, Zellbiologen vermuten, daß dieses Phänomen der schwebenden Brücke bei alltäglichen Vorgängen in unserem Organismus eine wesentliche Rolle spielen könnte. Es existieren während der Prozeßabläufe in unseren Zellen sehr, sehr hohe Spannungsdifferenzen, die bis in den – unglaublichen – Mio.-Volt-Bereich gehen, lokal begrenzt, aber an Billionen Stellen. (Zur Erinnerung: Wir bestehen aus 55-100 Billionen Somazellen und jede DNA feuert bis zu 120.000 Ordnungssignale/Sekunde. Das geschieht mit gespeichertem Sonnenlicht und mit Spannungsunterschieden). Bekannt ist schon, daß sich Wasser an unseren Zellwänden hochrein organisieren kann. Das aber könnte bedeuten, daß dieses ›hochreine‹ Wasser, wie wir es in der Brücke sehen, eventuell auch in unserem Organismus aktiv ist. So ist mit Recht anzunehmen, daß die hohen Potentialdifferenzen im Zusammenwirken mit diesem speziellen Wassertypus in der Weise der phänomenalen Brückenfunktion die Lebensprozesse bewerkstelligen. Das Ganze selbstverständlich auf mikroskopischer Ebene.

Diese jüngsten Experimente und Untersuchungen könnten Erkenntnishorizonte bis in unsere Zellbiologie eröffnen und möglicherweise anderen Wasserphänomenen, wie der *Homöopathie* oder der geheimnisvollen Wasserbelebung, weiter nachspüren.

Nun hatten wir uns ja gerade vorher mit dem ›*vizinalen*‹ Wasser unserer Zellen beschäftigt. Eröffnet sich da nicht ein phantastischer Schluß, wenn wir das hier eben Beschriebene damit verbinden? Wie, wenn nun das früher erkannte ›*vizinale*‹ und das brandneu entdeckte ›*hochreine*‹ *Wasser* identisch sind? Zwei Begriffe für ein und das dasselbe Phänomen? Das Grazer Experiment ist erst ein paar Tage alt, und so schnell konnte diese Zusammenführung der Erkenntnisse wohl noch nicht vollzogen werden. Doch ungemein spannend ist es schon, was dabei einmal herauskommen mag.

So kostbar diese neuen Erkenntnisse nun sein mögen, so kostbarer sollte uns das Wasser der besonderen Qualität sein, wie wir es nun kennengelernt haben. Vielleicht auch eine Erkenntnis besonderer Qualität? Im Hinblick auf das künftige Trinken jedenfalls dürfte dieses Wissen hierum doch wohl der Überzeugung weiter auf die Sprünge helfen, daß es eben niemals piepegal ist, was wir trinken.

Nach diesem Exkurs über das geheime ›Innenleben‹ des Wassers, auch in unserem Körper, betrachten wir also nun mit hoffentlich geschärfterem Blick unser allgemein so hoch geschätztes Leitungswasser. Sie ahnen nun schon, da kann nichts Gutes dabei herauskommen. ›Nun, schauen wir mal‹.

Das Phänomen der elektromagnetischen Verkoppelung mit der Umgebung macht auch vor dem sog. Trinkwasser nicht Halt. Hier aber unnatürlich. Durch wieviele technische Reinigungs-Prozesse und Filteranlagen sind nun aber Leitungswasser und die meisten Grundflüssigkeiten der anderen Getränke gezwungen worden? Und zwischendurch und hinterher werden sie zahllose weitere Male um- und durchgepumpt. Während die großen Saugpumpen dieselgetriebene Kolbenpumpen sind und damit nur mechanischen Schaden anrichten, wird das große Kontingent der Fördereinrichtungen von den elektrisch betriebenen, äußerst schnellaufenden Kreiselpumpen gestellt. Mit hohen Umdrehungszahlen pro Minute schleudern sie das Wasser brachial herum und wirbeln es so durch das überall existierende Erdmagnetfeld und ziehen es zusätzlich durch die elektromagnetischen Kraftfelder ihrer Antriebsmotoren. Damit werden dem ›Informationsspeicher‹ im Wasser widernatürliche Signaturen (Fingerprints) aufgedrückt und Eindrücke vermittelt, die absolut nicht zu seiner Natur gehören. Das Ergebnis ist eine Flüssigkeit, die hoffnungslos viele, auch quälerische Eindrücke vermittelt bekommen hat, die sie in ihrer inneren Struktur gewaltig chaotisch und geradezu lebensfeindlich umgestrickt haben. Das können wir nach unserer systematischen Wasserbetrachtung schon sehr gut beurteilen.

Alle diese Quälungen stellen am Ende einen Berg von Feld- und Fehleindrücken dar, den unser Trinkwasser ›auf dem Buckel trägt‹ und der sich unserem Organismus als großes Störfeld mitteilt. Da ist von Sonnenlichtschwingung überhaupt nichts mehr übrig geblieben. Stattdessen erworbene *Unordnung*, die alle Lebensprozesse negativ überlagern wird. Auch das ist nach den Kapiteln ›Schwingung‹ und ›Bewegung‹ über die grazilen Schwingungsstrukturen in uns alles einsehbar.

Meine Bedenken richten sich nicht nur gegen das Leitungs- (genannt) Trinkwasser allgemein, sondern ebenso gegen die vielen speziellen Wässerchen, die den Markt überschwemmen. Trinkwasser & Co. enthalten nicht akzeptable Beimengungen, die dem Normalköstler im Wasserkessel oder Teetopf als Kesselstein wiederbegegnen. Es enthält nicht immer ausreichend definierte Salze, auch Kochsalz (NaCl). Der überzeugende Beweis für die großartige Transportfähigkeit des Wassers sind die imposanten Steinformationen in den Tropfsteinhöhlen. Wir alle haben schon mal staunend davor gestanden. Es sind Kalziumkarbonatbauten, also Material, das vom Wasser herbeigeschafft und abgeladen worden ist. Es setzt nicht nur technische Leitungen, Pumpen und Ventile dicht, sondern auch das menschliche Gefäßsystem. Nun werden wir nicht so alt wie die Stalagmiten und Stalaktiten dort in den Tropfsteinhöhlen, aber unsere Gefäße sind ja zum Teil mikroskopisch fein, und so reichen auch vergleichsweise winzige Mengen und kürzere Zeiträume für eine verheerende Wirkung in uns aus. Stellen wir uns nur die langsame Versteinerung unseres Gehirns vor, in dem 14 Milliarden Nervenzellen über 100 Milliarden Schaltverbindungen zu- und miteinander vernetzt sind und auf denen die Kommunikation im Millisekundenbereich und pausenlos erfolgt. Unser Gehirn ist ein unvorstellbar komplexes Verbindungsnetzwerk, in dem zudem als Nebenaufgabe in jeder der Nervenzellen auch noch 15.000 Eiweißmoleküle pro Sekunde hergestellt werden müssen. Gräßlich die Vorstellung, daß hier die toten Mineralien hineinpoltern und jede Menge Unheil anrichten.

Und das passiert, denn Wasser, das so ›beladen‹ in unserem Organismus ankommt, muß erst einmal seine mitgebrachte Fracht abladen, bevor es neue Transport- und Ausleitungsaufgaben am Orte übernehmen kann. Seine eingebrachte Beigabe landet an unseren Gefäßinnenwänden. Sie bringt Unrat in den Körper, vielleicht noch Nitrat- und Chlorgehalte mit der Gefahr der Bildung freier Radikale, oder gar Antibiotika-, Medikamenten- und Güllerückstände aus der Massentierhaltung oder Pestizide, beides aus der intensiven Landwirtschaft. Inzwischen sind weitere Risiken durch multiresistente Keime in Krankenhausabwässern entdeckt worden. Medikamentenrückstände müßten aus ihnen vor Entlassung des Abwassers in die öffentliche Kanalisation strenger abgeschieden werden. Dazu bedürfte es aber einer ausgefeilten, aufwendigen Technik. Filter und der Einsatz nützlicher Bakterien können die virulenten Keime nicht vollständig beseitigen.

Dies kann nur die komplexeTechnik der Umkehrosmose. Doch das hierbei entstehende Konzentrat muß als Sonderabfall aufwendig entsorgt werden.

Ein zusätzlicher Kostenfaktor. Andererseits aber macht die

Umkehrosmose das Wasser sauer. Das sollten alle Wassertrinker wissen.

Es gibt inzwischen auch die Nanopartikel, die technisch gegen multiresistente Krankenhauskeime eingesetzt werden könnten. Silberpartikel in Nano-Silber-Farbe sind als Wunderwerk in aller Munde. Aber es gibt auch damit verbundene Gefahren. Mit der Nanopartikel-Winzigkeit verlieren die vorher ungiftigen Stoffe ihre Harmlosigkeit und erwerben besondere Eigenschaften, verhalten sich im Zusammenwirken mit anderen Substanzen überraschend anders und entwickeln vereinzelt Toxizität mit raffinierten Durchdringungsfähigkeiten. Vielleicht sogar durch die menschliche Haut? Dann würden sie ohne weiteres in die Blutbahn, und auf diesem Wege sogar bis ins Gehirn, gelangen können. Es ist immer noch nicht restlos geklärt, ob dieser Exkurs der wilden Nanopartikel denn nun wirklich ausgeschlossen ist. Das wären ganz neue Auswirkungen, auch auf uns Deshalb allenthalben doch noch Unsicherheit.

Andererseits, Technik und fachgerechte Entsorgung kosten viel Geld. Und hier taucht sie schon wieder auf, die unendliche Kostenschlange, die sich in den Schwanz beißt. Krankenhäuser arbeiten inzwischen vielfach im Existenzminimum, werden vom kranken Gesundheitssystem stranguliert und bewegen sich am finanziellen Abgrund.

Kommen wir zurück zur Wasserbetrachtung.

Unter dieser generellen Perspektive ist unser Trinkwasser zweifellos - und einsehbar - gefährdet.

Trinkwasseruntersuchungen haben auch noch ganz andere Beimengungen zu Tage gefördert: Schwermetalle, Abrieb und Ausdünstungen von Wasserleitungen aus überalterten Wasserrohren und Plastikleitungen, selbst Autoabgasbelastungen aus der Luft, dazu Bakterien aus dem Hundekot, Viren und Pilze. - Wie gesagt, dies nicht nur blanke Vermutungen.

Nun ist dies alles keineswegs der Regelfall, aber es hat in dieser Hinsicht immerhin schon viele unerfreuliche Vorkommnisse gegeben, die dann auch Schlagzeilen gemacht haben. Doch in der Flut der Skandal- und Horrormeldungen aller Art geraten Nachrichten über den Trinkwasserzustand und die Grundwasservergiftung leicht in Vergessenheit. Und wie groß ist auf diesem Sektor denn wohl die Dunkelziffer? Sicherlich unvermutet hoch. Der Zustand unserer Umwelt beweist es. Dabei ist die strikte Reinhaltung des Wassers für die Gesundheit überaus wichtig. Aber sehen wir das alle auch wirklich so?

Vielleicht kann das dafür ausgeprägte venetianische Bewußtsein aus dem 12. Jahrhundert unseren Blick in dieser Hinsicht schärfen. Damals galt ein drastisches Gesetzt. Es lautete: *Wer unseren Gewässern Schaden zufügt, der wird gerichtet wie ein Feind des Vaterlandes.*

Nun sollen hier keine mittelalterlich-drakonischen Strafen heraufbeschworen werden, doch der Vergleich mit unseren geltenden Umweltgesetzen macht Handlungsbedarf mehr als deutlich. Zwar werden Verstöße nicht mehr als Kavaliersdelikte angesehen, diese Zeit ist glücklicherweise vorbei, aber ein Überdenken Strafkataloges für Umweltverschmutzung und Wasservergiftung ist dringend erforderlich.

Und nun noch einmal zum Thema Trinken.

Nutzen wir doch ab sofort unsere neue Kenntnis über die Wasserfunktion in unserem Organismus. Und wenn es denn wirklich nicht ganz ohne Wasser geht, - dieses Problem spielt eigentlich nur im Kopf - dann sei hier der im Text angekündigte Tipp zur natürlichen Wasseraufbereitung, ohne teuren Technikeinsatz, ausgeführt.

Es gibt tatsächlich ein probates und verblüffend einfaches Mittel für das ›Aufpeppen‹ des gemarterten Leitungswassers, nämlich die Sonne. –

Die Verfahrensweise dabei ist folgende: Man fülle sein Wasser in eine offene Bowlen-Terrine oder in eine emaillierte, helle Wasserschüssel und lasse es offen im intensiven Sonnenschein stehen. Der sorgt mit seiner Sonneninformation für eine Aufbesserung, also eine Belebung, genauso, wie es in hoch gelegenen

Bergseen von Natur aus geschieht. Wir haben ja auch von Emoto vernommen, daß ihr Wasser wunderschöne Kristalle erzeugt. Das Sonnenlicht rückt einiges Schiefe im Wasser zurecht. Ultraviolette Strahlung und Sonneninformation (Schwingungen) bewirken Gutes, reinigen es bis zu einem gewissen Grad, neutralisieren Schadstoffe, töten Keime ab (Tuberkelbazillen z.B. innerhalb von 6-7 Minuten), und die stringente Sonneninformation hebt den ›Ordnungsstatus‹ in der Weise an, daß sie überflüssige Informationen, die dem Leitungswasser auf seinem endlos-langen Qualgang durch die Rohre und Elektropumpen-Feldlinien als barer chaotischer Schwingungsmüll aufgedrückt worden ist, durch Interferenzen reinlich ausfiltert wird. Das ist sehr wichtig.

Eine Glasflasche wäre indessen dafür ungeeignet. Sie schirmt wirkungsvolle Lichtanteile weg. Wir alle wissen, hinter der Fensterscheibe werden wir nicht braun.

Übrigens, weil wir schon bei Wasserbehandlung sind: Wasser, welches zum Trinken und Kochen durch einen Enthärtungsfilter läuft, wird Natrium zugesetzt. Salz aber ist, wie gesagt, Natriumchlorid., also eine unnötige Zusatzbelastung. Zweiter Punkt: Filterpflege ist aufwendig, will man Bakterienansammlungen darin vermeiden.

Auf das alles, oder auch auf nur damit verbundene Risiken, können ›SONNENKÖSTLER‹ getrost verzichten. Denn Früchte und auch Gemüse enthalten genügend Flüssigkeit, was sich durch häufigeren Toilettengang zeigt. Salzlose Früchte- und Gemüsekost kann Wasser durchlassen, braucht kein Verdünnungswasser und deshalb auch nichts zu speichern. Das entlastet und beflügelt den Organismus. Die Getränke-Frage sollte unter Sonnenköstlern nun eigentlich schon leiser werden. Bei mir geht es schon 2 Jahrzehnte ohne, trotz des Langstreckenlaufes, im Winter wie im Sommer. -

Das sieht bei Kochkostgängern ganz anders aus. **Gesalzene und gewürzte saure Kochkost und ›gedresste‹ Spezialitä-**

ten benötigen den zusätzlichen Schluck. Ärztliche Trinkempfehlung ist 2-3 Liter pro Tag. Bei der ›gutbürgerlichen‹ Kost muß jedes Gramm Salz – das weiß der Organismus, aber die Kochköstler auch(?) – mit 120 Gramm Wasser abgelöscht werden, damit kein Schaden durch das Natriumchlorit entsteht. Diese Gefahr und die daraus folgende Notwendigkeit, zusätzliches Verdünnungswasser vorzuhalten, erhöht auch die Wasserlast für den Kreislauf und damit auch für das Herz. Diese Zwänge existieren für den ›SONNENKÖSTLER‹ gar nicht. Ist das nicht herrlich? Dafür geht man doch gerne einmal mehr zur Toilette. Und interessant ist hier meine Erfahrung, daß Tränen- und Nasenflüssigkeit, die beim Langstreckenlauf im Gegenwind sehr leicht auf der Oberlippe landet, wie eh und je, salzig schmeckt. Und das selbst nach 20-jähriger reiner ›**SONNENKOST**‹. Ist dies nicht ein Beweis dafür, daß diese Ernährung die für den Organismus erforderlichen Salze in bester Weise bereitstellt? Und die spür- und sogar meßbare körperliche Leistungsfähigkeit steht für einen intakten Elektrolyten, auch ohne Kochsalz. Dieses Argument des drohenden Salzmangels kehrt immer wieder, wie das Echo aus dem Wald, macht es aber nicht wahrer. – Was machen denn dort die vielen Primaten bloß, die keine Salzlecke in ihrem Revier finden? – Sie sterben nicht aus. Im Gegenteil, sie leben gesünder als jene Waldelefanten, die wegen des Vorhandenseins von Salz zum Schlecken verführt werden. Das macht durstig. So erklettern sie sogar steile Hänge, um im Fels an die Salzschlecken heranzukommen. Gelegenheit macht nicht nur mal Diebe, sie weckt auch Begehrlichkeiten. Nun, sie können sich diesen ›Luxus‹ leisten, denn unten im Busch wetzt der Fluß die salzige Scharte wieder aus. Wie weit würden wohl die Wüsten-Elefanten in der Namib mit dem Salzschlecken kommen? – Für sie wäre das ihr Untergang.

Früchteköstler werden von derlei Schleckgelüsten nicht geplagt, nur von saftigen Früchten verführt. ›*Und das ist gut so.*‹ – Diese erfüllen alle körperlichen Anforderungen und fördern ganz nebenher die notwendigen Schlackeausleitungen. Früchteverzehrer in der Tierwelt trinken auch nicht, ebensowenig der Gorilla. – Schauen wir ihm ruhig über die Schulter. Wir können von ihm lernen. Er kann, wie der Schimpanse auch – wir erinnern uns – bis zu 240 verschiedene Blätter und Kräuter unterscheiden und sie sogar bei entsprechender Notwendigkeit ganz gezielt als Heilmittel einsetzen. Auch weiß er genau, wo und wann er was erlangen kann. Selbst die Meerkatzenweibchen (eine Gruppe der Langschwanzaffen), sortieren gegen Ende ihrer Tragzeit bitterstoffhaltiges Blatt- und Krautwerk zu ihrer Futterration, sozusagen als Prophylaxe gegen Fehlgeburten. Und auch sie benötigen keinen durstlöschenden Trunk.

Fazit: Wir können wirklich von den Tieren lernen, die salzschleckenden Waldelefanten einmal ausgenommen. Wir müssen nur unsere Augen öffnen. Einiges scheint uns Menschen verlorengegangen zu sein. Weniger Hochmut ihnen gegenüber und mehr Bescheidenheit würden uns sicher besser zu Gesichte stehen.

Und nachdem ich nun in diesem Buchabschnitt im Zusammenhang mit den Emoto-Wasser-Kristallen vom ›Gemütszustand‹ des Wassers gesprochen habe, möchte ich hier noch einen gedanklichen Nachtrag anfügen:

Bei der Tatsache, daß wir ja zu fast drei Vierteln aus Wasser mit den es beherrschenden mikrobiologischen, kurzlebigen Wasser-Gedächtnis-Konstellationen bestehen, und erst recht die zu 90% wasserreichen Gehirnzellen – wie erfahren, im ›*vizinalen*‹ Zellwasser – könnte doch die Frage nach der Prägewirkung von Musik auf unsere eigenen dortigen Wassermoleküle gehen? Z. B. auf jene im Hypothalamus, im Limbischen System, jenem Platz in uns, wo Stimmungslagen und Hormonausschüttung mit von dort aus gesteuerten vitalen Funktionen correlieren, miteinander verquickt sind? –

Bisher haben wir die Musik als Stimulanz empfunden, die uns über das Ohr, die linke Gehirnhälfte und den Hypothalamus erreicht und so selbstverständlich auch rein körperliche Reaktionen auslösen kann. (Wird ja in der Musik-Therapie schon lange angewandt). Womöglich färbt aber das Wasser-›Gemüt‹ auch unseren eigenen Gemütszustand, denn ›vizinales‹ steckt ja gerade konzentriert in unseren Hirnzellen? – Welcher Hirnforscher sich wohl mal an diesen Fragenkomplex wagt, das wäre spannend. Diese Vorstellungen stehen noch als völlig ungedacht, womöglich gar als abwegig im Raum. Vielleicht liest ja ein Hirnforscher dieses Buch, diese Zeilen.

Gibt es vielleicht eine Doppelwahrnehmung von Musik oder auch Lärm, sowohl über das Ohr, als auch über die große Außenmembran, über unsere Haut und dann direkt auf unserer ›vizinalen‹ Wasser-Schiene?

Ist mit unserem Gemütszustand ein jeweils entsprechender des Wassers in uns verbunden?

Fühlen wir ›doppelt‹ beim als angenehm oder aber mit Mißbehagen empfundenen Anblick der Wasserkristalle oder sonst irgendetwas anderem in unserer Welt? – Gibt es dabei festgefügte ›Parallel‹-Empfindungen zwischen uns und unserem ›vizinalen‹ Anteil? – Vielleicht gar Identitätsanpassungen zwischen beider Gemütszustände mit direkter Wirkung auf den Bewußtseinsbereich, der der Hypothalamus-Thalamus-Hypophysen-Zirbeldrüsen-Region zugeschrieben wird?

Ist das Wasser mit seinem Gedächtnis und mit seinen besonderen Fähigkeiten ein Medium, das womöglich an für uns und in uns sensiblen Plätzen gar mit uns Klavier spielt?

Nicht auszuschließen – wiewohl in der Hirnforschung angenommen wird, daß Ich-Bewußtsein, Intelligenz und Gedächtnis immaterielle, kommunikative Vorgänge seien. – Und nun ist zu vermuten, daß unser ›vizinales‹ Wasser – weil höchst kommunikativ – mit uns mitfühlt und mitdenkt? –

Dieses hierin deutlich gewordene Beziehungsgeflecht von Einfluß und Gegeneinfluß ist grundsätzliches Naturgesetz und bleibt offenbar nicht auf unseren engen Körperbereich beschränkt. Das spezielle Wirkungsfeld dieser Wechselbeziehungen ist das individuelle Informationsfeld, welches jeder Organismus um sich herum aufbaut. Es umhüllt jeden von uns wie die Atmosphäre unsere Erde. Wenn nun jemand ein gefülltes Glas Wasser mit den Worten ›Liebe & Dankbarkeit‹ beschriftet, so geschieht dies innerhalb dieses seines energetischen Wirkungsfeldes und deshalb mit dem eingangs schon erwähnten außerordentlichen Effekt der Informationsübertragung: Das passiert nachweislich bei Berührung des Glases, sogar schon durch bloße Nähe. Ordnung fließt vom Organismus auf das Wasser über, aber, abhängig vom herrschenden Potentialunterschied zwischen den Kontrahenten Mensch und Wasser, auch umgekehrt. Das geschieht, schon gesagt, gemäß Naturgesetz. Masaru Emoto und Prof. Kröplin haben uns das mit ihren Kristallphotoserien und vergleichenden Tropfenstrukturen – vorher / nachher - in vielfältiger Weise und unumstößlich vor Augen geführt.

Nun kann das Wasser selbstverständlich die Worte nicht lesen, aber das Wassergedächtnis ist – wir wissen es jetzt - über sein agiles Schwingungsnetzwerk sehr wohl in der Lage, den mit ›Liebe und Dankbarkeit‹ erfüllten, also wohlmeinenden Gemütszustand des Handelnden zu erspüren, weil das Glas beim Hantieren eben in dessen energetischen Wirkungsbereich gerückt wird. Hier sei an Samuel Hahnemann erinnert. Er hatte ja, wie oben schon erwähnt, bereits vor mehr als 180 Jahren dieses direkte Übertragungsprinzip herausgefunden. Nur konnte er das damals weder medizinisch noch naturwissenschaftlich erklären. So fielen dann auch seine erstaunlichen Heilerfolge in der Fachwelt der Nichtachtung, schlimmer noch, der Verteufelung anheim.

Um das Außerordentliche an diesem Vorgang noch einmal zu wiederholen, weil diese Erkenntnis für unsere augenblickliche Betrachtung über das Wasser und das Trinken besonders wichtig ist: Seine homoopathischen Dosen wirkten bei manchen

Patienten schon, nachdem sie das Glasröhrchen mit der Verschüttelung nur recht fest in die Hand genommen hatten. Die verordnete Medizin mußte da von dem Betreffenden also nicht einmal eingenommen werden. –

Heute hinterblicken wir diesen Vorgang. Wir erkennen selbstverständlich den Übertragungsmechanismus in der direkten Kommunikation zwischen Organismus und Wasser über ihre jeweiligen sie umgebenden energetischen Wirkungs- und Informationsfelder. Und dieser Wirkungsmechanismus existiert selbstverständlich in größerem Maße auch in unserem Beziehungsgeflecht mit der Biosphäre, unserer natürlichen Umwelt. Und über diese Übertragungsschiene funktioniert auch die Evolution.

In der Homöopathie wird nun, anders als beim Anfassen des ›Schlechtwasser‹-Glases mit daraus resultierendem Ordnungsverlust, eben nur die nützliche, der Heilung dienende Information übertragen.

Das Wissen um diesen nun hoffentlich nicht mehr so geheimnisvollen Informationsaustausch zwischen uns Individuen und der uns umgebenden Biosphäre ermöglicht das richtige Verständnis und den besseren Blick für das Ganze, was sich in dieser Welt um uns herum abspielt. Wir können in diesem, uns umfassenden Lebensraum auch als selbsternannte ›Krone der Schöpfung', keine isolierte, keine Sonderexistenz führen. Auch für uns gilt das schon oft Gesagte: *Nichts in unserer Welt ist unabhängig. Alles hängt mit allem zusammen.*

So ist leicht einzusehen, daß selbst beim erwähnten Beschriften des ›Schlechtwasser'-Glases mit den Worten ›Liebe & Dankbarkeit', also mit einem bloßen Trick, kein ›gutes und geläutertes‹ Wasser zum Nulltarif zu haben ist. Dem Organismus des so Agierenden wird unausweichlich das bestimmte Maß an ›Struktur und Ordnung‹ entzogen, das dem Wasser von vornherein fehlt. **Auch hierbei übt die schon oft erwähnte Entropie eine große Macht aus, und zwar rigide. Auf diese Weise raubt**

jeder falsche Schluck unserem Organismus ein Stückchen seiner lebensnotwendigen ›Ordnung‹.

Die hieraus sprechende Verquickung aller Dinge ist vielleicht mit dem von jedem einsehbaren Phänomen der Musik gut zu erklären: Auch sie verbindet bei Konzerten, Großveranstaltungen und Festen alle Herzen miteinander, bringt sie, wie man so schön sagt, gemeinsam in Schwung und Schwingung. Und siehe da, auch die Musik selbst hat eine physikalische Komponente, also eine logische Erklärung, nämlich die von den Luftschwingungen, die über Trommelfell, Gehörknöchelchen und Innenohr, aber selbstverständlich auch über unsere Emotionen Zugang bei uns finden.

Lassen wir uns bei der Betrachtung unserer Welt doch von dieser unser aller geschätzten Erfahrung mit der Musik leiten.

Diese feinstoffliche Sicht, ab nun auch beim Trinken, birgt die Chance auf einen irritationsfreien Standpunkt aller Informierten, so daß bei ihnen fortan mit falschen Parolen, die an den Bedürfnissen der ›**SONNENKÖSTLER**‹ vorbeizielenden, kein Land mehr zu gewinnen ist.

Ich hoffe, daß die Zahl der Zweifler in dieser Sache abnimmt. Alle unsere Trinkentscheidungen erfordern sorgfältigen Bedacht. Wir dürfen uns wirklich nicht jegliches auf den Markt geworfene sog. Wasser oder Getränk einverleiben.
Kritische Wachheit ist also nicht nur beim Essen angesagt, sondern ebenso beim Trinken.

Ein chinesisches Sprichwort sagt aber noch mehr über uns aus. Es lautet: *Sage mir, was du heute denkst, und ich sage dir, wer du morgen bist.* —

Das könnte den Menschen auch dazu veranlassen, sich künftig um ganz bewußte und ausgewählte Gedankenführung zu bemühen, auch Neid und Haß aus ihnen zu verbannen. Denn nun wissen wir ja, sogar unser ›vizinales‹ Wasser in uns denkt mit uns und bewegt und verändert uns dabei. Wir sollten uns an diese ›Weisheit‹ halten, der Umwelt, unserer Welt und uns selbst zu Liebe.

Zu guter Letzt:

Dieses differenzierte Denken mag mancher für überspitzt halten. Doch es ist konsequent. Ich habe mich zu dem großen Experiment ›naturgeschenkte Gesundheit‹ durch Sport und streng naturbelassene Ernährung durch ›**Sonnenkost**‹ entschieden und möchte ein 100% korrektes Ergebnis erleben. Das jedoch erwächst nur aus 100%-ig richtigem Handeln. Wischi-Waschi dabei kann nichts anderes als nur ein ebensolches Wischi-Waschi-Ergebnis erbringen. Deshalb erkenne ich nur das informationsreiche, rein gebundene und unverletzte Wasser der Früchte und Pflanzen an. Dieses Frucht- bzw. Gemüsewasser ist eine systemisch-assimilatorische, mit Vitalstoffen, Mineralien und Spurenelementen im ›organischen Verbund‹ angereicherte, eben durch biologische Prozesse feinstofflich aufbereitete Flüssigkeit. So etwas Lebendig-Kostbares kann weder aus der Flasche noch aus der Leitung kommen und wird auch von Mixern und Pressen (bei letzteren etwas weniger) beschädigt. Infolgedessen auch diese meine scharfe Trennung und – Trinkzurückhaltung.

Wenn wir alles dies Ausgeführte recht überdenken und schon gehört haben, daß Wasser mit seiner Wasserstoffbrückenbindung sogar unser Erbmolekül zusammenhält und mit seinen besonders ›feinfühligen‹ Eigenschaften und Fähigkeiten bei der Entstehung des Lebens beteiligt war, dann sollten wir lebendiges Wasser mit umwaltender Ehrfurcht betrachten können. Wasser ist eben nicht gleich Wasser, und schon gar nicht ist egal, was wir uns beim Trinken da in unseren Organismus spülen.

Nach all diesen grundlegenden Beschreibungen bedarf doch die ursprünglich Feuerbach'sche Feststellung, *Der Mensch i s t , was er i ß t (!)* der sinnfälligen Ergänzung. Sie müßte nun lauten:

Der Mensch i s t wirklich, was er ißt und trinkt – und was er d e n k t. –

Achten wir also bei alledem fortan auf Qualität. – Unsere Gesundheit wird's merken und es uns auch vergelten.

14. FLEISCH IST KEINE MENSCHENNAHRUNG

»Ich bin doch kein Affe!«

Diese spontane Entrüstung ist mir gleich zu Beginn meines ersten Vortrags entgegengeschallt, bei dem ich die Banane als Symbol für die ›SONNENKOST‹, und als eine der Hauptfrüchte für die menschengerechte Ernährung überhaupt, hervorgehoben habe. Zu verführerisch war da wohl auch die landläufige Bezeichnung der Banane als – ›Affen-Eis‹. –

Doch dem temperamentvollen ›Affen‹-Rufer habe ich ebenso publikumswirksam mit einem Aphorismus von Gabriel Laub widersprochen: »*Der Mensch – ein durch die Zensur gerutschter Affe.*«

Nun ohne Spaß, unsere stammesgeschichtliche Nähe zu diesen Vertretern, wir nennen sie ja auch schon anerkennend unsere tierischen Vettern, ist unbestreitbar. Der Abstand zu ihnen macht genetisch in speziellen Einzelfällen, beispielsweise zum Bonobo (auch Schimpansen), tatsächlich knappe 0,7% der in Frage kommenden Gene aus, also nur Prozentbruchteile. (Allerneueste Erkenntnisse – März ›04 – lauten sogar auf nur noch 0,4%). Dabei soll sich ›unsere Trennung‹ von der gemeinsamen Entwicklungslinie vor 5 - 7 Millionen Jahren vollzogen haben. Die ›Scheidung‹ vom Gorilla – bleiben wir mal bei diesem Jargon – soll vor 12 Millionen Jahren stattgefunden haben. Somit steht fest, daß wir mit dem Schimpansen näher verwandt sind, als er mit dem Gorilla. An diese Tatsache müssen wir uns nun gewöhnen. Aber selbst vom Gorilla trennen uns gerade einmal ›nixige‹ 1,5 %. – Gewiß, ganz kritische Betrachtung durch die Informationslupe der Basenpaare bringt dann doch größere Unterschiede ans Licht. Doch selbst zwischen den einzelnen Menschenrassen gibt es Basenpaarunterschiede von meistens 8 Stellen. Vom Schimpansen trennen uns darin 75. (Und dennoch haben kürzlich in einem von japanischen Wissenschaftlern arrangierten Wettbewerb an einem Computerschirm 5-jährige

Schimpansen in einer Gruppe eine entsprechende Studentengruppe im Erkennen und – einordnen von Zahlen, die nur Sekundenbruchteile zu sehen waren und dann verdeckt wurden, an Schnelligkeit und Treffsicherheit haushoch geschlagen. Die Schimpansen verfügen offenbar über ein phantastisch arbeitendes photographisches Gedächtnis und schnelleres Reaktionsvermögen, mit dem sie die Studenten geradezu ›alt‹ aussehen ließen (Dez. '07). Diese Zutat der Evolution, zum Überleben in der feindlichen Umwelt offensichtlich wichtig, ist uns offenbar verlorengegangen, wie die Telepathie. Darüber später in diesem Kapitel.

Tatsächlich haben wir in unserer chromosomalen DNA, im sogenannten haploiden Satz der Kern-DNA, eine Milliarden-Anzahl von Basenpaaren ($3{,}9 \times 10^9$). Aber von dieser Seite betrachtet gibt es selbst zwischen ein-eiigen Zwillingen, die manchmal selbst von ihren Eltern nur schwer auseinanderzuhalten sind, viele Unterschiede. Obwohl diese sich nun wirklich sehr nahe stehen.

Sehen wir unser Verwandtschaftsverhältnis mit den anderen Lebewesen dieser Welt doch einmal etwas lockerer. Letztlich sind wir Menschen doch über das mausgroße *MEGAZOSTRODON* (folgt gleich) selbst noch mit dem Hefepilz verwandt, wenn auch bedeutend entfernter. Aber glatte 50% unserer Gene verbinden uns mit dem Laubfrosch. Unter diesem Blickwinkel bekommt doch unser gängige Ausspruch, »*Nun sei doch kein Frosch!*« sicher eine schillernde Bedeutung. Nicht wahr? Will heißen: Akribische Basenpaarzählung ist eigentlich nur Zahlentrost. Das Leben hat nun mal auf niedrigster Ebene begonnen, und wir sind – glücklicherweise – ein Teil davon. Unsere Wurzeln sind nirgendwo besser zurückzuverfolgen, als in der DNA. Da beißt auch keine noch so gestrenge Kritiker-Maus den DNA-Nachweisfaden ab. –

Als das im Zuge der aufwendig und recht publizistisch betriebenen Entschlüsselung des menschlichen Genoms vor nur ein paar Jahren herauskam, löste das bei den Dakota-, und

Lakota-Indianern (Sioux) ein beinahe mitleidiges Lächeln über diese doch sehr späte ›hohe‹ Erkenntnis der Wissenschaft aus. Denn bei ihnen münden schon seit Jahrtausenden Weltsicht und Naturverständnis in die Überzeugung, daß alle Wesen dieser Erde, die sie Mutter nennen, miteinander verwandt sind. Indianische Weitsicht hat sich also schon sehr früh durch den ganzheitlichen Ansatz ausgezeichnet.

Wir, in der westlichen Zivilisation, haben offensichtlich einen riesigen Nachholbedarf an rationalen, ganzheitlichen Schlüssen über unsere Welt und – vor allem – in der Achtung vor der Weisheit früherer und fremder Kulturen.

Zurück zu unserer unstrittigen (DNA-)›Verwandtschaft.

Unsere Affennähe ist also nicht mehr zu leugnen. Spätestens bei der Betrachtung des rückseitigen Zeitungsphotos von 1998 wird dies jedem skeptischen Leser klar. Es zeigt den damals 24-jährigen Mexikaner Fajardo Aceves Jesus Manuel als sogenannten Wolfsmenschen, der, wie es da fälschlicherweise heißt, mit dieser ›genetisch bedingten Krankheit‹ geboren worden sei. In Wirklichkeit jedoch ist diese Ganzkörperbehaarung – angeblich von seiner gleichermaßen betroffenen Großmutter geerbt – präziser ausgedrückt, ein sogenannter ›*atavistischer Rückschlag*‹, quasi ein genetischer Ausrutscher. Man könnte das auch salopp – als evolutionäre Rolle rückwärts bezeichnen. Manuel zeigt, daß der Mensch in grauer Vorzeit tatsächlich einen durchgehenden Haarpelz besessen hat. Gene lügen nicht. – (Übrigens, im Mutterleib machen wir ja heute alle noch ein entsprechendes Entwicklungsstadium durch). -

Mit dem nachstehenden Photo ist unsere Affennähe nun wohl wirklich für jeden in dieser Hinsicht ›Ungläubigen‹ dokumentiert. –

Dies ist eine der heißen Tatsachen, die sich nachfolgend und gleichsam interessant im Zusammenhang mit der menschengerechten Ernährung ergeben werden. Genauere Ausführungen sind gerade für dieses Kapitel vorgesehen, weil einerseits die

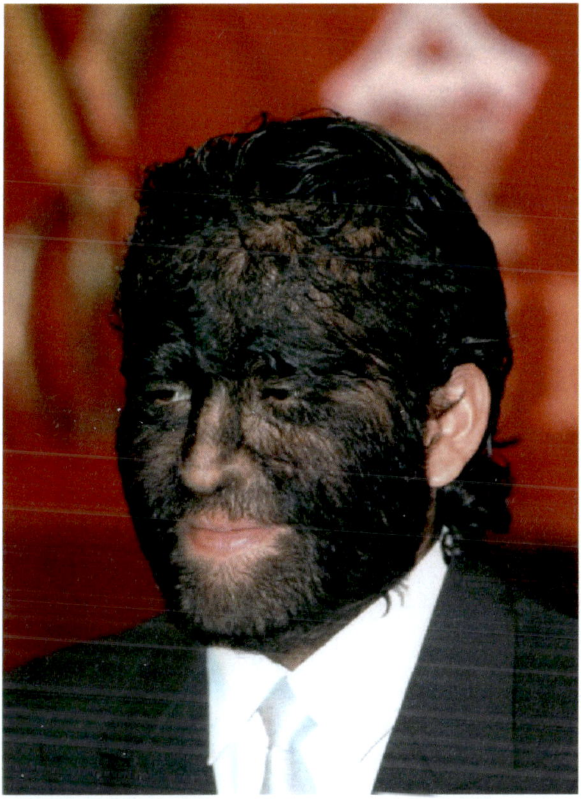

1.04.1998 Taipei, fr 010B2800 epa AFP Tao-Chuan Yeh B2800 epa AFP vn-a lf/rf

(dpa) Der »Wolfsmensch«

Haarig. Der Mexikaner Fajardo Aceves Jesus Manuel, im Guinness-Buch der Rekorde als »Wolfsmensch« bekannt, aufgenommen bei seinem Besuch in Taipei am 21.04.1998. Der 24 Jahre alte Jesus Manuel leidet an einer Krankheit, die einen übermäßigen Haarwuchs bewirkt. Nach eigenen Angaben hat er die Krankheit von seiner Ur-Großmutter geerbt. Trotz seines ungewöhnlichen Aussehens führe er ein ganz normales Leben, sagt er.

entwicklungsgeschichtliche Beweisführung für die naturgewollte Bestimmung des Menschen zum Vegetarier ansteht, zum anderen der Frevel des Fleischverzehrs mit seinen verheerenden gesundheitlichen Folgen beim Menschen näher beleuchtet werden soll. Eigentlich müßten die allseits beobachtbaren Leiden und Gebrechen der Menschen im unmittelbaren Lebensumfeld eines jeden alleine schon ausreichende Abschreckung vor dem Fleischgenuß sein. Doch dies alles genügt anscheinend nicht. Es muß noch dicker kommen. Und es ist bereits im Anmarsch. Die Zeichen dafür stehen schon längst an der Wand. –

Da kann wohl schon gleich am Anfang dieser Ausführungen das Wort von Max Born stehen, das da lautet: »**Der Mensch hat aus den bisherigen Katastrophen nichts gelernt, sondern nur die Fähigkeit dazu erworben, sich zwischen ihnen von ihren Folgen zu erholen.**«

Vielleicht gelingt es ja jetzt hier, im begrenzten Leserkreis dieses Buches, einige Seelen von der ›Achterbahn‹ der Sucht und ihren Folgeschäden zu holen, wie sie nun eingehend geschildert werden sollen.

Wenn man in die spannende Entwicklungsgeschichte des Menschen schaut, wird man schließlich den beruhigenden und sicheren Eindruck gewinnen, daß die Ausgangsformen der Lebewesen, die uns in die Spur gebracht haben, Vegetarier waren. Die ersten ›fähigen‹ Menschen (*Homo habilis*) waren es, die ›über den Zaun gegrast‹ und das Fleisch als nützliches Zubrot entdeckt haben. Damit begann der große Unsinn, der in seiner Fortsetzung uns heute so viele Sorgen bereitet. –

Doch schön der Reihe nach. Wenden wir uns zunächst unserer Menschwerdung zu.

Keine Bange, hier soll nun nicht die gesamte Evolution des Menschen entrollt und eine tiefschürfende Gattungsforschung betrieben werden. Dazu fehlen Zeit und Raum. Doch es wird für manchen Suchenden interessant sein, kurz zurückzuschauen, zu erfahren, woher wir kommen. Im Übrigen sind bei den nachfolgenden Betrachtungen einige Vorausinformationen für den richtigen Blickwinkel auf unsere Ur-Nahrung äußerst wichtig. Und um die geht es uns ja hier. Diese Kenntnisse sollen Orientierungshilfe und Leitplanke zugleich bei der anschließenden konzentrierten ›Fleischbeschau‹ mit ihren beklagenswerten Krankheitsbildern sein.

Also – im Schatten der Urreptilien, der Dinosaurier, die 165 Mio. Jahre lang die uneingeschränkten Herrscher auf Erden waren, wuchs ein unscheinbares, mausähnliches Lebewesen heran. Die Besonderheit: Es war das erste Säugetier. Es legte zwar noch Eier, aber es säugte schon seine Jungen. (Wir haben heute noch eine solche Kuriosität als lebendes Beispiel: Das Schnabeltier in Australien. Auch es legt Eier und säugt anschließend seine Jungen). Die Wissenschaft nennt das damalige *MEGAZOSTRODON* und hat es als erstes Glied der Entwicklungskette ermittelt, die schließlich zu uns führt. So fremd es uns auch anmuten mag, unser Anfang war also nur ca. 10 cm groß. Dieses Wesen hat das Kunststück vollbracht, die globale Katastrophe des Meteoriteneinschlags in Yucatán am Golf von Mexiko vor 65 Mio. Jahren, der die Dinosaurier von der Erde gefegt hat, zu überleben. Das geschah wahrscheinlich unterirdisch und unter dem Schnee des darauffolgenden arktischen Winters mit Hilfe von Wurzeln. (So sind Mäuse und Ratten in Laborexperimenten als Ersatzprobanden für uns gar nicht so wirklichkeitsfern).

Im Verlaufe weiterer Mio. Jahre erschien *PLESIADAPIS*, die nächste Entwicklungsstufe, erster Primat. Er hatte Bibergröße, ein größeres Gehirn, richtete sich auf und konnte mit den Händen geschickt greifen, und – er war Pflanzenfresser.

Wir machen in unserer Betrachtung einen Riesensprung nach vorn. Die Wiege der Menschheit, und somit auch die der Affen, stand – wissen wir alle – in West-, Südost- und Ost-Afrika. Von dort hat sich der zum Menschenzweig hinentwickelte Teil seiner Lebewesen über die ganze Erde ausgebreitet.

Vor 25 – 30 Mio. Jahren gab es einen Primaten mit dem

wissenschaftlichen Namen *AEGYPTOPITHECUS*, weil die fossilen Überreste in Ägypten gefunden worden sind. Es muß dort demnach vor langer Zeit Wälder, Pflanzen und Früchte gegeben haben. Aegyptopithecus war der Stammvater von Gorilla, Schimpanse, Orang-Utan u n d vom Menschen. Manche Anthropologen schieben noch einen Stammvater names Propliopithecus vor 38 Mio. Jahren dazwischen. Die Menschenaffen sind, so wie sie uns heute noch als Zeitgenossen begleiten, also tatsächlich unsere fern verwandten Vettern. –

Vom Aegyptopithecus/Propliopithecus teilte sich die Entwicklung in die zu den Affen und andererseits in die zum Menschen. Am Beginn der Forschung war es beim Rückblick in die Urzeit zunächst sehr schwierig, bei den Fundstücken die Trennungslinie zwischen Menschen-Affen und Affen-Menschen zu ziehen. Später kam die Zeitbestimmung mit Hilfe der wissenschaftlichen C_{14}-Methode der wünschenswerten Einordnung entgegen. Danach machte *PROCONSUL* den Anfang für die Affen (benannt nach einem bekannten und beliebten Schimpansen namens ›Consul‹ im Londoner Zoo).

Die hominide (menschenartige) Entwicklungslinie spaltete sich von der der tertiären Affen ab und hat durch die Ausprägung neuer Körpermerkmale zu andersartigen und eigenständigen Lebewesen geführt. Ab da nennt man die Wesen auf der Entwicklungslinie zum Menschen *HOMINIDEN*. Mit weiterem Fortschritt in den wissenschaftlichen Untersuchungsmethoden, Analyse-, Berechnungs- und bildgebenden Verfahren, sind Antworten auf unsere Fragen aus Fundstücken, die zudem oft nur Bruchteile sind, Knochen und Zähne, gefunden worden. Sie führten zum Teil zu verblüffenden Rückschlüssen und Rätsellösungen. Wir wissen inzwischen alle, aus Schädelknochen kann die Gehirngröße berechnet und damit auf geistige Leistungsfähigkeit der Wesen geschlossen werden. Skelettknochen lassen die Rekonstruktion der Gestalt, Körpergröße und Körperhaltung, Bewegungsart und Aufschlüsse über den aufrechten Gang zu.

An Knochen kann man in glücklichen Einzelfällen sogar DNA-Analysen durchführen. Die Zähne schließlich, das härteste Material des Skelettes, geben mit Größe und Form ebenfalls Auskunft über Körpergröße, und mit den Schleifspuren auf ihnen erkennen die Fachleute (Paläo-Anthropologen) die bevorzugte Nahrungsart. (Einen solchen glücklichen Fund stellt die vor 25 Jahren entdeckte Vertreterin von *AUSTRALOPITHECUS AFARENSIS* aus der Oldeway-Schlucht in Äthiopien dar, genannt ›Lucy‹. Sie war vor 3,2 Mio. Jahren ca. 13 Jahre alt geworden).

Die ersten ausgeprägten hominiden Formen sind aus der Zeit von vor 12-15 Mio. Jahren bekannt. So war es z.B. *RAMAPITHECUS*. Er wird als einer der ältesten hominiden Vorfahren des Menschen angesehen. Es folgte die Entwicklungslinie der *AUSTRALOPITHEKEN* mit neuer Typenreihe, unter ihnen der *PARANTHROPOS* robustus von relativ hohem Wuchs (150 cm). Er hatte mit dem größeren Körperbau auch einen mächtigen Schädel mit einem knöchernen Scheitelkamm, der, wie beim Gorilla noch heute, die Ansatzfläche für eine gewaltige Kaumuskulatur bot. Dies und sein herbivorer Gebißaufbau wiesen ihn als Vertilger der derben Pflanzenkost aus. Er ernährte sich von Pflanzen, Früchten und Wurzeln. Er nahm eine Seitenentwicklung und ist unerklärlicherweise ausgestorben.

Die Menschheitsentwicklung steuerte nun auf feingliedrigere Gestalten mit kleinerem Schädel zu, worin die betonte Entwicklungstendenz zum Pflanzenfresser des weniger derben Kalibers zum Ausdruck kam, also mehr der zarteren Pflanzen- und vor allem der Früchtenahrung zugeordneten. Ein Früchteesser brauchte keine so gewaltige Kaumuskulatur und kolossale Gestalt, eher eine wendigere, für das Leben in den Baumkronen geeignetere. Geringeres Körpergewicht ermöglichte zudem das Erreichen der süßen Früchte, die meistens in den äußeren Regionen der Baumkronen an den Zweigspitzen zu Finden sind. So erwischt der Schimpanse auch heute noch die süßeren Früchte an dünneren Zweigen, von denen der Gorilla herunterbrechen und abstürzen würde.

Eine Ausgangsposition dafür hatte eben *RAMAPITHECUS* errungen. Er lebte gesellig in kleineren Gruppen und seine Nahrung waren Pflanzen, Früchte, Samen, Blätter und Wurzeln. Seine Gebißfossilien weisen ausgesprochene hominide (menschenähnliche) Abmessungen und Formen auf, wie die charakteristische parabolische Gebißform. Sie und die Größe der Molaren (Backenzähne), sowie das Verhältnis zwischen Schneidezähnen und Molaren und die relativ kleinen Eckzähne, sind hominide Entwicklungsansätze. Die pongide (affenartige) Entwicklung hatte längere Eckzähne zum Schälen und Sprengen der harten Pflanzenstängel hervorgebracht. Beim Hominiden bestand diese Notwendigkeit nicht mehr. Die Aufbrecharbeit übernahmen Hände und Hilfsmittel.

Zeitgleich mit Ramapithecus lebte der ca. 2,3 m große, aufrichtungsfähige *GIGANTOPITHECUS*. Er hat sich über einen verhältnismäßig langen Zeitraum entwickelt und existierte weit über Ramapithecus hinaus. Dieser größte Menschenaffe hatte ein menschenähnliches, aber riesenhaftes Gebiß, dessen Mahlzähne einen sechsmal größeren Kronenumfang hatten als die des Menschen. Er war ein friedlicher Pflanzenfresser und als solcher ins Visier des vormenschlichen Zeitgenossen *HOMO ERECTUS* geraten, wahrscheinlich auch seines wohlschmekkendes Fleisches wegen – weil Vegetarier. In richtigen Kampfgruppen organisiert, mit Speeren, Schlagpieken und Steinen bewaffnet, war er – obwohl selber nur um die 1,20 – 1,40 m groß – dem Giganten überlegen. So ist Gigantopithecus nach den vorliegenden Erkenntnissen vor 500 000 Jahren ausgerottet worden. Wäre er ein aggressiver Fleischfresser gewesen, hätte die Geschichte wohl auch andersherum ausgehen können. –

Schauen wir auf dem Hominiden-Pfad einen Entwicklungsschritt zurück, dann treffen wir auf *HOMO HABILIS* (d.h. der Geschickte, der Fähige). Er war vor 1 – 2 Mio. Jahren der Vorfahre von *Homo erectus*. Die beiden lebten vermutlich

100.000 Jahre nebeneinander bis *Habilis* ausstarb oder sich zum Erectus weiterentwickelte.

Homo habilis bemühte sich als erster, auch größere Tiere zu jagen. Das gelang ihm aber nur in Gemeinschaft, oder, wenn die Tiere krank, schwach, verletzt oder ganz jung waren. Doch jagbare Tiere gab es in Trockengebieten und in Trockenperioden selten, zu denen jede Gruppe auf Wanderschaft zu pflanzlichen Nahrungsquellen und Wasserstellen war. So waren unsere Urahnen 3 Mio. Jahre lang mehr Sammler als Jäger. Dementsprechend ist die körperliche Entwicklung beeinflußt worden. Sie kannten keine ständige Behausung und richteten sich dort kurzfristig ein, wo sie sich gerade aufhielten. Zu diesem Leben hatte sie das inzwischen eingetretene tektonische Geschehen im ostafrikanischen Grabenbruch gezwungen, durch das der gesamte östliche Kontinentalbereich angehoben und wasserarm gestaltet wurde. Damit verbunden war ein fundamentaler Klimawandel. Wachsende Bodenerhebungen schnitten nun auch noch die Riesenregion von den Regenwolken ab. Der Wald verschwand und machte einer ausgesprochenen Steppenlandschaft Platz, mit wenigen oder gar keinen Fruchtbäumen, von denen die Wesen hätten leben können. Es herrschte dort Wildmangel, und ›immer öfter‹ waren sie selber auf der Flucht vor Raubtieren. Diese total veränderten Daseinsbedingungen erzwangen die Entwicklung zum aufrechten Gang und zu den daran anknüpfenden, uns geläufigen Folgen für unsere Urahnen.

In den anderen Regionen der Erde hatten sich auch andere Entwicklungen angebahnt.

HOMO ERECTUS stand nun auf einer höheren Entwicklungsstufe und besaß mit 1000 bis 1250 Kubikzentimetern schon eine dem modernen Menschen vergleichbare Gehirngröße. Beide hatten mit Waffengebrauch und der Feuernutzung das Fleischessen begonnen und damit eine neue Entwicklungsrichtung eröffnet. (Sie zu beurteilen, sei erst einmal zurückgestellt). Die ältesten Spuren der Feueranwendung, verkohlte Tierknochen in einem Steinkreis, sind ungefähr 1,5 Mio. Jahre alt und in Afrika gefunden worden. Die älteste Feuerstätte Europas in Frankreich stammt aus der Zeit von vor 700.000 Jahren.

Aus dieser Kurzübersicht können wir eigentlich die deutlichen Wurzeln zu den urzeitlich vegetarischen Vorläufern der hominiden Arten erkennen. Weitere ›körperliche‹ Hinweise dafür am modernen Menschen, *HOMO SAPIENS SAPIENS*, werden später folgen.

Hätten alle Menschen Kenntnis von diesen Wurzeln, und würden sie die deutlich lesbaren Zeichen der Zeit beherzigen, hätten wir das gewaltige Problembündel – Krankheiten und Leiden durch Fleischgenuß mit den explodierenden Krankheitskosten – im gegenwärtigen Ausmaß niemals.

Diese riesige Tretmühle wird uns in der Zukunft noch zu schaffen machen.

Die Obst- und Gemüse-Rohköstler, die in ihrem Lebensstil ernährungsphysiologisch richtig, vorausschauend, verantwortungsbewußt und zukunftsorientiert handeln, sehen sich in unserem Lande dennoch vielen Mißverständnissen und Vorurteilen ausgesetzt, die sich in den Köpfen der Menschen verankert haben, und gegen die sie augenscheinlich die dafür erforderliche Überzeugungskraft noch nicht entwickeln konnten. Um herrschende Irrtümer auszuräumen, sind klare und wiederholte Worte erforderlich, die zudem eindringlich und dem aktuellen wissenschaftlichen Erkenntnisstand entsprechend informieren. So gelingt es vielleicht, die Bereitschaft der ›Normalköstler‹ zum Hinhören zu erreichen. Das hinzukriegen, ist alleine schon ein wahrer Hürdenlauf. Dieses Buch soll ein beherzter Versuch dazu sein. Ist Aufmerksamkeit jedoch erreicht, dann ist sie die ideale Verständigungsbasis zwischen beiden Überzeugungsgruppen. Aber Ideale sind – so sagt der Volksmund – wie die Sterne: Nur Leitbild und nie erreichbar.

Wer mag das bezweifeln. Dennoch sollte diese weise Erkenntnis nicht zur vollständigen Aufgabe aller Überzeugungsanstrengungen für die menschengerechte Ernährungsform führen. Die Frage nach der zukunftsfähigen Ernährung der Weltbevölkerung stellt sich immer drängender. Dieser Problembewältigung dürfen wir uns nicht länger verweigern.

So könnte jede Idee hilfreich sein. – Vielleicht war die Idee der ›Kochkost‹ nur eine Übergangsform, die spätestens heute bei der sichtbaren Umweltbeschädigung und Ressourcenverschwendung durch die Schlachtviehhaltung ihre Grenzen gefunden hat. Beziehen wir die uns eigentlich bewegenden Erfahrungen der Gesundheitszerstörung in unsere prüfenden Betrachtungen mit ein, dann kommen wir um ein Umdenken auf dem Ernährungsfeld nicht mehr herum. –

Hier zur Erinnerung noch einmal die Tatsachen-Voranstellungen aus dem Ernährungs-Kapitel:

Einen reinen Vegetarier ein ganzes Jahr lang mit Nahrung zu versorgen, verbraucht weniger Wasser, als einen Fleischesser nur einen Monat lang satt zu machen, denn in der Wassermenge, die ein einziger Mastochse alleine bis zur Schlachtreife säuft, könnte ein Zerstörer schwimmen. Und wir wissen, Wasser ist inzwischen in großen Teilen der Welt ein kostbares Gut. Zukunftsforscher sehen sogar Kriege darum voraus.

Ein Rind bedeutet für die Erde/Biosphäre die gleiche ›Treibhaus‹ – Belastung wie ein Katalysator-Auto mit CO_2-(Kohlendioxyd)-Ausstoß bei einer Jahresleistung von 20.000 km. Der Grund dafür: Das Rind als Wiederkäuer scheidet im Zuge der natürlichen Verdauung eine große Menge Faulgase (Methan-Gas) aus, hinten und vorne. Und das rund um die Uhr*). Methan ist nun aber ein viel schärferes Treibhausgas, das in den entsprechenden Luftschichten mit dem 25-30fachen Wirkungsfaktor von CO_2 reagiert. Die Rinderhaltung trägt also massiv zur Klimaänderung bei.

Bei der Erzeugung von 1 Kilo Fleisch entsteht soviel CO_2, wie auf der Autofahrt von Frankfurt nach Essen entstehen würde.

Und aktuelle Berichte weisen eine wahre Explosion der Rinderherden in Brasilien aus, die den Urwald förmlich verschlingen.

Hinzu tritt hier ein weiterer Klimafaktor: Lachgas (Distickstoffmonoxid – N_2O). Es wird auf Wiesen und Weiden von einer speziellen Bakterienart erzeugt, die sich in Verbindung mit der Tierhaltung im Stickstoffkleinkreislauf einfindet. Lachgas aber ist sogar 310mal treibhauswirksamer als das vielgescholtene CO_2.

Alle diese Verhältnisse und Vorgänge stellen sich ebenso bei der Schafhaltung ein. Auch sie sind Wiederkäuer und erzeugen damit diesselben Klimastörfaktoren. Neuseeland erwägt deshalb eine Umweltsteuer (Pubssteuer) auf die 45 Mio. gehaltenen Schafe, denn auch dort wächst der Bestand ungebremst weiter, und dafür werden zur Weidelandgewinnung ebenso in großem Maße Wälder abgeholzt.
Übrigens: Ziegen sind klimafreundlich, denn sie sind keine Wiederkäuer.

Die Methan-Gefahr scheint allenthalben erkannt. Aktuelle Vermeidungsstrategien treiben jedoch seltsame Blüten. Da wird jetzt in England tatsächlich daran gedacht, den Verdauungsapparat der Rinder entscheidend zu weniger Methanausscheidung zu verändern, und bei uns gibt es sogar Bemühungen um die Herstellung einer Antimethan-Pille für die Kuh. Australien und Dänemark denken ebenfalls über skurrile Auswege nach.

Sollte das alles nicht zu denken geben? – Was wird das Menschenhirn noch alles ersinnen, um nicht auf den Fleischtopf verzichten zu müssen, koste es, was es wolle? -

Und dabei ist vom gigantischen Gülleausstoß bei der Massentierhaltung noch kein Wort gesagt. Bei der Analyse der Gülle kann einen das blanke Entsetzen packen. Nicht nur Nitrate und Ammoniak sind dort konzentriert vorzufinden, auch Schwermetalle, Medikamentenrückstände aus Tiermedikation und Stoffe aus der Parasitenbekämpfung im Stall sind festgestellt worden. Um nur einige zu benennen. Alle diese Fremdstoffe werden dem Boden, letztlich dem Grundwasser, aber auch der Atmosphäre, unserer Atemluft, zugemutet. So kommt alles zu uns Verursachern zurück. Und über die Verteilung in der Umwelt werden Mikrostrukturen und Mikroorganismen im Boden zerstört.

Wir sehen daraus: Fleischkonsum ist tatsächlich überaus klimaschädlich, und es schädigt uns selber nicht nur ernährungsphysiologsch, sondern auch durch sonstige gesundheitsbedenkliche Einflüsse.

Kluge Leute haben jüngst errechnet, daß es klimaschützender sei, das Fleischessen gänzlich aufzugeben, als nur das große Auto gegen ein kleines auszutauschen. Dies geschähe, – wenn überhaupt – sowieso nur zur Gewissensberuhigung.*) Das Auto stünde nachweislich den größten Teil seiner Lebensdauer still, das Vieh dagegen rülpse und pupse in Milliardenformationen unaufhörlich. –

Jeder Noch-Fleischesser mache sich aus alledem seinen eigenen Reim, der vielleicht auch Remedur (Abhilfe/Umkehr) sein könnte.

Neue Ideen also braucht das Land, braucht die Welt. –
Nun heißt es ja, ›Ideen könne man nicht einfach erschießen oder erschlagen‹. Einer alten, gar falschen oder überholten Idee begegnet man zweckmäßig mit einer neuen, die man ihr entgegensetzt. Hier nun soll es die Idee der reinen vegetarisch-rohköstlichen Lebensweise sein, die mit wissenschaftlicher Erklärung für ihre Richtigkeit der landauf, landab üblichen ›gut-bürgerlichen Kost‹ aus der Schmorküchenpraxis entgegengestellt werden soll.

In den nachfolgenden Ausführungen wird der Versuch unternommen werden, die gröbsten Mißverständnisse bezüglich der Fleischernährung bei Menschen auszuräumen. Dabei wird die vornehmliche Buch-Absicht erkennbar, die eigentlich schon begonnene wissenschaftsnahe Begründung dafür zu liefern, warum denn Fleisch, auch Fisch – ja tierisches Eiweiß überhaupt – für uns Menschen nun gerade nicht die ideale Nahrung darstellt, die den Organismus schont und ihm seine energieaufwendigste Arbeit, die Verdauungsarbeit, erleichtert. Das krasse Gegenteil ist aber gerade beim Fleisch der Fall: Ständiger Verzehr stürzt den menschlichen Organismus in eine Katastrophe, deren Folgen jedoch erst viel später offenbar werden. Die Abkehr von der ›tierischen‹ Ernährungsweise würde Erleichterung und damit glatte Einsparung von barer Lebensenergie bedeuten. Dies würde der Körper sofort für Reparatur, Erneuerung und Generalreinigung, somit zur Stützung der Gesundheit einsetzen können. Letztlich versammeln sich alle Bemühungen der vegetarischen Erklärungsversuche unter diesem Motto.

Dieser so positiven Grundsicht sind alle Darlegungen des Buches, speziell aber dieses Kapitels, gewidmet. Es wäre wirklich wünschenswert, unter diesem Zukunft versprechenden Aspekt die Bereitschaft der Menschen zum aufmerksamen, wirklich offenen Hinhören – und Lesen – zu erreichen. Es eröffnete ihnen eine vielleicht ungeahnte Chance:

- Lebenskrafteinsparung. Sie bedeutet Lebenszeit – Gewinn
- Fleischverzehr aber das genaue Gegenteil, – nämlich Organkraftverlust, und das bedeutet
- Lebenszeitverlust. -

Doch auch hier der Reihe nach. –

Fleisch stammt vom Tier. Die Bezeichnung *Tier* leitet sich aus dem althochdeutschen Begriff ›*tior*‹ ab, was wahrscheinlich atmendes Wesen bedeuten soll. Tiere, Animalia, zählen in ihrer Gesamtheit zur eukaryontischen Formenreihe, d.h. Organismen aus Zellen mit Zellkern und membranumschlossenen

Zellorganellen. Sie werden in der Biologie in ihrer Ausdrucksform des Lebens der großen anderen Lebensform des Pflanzenreiches gegenübergestellt. (Dabei existieren Zwischenstadien, bei denen diese eindeutige Zuordnung nicht möglich ist).

Und weil wir uns hier im Besonderen mit der Ernährung befassen: Tiere sind auf die Versorgung mit organischer Nahrung angewiesen und besitzen dafür geeignete Organe, die der Nahrungsaufnahme, dem mechanischen Aufschluß, dem chemischen Abbau und der Resorption (Aufnahme) der Spaltprodukte dienen. -

Dies trifft selbstverständlich auch auf den Menschen zu.

Nun kennen wir unter dem Ernährungsgesichtspunkt die grobe Unterteilung der Lebewesen in drei große Gruppen, in die der

- Pflanzenfresser
- Fleischfresser und
- Allesfresser.

Und hier springt natürlich die oft heiß diskutierte Frage auf, welcher dieser Kategorien denn nun der Mensch selbst zuzuordnen sei. Das ist der Scheidepunkt der Ansichten, hier liegt wohl sicher die Wurzel allen Zweifels. – Nun, wir wollen gemeinsam Nachforschungen anstellen, um Klarheit zu erlangen. -

Nach allem Wissen, das wir aus der Evolutionsforschung gewonnen haben, können wir davon ausgehen, daß jedes Lebewesen nur mit solchen Einrichtungen und Fähigkeiten ausgestattet wird, die zur Arterhaltung notwendig sind. Dies ist das weise und vorausschauende Prinzip der Natur und gilt sowohl für die körperlichen als auch für die geistigen Fähigkeiten. Sie sind der eindeutige Hinweis der Evolution auf den Nahrungserwerb. Schon *HOMO SAPIENS* körperliche Ausrüstung spricht für jeden vernünftig denkenden Menschen eine deutliche Sprache und schließt nach allen Regeln der Vernunft eine Raubtierernährung schlicht und einfach aus. Ihm fehlen schon rein äußerlich die dafür notwendigen ›Instrumente‘, sowie die Robustheit und die Kraft. Aber selbstverständlich setzt sich diese Nichteignung zum Raubtierdasein und für die Raubtiernahrung Fleisch auch im inneren Aufbau fort. Es fehlen da spezielle Fähigkeiten und Funktionen des Organismus. Zudem ist die innere Verletzlichkeit dafür fehl am Platze.

Die optimale Anpassung aller Lebewesen an die Existenzbedingungen geht auf den ständigen Austausch von Informationen zwischen Organismus und Umwelt, dem sog. Feedback, zurück und schließt die automatische Erfolgskontrolle mit ein. Erfüllt eine Gattung nach den Kriterien dieses natürlichen Regelkreises diese Voraussetzungen nicht oder nicht mehr, oder kann sie sich den veränderten Bedingungen nicht anpassen, dann stirbt sie über kurz oder lang unweigerlich aus. Die Natur hat einen längeren Atem als wir Sünder. **Der Mensch hat sich selbst nach 2 Mio. Jahren des Fleischessens in keiner Weise zweckgerichtet verändert. Es ist noch immer keine Annäherung, z.B. mit dem Schrumpfen des dafür hoffnungslos zu langen Darms, eingetreten. Nicht einmal ansatzweise. Es findet damit weiterhin die permanente Rückvergiftung des gesamten Organismus statt, ein äußerst schädlicher Zustand, den der Raubtierstatus mit einem superkurzen Darm von vorn herein vermeidet.**

Der Mensch braucht keine Raubtiereigenschaften zu besitzen. Und übrigens, ein Biofeedback zwischen Organismus und Elektroherd mit parallel geschaltetem ›Nachbesserungsmechanismus‹ gibt es natürlich nicht. Sonst wäre der schrumpfende Darm, das Allernotwendigste in diesem imaginären Annäherungsprozeß, schon feststellbar. Doch nichts dergleichen passiert, oder ist bislang passiert. So bleibt die zweifelhafte, von den leidenschaftlichen Fleischessern für möglich gehaltene Anpassung an die Raubtiernahrung Fleisch wohl gänzlich ausgeschlossen. Unser an frische Früchte angepaßter Organismus kann über den Fleischgenuß und die Feuerbehandlung der Nahrung niemals verbessert, sondern nur verhunzt werden. Dies zwingt, streng genommen, wirklich zum Nachdenken. Sollten wir letztlich etwa daran scheitern? Hat der Mensch mit dem Zugriff auf das Fleisch den Rubikon der Ernährungssünden überschritten und ist längst dabei, die Konsequenzen zu tragen, ohne das ihm das bisher schon bewußt geworden ist? –

Unsere menschlichen Vorfahren und die hominiden Affen verfügten damals über alle Grundfähigkeiten für ein Überleben. Sie hatten die gleiche Gehirngröße und besaßen annähernd die gleiche Intelligenz. Und weil sie nebeneinander im selben geographischen Raum lebten, nämlich im tropischen Afrika, war auch ihre Ausgangsnahrung die gleiche: Die süßen und reichhaltigen tropischen Früchte, Pflanzen und Wurzeln. Beider Organismus ist genial auf diese Nahrung abgestimmt und so auch vollkommen aus ihr aufgebaut. Es gab in der Ernährungsweise damals keine Unterschiede zwischen ihnen, und sie mußten auch vor den gleichen Raubtieren fliehen. – Vor den Raubtieren, die ihrerseits von der Natur mit den für ihre Art des Nahrungserwerbs erforderlichen Fähigkeiten und Anlagen ausgestattet waren, und wie sie sie uns auch heute noch in glänzender Weise vorführen.

Wir wissen nun, daß der Mensch von seinem physiologischen Konzept her ein vegetarisches Lebewesen ist. Gelegentliche Sünden in Richtung der Fleischzulagen gab es zweifellos mit dem Erbeuten von Kleintieren. Dennoch, es zeigte sich keine sichtliche Notwendigkeit, auf die Raubtiernahrung Fleisch überzuwechseln. Trotzdem ist es in fernen Regionen denn nun doch dazu gekommen. – Bevor wir diese Spur zurückverfolgen, wollen wir einen forschenden Blick in das Buch der Bücher, in die Bibel, tun, um zu sehen, was wir dort über die Ernährung des Menschen erfahren können.

Die Genesis zeigt die ersten Menschen im ›Garten Eden‹. Nach heutiger Sicht muß er im Zweistromland, dem fruchtbaren Land zwischen Euphrat und Tigris, gelegen haben. Der märchenhafte, früchtereiche Garten, wie er geschildert ist, weist darauf hin, daß dort zur Berichtszeit Dürre und Wüste unbekannt waren, es stattdessen eine blühende Landschaft gab, in der Feld- und Baumfrüchte in Hülle und Fülle wuchsen und kein Mensch Hunger erleiden mußte.

In der Genesis nun lesen wir: *»Und Gott segnete sie und sprach zu ihnen:*

»Seid fruchtbar und mehret euch …

Sehet da, ich habe euch gegeben alle Pflanzen, die Samen bringen, auf der ganzen Erde, und alle Bäume mit Früchten, die Samen bringen, zu eurer Speise ...«

Aus einer Version der Genesis ist herauszulesen, daß der Mensch anfangs mit den Tieren in Frieden lebte. Das bedeutet, daß er kein Fleischesser war und sie deshalb auch in Ruhe ließ.

Er aß das, was für ihn geschaffen und wie ihm aufgetragen worden war.

Demgegenüber steht im 3. Buch Mose, 11 ›*Und der HERR redete mit Moses und Aaron und sprach zu ihnen.*

> 2Redet mit den Kindern Israel und sprecht: Dies sind Tiere, die ihr essen dürft unter allen Tieren auf dem Lande.
>
> 3Alles, was gespaltene Klauen hat, ganz durchgespalten, und wiederkäut unter den Tieren, das dürft ihr essen. (verboten waren Kamel, Klippdachs, Hase und sehr viele andere).
>
> 7das Schwein, denn es hat wohl durchgespaltene Klauen, ist aber kein Wiederkäuer; darum soll es euch unrein sein.
>
> 8Von diesen Tieren dürft ihr weder essen noch ihr Aas anrühren, denn sie sind auch unrein.

Im Verlaufe dieses 11. Kapitels erfolgt die Aufzählung der verbotenen Tiere auf dem Lande und aus dem Wasser (außer denen, die Flossen haben). Unter ihnen u.a. generell Raubtiere, Kriechtiere (weil sie sich gegenseitig fressen) und Fleischfresser unter den Vögeln. Sie haben selbstverständlich den für uns problematischen, fleischverdauenden Organismus.

Aber daneben wissen wir, Raubtiere, Allesfresser und Aasfresser nehmen jede Menge Sexualstoffe aus ihrer Beute auf. Dementsprechend wirkt das Fleisch von ihnen nicht nur verunreinigend auf den Menschen, sondern auch sexuell anregend. Kochen und Braten vermindert diese nachteilige Wirkung nur unwesentlich. Entsprechende Beobachtungen muß Moses damals schon gemacht haben. Das geht aus seiner Verbotsliste hervor, auf der – nochmals gesagt – Raubtiere, Leichenfresser und Allesfresser verzeichnet sind, auch mit alledem, was kriecht.

Weiter steht in der Genesis geschrieben:

> 43Macht euch selbst nicht zum Greuel an allem kleinen Getier, das da wimmelt, und macht euch nicht unrein an ihm, so daß ihr dadurch unrein werdet.

Im 3. Mose 17 steht zu lesen:
»Darum sollst du zu ihnen sagen:

> 10Und wer vom Hause Israel oder von den Fremdlingen unter euch irgendwelches Blut ißt, gegen den will ich mein Antlitz kehren und will ihn aus seinem Volk ausrotten.
> 11Denn des Leibes Leben ist im Blut, und ich habe es für den Altar gegeben, daß ihr damit entsühnt werdet. Denn das Blut ist die Entsühnung, weil das Leben in ihm ist.
> 12Darum habe ich den Kindern Israel gesagt: Keiner unter euch soll Blut essen, auch kein Fremdling, der unter euch wohnt. (Die letzten beiden Aussagen schließen damit eigentlich, sehr streng genommen, die heutige Blutwurst vom Verzehr aus).
> 15Und wer ein gefallenes oder ein zerrissenes Tier ißt, er sei ein Einheimischer oder ein Fremdling, der soll sein

Kleid waschen und sich mit Wasser abwaschen und unrein sein bis zum Abend; dann ist er rein.
16Wenn er seine Kleider nicht wäscht und sich nicht abwäscht, so muß er seine Schuld tragen.

Diese Gebote und Verbote der Bibel sind im Judentum von jeher strickt beachtet worden. Die Christen haben diese strengen Auslegungen nicht übernommen. Dies war fortan eine zusätzliche Quelle von Konfliktstoff zwischen beiden Religionsanhängern. Die verschiedenen Ansichten und Gelüste in der Ernährung liefern ja bis in unsere Tage hinein Sprengstoff, selbst in der Familie.

Nach aufmerksamem Lesen dieser Essensanweisungen ist die Erkenntnis zu gewinnen, daß für den Menschen nur Pflanzenfresser unter den Tieren in Frage kommen, diejenigen mit dem saubersten Organismus. Räuber und Allesfresser sind damit ausgeschlossen. Und wir erinnern den sehr beliebten Aal als Speisefisch, oder die Makrele. Ersterer ist ein ausgesprochener Aasfresser, die fette und gut mundende Makrele ein Räuber, aber das ist auch die Forelle. Also, die Gemischtköstler unter den Menschen können schon in große Zweifel gestürzt werden, wenn sie nicht einfach auf alles Getier verzichten wollen oder können. -

Nun wissen wir aber auch, daß in der Genesis über ein strenges Eßverbot für die Frucht vom ›Baum der Erkenntnis‹ geschrieben steht. Durch Verführung der Schlange, Symbol für das Böse (und die Sexualität), sind Adam und Eva letztlich ungehorsam geworden und haben dieses Verbot übertreten. Damit hatten sie das Paradies verloren. Ab da mußten sie ihr Brot ›im Schweiße ihres Angesichtes‹ essen. Wir kennen den Fortgang. Aber was hat es denn nun auf sich mit dieser geheimnisvollen ›*Frucht der Erkenntnis*‹, vom ›*Baum des Wissens*‹ – wie wechselnd geschrieben steht? – Nun, dies ist eigentlich ein ganz strenges und verstecktes Verbot.

Die Auflösung dieses Rätsels ergibt sich beim Blick auf die Anfänge. -

Die Genesis wurde allgemein als Entstehungsgeschichte von Erde, Mensch und Tiere verstanden und Jahrtausende mündlich weitererzählt, erst viel später in Bildern und Symbolen niedergeschrieben.

Dies hatte einen Vorteil. Sie konnte von vielen Menschen, ganz unabhängig von Sprache und Dialekt, verstanden werden. Ein Rad ist in allen Sprachen ein Rad und ein Baum überall ein Baum. Bilder sind so universell, wie heute die Musik. Sie ist ja für uns die non-verbale, wie wir nun sagen, die ›internationale‹ Sprache.

Wiederum viel später ist die Genesis dann aus dieser Urbilderschrift des Aramäischen ins Hebräische übernommen worden, das sich inzwischen als Schriftsprache entwickelt hatte. Aber diese Übersetzungen begannen zu einer so späten Zeit, zu der dann die genauen Kenntnisse über einige der Symbole verlorengegangen waren. So gab es Mißverständnisse und Interpretationsfehler, oder auch Unwillen bei den späteren kirchlichen Instanzen, ein blutiges Kapitel der Menschheitsgeschichte einzugestehen.

Wie paßt denn das nun alles ins Bild? Erst das Wort – »Sehet da, ich habe euch gegeben … alle Bäume mit Früchten … », – und dann das strenge Verbot, vom ›Baum der Erkenntnis‹ zu essen? –

Das ist zunächst unverständlich. Warum sollte die daraus winkende Klugheit plötzlich Sünde sein? – Warum erlaubte Gott den Tieren in den Jahrmillionen ihrer Entwicklung immer klüger zu werden, was er nun aber ausgerechnet dem Menschen verweigert?

Die Erklärung dafür ist eine erschütternde Tatsache, eine alte Sünde der Menschheit aus grauer Vergangenheit, jenseits jeglichen christlichen Empfindens und Verständnisses. Sie ist grausam, aber wahr: Der Kannibalismus. Aber gerade der hat andererseits auf dem Wege der Menschwerdung einen unglaublichen Entwicklungssprung möglich gemacht. Dieses blutige Kapitel erscheint selbstverständlich nicht wortwörtlich in der Bibel. Doch das Eßverbot vom ›Baum der Erkenntnis‹ ist das Verbindungsstück dorthin. – Warum sollte hier plötzlich Sünde sein, was von anderen Bäumen ausdrücklich geboten war? –

Dies beruht auf einem Übersetzungsfehler.
Die offizielle Kirche wählte bei der Interpretation der alten Bilder- und Symbolüberlieferungen den ›sündigen‹ Apfel als Frucht vom ›verbotenen Baum‹.

Näheres an Aufklärung ergibt sich aus Folgendem:

Es gab in der anfänglichen Bildersprache damals zwei sich sehr ähnelnde Symbole – das eine für Mann, das andere für Baum.

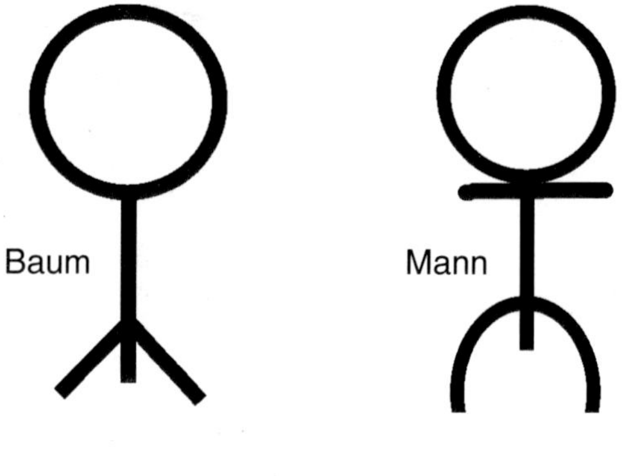

Wir alle kennen das Strichmännchen: Großer Kopf, langer Senkrechtstrich für den Körper, kurze Arm- und Beinstriche, zwischen letzteren ein kürzerer Strich für … Sie wissen schon. –

Das Symbol für Baum: Großer Kreis für die Krone, langer Senkrechtstrich für den Stamm, drei kurze, sich etwas spreizende Striche zur Andeutung für die Baumwurzeln. –

Diese beiden Symbole sind wirklich leicht zu verwechseln, zumal dann, wenn lange Lagerungszeiten und witterungsbedingte Einwirkungen, sogar Erdbeben mit ihren Schab- und Schürfeffekten, die Aufzeichnungen auf den Tontafeln beschädigt haben. Und gerade das ist geschehen. So kam der Baum mit der ›Frucht der Erkenntnis‹ zur Interpretation und landete auf dem Platz des Übertragungstextes, der eigentlich für den Menschen, genauer, für den Mann bestimmt war. Die Frucht des vermeintlichen Baum-Symbols war aber nun der Kopf des Mann-Symbols. Und um den geht es hier nun eigentlich, um die Kopfjägerei, um den Kannibalismus, um das Fleischessen. Doch letztlich geht es um das – Gehirn. Das also ist die ›verbotene Frucht‹. –
Die ›verbotene Frucht‹.

Die Evolutionsgeschichte aller hominiden Affenrassen können wir uns anhand der bis 20 Mio. Jahre alten Funde aller Art erklären. Ihre Entwicklung verlief bei großer Ähnlichkeit in Gestalt und Lebensweise natürlich, langsam und ohne dramatische Fortschritte bei irgendeiner von ihnen.

Auch wissen wir, alle diese Affenrassen hatten mit 400 ccm den gleichen Schädelinhalt. Damit war die Intelligenzstufe bei allen annähernd die gleiche und entsprach dem erforderlichen Grad, den Überlebenskampf unter den obwaltenden Grundbedingungen zu bestreiten. Die heute noch lebenden menschenähnlichen Affen, Schimpanse, Gorilla und Orang-Utan, haben auf ihrer Entwicklungsstufe von vor einer Mio. Jahren fast verharrt. Gerade um einmal 5% hat bei ihnen der Schädelinhalt zugenommen, die Intelligenz vermutlich um einiges mehr. (Dennoch sind bei ihnen erstaunlich hohe Geistesleistungen und Fähigkeiten festgestellt worden. Sie können schnell lernen, Worte verstehen und sprachliche Anweisungen ausführen. Sie können raten, abstrakt denken und haben in Gedächtnisleistungen am Computer sogar Studenten übertroffen. Sie sind in der Lage, die Gebärdensprache zu erlernen, sie präzise anzuwenden und auch – pädagogisch geschickt – an die Nachkommen weiterzugeben). Das sind respektable Fähigkeiten.

Die Werte für den Menschen im gleichen Entwicklungszeitraum aber zeigen in der Hirngröße den gewaltigen Sprung von 400 auf 1500 ccm. Und da sich durch die Zunahme des Gehirnvolumens um sagenhafte 400% die Anzahl der sogenannten Verschaltungen offensichtlich nahezu potenziert, ist uns daraus nicht nur die fast vierfache, sondern die hundert- bis tausendfache Intelligenz zugewachsen. Dieser Quantensprung im Gehirnwachstum bei nur einer Rasse ist ein unerklärbares Phänomen, wenn man bei der Betrachtung nur die allgemein gültigen Evolutionsmomente berücksichtigt. Die ›urgesunde Gemütlichkeit der Evolution‹ kann dafür nicht der Motor gewesen sein. Ein solch enormer Entwicklungsschub ist nur mit dem Hinzutreten eines außergewöhnlichen Einflußfaktors möglich. Und dieser war der bei unseren Vorfahren aufgekommene Kannibalismus. Dieser Zusammenhang mag im ersten Moment vehement bestritten werden. Doch es gibt logische Erklärungen dafür. Sehen wir also weiter.

Das Fleischessen großen Stils hat mit dem Kannibalismus in kriegerischen Auseinandersetzungen unter rivalisierenden Gruppen begonnen, und zwar im Zweistromland vor über einer Mio. Jahren. Zeitgenossen aus anderen Gruppen brauchte man nicht wie die Tiere extra zu suchen und zu erlegen. Die traten als Feinde und Nahrungskonkurrenten auf und mußten im Kampf auch um anderer Vorteile Willen überwunden werden. Dazu bedurfte es kräftiger und mutiger Männer. Die Sieger verspeisten die Besiegten und schlugen so zwei Fliegen mit einer Klappe. Sie sicherten das Überleben der eigenen Gruppe, und das Fleisch gab es obendrein. Da haben dann die Kannibalen nach dem Verspeisen der Gehirne der getöteten Gegner Erfahrungen von rauschähnlichen Empfindungen gemacht, und daß sie diesen Rausch nach Belieben wiederholen konnten. Zudem machte die daraus aufkommende Euphorie wiederum mutiger und tapferer für den Kampf. Selbst das Blut wurde zur Mutsteigerung getrunken. (Das haben viel später die Tataren auf ihren Kriegszügen auch getan. Sie haben es ihren Steppenpferden abgezapft. So haben sie die halbe Welt erobert und Angst, Schrecken und Grausamkeit bis nach Europa getragen). Gleichzeitig entdeckten die Kannibalen die merkliche Steigerung von beiden, Rausch und Mut, wenn man die Gehirne von Getöteten verspeiste, die ihrerseits schon lange Zeit, vorzugsweise viele Generationen hindurch Kannibalen gewesen waren und Menschenhirne verzehrt hatten. So hatten die eigenen Herrscher es natürlich auf die gegnerischen Führungsfiguren und ihre Vertreter abgesehen und konnten sich nach dem Sieg auch auf Grund ihrer eigenen Vorrangposition die ›verbotene Frucht‹ für sich selbst sichern. Viele dieser ›Erfahrungsträger‹ wurden dominant in der Gruppe. Sie gewannen anscheinend an Klugheit, indem sie mit den fremden Gehirnen auch die Klugheit der Gegner aufnahmen. Und mit dem Verspeisen der Gegnerherzen gewannen sie nach ihren Vorstellungen den Mut der getöteten Krieger hinzu.

Heute wissen wir, daß mit dem Verspeisen der Gehirne ein Kick wie beim Drogenkonsum zu erzielen war, wurde doch so ein gehöriges Quantum an fremden Gehirnbotenstoffen, ja, ganzer Hormonsteuerungsanlagen (Hypothalamus und Amygdala, der Mandelkernbereich) in den eigenen Organismus verfrachtet. Das mußte aber auch das eigene Hormonsteuerungssystem durcheinanderbringen. Diese nicht naturgewollten Praktiken bedeuteten ein Herumspielen an der Hormonstellschraube und sind selbstverständlich nicht ohne Folgen geblieben. Dieses entspricht auch nicht der Entwicklungsmaxime in der Evolution. Das Gehirnwachstum wurde beschleunigt, die Vertreter der vormenschlichen Rasse verloren relativ schnell ihren Haarpelz und die deutlichen Signale der Empfängnisbereitschaft, wie sie heute noch bei den Schimpansen vorhanden sind. Kannibalismus führte also zu einem explosionsartigen Wachstum des Gehirns und zur immerwährenden sexuellen Bereitschaft beider Geschlechter. Die periodische Fruchtbarkeitsphase der Weibchen wandelte sich zu einer ganzjährigen. Solchermaßen gesteigerte sexuelle Entwicklung führte zur Vergrößerung der Population, auch zur weiteren Ausbreitung des Kannibalismus. Der nahm vom Zweistromland in West-Ost-Richtung schneller zu als nach Norden und Süden.

Der Kannibalismus ist von den meisten menschlichen Vorrassen über eine Mio. Jahre ausgeübt worden. Geht man vom damaligen Gebärfähigkeitsalter der Weibchen ab 10 J. aus, dann haben demnach rund 100.000 Generationen Menschenhirne verzehrt. Für sich alleine betrachtet ist dies eine gewaltige Zeitspanne, doch für die in der Evolution beispiellosen, und für die werdenden Menschen einschneidenden physischen und geistigen Veränderungen bei *Homo sapiens* Vorgängern, ist dieser große Zeitraum jedoch ein zu geringer.

Dies ging also nur über die kräftige Beschleunigungswirkung der Hormonsupergaben aus den fremden Gehirnen.

Der Verlust des Haarkleides und die sprunghaft erhöhte Intelligenz durch das Gehirnwachstum sind aus entwicklungsgeschichtlichem Blickwinkel Fehlentwicklungen, klare Mangelerscheinungen. Zum Bedecken des Körpers waren die nun wärmebedürftigen und eben auch in die kälteren Regionen strebenden Nackthäuter auf ›künstliche‹ Bekleidung angewiesen. Der Intelligenzzuwachs war überflüssig, war reiner Luxus, den die allgemeinen Lebensumstände nicht erforderten und deshalb von der Evolution so auch nie hervorgebracht worden wäre.

Triebfeder für diese beiden einschneidenden Veränderungen war – wie bereits angemerkt – die durch das Gehirnessen angerichtete, überschießende Gemengelage von fremden Gehirnbotenstoffen, Hormonen, Endorphinen, Wachstumsfaktoren u.a., welche das natürliche Gleichgewicht unter den eigenen steuernden Substanzen durcheinandergebracht hatte.

Heute sind die Zusammenhänge selbstverständlich klar: Haarwuchs und Geschlechtsentwicklung werden, neben vielen anderen physiologischen Funktionen, von einer der wichtigsten Drüsen des Gehirns, der Hypophyse, hormonell gesteuert. Diese nur nußgroße Drüse sitzt im unteren Teil des Gehirns, etwa in Nasenhöhe. Die auffälligen körperlichen Veränderungen, Haarkleidverlust und Fortfall der Fruchtbarkeitssignale, sind einzigartige und naturwidrige Phänomene, die geradezu auf das für sie zuständige Kontrollorgan Hypophyse zeigen. Damit liegt der Beweis unabweisbar vor, daß ihre Regulierungsarbeit durch die fortwährende Hormonüberfrachtung aus den verzehrten Gehirnen tatsächlich massiv gestört worden ist.

So ist es nun erwiesene Tatsache: Der werdende Mensch war das einzige Lebewesen, das gezielt Jagd auf seine Artgenossen gemacht hat, um deren Gehirne zu verzehren. Es sind an einigen Fundstellen ganze Reihen von kannibalisierten Schädeln zum Vorschein gekommen, die keinerlei Raubtierzahnspuren aufweisen, sondern einfach eingeschlagen worden waren, um an den begehrten Inhalt zu gelangen. Dieses heikle Kapitel der menschlichen Entwicklungsgeschichte ist eigentlich recht streng, wie man so zu sagen pflegt, ›unter der Decke‹ gehalten worden; aus vielerlei Gründen, die hier aber nicht erörtert werden sollen. Forscher haben noch vor 20-30 Jahren auf Borneo und Neuguinea (heute Brunei und Papua-Neuguinea) Kopfjäger angetroffen, die inmitten üppiger und wildreicher Landschaften mit verlockenden Früchten Artgenossen anderer Gruppen getötet haben und so erfahren müssen, daß dort Menschen Menschen jagten. Kannibalismus steht heute überall unter Strafe. Zumindest ist dem ein gesetzlicher Riegel vorgeschoben worden.

Haarkleidverlust und Fortfall der Fruchtbarkeitssignale waren aber nicht die einzigen einschneidenden Veränderungen bei den Menschenvorfahren. Durch den Kannibalismus ist der weitgehende Verlust einer unserer Geistesfähigkeiten eingetreten. Darüber wird am Kapitelende die Rede sein. -

Wir haben nun also erfahren, daß Fleischessen alleine nicht automatisch intelligent macht. Dennoch wird dieses Argument von Verfechtern des Fleischverzehrs immer wieder vorgebracht.

Sie befinden sich im Irrtum. Wäre es anders, dann hätten uns die Raubtiere an Intelligenz überholen müssen, denn sie sind ja schon von Anbeginn an Fleischfresser und hatten uns gegenüber viele Hundert Millionen Jahre Vorsprung im Fleischverzehr. Andererseits, aufrechtes Gehen und die Hände frei zu haben für sinnvollere Tätigkeiten, die dann intellektuell weiterhelfen, funktioniert auch nicht, sonst hätten uns die Gibbons inzwischen an Klugheit übertreffen müssen. Sie richten sich bei vielen Gelegenheiten auf, schreiten elegant und sicher und haben dabei Aktionsfreiheit für die Hände. Die Schimpansen gehen ebenfalls in aufrechter Haltung, wenn sie die Hände für das Früchtetragen benötigen. Es müssen also die gegessenen Gehirne gewesen sein, die als wahre Hormon-, Botenstoff- und Wachstumsbomben gewirkt haben, zumal sie gleich roh einverleibt wurden. Hierdurch hat sich eine Vorzugsrasse herausgebildet, die mit dieser Praxis – nicht nur unbewußt – das eigene Gehirn manipuliert hat.

Auf einer ähnlichen ›Entdeckungsreise‹ scheinen sich gegenwärtig die Mahale-Schimpansen am Tanganjikasee zu befinden. Den Eindruck gewinnt man jedenfalls, wenn man hört, was der Medizinmann namens *Muhamedi Saifir Kalunde* am Orte berichtet. Seinen Beobachtungen zufolge kennen diese intelligenten Tiere bis zu 240 verschieden wirkende Pflanzen, können sie genau auseinanderhalten und gezielt heilwirksam anwenden. So seien an Magen- und Darmbeschwerden erkrankte und unter Durchfall leidende Affen durch Einnahme von Aspilia, Hibiscus oder Blätter vom Mubela-Baum innerhalb von 24 Stunden wieder ganz gesund und fidel geworden. Auch bei Husten hätte die Selbstmedikation geklappt. Die Pflanzen würden von den Tieren unzerkaut geschluckt werden. Sie nähmen fallweise sogar Naturmittel gegen Parasiten mit ins Nachtlager. Entsprechende Beobachtungen hätte schon sein Großvater gemacht und bei entsprechenden Krankheitssymptomen seiner Kranken mit den von den Schimpansen ausgewählten Pflanzen Heilung bewirken können. Und auch er, Kalunde selbst, würde manchmal in ähnlicher Weise verfahren. Und nun folgt das Erstaunliche: Diese Schimpansen von Mahale besitzen ebenso Kenntnisse über Pflanzen mit drogengleicher Wirkung, die eine – allerdings nur vorübergehende – sexuelle Steigerung erzeugen, und wenden sie auch gezielt an. –

Was würde wohl geschehen, wenn diese Schimpansen die nachhaltige Wirkung des Gehirnverzehrs entdecken würden? – So könnte eine neue Vorzugsrasse entstehen, wenn sie bei der fortschreitenden Wald- und Umweltzerstörung durch den Menschen denn überhaupt überleben. Falls wider Erwarten doch, dann ließe ›Planet der Affen‹ grüßen. (Nichts gegen Affen. Sie sind mir, sicher herauszulesen, sehr sympathisch).

Doch zurück zum Fleisch.

Wir haben gesehen, sein allgemeiner Verzehr macht nicht klüger, auch Vegetarier unter den Primaten können einen Intelligenzgrad entwickeln, der sie dazu befähigt, selbst ihre widrigsten Lebensumstände vorzüglich zu meistern. Aus alledem ergibt sich dann eine für uns SONNENKÖSTLER wichtige Erkenntnis: Außer den oben angeführten ›krankhaften‹ Mangelerscheinungen aus dem schon über eine Mio. Jahre währenden Fleischverzehr des Menschen ergab sich bei ihm keine weitere Veränderung oder Anpassungsmaßnahme der Natur. Ihm sind in dieser langen Zeit der Raubtierspeise keine krallenbewehrten Pranken und kein Raubtiergebiß gewachsen. Selbst der Verdauungstrakt mit seiner gewaltigen Kontaktfläche von 2 Fußballfeldern zur art-untypischen Fleischnahrung hat nicht reagiert. Die Darmlänge eines Früchte- und Pflanzenessers ist erhalten geblieben, obwohl, wie wir schon wissen, Fleischfresser aus Selbstschutzgründen einen extrem kurzen Darm benötigen. Auch unsere Enzymausstattung ist die gleiche geblieben und die milde Verdauungssaftkonzentration ist ebenfalls unverändert. Allerdings hat das Sodbrennen allgemein zugenommen. – Das ist vielleicht eine Warnung vor der falschen Fleischnahrung?

– ›Sonnenkost‹ jedenfalls verursacht so etwas nicht! Damit ist trotz der vorher beschriebenen phänomenalen Veränderungen am Menschen die Grundausstattung des Vegetariers unangetastet geblieben. Offensichtlich geht das mit der Umbildung des gesamten Verdauungsapparates nicht so schnell wie mit dem ›hormonellen Katapult‹ bei Gehirn, Pelz und Fruchtbarkeitssignalen. Im übrigen Organismus muß wohl doch die normale Evolutionsgeschwindigkeit, die die Wissenschaft mit 1% Veränderung innerhalb von 6 Mio. Jahren ansetzt, eine wirksame Bremse gewesen sein. Das aber spricht gegen das von den Fleischessern recht schnellfertig vorgebrachte Argument, der menschliche Körper hätte sich inzwischen auf die Fleischnahrung eingerichtet. Auf welche Weise denn? Äußerliche oder organische Anpassung ist nirgendwo festzustellen. Uns sind weder Pranken gewachsen, noch hat sich unser Darmkanal verkürzt, und unser ›Hals‹ ist höchstens vor der Fernsehkamera größer geworden. Also, bei genauer Betrachtung und ehrlichem Eingeständnis hat unser Körper eben nicht reagiert. – Wie sollte er auch? Es existiert kein Feedback, keine wie auch immer geartete evolutionäre Vermittlungslinie zwischen Fleischkocher und Mutter Natur. Irgendeinen skurrilen Mechanismus aber müßte es für das Auslösen einer entwicklerischen Umgestaltung schon geben. –

Das muß aber auch gar nicht sein. Es gibt mehrere hundert Millionen Menschen auf der Welt, die rein vegetarisch leben. Und dies nicht etwa, weil für sie kein Fleisch erreichbar gewesen wäre, sondern weil sie die vegetarische Ernährung schon früh als die ursprüngliche erkannt haben und die sehr stabile Gesundheit daraus bis heute schätzen, und im Übrigen das Töten von Tieren als völlig unnötig betrachten. Ein Beispiel dafür ist der indische Volksstamm der Toda. Der hätte eigentlich nach den Theorien ›fleischessender‹ Ernährungsfachleute, die rein vegetarische Ernährung brächte riskanten Vitamin- und/ oder Eisenmangel mit sich, längst ausgestorben sein müssen.

Diese Annahme, die an früherer Stelle schon hinterfragt und kommentiert wurde, ist somit von der Wirklichkeit hinreichend widerlegt worden. Auch die heutige Weltbevölkerung von 6 Mrd. Menschen könnte vegetarisch – und dabei gesünder und umweltschonender – ernährt werden. Auf unserer Erde steht für jeden Menschen eine bebaubare Fläche von 0,4 Hektar zur Verfügung. Für seine vegetarische Ernährung wären 0,3 Hektar erforderlich, seine Fleischversorgung jedoch erzwingt 0,8 Hektar. Das ist in der Gesamtrechnung glatt das Doppelte von dem, was auf unserem Globus überhaupt an landwirtschaftlicher Nutzfläche vorhanden ist. Eigentlich ist das allein schon eine Bankrotterklärung. Sie besagt nämlich, wir bräuchten eigentlich mehr als eine Erde. Die vielen Vegetarier und – tragischerweise – die Millionen hungernder Menschen ›biegen die Lage hin‹ und ermöglichen den Fleischessern ihren Luxus. Außerdem bedeutet Massentierhaltung die Umwandlung der natürlichen Nahrungsreserven in Fleisch mit einem erschrekkend niedrigen Wirkungsgrad. Aus 15-20 Kg Grünnahrung wird im Durchschnitt nur 1Kg Fleisch gewonnen und dazu ganz nebenher 16.000 Liter Wasser verbraucht. Kein Druckfehler, es sind tatsächlich 16 Tonnen teures Wasser für jedes erzeugte Kilo Fleisch. Das ist die gröblichste Verschwendung der Nahrungsreserven und Naturressourcen, von der Umweltbeschädigung ganz zu schweigen. Bei weiter explodierender Weltbevölkerung verbietet sich dieser Unsinn bald von selbst. Dann m u ß gehandelt werden.

Auch sonst hat sich der Mensch in seiner gesamten Lebensgestaltung anpassungsunwillig gezeigt. Während die Tierwelt nach wie vor evolutionsgerecht dem Gebot der Natur folgt und ›aus ihr, von ihr und mit ihr‹ lebt, hat sich *Homo Sapiens* von ihr weit entfernt.

Der so einschneidende Verlust von Haarkleid und Fruchtbarkeitssignalen, andererseits der Intelligenzzuwachs, wäre für jede andere Art mit rigorosen Folgen verbunden gewesen. Überschuß und Mangel sind aus Evolutionsgesichtspunkten eigentlich Fehlentwicklungen und hätten normalerweise bei der betroffenen Spezies zum Aussterben führen müssen. Der Mensch konnte dem aber mit seiner gewachsenen Intelligenz, die ja auch vererbbar und damit vermehrbar geworden war, entgegentreten. Damit ist er durch ein Seitenfenster aus dem langen Evolutionsgang ausgestiegen. – Vorerst.

Wie an früherer Stelle schon beschrieben, hat er sich seine eigene Welt geschaffen, eine Paßwelt nach seinem Gusto, und glaubt, damit den Unbilden und unbequemen Regularien der Evolution entkommen zu sein. Dies ist ein Irrtum, der sich im Verlaufe dieser Ausführungen erweisen wird. In ihnen kann und soll es nun nicht um das gesamte menschliche Sündenregister hinsichtlich seiner Ernährung gehen – ein solches Werk geriete ins Unermeßliche -, sondern zunächst nur um die ›Sünde‹ des Fleischverzehrs. Er soll hier analysiert und in seinen schädlichen Auswirkungen auf den menschlichen Organismus beschrieben werden.

Fleisch – ein fataler Mißgriff.

Der gebildete Mensch von heute weiß, daß unser Körpergewebe und die Organe, unser Gehirn ebenso wie das Nervensystem, daß Knochen und Muskeln aus Eiweiß gebildet werden. Aus dieser Tatsache leitet er für sich erklärlich ab, speziell tierisches Eiweiß zu benötigen, um überhaupt existieren zu können. Diese Annahme ist falsch. Doch selbst Mediziner, ja sogar Ernährungswissenschaftler, Oecotrophologen und all jene, die es besser wissen (sollten), sind nicht gewillt, diesem grandiosen Irrtum – denn er ist allgegenwärtig – in kompetenter und wirksamer Front entgegenzutreten. Sie machen diesen Unsinn mit.

Ein Blick zurück hilft allen Zweifeln ab. Die Menschen waren nicht grundsätzlich und von Anbeginn dem Fleischessen verfallen. Schauen wir in die Mythologie der Frühzeit aller Völker, dann erfahren wir von einem Idealzustand in Lebensart und

Ernährung. In Mythen und Sagen aus grauer Vorzeit wird vom Leben in fruchtbaren Gärten und von freischaffender Arbeit darin berichtet. So hat die vorgeschichtliche Forschung unserer eigenen Vorfahren in unseren Regionen aus den entsprechenden, genauestens durchforsteten Lebensbereichen eindeutige Erkenntnisse erbracht. In den Untersuchungen der entdeckten kulturellen Hinterlassenschaften, Ausgrabungen von Siedlungen mit Kochstellen, Küchenabfällen, Eß- und Versammlungsplätze-Deponien und Grabbeigaben, wurden große Mengen von Haselnußkernen gefunden. Die Haselnuß war demnach offensichtlich ein wesentlicher Bestandteil der Ernährung von damals. Dieses wurde durch die Forschungsergebnisse aus viele tausend Jahre alten Moorleichen ausdrücklich bestätigt. Die Analysen von Magen- und Darminhalt geben nicht nur Aufschluß, sie sprechen eine deutliche Sprache. Die in ihnen vorgefundenen aufgelösten Nahrungsbestandteile kamen von rohen Kräutern, Wurzeln, Früchten und Mengen von Haselnußkernen. Unsere nordischen Vorfahren haben kein Fleisch, keinen Fisch und nichts vom Tier Stammendes gegessen. Präzise Auskunft darüber gibt der spezielle Zustand der jeweiligen Darmschleimhaut. Sie bildet unter der schädlichen Einwirkung von tierischen Nahrungsanteilen dafür typische krankhafte Veränderungen aus, die – nochmals betont – nur bei Fleisch- und Fischessern auftreten. (Ihre Entstehungsursache wird sich aus diesen ausführlichen Darlegungen noch ergeben.) Die saubere, natürliche Darmschleimhaut der Moorleichen ist höchst aussagekräftig: Unsere nordischen Vorfahren waren reine Vegetarier.

Auch andere ausdeutbare Quellen und Spuren enthalten Hinweise auf die frühgermanischen Völker, die ihre Nahrung auf kleinen, dem Familien- bzw. Gruppenverband angemessenen Feldern und Gartenflächen erzeugt haben. Zuverlässig überliefert ist außerdem, daß die germanischen Volksgruppen, die in der sogenannten Völkerwanderung vor dem Hunneneinfall in das Ostgoten-Reich 375 n. Chr. bis zum Zug der Langobarden 568 nach Oberitalien eingewandert waren und Aufenthaltsrechte erworben hatten, die von den Römern total abgeholzte Poebene (die Lombardei) zu deren Erstaunen in eine blühende Gartenlandschaft verwandeln konnten. Von dieser Verwandlung in Obstgärten profitiert dieses Gebiet heute noch. Die Schlußfolgerung hieraus ist zulässig, daß der Gartenanbau auch bei den nicht ausgewanderten Völkern in der nordischen Ursprungsheimat die Hauptnahrungsgrundlage gewesen ist.

Doch später hat eine schleichende geistige Veränderung eingesetzt. Durch die wachsende Berührung mit den Völkern des Mittelmeerraumes und deren Vorliebe für den Fleischgenuß trat eine geistige Umwälzung ein, die auch sie auf die so verführerischen ›Genußmittel‹ vom Tier nicht mehr verzichten ließ. Dieser Sinneswandel erfaßte bald darauf auch den Norden. Mit diesem Nahrungswandel vollzog sich eine Veränderung der Landschaft. Zur Haltung der erforderlichen Schlachttiermengen bedurfte es nun ausgedehnter Weidegründe und Futteranbauflächen. Zudem führte die exzessiv betriebene Waldbeweidung, die Nutztierhaltung im Wald, zum radikalen Abweiden aller Baumschößlinge, während die Schweine das wertvolle ›Saatgut‘, die von den Bäumen ausgestreuten Eicheln, Bucheckern und Kastanien fraßen und damit die notwendige Regeneration verhinderten, so zur hoffnungslosen Vergreisung des Waldbestandes beitrugen. Dies und die wachsende Rodung vernichtete auf weiten Strecken den vorher viel bewunderten, schier endlosen nordischen Wald. Zudem nahm die Bodenfruchtbarkeit auf den baumlosen Feldern immer mehr ab. –

Wohin das Abholzen des Waldes und der schikanöse Wandel der Landschaft führt, können wir heute in den Ländern der einstigen Hochkulturen des nahen Ostens sehen: Es ist der sicherste und der schnellste Weg, die Landschaften in Wüsten zu verwandeln.

Einhergehend mit dieser einschneidenden Landschaftsveränderung findet aber auch eine geistige Umwälzung statt, die der permanente Fleischverzehr zwangsläufig nach sich zieht, damals wie heute.

So ist es fast unverständlich, daß der moderne Mensch die sonst in vielen Lebensbereichen praktizierte Risikoabschätzung, das Bedenken der Konsequenzen aus Zukunftsprojekten und der aufwendigen Suche nach Möglichkeiten der Schadensbegrenzung, ausgerechnet bei seiner ureigenen Ernährung nicht anwendet. Er startet keinerlei Abwendungsbemühungen, schlittert sehenden Auges in die Katastrophe und nimmt die aus dem Fleischverzehr absehbar fürchterlichen Krankheiten als schicksalgegeben hin.

Ist das ein sichtbares Anzeichen dafür, daß der Geist bereits gelitten hat? Dann hat die geistige Verwirrung wirklich schon begonnen.

Auch diese Feststellung wird hier in den nachfolgenden Ausführungen ihre Begründung finden.

Der Fleischgenuß, selbst der nur gelegentliche, weil ihn denn gesellschaftlicher Druck zu gebieten scheint, ist für den überzeugten und reinen Vegetarier selbstverständlich indiskutabel. Dies aber nicht nur aus ethischen Gründen, obwohl sie für sich schon ausreichend wären. Nein, Fleisch ist einfach keine Menschennahrung. Es gibt unzählige physiologische Beweise für diese Behauptung. Man muß sie nur zur Kenntnis nehmen. Doch gerade dabei hapert es ganz allgemein. – Sie stehen uns doch noch vor Augen, die Horrorbilder der zu Millionen brennenden BSE – verseuchten Tierleiber, die mit starren Läufen anklagend in den Himmel wiesen und ihn mit ihren schwarzen Rauchschwaden verdunkelten. – Wenn weder Rinderwahn und Schweinepest, noch Hongkong-Geflügel-Killervirus, die durch das Land marschiert sind, wenn nicht Hormone und Antibiotika im Futtertrog, nicht Nitrophen-, Nikotin- und die vielen anderen Skandale, wenn nicht einmal Creutzfeldt-Jacob, Parkinson und Alzheimer dem Fleischesser Abschreckung sind und ihm langfristige Zurückhaltung beim Fleischverzehr abnötigen können, was – um alles in der Welt – kann es dann?

Ohne tierisches Eiweiß auf dem Teller wären Prionen und Gehirnerweichung (der Hirnschwamm) kein Schrecken für die Menschen und gäbe es an den Gehirnschaltstellen auch keine Amyloidplaques, die mit Alzheimer und katastrophaler Gehirnschrumpfung bis zu 400 g den totalen Persönlichkeitsverlust ins Alter bringen. Mit pflanzlichem Eiweiß geschähe dies niemals. Bei lebenslangem Fleischessen ist irgendwann auch für den robustesten Organismus das Maß voll und er wird von den äußeren Einflüssen überwältigt. So ist, um ein Beispiel von oben herauszugreifen, Nitrophen ein Insektizid, ein Schädlingsbekämpfungsstoff, der eine hohe Toxizität (Giftigkeit) gerade gegenüber Warmblütern entwickelt. Der Mensch nun i s t Warmblüter. Die Hersteller und Anwender wissen das und glauben trotzdem, dieses Gift ungestraft einsetzen zu können. Auf der Profitjagd und beim Fleischgenuß setzt offensichtlich das sooft hochgelobte Denkvermögen aus. Beide Süchte scheinen unüberwindlich. -

Über die Gefahren, die sich aus dem Dauerverzehr von Fleisch und allen vom Tier stammenden Produkten für den Menschen ergeben, ist schon einiges geschrieben worden. Dennoch sollen hier, in direkter Gegenüberstellung der vom Tier stammenden Genußmittel mit der ›SONNENKOST‹, eindringliche Hinweise auf Schädlichkeit dort und winkenden Gesundheitsgewinn hier sichtbar werden. Eine Mahnung mehr ist angebracht, denn Menschen sind vergeßlich. Und außerdem lohnt es, gibt es doch auch einige näher Interessierte, die sich gerne eine eingehende Begründung für den ernährungsphysiologischen Widersinn des Fleischessens erwünschen. Für die eigene Überzeugung und vielleicht für künftige Diskussionen.

Deshalb sollen an dieser Stelle einige Aspekte und Argumente aus persönlicher Sicht einfließen, die noch einmal in kurzer Übersicht den Zweiflern und Wankelmütigen unter den

Normalköstlern möglicherweise ›über den Fleisch-Berg helfen‹ könnten. Viele Menschen sind schon im Laufe der Zeit allein an Fleisch- und Fischvergiftung gestorben, von Folgekrankheiten und Folge-Toten ganz zu schweigen. Prominentestes Opfer einer bekannt gewordenen Fleischvergiftung ist der deutsche Kaiser Otto I. (der Große) im Jahre 973.

Raubtieren kann das nicht passieren. Sie sind als Fleischfresser von der Natur mit Schutzeinrichtungen gegen Giftausschüttung und Bakterienmengen aus dem Beutefleisch ausgestattet, die uns zum Früchteesser Geborenen aus gutem Grunde fehlen.

Vorausgeschickt seien also schon einmal einige der doch fundamentalen Unterschiede zwischen uns und ihnen. Aus den wenigen Beispielen hier springt die Tatsache unserer Nichteignung für den Fleischverzehr geradezu ins Auge.

- Wolf, Schakal und Bär können, genauso wie Katze und Hund, ihre Fleischvorräte vergraben und auch später noch im ›garen‹ Zustand genießen. Das wäre für uns – wir wissen – tödlich. Um es an dieser Stelle noch einmal zu betonen: Wenn uns die dafür erforderlichen Schutzfunktionen fehlen, d.h. wir gegen derartige Pannen, die die Natur immer einkalkuliert, nicht gerüstet sind, dann sind wir eben – allen hartnäckigen Fleischverfechtern zum Trotz – für eine derartige Nahrung schlichtweg nicht vorgesehen.
- Ein Geier nimmt nicht selten mit einer einzigen Aasration Leichengiftmengen auf, die im Stande wären, 200 Menschen auf einen Schlag zu töten. Diese Kreatur übersteht es unbeschadet, weil sie von Natur aus dafür bestimmt ist, die Welt kadaverfrei zu halten. Das gilt auch für Hyäne, Waran und Krokodil. Sie alle haben natürliche Schutzeinrichtungen. Darauf wird in einigen Fällen einzugehen sein.
- Auch der Mensch sorgt selbst mit der normalen Fleisch-

mahlzeit für Leichengift in seinem Körper. Es entsteht bei der Verdauung im dafür zu langen Darmtrakt. Der menschliche Organismus wird also nicht, wie es beim Raubtier mit einem kurzen Darm geschieht, durch ›schnelle Abfuhr‹ geschützt. So findet eine lebenslange (permanente) Rückvergiftung bei den Fleischessern statt, die doch eigentlich vom bis an die Brechreizgrenze gehenden Verwesungsgeruch auf der Toilette wachgerüttelt werden müßten. Aber das nehmen sie unverständlich gedankenlos als unabwendbar hin. Beim ›SONNEN-KÖSTLER‹ hingegen herrscht Geruchsneutralität am Ort. Dessen Organismus ist blitzsauber und produziert keinen solchen lebensfeindlichen Müll.

Raubtiere bezahlen ihre Fleischabhängigkeit mit einem kurzen Leben. Der liebgewonnene Hund und die Schmusekatze gehen den Tierfreunden oft allzu früh den Weg alles Vergänglichen. Dies geschieht sogar mehrmals im Laufe eines Tierbesitzerlebens und bereitet ihm wirkliche Abschiedsschmerzen. Raubtierschicksal. Auch den Artgenossen in freier Wildbahn ist nur ein relativ kurzes Erdendasein beschieden. Ausnahmen von dieser strengen Regel der Kurzlebigkeit der Räuber sind nur das Krokodil, oder Alligator, und die Schlange. Bei ihnen spielt natürlich ihre Natur als Wechselblüter eine lebensverlängernde Rolle. Einen großen Teil ihrer Lebenszeit verbringen sie bei geringeren Außentemperaturen, z.B. nachts, in der sog. Kältestarre, die – genauso wie Hunger – lebensverlängernd wirkt. So können sie dann 80, die Krokodile sogar über 100 Jahre alt werden. (Für uns doch sicher abwegig. Lebensqualität sieht anders aus).

Bei dieser Panzerechse kommen noch weitere lebensverlängernde Vergünstigungen hinzu. Obwohl Aasfresser, hat man im Krokodildarm viel weniger Fäulnisbakterien festgestellt, als beim fleischessenden Menschen. (Fleischesser hinhören!). Das Krokodil besitzt ein quasi antibiotisch wirkendes Immunsystem, welches so robust ist, daß selbst nach Verlust von ganzen

Gliedmaßen sich die zurückbleibenden riesigen Wunden nicht zu Infektionsquellen entwickeln können. Krokodilsblut besitzt absolute bakterientötende Wirkung und kann sogar antibiotika-resistente Keime knacken.

So ist die Panzerechse vor allen Krankheiten gefeit, auch neue Krankheitserreger und uralte Stämme werden gleichermaßen mühelos unschädlich gemacht. Sogar das aggressivste Superbakterium *Staffilococus aureus* kann nachgewiesenermaßen gegen diesen uralten immunologischen Schutzschild nichts ausrichten.

Der Unterschied zu uns wird noch anschaulicher, wenn wir auch die anderen Besonderheiten dieser Reptilien erfahren.

So weiß man vom Salzwasserkrokodil, daß es in seinem Verdauungstrakt 100%ige Salzsäure schadlos verträgt, die normalerweise sogar Metall schnell und restlos auflöst. Und dieses Monster übersteht diese Tortur nicht nur für Sekunden oder Minuten, sondern über die Dauer von Monaten. Zudem ist es mit der enormen Beißkraft von 2 Tonnen ausgestattet, die alle erreichbaren Knochen und Schädelarten knacken und sogar Schildkrötenpanzer zertrümmern kann. Zu seiner weiteren Verdaungsausrüstung gehören außerdem 2 Kg Steine, sog. Gastrolithen, die es ständig im Magen trägt und so in Verbindung mit der scharfen Magensäure alles kleinkriegt, was es verschlingt, und zwar samt Hörnern und Hufen und Schildkrötenpanzern. Andererseits kann es auch bis zu einem ganzen Jahr völlig ohne Nahrung auskommen.

Blitzschnelle Reaktionsvermögen und elementare Schnellkraft vervollständigen die Fähigkeiten dieser urtümlichen Panzerechse, die als Spezies einmal die Dinosaurier als Zeitgenossen hatte, sie überlebte und insgesamt schon mehr als 140 Mill. Jahre existiert.

Und in diese urtümliche und furchtbare Reihe der Urgewaltigen

(Raubtiere) stellt sich nun - sehenden Auges - der fleischessende Mensch. Mit dieser artverirrten Speise bei seinem nur für zarte Früchtekost ausgelegten, äußerst verletzlichen Verdauungstrakt glaubt er doch tatsächlich, ungeschoren davonkommen zu können. Und das mit viel mehr Fäulnisbakterien in seinem Darm als beim Aasfresser(!).- Das ist doch kulinarisches Harakiri, das er da betreibt. Sein dafür nicht ausgerüstetes Immunsystem ist machtlos, der Krebs gewinnt die Überhand. Jeder zweite Mensch stirbt daran. Sollte diese wahre Horrormeldung nicht jeden ›Fleischliebhaber‹ zwingen können, über dieses Vergehen an seiner eigenen Gesundheit nachzudenken? -

Auch viele der übrigen Raubtiere bringen das Zehn- bis Hundertfache unserer Verdauungssaftkonzentration auf und sind damit in der Lage, Myriaden von Fäulnisbakterien abzutöten. Sie besitzen zudem einen auf diese höchst gefährliche Nahrung abgestimmten, relativ kurzen Darm, der die Gift- und Bakterienmischungen schnell wieder ins Freie befördert. Der Raubtierorganismus pflegt tatsächlich die eigene, naturbestimmte Nahrung Fleisch quasi nur ›mit spitzen Fingern anzufassen‹. Im menschlichen, endloslangen Darmkanal dagegen verweilt dieses aggressive Verdauungsgut zwischen 8 und 16 Stunden, beim allgemein vorherrschendem Bewegungsmangel und der dadurch provozierten Verstopfung, sogar extrem längere Zeiträume im Trakt. Zum Schaden, denn dabei ist er allen Giftattakken bedingungslos ausgeliefert. Und das ist eine ständige Überforderung des menschlichen FrüchteVerdauungsapparates.

Weitere Unterschiede zwischen menschlichem und tierischem Fleischvertilger:

Raubtiere fressen nicht nur das vom Menschen bevorzugte und so geschätzte, aber extrem saure Muskelfleisch, sondern alles, was der Riß bietet. Sie verspeisen Knorpel, Knochen und Sehnen, oft Haut und Haare, das Krokodil verschlingt die Beute, wie wir schon gehört haben, sogar ausnahmslos mit Hörnern und Hufen. Alle Räuber nehmen auch das Blut des Beutetieres auf. Das Blut speziell ist basisch, wie auch Knorpel, Knochen und Sehnen, die dadurch säurebindend wirken. Und das Blut ist willkommener Beitrunk zur Mahlzeit. Das Beutestück ist immer Gesamtmahlzeit.

Sie brechen meist vorzugsweise den Magen- und Darminhalt auf und verzehren ihn genüßlich als erstes. Das aber ist vorverdaute Grünkost. Ja, richtige Grünkost. Mit diesem Nahrungsanteil deckt der Raubtierorganismus einen Teil seines Vitaminbedarfs. Und auch sonst ist er auf diesen basischen Darminhalt geradezu angewiesen. Dieser wirkt säureausgleichend. Wir sehen also zu unserem Erstaunen, selbst beim Raubtier gehört ein grüner Anteil zur Naturkost. **Auch das Raubtier ist von der Pflanzenwelt abhängig. Ohne diesen Grünanteil der Fleischnahrung würde es regelrecht zugrunde gehen.**

- Der Speichel von Raubtieren enthält große Mengen von Urikase, einem speziellen Enzym, das die aus dem Fleischverzehr entstehende Harnsäure in harmloseren Harnstoff umwandelt, der dann schadlos ausgeschieden werden kann. Wir dagegen haben keine Urikase in unserem Speichel, denn wir sind nach Naturplanung keine Fleischfresser, denen die Urikase aus der Harnsäureklemme helfen soll. Die Harnsäure ist für unseren Organismus ein sehr starkes Gift. Es verursacht Gicht und Rheuma mit Schmerzen, Gelenkverbildungen und hoffnungslos machenden Verkrüppelungen, nicht selten gefolgt von kompletter, körperlicher Steifheit. Darüber wird noch zu sprechen sein. Vor diesen schädlichen Auswirkungen des Fleischessens blieben selbst Goethe und – besonders schlimm betroffen – der ›kleine‹ Preußenkönig, Friedrich der Große, nicht verschont. Er ging schon recht früh gebeugt am Stock. –

Zusätzlich zu dieser kurzen Auflistung von Gesichtspunkten gegen den Fleischverzehr des Menschen sprechen rein äußerliche Merkmale, das Fehlen der dafür erforderlichen natürlichen Instrumente, von der doch eigentlich jeder weiß:

- Dem Menschen fehlen Kraft und Schnelligkeit des Jägers, die krallenbewehrten Pranken und Tatzen zum Schlagen und Festhalten der Beute.
- Uns fehlen die dolchartigen Eckzähne zum Töten und Reißen, die exakt als Seitenschneider arbeitenden Gebißpartien, mit denen maul- und schluckgerechte Portionen aus der Beute herausgeschnitten und Knochen geknackt werden können, um den Zugang zum wertvollen Knochenmark zu gewinnen. Zu diesem Zwecke kann das Raubtiergebiß auch nur wie eine Zange auf- und abbewegt werden. Wir dagegen brauchen Schußbolzen, Schlachterbeil, Fleischsäge und Haumesser, um die zum Verzehr bestimmten Tiere umzubringen.
- Uns fehlt das Sägezahnprofil der Backenzähne zum Sprengen der Röhrenknochen, und in dem sich zudem keine Fleischfasern verfangen können (natürliche Maulhygiene).
- Wir besitzen zu wenig leistungsfähige Schweißdrüsen, die große Giftmengen ausscheiden können.
- Wir besitzen eine zu kleine Mundhöhle und uns fehlen die messerscharfen Backenzähne des Raubtieres, die die zähen Fleischfasern mühelos kappen. Wir haben stattdessen breite Mahlzähne, mit denen wir Frucht- und Wurzelanteile auch mit seitwärts (horizontal) arbeitenden Gebißbewegungen vollständig zerkleinern und zermahlen sollen. Sie können – schon gesagt – die zähen Fleischfasern eben nicht zerkleinern. Diese verfangen sich dann in unseren Zähnen und können durch Fäulnis unsere Mundhöhlenhygiene gefährden. So werden zum Teil abenteuerliche Methoden (folgen später) neben Kochen und Braten angewendet, um das Fleisch zart und weich zu machen. Unsere vorderen Schneidezähne sind nur zum Herausbeißen mundgerechter Portionen aus der

Frucht und der anderen menschengerechten Nahrung geeignet.

- Ein Raubtier wird vom Gestank verwesenden Fleisches geradezu magisch angezogen. Das ist ihm ein verführerischer und verlockender Duft, während es uns dabei den Magen umdreht und Brechreiz erzeugt. Dieser Ekel soll uns vor Pannen, Krankheit und Vergiftung warnen und letztlich schützen. Schon das alleine weist uns unsere Schranken und macht klar, daß Fleisch auf keinen Fall naturbestimmte Nahrung für uns ist.

In diese Aufzählung des Andersgeartetseins gegenüber dem Raubtier gehört auch das folgende generelle Defizit:

- Den meisten der Fleisch essenden Menschen fehlt es an der psychischen Robustheit, die Tiere umbringen zu können, die sie verzehren. Sie würden zur Mehrheit dem angsterfüllten und anklagenden Blick der Tiere wohl nicht ungerührt standhalten können und überlassen dieses blutige Geschäft den Metzgern und Schlachthöfen. Das Stück Fleisch später auf der Fleischtheke hat dann eben keine Augen mehr.

Alles bis hierher Aufgezählte – ein Versehen der Natur? Das glaubt doch wohl niemand.

Nachdem wir bisher festgehalten haben, was uns schon rein äußerlich zum Raubtierdasein an körperlichen Fähigkeiten und Einrichtungen fehlt, ist aber die Liste unserer physiologischen Unzulänglichkeiten für Beutezug und Tierverzehr noch lange nicht zu Ende geführt. Es mangelt uns auch an Organleistung. Und dieser Gesichtspunkt wiegt schwer. Selbst der von der Natur richtig ausgestattete Löwe schläft bis zu 20 Stunden am Tage, um seinem Organismus die strapazierende Verdauungsarbeit und Reinigungsprozedur in Ruhestellung zu ermöglichen und ihm auch noch die Erholung danach zu gönnen. Solange ist er auch müde und äußerst träge. Wir sehen es in Tierfilmen, und Fleischesser können ihm diese Zeit des Zwangs-Dösens auch nachfühlen. Welch Kräfte zehrende Anstrengungen werden da doch erst einem menschlichen Fleischesser-Organismus aufgebürdet.

Dem ›SONNENKÖSTLER‹ passiert so etwas niemals. Er ist immer frei und quicklebendig, sowohl im Kopf, als auch im Bauch.

Da die meisten Menschen nun einmal Fleischesser sind, erwachsen ihnen daraus eine Vielzahl schädlicher bis gefährlicher Folgen. Wenden wir uns deshalb einer vergleichenden Betrachtung der Fleischwirkung und -verwertung zwischen Raubtier- und menschlichem Organismus zu. Dazu werden wir uns die Vorgänge näher anschauen müssen. In dieser Abhandlung soll Fleisch als Sammelbegriff für alle tierischen Anteile, allgemein schönsagend und verniedlichend als ›Genußmittel‹ bezeichnet, verstanden werden.

Wir haben aus den Ausführungen vorangegangener Kapitel erfahren, wie leicht und energiesparend die Umwandlung und Verwertung der naturbelassenen pflanzlichen Nahrung – Früchte, Gemüse, Wildpflanzen und Kräuter – in unserem Organismus geschieht. Die Energieausbeute ist die Größtmögliche. Das wiederum bedeutet den geringsten Energieeinsatz für den Lebenskraftgewinn. Bei manchen Früchten stehen die märchenhaften Werte von 95 – 98% Gewinn dem Energieeinsatz von 2-5% gegenüber. Eine solche Rendite bei Aktien würde jeden Börsianer blitzschnell zum Superreichen machen. Hier bei den Früchten springt stattdessen eine Supergesundheit dafür heraus. Das ist doch etwas Herrliches! Beim Fleisch hingegen sehen die Werte finster aus. Dem nur 30%-igen Energiegewinn daraus steht andererseits der gewaltige Verlust von 70% gegenüber. Im Klartext: Mit Fleisch rutscht die Energiebilanz in einer wahren Rauschefahrt in den Keller. Dies haben Ernährungsversuche mit Ratten ergeben. Alle mit Fleisch gefütterten Tiere starben viel früher, als anders genährte, und sie verendeten selbst noch vor jenen, die gänzlich ohne Nahrung geblieben und nur getränkt worden waren.

Der Mensch geht nur deshalb nicht schnell zugrunde, weil sein Organismus ausschließlich aus den nicht-tierischen Beilagen der üblichen Kochkost recht und schlecht seine Lebensfunktion aufrechterhalten kann. Gekochtes, geschmortes Gemüse und das roh genossene Obst und die Säfte sind also, ohne daß dies viele ›Normalköstler‹ überhaupt ahnen, über die Zeit ihre wirklichen Lebensretter.

Auf eine solche minderfunktionsfähige Nahrung wie Fleisch wäre doch wohl besser gleich ganz zu verzichten. Oder?

Der glänzende Energiegewinn bei der Früchtenahrung beruht auf der Tatsache, daß sie die von der Evolution zugedachte, organismusangepaßte darstellt, und zweitens viele zusätzliche, ihren Aufschluß und ihre Verwertung unterstützende Vitamine, spezielle Enzyme und Wirkstoffe selber mitbringt, die sie für ihre Verwertung braucht. Die so erreichte Leichtigkeit der Verdauungsarbeit strahlt auf den Körper aus und verleiht ein Wohl- und Kraftgefühl sowie ungeahnte geistige Wachheit. Die übliche Küchenvollkost mit Fleischportion dagegen verursacht Trägheit und Verdauungsmüdigkeit, die beide zum Mittagsschlaf zwingen oder verleiten und in der Nachmittagsarbeit hinderlich sind. Die ernährungsphysiologisch belastende Mischung aus der sogenannten ›Hausmannskost‹ erforderte eigentlich einen differenzierten, auf jeden Mischungsanteil speziell abgestimmten Verdauungsvorgang. Brot, Backwaren, gekochtes Gemüse und Fleisch, süße Nachspeise. Jeder dieser einzelnen Mahlzeitanteile müßte richtigerweise für sich allein in einem ganz separaten Verzehr bewerkstelligt und in speziellem Milieu verdaut werden, um eine restlose und ordnungsgemäße Verwertung zu erfahren. Aber bei uns wird alles zusammengepackt und damit der Organismus irritiert. Daraus entsteht zusätzliche Schädlichkeit und eben die erwähnten Auswirkungen, die zumindest während der Verdauung zu Blutdruckerhöhung, Herzbeschleunigung, Magendrücken, Sodbrennen, Erschöpfung u.ä. führen. Mit alledem einhergehen selbstverständlich das berühmte Arbeitstief und die stark verminderte Konzentrations- und Aufnahmefähigkeit. – Eben Normalzustand für den ›Normalköstler‹. –

Das alles sind Zustände und Auswirkungen, die ein ›SONNEN-KÖSTLER‹ nicht kennt. Er wird beschenkt mit einem körperlichen Leichtigkeitsgefühl und sprühendem Geist. – Bedenkenswert? – Oder nicht zu glauben? – Die Probe aufs Exempel kann jeder für sich selbst anstellen und sich so die ›glänzende‹ Gewißheit verschaffen. Dieser Weg steht jedem Experimentierfreudigen offen. Dies ist auch hier ausdrücklich erwünscht. Jeder ist seines Glückes Schmied, und hierbei auch seines gesundheitlichen Glückes. Jedermann, auch jede Frau, hat sie wirklich, wie es hier im Buch-Untertitel angekündigt ist, die »*Chance aus eigener Hand*«.

Da wir die Fleischverwertung näher beleuchten wollen, schauen wir doch beim dafür richtig ausgestatteten Raubtier einmal genauer hin.

Der Magen des Raubtieres ist im Stande, riesige Fleischportionen, selbst in übergroßen Brocken, mühelos aufzuschließen. Seine Salzsäure-Pepsinmischung übersteigt in ihrer Konzentration, wie schon erwähnt, die Unsrige um das Zehn- bis Hundertfache(!) und bewältigt damit gewaltige Mengen von Fäulnisbakterien aus Aas und auch die härtesten und zähesten Teile des gerissenen Tieres, wie Knochen, Knorpel und Sehnen. Und beim Krokodil, welches seine Beute mit ›Haut und Haaren‹ verschlingt verkraftet sie – schier unglaublich – sogar Hörner und Hufe. Diese Räuber haben eiserne Mägen, und in diese Gesellschaft der Schling- und Schluckmuskelakrobaten mit gewaltigen Rachen und Zähnen zwängt sich nun der bezüglich Körper- und Organzumessung so ›zartbesaitete‹ und körperlich hoffnungslos ›minderbemittelte‹ Mensch als ›Möchtegern-Raubtier‹ hinein. Macht sich zu deren Konkurrenten. – Das muß doch auf die Dauer schief laufen.

In diesem Zusammenhang betrachtet: Fütterte man die Raubtiere im Zoo nur mit ausgeblutetem Fleisch, dann würden sie bald verenden, aber mit Koch- und Bratenfleisch, würden sie innerhalb kurzer Zeit umzubringen sein.

Diese gefährliche Nahrungsart aber mutet der Mensch seinem eigenen Organismus bedenken- und gedankenlos zu. Wo bleibt da eigentlich Homo sapiens angeblich so brillanter Verstand? – Hat der etwa doch schon gelitten? –

Der Organismus des Raubtieres gewinnt aus allen im Riß enthaltenen Eiweißbestandteilen durch naturgemäßen Spaltungsvorgang, selbst aus den fauligsten Kadaverstücken, Aminosäuretrümmer und Zuckerstoffe. Die so gewonnenen Zuckerstoffe werden zusammen mit den Zuckerstoffen, die der Riß in seinem schon früher erwähnten, vorverdauten Magen- und Darminhalt direkt beim Raubtier einbringt, ordnungsgemäß verwertet. Die anfallenden Aminosäurereste, eine gewaltige Menge, werden dabei schnellstens neutralisiert, bevor sie selbst im robusten Raubtierorganismus Schäden anrichten können. Das geschieht schnell und sicher einmal durch alkalische Bestandteile aus dem gelösten Rißfleisch oder aus dem eigenen Körpervorrat des Räubers. Harnsäure ist ein starkes Gift, an dem selbst ein Raubtier zugrundegehen könnte.

Ein Weidetier besitzt diese Kompensationsmöglichkeit selbstverständlich nicht. Es frißt kein Fleisch, soll es ja auch nicht. Aber der Mensch füttert es dennoch mit geschroteten Tieren und Fischen (Tier- und Fischmehlpellets als Kraftfutter) und wundert sich dann über Tiererkrankungen, wie beispielsweise *bovine spongiforme Encephalopathie* (BSE).

Für den menschlichen Organismus ist die Harnsäure ein noch gefährlicheres Gift, als für den des Raubtieres. Sie löst Organschäden und schwere Krankheiten aus. Dem Fleisch essenden Menschen fehlt die für diese Ernährungsweise erforderliche Schutzeinrichtung der Urikase-Produktion, über die das Raubtier die Harnsäureumwandlung in harmloseren Harnstoff bewerkstelligt, der dann über die Ausscheidungswege aus dem Organismus befördert wird. Der Fleischesser Mensch turnt durch seine nicht naturgewollte Raubtierspeise quasi am Trapez ohne Netzsicherung. Die Nieren, seine wichtigsten Ausscheidungsorgane, werden funktionsuntüchtig, weil ihre hyperfeinen Porenstrukturen der Dialysemembranen von der Harnsäure in zerstörerische Vorgänge verwickelt oder ganz zerstört werden. Was das bedeutet, wissen wir: Anschluß ans Dialysegerät – oder Nierentransplantation. – Angesichts dieser gräßlichen Aussichten wäre der fortwährende Fleischverzehr doch wohl zu überdenken, nicht wahr? –

Das Fleisch und die anderen vom Tier stammenden eiweißhaltigen Genußmittel nebst deren Verarbeitungsformen werden im menschlichen Körper durch die gleichen Spaltungsvorgänge geschleust wie beim Raubtier. Die dabei zwangsläufig aufkommenden starken Gifte – darunter auch Leichengift – lösen Verwesungs- und Fäulniserscheinungen aus, mit denen der menschliche Organismus aber nicht so elegant zurechtkommt, wie der des Raubtieres. Wir haben den Giftewandler Urikase, der beim Räuber für beschleunigte Neutralisierung der Harnsäure sorgt – unnötig für den Früchtesammler – deshalb auch nicht in unserem Repertoire. So ist der Fleischesser Mensch diesem Säureangriff schutzlos ausgeliefert: Mit fatalen Folgen. Die Harnsäure verteilt sich über den Kreislauf im gesamten Organismus, sogar bis ins Zahnfleisch mit Folgen auch dort (kommt etwas später). Seine Magensaftkonzentration an Pepsin-Salzsäure ist für diese artfremde Nahrung hoffnungslos zu schwach. So dauert der Verdauungsvorgang bei ihm bis zu 5 – 10 Stunden und die Verweilzeit im Darm 24 Stunden. Alles länger als beim Raubtier samt Knochen und Sehnen. Mit der quälenden Länge der Fleischverdauung beim Menschen greift selbstverständlich auch die dementsprechend fortdauernde Gifteinwirkung. Und gerade sie findet auch während der anschließenden Verarbeitungszeit im Zwölffingerdarm, in unserem überaus langen Dünndarm und dem nachfolgenden Dickdarm ihren schädlichen

Fortgang. Daraus folgen viele hundert Krankheiten, die ohne Fleischverzehr nicht auftreten würden. –

Die schwache Magensaftkonzentration des Menschen ist nun keineswegs eine Fehlplanung der Natur. Sie ist in ihrer Wirkungsweise präzise auf unsere Ursprungsnahrung, die Frucht- und Pflanzenkost, abgestimmt und schützt in ihrer Milde unseren empfindlichen Magen und den überaus langen und verletzlichen Verdauungstrakt. So tritt bei Einhaltung der ›Sonnenkost‹ auch niemals Sodbrennen auf.

Der Normalköstler hingegen vergewaltigt seinen Verdauungsapparat, und zwar laufend und unaufhörlich.

Während das Raubtier die Beute größtenteils sofort nach dem Überwältigen an Ort und Stelle in der von der Natur vorgesehenen Form vertilgt, nämlich roh und frisch, oder auch als Aas, ›bereitet‹ sich der Mensch seine Fleischmahlzeit erst nach Zeitverzögerung durch Handel und Verteilungswirtschaft und hernach noch aufwendig mittels Koch- und Brathitze vor. Der Verwesungsprozeß, der mit dem Kreislaufzusammenbruch bei der Schlachtung des Tieres verzugslos eingesetzt hat, wird durch die Anwendung der Kochkünste nicht gestoppt, aber sie fügen dem kommenden Wandlungs- und Verwertungsprozeß im Verdauungskanal eine zusätzliche Erschwernis hinzu. Das Eiweiß gerinnt durch die Vereitungshitze, wie man es beim Spiegeleibraten offen beobachten kann, von der ursprünglich durchsichtigen Beschaffenheit dieses Teils des Eies zum bekannten weißen Ring. Das ist eine Betonfraktion von Eiweiß. Dabei wird es total verfälscht und verhärtet. In dieser Form kann es im Magen nicht mehr vollständig gelöst werden, und bei der Zerlegung finden sich ganz andere Bausteine an, als beim Frischfleischvertilger Raubtier.

Es steht fest, daß diese durch Hitze entarteten Bausteine aus dem geronnenen (ausgeflockten) Eiweiß für den Körperaufbau und seine Erhaltung nicht viel taugen. Die Folge aus dieser Minderqualität der Nahrungsbestandteile ist selbstverständlich auch eine verminderte Qualität des gesamten Körpers, des Blutes, der Nerven, der Organe, des Immunsystems und letztlich auch der geistigen Kräfte. Und gerade sie sind in höchstem Maße vom Zustand und der Qualität des sie tragenden Organismus abhängig. Nur ein reiner Organismus gewährleistet auch den höchsten Grad an geistiger Leistungsfähigkeit. – Der Indikator für dieses umfassende schädliche Wirken, sozusagen die Fortschrittsanzeige dieses verderblichen Prozesses im Innern, ist der schon angesprochene widerliche Tankstellenklogeruch zu Hause. Er zeigt dem Fleischesser an, daß er in seinem Darm, besonders in der Sigmoid-Schleife, eine regelrechte Jauchegrube unterhält. Fortdauernde Rückvergiftung des gesamten Organismus ist die zwingende Folge daraus, die selbstverständlich auch Herz und Gehirn erreicht. – Und ist das etwa gut? -

Erhitze Fleischnahrung erzeugt also schwere Störungen nicht nur im Verdauungstrakt, aber hier besonders. Die Salzsäure-Pepsinmischung im Magen soll nun die durch Zubereitungshitze abgefälschten Eiweißbestandteile lösen und aus ihnen Zuckerstoffe gewinnen. Das muß hier mißlingen. Unter der Hitzeeinwirkung haben sich die Eiweißstoffe, wie eben gesagt, völlig geändert, sind verhärtet und können nicht mehr vollständig aufgeschlossen werden, weil für diese verfälschten ›Zutaten‹ der Schmorküche die dazu passenden Enzyme nicht gebildet werden können. In der Natur gibt es kein gebratenes Eiweiß. Aus diesem Grunde ist ein solches Programm von ihr auch nicht entwickelt worden. Und das tote Eiweiß nun bringt keinerlei eigene Enzyme mit, wie es die lebendigen Rohkostanteile dagegen immer tun. Der hilflose, weil werkzeuglose Organismus bleibt sich selbst überlassen und versucht von sich aus, diesen Eiweißmüll loszuwerden. Die nicht restlos gelösten Eiweißbruchstücke bringen Fäulnis und Verwesung. Dabei entstehen scharfe Säuren, u.a. auch Ammoniak, welche die Darmwände verätzen, und das wirklich Schlimme dabei, ohne daß der Fleischesser etwas davon bemerkt. Es gibt dort keine schmerzempfindlichen Nerven. Sie können sogar Lähmungserscheinungen hervorrufen. Zu dieser Belastung des Organismus treten noch die sehr hohen Drücke der dabei entstehenden Fäulnisgase hinzu, die von anderen als äußerst übel riechend wahrgenommen werden. Sie entweichen nicht nur vias naturales durch den Hauptausgang, sondern dünsten selbst über die Haut ab und drängen sogar aus Lunge und Nase (sogenannter Stinknase) ins Freie. Die Fäulnisgase füllen den gesamten Verdauungstrakt, und ihr hoher Druck kann sogar Darmschlingen durch die Bauchdecke treiben. Man nennt dies dann einen Leistenbruch. Wenn das Bruchband wegen der Schwere des Körperschadens nicht mehr helfen kann, muß ein operativer Eingriff die eventuelle Lebensgefahr beseitigen, bei dem oft Darmpartien weggeschnitten werden müssen. Auch diese schwerwiegenden Folgen lassen die Fleischesser nicht aufwachen. Sie nehmen sie als vom Schicksal gegeben hin. Hierüber müßte es im Präventionsrahmen aufklärende Informationen geben. Aber die ist von fleischessenden Medizinern und Produzenten wohl nicht zu erwarten.

So kann der Verwesungs- und Fäulnisvorgang im Dickdarm weiterhin Schäden anrichten. Dieses hochsensible Organ beherbergt nahezu 80% unseres Immunsystems mit für uns lebenswichtigen Bakterienkulturen, darunter auch jene vorher schon angesprochenen, die das angeblich in der Rohkost nicht enthaltene Vitamin B_{12} erzeugen. (Ist aber doch, z.B. in Zitronenmelisse, Petersilie, Schwarzwurzel, Beinwell und in Sanddorn vorhanden, ebenso in blauen Weitrauben. Diese Tatsache übersehen die Grünkostgegner und Fleischbefürworter geflissentlich). Der Dickdarm ist der empfindliche Ort, an dem bei der natürlichen Ernährung eine milde Art von Gärung stattfindet. Durch sie werden aus der pflanzlichen Zellulose Kalk- und Kittstoffe herausgelöst, die für Körperaufbau und -erhalt erforderlich sind.

Es ist einsehbar, daß Schlimmes geschieht, wenn dieser herausragend wichtige Teil des Verdauungskanals, der sogar mit dem nun schon bekannten ›Darmhirn‹ ausgestattet ist, zum Blasebalg der Fäulnisgase wird. Starke Funktionseinschränkungen sind die Folge, die in ihrem schädlichen Ausmaß hier gar nicht geschildert werden können. Und, fortfahrend, die Körpertemperatur von 37°C erhöht die Drücke, und die treiben einen großen Teil der giftigen Gase durch die gasdurchlässige Dickdarmwand hindurch in die Bauchhöhle. Auch das Darmwasser saugt von ihnen auf und schickt diese giftigen Anteile in die Bauchhöhle. Dort durchsetzen sie den Säftestrom des Körpers und dringen auf diesem Wege bis in die entferntesten Körperregionen vor, wie schon gesagt, sogar bis ins Gehirn. Kopfdruck, Kopfschmerz und Migräneanfälle erfahren so ihre Entstehungsursache, auch als zeitweise auftretende Erscheinungen. Hinzu kommen meistens neben Konzentrationsschwäche gar Beeinträchtigung der Gehirn- und Gedächtnisleistungen bis hin zu Veränderungen der Geisteshaltung und der Gesamtpersönlichkeit.

Die Blähgase aus der Darmfäule lösen selbstverständlich auch an anderen Orten mißliche Reaktionen und unzählige Krankheitsbilder aus. So können schmerzhafter Druck im Brustraum, Kurzatmigkeit, Schweißausbrüche, auch Herzbeklemmung, Herzrasen, Angstgefühle und randalierende Sinne die Folge davon sein. Niemand sollte sich diesen Torturen leichtfertig aussetzen.

Und die Serie der Schäden setzt sich fort. Die durch die Nahrung eingebrachten Eiweißstoffe als unvollkommen gelöste, faulige Reste der Fleischmahlzeit erzeugen an ihrem jeweiligen Ankunftsort im Körper, häufig auch schon unterwegs, faulige Entzündungen und eitrige Aufbrüche, Abszesse, Furunkel (Schweinsbeulen). Zudem können sich durch die vagabundierenden Faulstoffe Mittelohrentzündung oder widerliche Entzündungen und auch hierdurch die Stinknase entwickeln, Nasenpolypen, ja Hirnhautreizung oder gar Hirnhautentzündung. Sie birgt Lebensgefahr, aber ebenso können daraus katastrophale Folgewirkungen erwachsen. So z.B. partieller Ausfall geistiger Eigenschaften eintreten, die den lokal geschädigten Hirnpartien zuzuordnen sind. Sind Brocca- oder Wernecke-Areal betroffen, dann sind Sprachstörungen bzw. Sprachverständnisbarrieren die Folge, nebenher können Behinderungen verschiedener Art auftreten, neben der schon erwähnten geistigen Verwirrung.

Alle Anteile der eiweißhaltigen Inhaltsstoffe aus der Fleischspeise, die ordnungsgemäß durch die Pepsin-Salzsäurelösung in stickstofflose Zuckerstoffe gespalten worden sind, können im Darm auch sorgfältig verwertet werden. Dies kann aber nicht mit den stickstoffhaltigen Resten geschehen, wie den Aminosäuren. Außerdem ist das zur Schlachtung bestimmte Tier mit den Anfallstoffen aus seinem noch lebendigen Stoffwechsel und mit Harnsäure- und Oxalsäureresten angereichert. Nach der Schlachtung entstehen aus dem sofort einsetzenden Verwesungsprozeß weitere Stoffwechselgifte und die Leichengifte. Giftübernahme aus dem lebendigen Zustand und nach der Tötung ergeben auf einen Schlag eine gewaltige Menge an Harn- und Oxalsäure, an giftigen Zersetzungs- und Verwesungssubstanzen. Hinzu treten die durch die Hitzezubereitung des Fleisches komplikationsbehafteten Abbauprodukte, die ihrerseits neue Gifte im Schlepptau mit sich führen und den menschlichen Organismus zusätzlich sauer machen. Dies alles ist ein wahrer Teufelskreis.

Alles zusammen überschwemmt den Organismus des Fleischessers und überwältigt dessen Verdauungstrakt und Ordnungskraft. Weil alle seine Ausscheidungsorgane, die ja eigentlich nur für die normalen Stoffwechselschlacken aus dem eigenen Stoffwechsel ausgelegt sind, damit hoffnungslos überfrachtet werden, geht nichts mehr. Es herrscht Stau wie auf der Autobahn. Hier wie dort werden verzweifelt Fluchtwege aus dem Stillstand gesucht. Im Verkehr sind es die Abfahrten und Rastplätze, die verbotenerweise auf der Standspur angesteuert werden. Genauso flüchtet im Körper ein Großteil der angesammelten Gifte auf dafür nicht vorgesehenen Wegen, nämlich über die Osmose aus dem Verdauungskanal in den Säftestrom des Körpers und gerät dann im Verbund mit den sutoxischen

Schweinefetten über die Lymphdrüsen, die sich unter ihrer Einwirkung entzünden, auf eine für den Organismus verderbliche Spur. Sie gelangen über die Brustlymphgänge in die oberen Hohlvenen und erreichen in der Blutbahn beim Fleischesser Körperregionen und Organe, die dieser Giftkonzentration und Fettfracht schutzlos ausgeliefert sind. Wie wir eben sahen, dringen sie sogar bis in das Gehirn. – Diese böse Eröffnung sollte doch jedem Fleischesser eine eindringliche Warnung vor dieser widernatürlichen Nahrung sein.

Tierisches Eiweiß muß erst in sehr komplizierten Arbeitsprozessen in die einzelnen Aminosäuren (Eiweißbausteine) zerlegt und sehr mühsam in individuell verträgliches Körpereiweiß umgewandelt werden. Artfremde Eiweißformen sind aggressiv und können darüber hinaus gefährlich werden. BSE-Prionen sind ein Beispiel dafür. – Artfremde Eiweißverbindungen können im Einzelfall im menschlichen Organismus sogar verheerend wirken. Sie fordern bei Rheumakranken das ohnehin schon geschwächte Immunsystem über Gebühr heraus, obwohl es gerade dort schon an Stabilität und Regenerationsfähigkeit mangelt. Ein Beispiel dafür ist die explodierende Pollenallergie. Diese wirklich winzigen Mengen fremden Eiweißes bringen bei den betroffenen Menschen das gesamte Immunsystem in Aufruhr. Bei Ernährung mit reiner ›**Sonnenkost**‹ wäre das innerhalb von Tagen behoben und – Standhaftigkeit vorausgesetzt - fortan kein Thema mehr. Die allgemein praktizierte denaturierte Ernährung, die Koch- und Fleischkost ist es, die den Organismus schwächt und für so ungemein kleine Einflüsse anfällig macht, weil sie ihm viele der zur Abwehr notwendigen Vital- und Pufferstoffe raubt. Die in diesem Gesichtspunkt reichhaltige ›**Sonnenkost**‹ wäre hier das Kontra-Medikament, kein pharmakologisches.

Die Horror-Reihe der Folgen aus tierischen Genußmitteln geht aber noch weiter. Aus solchen hoch stickstoffhaltigen Mahlzeiten entstehen Säuren in schier untragbaren Ausmaßen. Auf drei

Teile des gebildeten Harnstoffes kommt ein Teil Harnsäure und jeweils drei Teilen davon folgt ein Teil Oxalsäure. Diese Säureüberschwemmung führt zu Harnsäure im arteriellen Blut, zur Blut- und Säfteübersäuerung und damit zur Übersäuerung des gesamten Organismus. Die hieraus entstehenden Krankheiten machen einen großen Teil der annähernd 40.000 Zivilisationskrankheiten aus, unter ihnen der Krebs. Und schon er alleine bringt für die Betroffenen einen schier unendlichen Leidenszug. –

Rheuma und Gicht.
Trotz dieses katastrophalen Zustandes wird der Betroffene nicht durch Schmerz gewarnt. Es gibt dafür keinen Sensor. Harnsäure in kolloidaler (flüssiger) Form ist zwar höchst krankheitsverursachend, dabei aber absolut schmerzfrei. (Ein erfahrener Sportler allerdings wird den hohen Säuregrad seines Organismus erkennen, wenn die aus der Muskeltätigkeit anfallende Milchsäure vom Körper nicht schnell genug resorbiert und dadurch die Muskulatur lahm und leistungsunfähig wird).

Hinterhältigerweise formen sich bei plötzlicher, partieller Unterkühlung nach vorausgegangener Erhitzung, z.B. Windzug auf den Nacken, aus dem hohen Harnsäureanfall blitzschnell Harnsäurekristalle, die dann unter Körperbewegungen die Feinstrukturen der Muskulatur, ihre Mikrofasern und die Nervenpartien der betroffenen Körperregionen zerstechen. Der bekannteste Fall daraus ist der schmerzhafte Steifnacken. Hier sei erwähnt: ›SONNENKÖSTLER‹ bekommen keinen steifen Nacken. Ihnen fehlen zum Glück die Harnsäurekristalle dazu. Sie können deshalb Hitze und Kälte im Wechsel ohne Auswirkungen durchstehen – und wichtig – ohne Erkältung. Daraus resultiert also die relative Robustheit des ›SONNENKÖSTLER‹-Organismus. (Der Autor ist seit über 30 Jahren infektionsfrei geblieben). ¼

Harnsäurekristalle beschädigen und deformieren Gelenke und rufen die rheumatischen Gelenk- und Muskelentzündungen hervor, was manchmal mit überwältigenden Schmerzschüben verbunden ist. Den so betroffenen Menschen sei der dringende Rat zum sofortigen und bedingungslosen Ausstieg aus der Fleischnahrung geboten; zum Verzicht auf jegliche tierischen Nahrungsanteile, einschließlich Milch mit allen ihren Endprodukten wie Butter, Quark, Käse, Joghurt.

Manche Leute ziehen einen Trennungsstrich zwischen dem Tier und dessen natürlichen Erzeugnissen Milch, Eier, Butter usw. So tun es die Lacto- und Ovo-Lacto Vegetarier. Ihr Trennkonzept ist nur ethisch-moralisch begründet, denn sie wollen sich ohne die ›Bluttat‹ Schlachtung ernähren. Das ist hochwohl löblich, aber ernährungsphysiologisch nicht sinnvoll. Milch, auch Eier, aber selbst Fisch und Fischderivate, beispielsweise Kaviar oder Schillerlocken, sind letztlich tiereiweißhaltig und damit automatisch auch problematisch. Tiereiweiß ist es wegen seiner Nähe zu unserem Eiweiß und bringt die schon mehrmals angemerkten Gefahren (z.B. Gehirnplaques) mit sich.

Die so dringend erwünschten Omega-3-Fettsäuren, um die es dann oft geht, weil sie den Cholesterinspiegel des LDL senken, – der überhaupt erst durch Tieranteile in der Nahrung entsteht – gibt es nicht nur im Fisch, sondern auch in pflanzlichen Nahrungsbestandteilen. Die gnädige Walnuß liefert sie.

In Verkennung dieser Lage ist in einer aktuellen Untersuchung (Jan.'08) verkündet worden, daß in der Milch von Weidenrindern auffallend mehr dieser allseits begehrten Omega-3-Fettsäuren enthalten sei, als in der von Stallkühen, welche vorwiegend mit Kraftfutter und Silage versorgt würden.

Nun wird das sicher zutreffen, doch soll mit dieser Mitteilung hier in diesem Buch selbstverständlich keine Trinkempfehlung für Weidenrinder-Milch ausgesprochen, wohl aber der Denkanstoß für die Frage gegeben werden, wie denn nun wohl diese begehrten mehrfach ungesättigten Fettsäuren in die Kuh kommen, wenn nicht über das Grünfutter? – Und damit wird es doch für die Vegetarier interessant. Kühe fressen keinen Fisch, – jedenfalls nicht natürlicherweise.

Wer also klar denken kann und ganz sicher die begehrten Omega-3-Fettsäuren aufnehmen will, der esse jeden Tag ein paar Walnüsse. Sie enthalten sie in rein pflanzlicher Form, ohne Risiko und Nebenwirkungen, und daneben kommen noch Vitamin B_6-Fraktionen, Magnesium, Kalium, Kalzium und mehr hinzu. Dies ist die bessere Empfehlung.

Doch zurück zu den Harnsäurekristallen. Sie verursachen auch Ischias im Rumpf, in Beinen und Armen. Sie führen zu chronischen Muskelverkrampfungen, die in ihrer schmerzhaften Zugkraft Gliedmaßen aus ihrer Normallage in ihren Gelenken zerren können, z.B. Beinstellungen vom Hüftgelenk aus verändern und dadurch ein normales Gehen unmöglich machen. So entstehen im Zusammenwirken mit den aggressiven und zerstörerischen Harnsäurekristallen die furchtbaren Verbildungen der Finger-, Hand-, Zehen- und Fußgelenke bis hin zur Rückenverkrümmung, die den so betroffenen, bedauernswürdigen Menschen das Gehen nur noch in tief vorgebeugter Haltung erlauben. (Der kleine Preußenkönig, der Alte Fritz am Stock).

Als Ergänzung: Verzichtet werden müßte aber ebenso auf sämtliche Brot- und Backwaren – weil zu stärkehaltig und zu reich an gehärteten Fetten, u.a. durch das Backen mit Margarine (Plastikfett). – Es droht die Brotgicht. (Auf die ausführliche Begründung dafür soll hier verzichtet werden, weil an anderer Stelle über die Gefahr aus den hohen Stärkeanteilen bei Getreideprodukten die Rede war). –

Übrigens, Zitrusfrüchte sind mit der ihnen eigenen Obstsäure in der Lage, die Harnsäurekristalle aus den Gelenken herauszulösen. Grapefruit, Apfelsinen und Ananas können also Linderung verschaffen und das Wiedererlangen der Funktionsfähigkeit der Gelenke unterstützen. Diese aber nur in therapeutischen, geringen Mengen zu sich nehmen. Süßkirschen auf nüchternen Magen senken den Harnsäurespiegel erheblich und fördern gleichzeitig die Ausscheidung von Harnsäurekristallen (Urate) über die Nieren. Nebenher sinkt der Entzündungsparameter C-reaktives Protein (CRP). Welche Inhaltsstoffe diese Wirksamkeit entwickeln, ist noch ungeklärt. – Macht auch nichts. Es genügt zu erkennen, was SONNENKÖSTLER eh schon länger wissen: ›**Sonnenkost**‹ ist Medizin. – Hippokrates hatte Recht. –

Harnsäurekristalle richten aber noch weitere Schäden an der Wirbelsäule, und um sie herum, an. Wenn sie sich dort an die Austrittstellen der Nervenbahnen setzen, dann erzeugen sie damit Störungen in den angeschlossenen Organen und Gliedern, die letztlich über Stockungen zur Minderernährung und gar Verkümmerungen derselben führen.

Wenn schon beträchtliche Beschädigungen eingetreten sein sollten, kommt diese Mitteilung bedauerlicherweise zu spät.

Offen einsehbar in ihrer Schadenswirkung und mit dem Mikroskop direkt verfolgbar ist die Harnsäure im Zahnfleisch, die über die Blutbahnen dorthingelangt. – Wir alle wissen von den feinsten Ader- und Venenstrukturen in unserem umfangreichen Blutgefäßsystem, den Haargefäßen. Sie sind als sogenannte Kapillaren der feinverzweigte Übergang vom arteriellen in das venöse Gefäßsystem. Ihre allerfeinsten Verästelungen sind im gesunden Zustand immer gradlinig. Unter Harnsäureeinwirkung jedoch verkrampfen sie sich und enden in verkrüppelten und bizarren Verwachsungen. Diese radikale Auswirkung kann bei bis dahin vegetarisch ernährten Menschen nach der Umstellung auf Fleischkost besonders gut beobachtet werden. Beim Zahnfleisch zeigt sich rein äußerlich sichtbar die vernichtende Wirkung der Harnsäure mit dem Entstehen der allgemein als Parodontopathie bekannten Zahnfleischentzündung, bei der sich das Zahnfleisch zurückzieht, die Zähne locker werden und schließlich schmerzlos herausfallen.

Gefäßverkrampfungen und ihre Verkrüppelungen unter Harnsäureeinfluß passieren aber nicht nur an Oberflächenpartien. Mit den beobachtbaren Verkrampfungen und Verkümmerungen der Kapillaren erleiden die eigentlich zu versorgenden Organismuseinrichtungen ein ähnliches Schicksal. Verkrampfungen und Verkümmerungen erleidet sogar die Muskulatur, auch der Herzmuskel selbst. Krampfartige Reaktionen dort tragen Chaos ins Herz. Sie können den Herztaktgeber, den Sinusknoten, der den Impuls für die rhythmischen Kontraktionen des Herzmuskels vorgibt, aus seinem Takt bringen. Etwas salopp ausgedrückt: Die Zündkerze des Herzens tickt dann nicht mehr richtig. Die Folgen sind Herzrhythmusstörungen, mögliche Entstehung eines Herzklappenfehlers, Herzverkrampfungen mit den sie begleitenden Schmerz- und Angstzuständen, Vorhofflimmern und – viel schlimmer – Kammerflimmern mit unmittelbarer Lebensbedrohung. (So ist in jüngster Vergangenheit ein 24-jähriger ungarischer Fußballnationalspieler fast am Ende der ersten Halbzeit auf dem Spielfeld tot zusammengebrochen. Diagnose: Herzversagen nach Kammerflimmern.)

Der düsteren Folgen aus der Säureüberschwemmung gibt es aber noch viele.

Bei sturer Beibehaltung der Fleischernährung kommt es zu einer Reihe weiterer Verschärfungen, an deren Ende die Basedow'sche Krankheit steht. Der Arzt, nach dem diese Krankheit benannt worden ist, hat sie als erster beschrieben, sie damals aber noch nicht als die fürchterliche Auswirkung des Fleischessens erkannt. Ab einem gewissen Schweregrad dieser Erkrankung sind Herz- und Gefäßverkrampfungen zum Dauergeschehen geworden, das in periodischen Schüben lebensbedrohende Formen annimmt und sich in rasenden und Todesangst auslösenden Schmerzattacken ausdrückt. Dieser schlimme Zustand zeichnet auch die Gesichtszüge der Betroffenen. Ihr Ausdruck wird maskenhaft mit dem hierfür charakteristischen Hervorquellen der Augen. (Früher war der drastische und wenig einfühlsame Begriff ›Glotzaugenkrankheit‹ üblich.) Die Ursache dafür liegt nicht bei den Augen, sondern bei der Schilddrüse mit ihren Nebenorganen, wie auch bei den Mandeln, die allesamt miteinander versuchen, wenn sie denn noch funktionstüchtig sind, den Übergriff der Säurekrämpfe auf das Gehirn zu unterbinden. Die Überanstrengungen im Kampf gegen die Säure zeichnen diese Wächterorgane und veranlassen sie zu Vergrößerungen, wodurch der vorhandene Raum zu klein wird. Sie drängen unter Raumnot nach außen und werden als Schwellungen am Halse sichtbar. Dieser erhöhte Innendruck läßt eben auch die Augen hervorquellen, weil auch für sie der Platz im Kopf zu eng geworden ist. Damals hat man in katastrophaler Ursachenverkennung dieser typischen Organvergrößerungen die Krankheit mit operativer Entfernung der Schilddrüse zu heilen versucht, und damit nur schwere Folgeschäden ausgelöst. Nach der gänzlichen Entfernung dieses gnädigen Schutzschildes gegen die Gehirnüberschwemmung mit Säuren und Giften traten Blutentartungen im Gehirn auf, und es entwickelten sich schwere geistige Störungen bis hin zu damit verbundenen, dauerhaften geistigen Behinderungen.

Die im Verbund mit der Harnsäure auftretende Oxalsäure verursacht – obwohl nur im Mengenverhältnis von 3:1 – mit gleicher Wirksamkeit ähnliche Organschäden. Sie kristallisiert dagegen nicht aus und behält ihren zerstörerischen Charakter auf dem langen Weg bis zu den Nieren unverändert bei. Entlang dieser Ausscheidungsbahn ist der gesamte Organismus in Gefahr. Verhindern können dies jedoch Kalk und Magnesium. Diese Alkalien müssen aber mit der Nahrung hereinkommen. Ist nichts oder nicht genügend von ihnen darin enthalten – und das ist nach ihrer Hitzezubereitung der Fall, weil dadurch nicht nur wertvolle Vitalstoffe vernichtet, sondern auch die Mineralien aus ihrem ›organischen Verbund‹ gerissen werden und damit einen hoffnungslosen Wirkungsverlust erleiden – dann stiehlt sie der Organismus bei sich selbst. Das hat den Vorteil, daß er sie nun in bester Qualität, in höchster Bioverfügbarkeit, eben im ›organischen Verbund‘, zur beschleunigten Säureneutralisierung einsetzen kann. Aber dies ist Raubbau an der eigenen Substanz und hat unausweichliche Folgen. Kalziumentzug zehrt an der

Knochendichte, zieht Osteoporose und Zahnverfall nach sich. Magnesiummangel provoziert u.a. Muskelkrämpfe und diese zusätzlich zu den oben schon geschilderten Krämpfe auslösenden Harnsäurewirkungen. Ein Teufelskreis. – Andererseits stellt Magnesium die Kernmasse der roten und weißen Blutkörperchen. Magnesiummangel bei ihnen bedeutet ihre generelle Verkümmerung mit den verheerenden Konsequenzen aus der unausweichlichen Minderleistung des Blutes. – Selbst bis hierhin reicht der Teufelskreis der Harnsäure. –

Wir haben vorhin über die Not im Organismus gesprochen, die durch Beschädigung und Verlust der Schilddrüse eintritt. Eben haben wir erfahren, daß die Säuren wahre Räuber sind. Wenn nun noch die Kenntnis hinzukommt, daß sie neben Kalzium und Magnesium auch Kalium verbrauchen, die wiederum als drei wichtige sogenannte Elektrolyten für die Weitergabe elektrischer Impulse sorgen, wie sie z.B. auch vom Sinusknoten zur Steuerung der Herztätigkeit ausgehen, andererseits eine kranke Schilddrüse schon Auslöser von Herzrhythmusstörungen, Herzrasen, Vorhofflimmern und Kammerflimmern sein kann, dann wird uns das erschreckende Ausmaß der durch die Säuren angerichteten Katastrophe sicher bewußt. – Und die ist aktuell, speziell, was die Schilddrüsenerkrankungen in unserem Lande betrifft. Eine im Oktober 2003 auf einer Fachtagung der *Schilddrüsen-Initiative* Papillon in Heidelberg vorgestellte Erhebung hat ein erschreckendes Untersuchungsergebnis erbracht: Jeder zweite Erwachsene der 100.000 untersuchten Frauen und Männer über 45 Jahre ist an der Schilddrüse erkrankt. *Papillon* (franz. *Schmetterling* nach der Form der Schilddrüse) hatte damit die weltweit umfangreichste Untersuchung durchgeführt. Die Schilddrüsenerkrankung ist demnach bei uns zu einer wirklichen Volkskrankheit geworden. –

Doch zurück zum säurenbedrängten Herzen. Kalium allein würde das in Not geratene Herz schon stärken. Diese ›Lebenswährung‹ wird zu allem Überfluß nun auch noch von den Säuren hinweggerafft. Kochnahrung ruft allgemein schon eine gewisse Übersäuerung des Organismus hervor. Oxalsäure steckt z.B. in der erhitzten Tomate auf der Pizza. Dieser allseits beliebte marmorierte Heißfladen also ein Kalium-Räuber! – Die rohe Tomate hingegen enthält Oxalsäure verträglicherer Qualität – weil unverkocht – und außerdem das vor Krebs schützende *Lycopin*, welches so auch einen Teil der Säurewirkung aufhebt. Bananen enthalten das wertvolle Kalium im ›biologischen‘, auch ›organischen Verbund‘, also in höchster Bioverfügbarkeit. – Diese letzten beiden Beispiele sollten schon den himmelweiten Unterschied in der Gesundheitswirkung der Ernährungsarten verdeutlichen und uns die Entscheidung leicht machen können: »Iß roh, und du bleibst froh,« auch über die bewahrte Gesundheit. –

Mit der Bindung der Säuren an die Kalkstoffe im Blut und in den Körpersäften wird zwar ihr ätzendes und zerstörerisches Werk beendet, aber sie haben sich dadurch nicht spurlos aufgelöst. Ihre Hinterlassenschaft sind nun unlösliche, doch nur für den Augenblick scheinbar unschädliche Kalksalze. Diese haben die unangenehme Eigenschaft, sich an den Gefäßwänden von Blut- und Säftebahnen niederzuschlagen und Ablagerungen zu bilden, die in der Langzeitwirkung an Stärke zunehmen und schließlich zur Verhärtung der Wandungen führen. In der Folge verlieren die Gefäße die für ihre Funktion so wichtige Elastizität, die Fähigkeit, sich je nach Betriebsanforderung ausdehnen oder zusammenziehen zu können, zu ›atmen‘, wie man es auch manchmal nennt. Es gibt keinen einzigen Fleischesser ohne diese gefährliche Adernverhärtung, die letztlich zur Verlangsamung aller Funktionen der Organe führt, auch der Augen, der Muskulatur, mit ihr der Körperbewegungen, selbst geistiger Reaktionen, die allesamt den Lebensablauf hemmen und das Alter so beschwerlich machen.

Als besonders gefährlich erweist sich die zunehmende Sprödigkeit der Blutgefäßwandungen in Verbindung mit ihrem schrumpfenden Durchflußquerschnitt. Der daraus entstehende – und weiter wachsende – ›Leitungswiderstand‹ treibt den Blutdruck über das normale Maß hinaus. Und zu allem Unglück tritt dem nun noch ein weiteres, ungünstiges Geschehen hinzu. Unter der allgemeinen Säureansammlung in einem Organismus neigen die Gefäße von sich aus schon dazu, sich zusammenzuziehen. Dieser Umstand läßt den Widerstand, den die Pumpleistung des Herzens zur Blutversorgung des Körpers überwinden muß, um einen weiteren Wert steigen. Die Spirale läuft an, spröde Gefäße – zu geringer Durchflußquerschnitt – Bluthochdruck. Der Herzmuskel muß bedeutend mehr leisten, seine eigene Blutversorgung jedoch wird immer schlechter. Kardiologische und zerebrale Durchblutungsstörungen sind böse Vorankündigungen. Konsequenzen daraus werden nicht gezogen, die Ernährungsrichtung bleibt. So steuert der Organismus in die programmierte Katastrophe, die am Ende heißt – wir ahnen es – Bruch der feinen Blutgefäße: Hirn- oder Herzinfarkt, der große Knall.

Wie anders ist doch da die Wirkung der naturbelassenen, rein pflanzlichen Nahrung. Obst, Gemüse und Wildkräuter spenden ein ›vibrierendes‹, schwingendes, für das Leben wohlbestelltes Vitaminprogramm mit unübersehbar reichhaltigen Vitalstoffen und gesättigten Ölstoffen, leicht wandelbaren Proteinen und Eiweißmolekülen. Körper, Nerven und Gehirn werden von deren lebendiger Form geprägt. Aus dieser Nahrung bildet sich der Mensch mit seinen eigenständigen Blutkörperchen, eigenen Muskeln, eigenen Nerven und ganz eigenständigem Gehirn, mit – ganz besonders wichtig – dem eigenen ›Ich‹. Eine Fehlentwicklung daraus ist nahezu ausgeschlossen. Das Tierfleisch hingegen gehört nicht zu den ›vibrierenden‹ Grundstoffen für die menschliche Ernährung. Tierische Proteine und Eiweißmoleküle machen eine ganz andere Qualität aus. Sie enthalten krankmachende, arterioskleroseférdernde Fettsäurezugaben (LDL -Cholesterin = Low Density Lipoprotein) und viel mehr

Schwefelanteile als pflanzliche Proteine. Sie müssen vom Körper in energieaufwendigen Prozessen eine dem individuellen Organismus angenäherte Umsetzung erfahren, bevor sie eingebaut werden können. Das bedeutet Energieaufwand. Aber selbst dann sind sie noch lange nicht ideal geeignet. Außerdem ist das Fleisch durch die heiße Küche in seiner Grundstruktur völlig verändert worden. Es ist totgeheizt und völlig deformiert. Mit dem Fleischesser-Organismus passiert, was auf die gleiche Weise in der Industrie-Produktion geschehen würde: Ungeeignetes Ausgangsmaterial verschlechtert zwangsläufig die Funktion des zu erstellenden Produktes. Das ist doch jedem klar. Besonders heikel wird es aber, wenn es dabei um den Aufbau und Erhalt jenes Organs geht, welches unser Ich, unsere Persönlichkeit ausmacht. Und an unseren Organismus unangepaßte Nahrung kann nun mal grundsätzlich kein gutes Ausgangsmaterial dafür sein. Für den Fleischdauerkonsumenten Mensch ist selbstverständlich eine qualitative Minderung der Organstrukturen die Folge daraus. Der Mensch ist eben, was er ißt. Der ideale Körperaufbau kann nur mit den natürlichen, lebenssprühenden, aus den mit sonneninformatorischer Schwingungsenergie geladenen Grundstoffen pflanzlicher Herkunft gelingen, nicht aus Fleisch.

Also, daraus entstehende Qualitätseinbußen in der Organstruktur ziehen selbstverständlich auch Minderfunktionen von Nerven und Gehirn nach sich.

Man stelle sich diese Verkümmerungen der feinsten Blutgefäße im Gehirn nur einmal vor.

Die drohenden Auswirkungen daraus sind gerade bei diesem für uns so wichtigen Organ nicht strikt von der Hand zu weisen. Sie sind eine zwangsläufige Folge, die zunächst einmal rein materieller Natur sind, aber eben auch den Denkapparat verschlechtern. Und damit zielen diese verderblichen Vorgänge alle auf die Qualität der geistigen Wahrnehmungen und Fähigkeiten.

Woher so viele Demenz- und Alzheimer-Erkrankungen? Woher sonst die Häufigkeit der Schlaganfälle? Für die **wissenschaftliche Erkenntnismedizin** wäre es doch endlich an der Zeit, Korrelationen zwischen Fleischverzehr und Schlaganfallgeschehen aufzuzeigen und aufklärend zu wirken. Doch nichts dergleichen passiert. Es ist wahrlich enttäuschend. Oder hat selbst unter den Medizinern schon die Kritikfähigkeit ›fleischgenußverursachte‹ Einbußen erlitten?

Es kommt noch eine weitere fatale Angelegenheit hinzu.
Wir haben doch besonders in den Ausführungen dieses Kapitels mit den gesundheitlichen Folgen aus der Fleischnahrung den systematischen Verfall des menschlichen Organismus erleben müssen. Da sollten wir nun tunlichst unseren angeblich so messerscharfen Verstand walten lassen. Fleisch bringt beim Fleischesser Mensch selbstverständlich auch den gewissen Zug von Raubtiercharakter mit ein. Es wird also nicht nur den Körper entarten lassen, sondern, über die reine Materiebeeinträchtigung hinaus, auch den Geist entsprechend ›einfärben‹. Ein Raubtier ist von Natur aus aggressiv, muß es auch sein, zum Überleben. Es wendet Gewalt an und tötet. Blutgeruch und Blutgenuß, das Aufbrechen des geschlagenen Weidetieres und das Verschlingen, gerade des Magen- und Darminhaltes, sind ihm ein Bedürfnis.

Auf den Menschen wirkt Fleisch wie eine richtige Droge, rohes Fleisch und Blut sind Muldrogen. Sie steigern die Aggressivität, die Risiko- und die Gewaltbereitschaft. Gepaart mit Rücksichtslosigkeit muß dies geradezu zu gemeinschaftsschädigenden Auswüchsen führen. Und es tut es. So u.a. zur Autobahnraserei, dem hoch aktuellen und wachsenden Fehlverhalten auf Deutschlands Autobahnen. Es kostet jedes Jahr vielen Menschen das Leben, auch daran Unschuldigen. Die meisten von uns wissen, daß der Geschwindigkeitsrausch durch die Endorphinausschüttung im Gehirn zustandekommt. Zugegeben, das geschieht bei jedem Autofahrer ab einer individuell unterschiedlichen Geschwindigkeit. Aber die Risikobereitschaft im Verein mit Rücksichtslosigkeit läßt leichter über diese Schwelle treten. Auch hier gibt es den gewissen Adrenalin-Stoß oder Bungee-Kick, dem schlecht zu widerstehen ist. Fleisch essen befördert diese Lust darauf. Sein Dauergenuß hat massiven Einfluß auf die Charaktereigenschaften des Menschen. Es findet eine schleichende Persönlichkeitsveränderung statt, die vom Betroffenen nicht so minuziös mitvollzogen, im Grunde nicht bewußt registriert und somit auch nicht eingestanden wird.

Bedauerlicherweise spielt diese Tatsache bei den Mechanismen in unserer so ›friedliebenden‹ Gesellschaft eine bedeutsame Rolle, leider auch bei den Heranwachsenden. So, wenn wir die wachsende Gewaltanwendung an den Schulen betrachten, in Demütigungen von Mitschülern, wo Zwangsgeldeintreibung und Markenkleiderklau betrieben werden, Mobbing und Erpressung und Schlimmeres, inklusive Gewaltakte gegen das Schulpersonal, stattfinden. In der Summe ist das beinahe eine soziale Epidemie. Die Wurzeln der allgemein wachsenden Gewaltbereitschaft sind also nicht einzig und allein in der Gewaltverherrlichung der darstellenden Medien oder in den ›shoot-and-forget‹-Computerspielen zu suchen. – Ganz sicher nicht. An dieser gesellschaftlichen Schieflage haben selbstverständlich die vorher ausführlich herausgestellten, unerfreulichen ›Nebenwirkungen‹ des allgemeinen Fleischessens ihren gehörigen Anteil. In diese Kategorie unsozialen Verhaltens fällt dann z.B. auch die als beklagenswert erachtete Jagd nach dem Geld im schrankenlosen ›Raubtierkapitalismus‹, in der sichtlichen Raff- und Profitgier.

Neben den beschriebenen körperlich-geistigen Fehlentwicklungen darf da selbstverständlich auch das große gesellschaftliche Problem der sexuellen Übergriffe hinzugezählt werden, welches im schlimmsten Falle auf Erfüllung um jeden Preis drängt. So geschehen dann die schreckenerregenden Ereignisse im mitmenschlichen Bereich, und gerade in diesen Tagen wird aus gegebenen Anlässen die Frage nach dem Verrohungsgrad einer Gesellschaft aktuell, in der Kindesmißbrauch und Schlimmeres beinahe schon zum Alltag gehören. Sprechen unsere reichlich gefüllten Gefängnisse und Rehabilitations- bzw. Bewahranstalten der Psychiartrie mit Gewaltverbrechern und Triebtätern da nicht schon eine beredte Sprache? Das gerade vor wenigen Tagen ergangene Grundsatzurteil des Bundesverfassungsgerichtes, wonach lebenslange Sicherungsverwahrung von Triebtätern bei ›*unüberwindbarer Gemeingefährlichkeit*‹ für angemessen erklärt wird, wirft ein unrühmliches Licht auf diesen Problemkreis unserer Gesellschaft. Er muß auch als ein trauriger Spiegel der möglichen Fehlentwicklung des bedrängten Gehirns betrachtet werden und darf nicht bequemerweise zusammen mit den Gestrauchelten einfach hinter Anstaltsmauern weggeschlossen werden. Die daraus ersichtliche Gefahr sollte Mahnung für uns sein bei unserem täglichen Tun, so auch für gesundheits- und verantwortungsbewußte Ernährung; und das gerade bei unseren Kindern.

In der Genesis liest man, Gott habe nach der Sintflut vor 40.-50.000 Jahren durch Noah angeordnet, daß jeder Mensch, der einen Menschen tötet, mit dem Tode bestraft werden soll. Dies war mit dem strikten Verbot verbunden, tierisches Fleisch zu essen, das noch ›*in seinem Blute lebt*‹. Es ist kein Wunder, kennt man die in diesem Kapitel dargelegten Zusammenhänge, daß der Verzehr von rohem Fleisch und der Menschenmord zu so früher Zeit in einem Atemzug genannt werden. Schon damals war also die Gefahr der Verrohung durch das Fleischessen erkannt worden.

Das eigentliche Ziel der Weisen und Propheten dieser Zeit und der Philosophen später war der Fleischverzicht der Menschheit. Sie selber waren darin meist Vorbilder, wie auch Christus als Essener vegetarisch lebte.

Der Verhaltensforscher *Alexander Mitscherlich* hat die These aufgestellt, Aggression sei die Grundmacht des Lebens.

Aus ihr, so folgerte er, entwickle sich aber auch Interesse am Nächsten, und daraus erwüchsen Hinwendung, Mitgefühl und sogar Liebe. Also, ohne Aggression auch keine Liebe?–

Nun, bei einigen unserer Zeitgenossen scheint nach dieser These die Entwicklung bei ihnen auf der ersten Stufe stehen geblieben zu sein. -

Über alles das sollte einmal gründlich nachgedacht werden, und zwar von jedermann. –

Besondere Gefahr – Schweinefleisch

Wenn bisher nur von der generellen Unverträglichkeit des Fleisches die Rede war, soll nun das Schweinefleisch wegen seiner noch gefährlicheren und schnelleren Schadenswirkung auf den menschlichen Organismus eingehend beschrieben werden. Dies darf aus Verfassersicht – im Bemühen um vollständige Darlegung der Fleischproblematik – keinesfalls unterbleiben.

Schweinefleisch unterscheidet sich vom anderen Fleisch durch verschiedene, schadenstiftende Substanzen und Besonderheiten in seiner Wirkung.

Die Menschen wußten schon Jahrtausende, zumindest den Auswirkungen nach, daß Schweinefleisch für sie unverträglich ist und Langzeitleiden erzeugt. Deshalb ist den Juden und den Muslimen seit jeher dieses Fleisch als vom ›*unreinen Tier*‹ bekannt und als ›nicht koscher‹ verboten. Ihre Religionsstifter haben die Gebote der Natur erkannt und darauf ihre Gesetze gegründet. Sein Verzehr gilt als Verstoß gegen die Naturgesetze, dem mit biologischer Sicherheit die ›Krankheit als Strafe‹ auf dem Fuße folgt. (So ist es aus dem KORAN zu erfahren).

Diese Annahme ist ganz nahe an der Wirklichkeit.

Allgemeine Erfahrungen von praktischen Ärzten und jahrelange eigene intensive Beobachtungen haben Dr. med. Hans-Heinrich Reckeweg dazu bewegt und ermöglicht, eine Homotoxikologie des Schweinefleisches aufzustellen und sehr beunruhigende

Sachverhalte belegen zu können. Danach unterscheidet es sich vom anderen Fleisch in vielen Punkten:

- **Schweinefleisch ist im Ganzen als ein bedeutsames Homotoxin (Menschengift) einzuordnen. Der menschliche Organismus wird nach Verzehr zu selbstzerstörerischen Abwehrmaßnahmen gezwungen, über die noch zu reden sein wird.**
- Zahlreiche seiner Bestandteile können als Sutoxine (Schweinegiftmäßige) gelten.
- Schweinefleisch enthält *Arachidonsäure*, die Gelenkentzündungen hervorruft.
- Schweinefleisch enthält eine Übermenge an Wachstumshormonen, unter deren Wirkung sich ein winziges Ferkel innerhalb von nur 5½ Monaten zu einem schweren Schlachttier auswächst. Damit ist das Schwein Schnellwuchsrekordler. Dieser gewaltige Körperzuwachs, der im wesentlichen – als wirtschaftlicher Vorteil gesehen – mit wenig Muskeln und Knochen, aber dafür mit viel Bindegewebe, Fett, Blut und Organsubstanz (nützlich für die Wurstherstellung) verbunden ist, kann nur durch Bildung einer enormen Menge von Wachstumshormonen gelingen. Diese wiederum bergen wegen der großen genetischen Nähe zwischen Mensch und Schwein die allerbesten Übertragungsbedingungen für eine ›übermächtigende‹ Weitergabe an den Fleischverzehrer. Damit aber gerät die gesicherte Hormonsteuerung im menschlichen Organismus in Gefahr. Zudem müssen in der Massentierhaltung Antibiotika gegen Infektionsgefahr verabreicht werden, weil die streßgeplagten Tiere – zumal in Massenhaltung – generell eine geschwächte Immunabwehr aufweisen. Damit wächst die Palette der übertragungsbereiten Substanzen auf den Fleischesser weiter. Antibiotika im Menschen können entsprechend resistente Krankheitserreger generieren und so die all-

gemeine Infektanfälligkeit erhöhen. Vergrößert wird das Gefahrenpotential auch deshalb, weil das Schwein ›Allesfresser‹ ist und als solcher noch weitere unersprießliche Schadstoffzugaben bereithält.

- Wachstumshormone begünstigen zudem Krebsentstehung und dessen Wucherneigung.
- Schweinefleisch enthält als exogenes tierisches Fett einen sehr hohen Anteil an intrazellulärem Fett, d.h. direkt in die Zellen eingelagertes Fett, welches beim Konsumenten ebenso direkt in das Unterhautfettgewebe transportiert wird. Das ruft die Fettsucht (Adipositas) hervor.
- Dieses exogene tierische Fett ist stets mit Cholesterin vergesellschaftet und überfrachtet das Blut des Menschen. Dadurch entstehen Großmoleküle, die die Entwicklung zu Arteriosklerose und Bluthochdruck begünstigen und damit schlechte Durchblutung des Bindegewebes und der Organe, besonders der wichtigen Drüsen, direkt verursachen. Ebenso legen sie den Grundstein für die Verkalkung der Herzkranzgefäße.
- Dieses Fett (Cholesterin) findet sich – selten erwähnt– auch in den Wandungen (Zellmembranen) von Krebszellen!
- Schweineblut enthält eigentümliche, nicht restlos ausgeforschte Blutfaktoren, die als *onkogenes Agens* (Nieper), auch als *Endobiont* (Enderlein), von Brehmer als *Siphonospora polymorphia* oder als *Erythrozyteneinschlüsse* (Scheller) angesprochen werden. Ob sie eigenständige oder einander identische Faktoren sind, ob und inwieweit sie bei der Krebsbildung ursächliche, auslösende Funktionen haben oder nur Begleiterscheinungen mit Indikatoreigenschaft (als Anzeiger) darstellen, sind z.T. noch offene Fragestellungen. Das Schweineblut ist mit diesen sporenbildenden Einschlüssen, die u.U. auch vagabundierende oder absterbende Mitochondrien aus geschädigten Zellen sind, geradezu überfrachtet und ist so alleine schon ein unvertretbarer Risikofaktor.

- Schweinefleisch enthält einen sehr hohen Schwefelanteil, der dem Milieu insgesamt einen schleimigen Charakter verleiht. Es treten die nur bei Schweinefleischessern typischen Aufquellungen des Bindegewebes in Erscheinung, die Wasser aufsaugen und so die wiederum für Schweinefleischesser typischen kissenartigen Auftreibungen entstehen lassen. Das besonders schwere Krankheitsbild der *Elephantiasis* zeigt sich in unförmig angeschwollenen Beinen, die nur noch mühselig bewegt werden können, weil sie im fortgeschrittenen Stadium schwerer werden können als der gesamte Körper des Leidgeprüften.
- Unter dem hohen Schwefelanteil werden die recht derben Gewebesubstanzen des Menschen und seine generell stabilen und widerstandsfähigen Sehnen, Bänder und Knorpel durch Schweinefleischgenuß weich und instabil. Alles kann in seinem nun gummiartigen Zustand die erforderlichen Zugkräfte nicht mehr übertragen und entwikkeln. Als Folge daraus werden die Gelenke nicht mehr exakt zusammengehalten und richtig fest umschlossen. Bei mangelnder Führung aber ›leiern‹ sie schnell aus und verschleißen vorzeitig. (Unter diesem Gesichtspunkt des Bänder- und Knorpel-›Weichmachers‹ *Schwefel* sollten einmal die vielen Sportverletzungen bei den sehr belastenden Sportarten wie Fußball mit auffallend häufigen Bänder- und Kapselproblemen betrachtet werden. So auch die Verschleißerscheinungen des sog. Tennisarmes, selbst durch die relativ leichte Betätigung der Computer-Maus). Nochmals festgestellt: Die normalerweise äußerst robusten und widerstandsfähigen menschlichen Gelenk- und Kapselmaterialien und die sonst derben Knorpelsubstanzen werden durch ständigen Schweinefleischgenuß durch seine hohe Schwefelwirkung und das schleimige Bindegewebe selber weich und dann unter schon geringerer Belastung zerrieben. Damit sind Gelenkschäden wie Tennisarm oder Schlackerknie, Hüftge-

lenksschäden vorhersehbar, auch direkte Wirbelsäulenschäden, Bandscheibenvorfälle, dauerhafte schädliche Veränderungen an der Halswirbelsäule, dazu Rheuma, Arthritis und Arthrosen provoziert. Insgesamt eine wahre Tretmühle von Schäden und Schmerzen. Zusätzlich zur Totalverschleimung und Aufweichungstendenz des gesamten Halteapparates macht Schweinefleisch müde, träge, schlecht beweglich und den gesamten Organismus weniger belastungs- und widerstandsfähig. Bei Schwerarbeitern entsteht in der Langzeitwirkung häufig vorzeitige Berufsunfähigkeit. Alle diese Krankheits- und Verletzungserscheinungen gibt es in schweinefleischfreien Gegenden und Ländern, beispielsweise des Islam, überhaupt nicht. Auch nicht bei dem indischen Stamm der Toda, dessen Angehörige seit Jahrhunderten strenge Vegetarier sind.

- Der hohe Schwefelanteil verursacht strenge Körperausdünstungen und einen unangenehmen Mundgeruch. (Beides für die ›spitzen‹ Nasen der ›SONNENKÖSTLER‹ besonders intensiv wahrnehmbar. Knoblauchgeruch geht mit seinem speziell hohen Schwefelgehalt schon weit über die Sympathielinie hinaus. Fleischesser-Nasen sind weniger empfindlich, weil daran gewöhnt).
- Mit dem Schweinefleischverzehr wird die sogenannte ›Eiweißmast‹ der Basalmembran gefördert. Hierbei handelt es sich um eine massive Eiweißüberfrachtung des Organismus, die letztlich jede einzelne Körperzelle erreicht und deren *Zellmembranpermeabilität* (Zellwanddurchlässigkeit und Regulierungsfähigkeit) herabsetzt. Damit werden elementare Funktionen der Zellwände bei der Zellernährung gestört. Sie regt zudem dort auch die schädliche Ablagerung von Mukopolysachariden an, was zusätzliche Funktionsbeeinträchtigungen mit sich bringt. Die Folgen daraus werden auch im weiteren Beschreibungsverlauf und Kapitel 15 deutlich werden.

Woher kommen die Krankheitsbilder?

Ursache der bisher aufgezählten Krankheitserscheinungen sind, wie schon erwähnt, Verdauungsschwierigkeiten, die uns aus der für die Fleischverdauung zu milden Verdauungssaftkonzentration im Magen-Darmtrakt erwachsen. Hinzu kommt dann aber die schädliche Inhaltspalette dieses speziellen Fleisches.

Zunächst sind die milden Verdauungssäfte nicht wirkungsvoll genug. Die nur leicht gelockerten, doch noch nicht vollkommen in ihre Aminosäurengrundbausteine zerlegten Eiweißstoffe aus tierischer Herkunft neigen nach ihrem Eindringen in die Säftebahnen des menschlichen Körpers schon generell zur Entzündung und Eiterbildung. Diese Gefahr ist beim Schweinefleisch ganz besonders gegeben, weil es, abweichend vom Rindfleisch, die in der ersten Strichaufzählung angeführten, nicht abbaubaren Sutoxine (Homotoxine), Menschengifte, enthält. Der menschliche Organismus kann sie nicht über die natürliche Exkretionsphase, also über die bekannten natürlichen Entgiftungsventile physiologisch entsorgen. Da gibt es grundsätzliche Sperren zum Schutze des gesamten Organismus. So geschieht stattdessen eine direkte Abstoßung der Schadstoffe geradenwegs durch die Körperoberfläche über Entzündungen und Eiterprozesse, über Furunkel, Abszesse, ›Schweinsbeulen‹ (Eiterbeulen) und andere schlimme pathologische Vorgänge.

Diese böse, äußerst schmerzhafte und lebensgefährliche Erfahrung habe ich auf der langen Flucht 1944–47 von Gotenhafen nach Travemünde machen müssen. Erst 40 Jahre später ist mir über die Ursache dieses Beulenüberfalls das vielzitierte Licht aufgegangen. Unsere Umstellung in der Familie von ›Hausmannskost‹ über 3-jährige Waerlandkost (von Are Waerland) mit anschließend strengem Schwenk zur ›Sonnenkost‹ – und das von einem auf den anderen Tag – hat uns den direkten Zusammenhang zwischen Nahrung und Gesundheit gänzlich überzeugend vor Augen geführt. Bei uns allen ist – immer noch griffig – der Groschen pfennigweise gefallen. Wir haben aus allen unseren Erkenntnissen und Erfahrungen strikte Konsequenzen gezogen und sie auch eingehalten.

So hat sich auch erst im Rückblick auf die Schweinsbeulenerfahrung während der Flucht die Erklärung dafür ergeben.

Wir drei Flüchtlingskinder hatten, der Not gehorchend, ja den größten Teil der Nahrung von Feld und Acker gewonnen, durch gezieltes Suchen und Stoppeln, wie es in Pommern heißt, uns aber auch durch *Fechten*, *Betteln* und *Schachern* über Wasser gehalten. Es war, wie schon zu sehen, ein schillerndes Überlebensprogramm ohne Mutter – sie hatte im März 1945 beim Einzug der Russen in Köslin ihr Leben verloren – und ohne Vater; der auf See verschollen war.

Unsere Ernährung war in der Quersumme – ohne Unterkunft, Küche und Herd – zwangsläufig eine reine Rohkost. Obstbäume standen am Straßenrand und in verlassenen Gärten, Kartoffeln mit Schale, Wrucken (pommersch: Steckrüben), Kohl, Kohlrabi, köstliche Mohrrüben, Mais und Korn vom Feld. Grünkohl und manches andere gab's auch in der kalten Jahreszeit. Brot war eine kostbare Seltenheit. Wir lebten also überwiegend nur von dem, was die Natur uns bot. Und in diesem reinen Ernährungszustand ergab sich 1946 in einer Flüchtlingsgemeinschaft mehrmals die ›günstige Gelegenheit‹. Man reichte uns drei Kindern gekochte Schweinefleischmahlzeiten. Wir aßen dieses für uns so exotische Mahl, und die nach heutigem Wissensstand unausweichliche Strafe folgte auf dem Fuße. Schweinefleisch traf auf unseren auf gesunde Rohkost eingestellten Organismus. Das war wie ein Paukenschlag in eine Andacht. Zerstörerisch. Wir Drei bekamen eitrige Aufbrüche im Gesicht, an Händen, Beinen und Füßen, Eiterbeulen und grimmiges Hautjucken (aufgrund des Histamingehaltes) überall. Bei mir brachen die Beulen zu großen, stinkenden, fauligen und tiefen Gruben bis zu den Knochen auf, so daß ich sie und die unter Bewegung arbeitenden Sehnen und Bänder erblicken konnte.

Die gleichen Krankheitsbilder, wie sie etwas früher auf Rommels Afrika-Feldzug bei den Soldaten aufgetreten waren. (Rückblickend erfahren). Auch dort waren vornehmlich die Unterschenkel der Soldaten befallen. Es wurde damals als ›*tropische Ulzera*‹ diagnostiziert. Die stinkenden und schmerzhaften Aufbrüche machten die Landser kampfunfähig und zwangen zu langen Lazarettaufenthalten. Bei uns auf der Flucht war kein Doktor in Reichweite. Einzige Hilfsmittel waren Breitwegerich für die Wundabdeckung und eigener Urin für die Desinfektion. Und beides funktionierte. – Die spätere Erkenntnis daraus war, daß bei mir die Entgiftung durch die überaus heftig ausgebrochenen Auseiterungen als wahres Karussell der ekelerregenden und quälerischen Aufbrüche geradenwegs und ohne Hemmnisse verlief. Gegenmedikamente wären übrigens ganz schädlich für diese im Grunde ausgesprochen nützliche Notmaßnahme des Körpers gewesen. Insofern war deren Mangel unser Glück.

Damals in Afrika kam man bald auf die Idee, daß diese Beulenpest mit der Ernährung zu tun haben müsse, denn bei den Ureinwohnern gab es keine derartigen Krankheitserscheinungen. Die Richtigkeit dieser Annahme ergab sich durch Zufall in einem Lazarett, in dem zur ›Verbesserung‹ der Verpflegung Schweine gehalten und geschlachtet wurden. Eines Tages brachen ein paar Schweine aus und erschienen im Innenhof. Dort warfen sie die mit Beulenpestverbänden gefüllten Tonnen um und fraßen genüßlich die blut- und eitergetränkten Bandagen, die eigentlich zum regelmäßigen Verbrennen bereitgestellt waren. Über diesen ›glücklichen Futterzusatz‹ erfreut, verzichtete man fortan aufs Verbrennen und überließ den Schweinen diese unappetitliche Entsorgung. Nun bekamen die unter fistelnden Schußbrüchen leidenden und beulengeplagten Landser mit dem toxingesättigten Schweinefleisch auch noch den zusätzlichen Unrat aus den vorher verschlungenen Blut- und Eiterverbänden zu essen. Eine höllische Mischung aus dem Kochkessel. Das war unheimlicher Nachschub für noch schlimmere Auseiterungen. In der Folge stieg der Beulenpestbefall explosionsartig an. Jeglicher

Heilungsprozeß erstarb schon im Ansatz. Erst nachdem man in der Lazarettführung diesen Teufelskreis erkannt, die Schweine konsequenterweise aus dem Lazarett verbannt und die Verbände regelmäßig dem Feuer übergeben hatte, konnten die Landser geheilt werden. Hier hatte sich erfreulicherweise die Quelle aller Unbill offenbart und konnte ausgeschaltet werden.

Durch die so katastrophale Wirkung seines Fleisches hatte sich damals auch bei uns schon ein Erkenntnisgewinn über das Schwein eingestellt. Dieser hat sich in der Zwischenzeit selbstverständlich vermehrt.

Woher kommt denn nun die Problematik gerade des Schweinefleisches?

Das Hausschwein ist eigentlich in seiner ganzen Natur als Tier sehr problembehaftet. Es besitzt im Grunde genommen weniger Knochenmasse und Muskulatur als andere Tiere, dagegen aber eine ungeheure Menge an verfetteter Bindegewebsmasse, die zudem durch ihren hohen Schwefelgehalt zu einer schleimigen Konsistenz geraten ist. Die Haltungsumstände führen zu einem überbelasteten Organismus, zumeist mit Herz- und Leberverfettung, sehr oft auch mit Wassersucht verbunden, wohl auch wegen der schnellen Aufzucht. Bei alledem ist das Schwein in der Massentierhaltung streßgeplagt, und ein solches Tier produziert das mehr erwünschte faserarme, weiche, aber ebenso das weniger beliebte wässrige Fleisch. Kurzum, es ist ein krankes Tier, das mit seinem gesamten Bindegewebs- und Lymphmaterial, mit Juckstoffen (Histamin) und toxischen Hormon-Faktoren eine gefährliche Fracht für den menschlichen Organismus birgt. Hinzu kommt ein Übermaß an Fett, Cholesterin, schwefelreichen und quellfähigen Schleimsubstanzen, an sutoxischen Fettsäuren, Wachstumshormonen, Antibiotika und – nicht selten – mit Grippeviren behaftet, was alles zusammen ein hohes Gesundheitsrisiko einbringt. Der Fleischesserorganismus Mensch wird mit alledem hoffnungslos überfrachtet. Diese unheimliche Fracht kann nicht so einfach über die normalen Entgiftungswege, wie da sind Darm und Nieren, Atemluft- und Hautausscheidung oder ›Ausdünstungen‹ abgesondert werden, sondern nur über krankhafte Entzündungen, massive Auseiterungen und Ausflüsse (sog. Weißfluß bei Frauen. Der weibliche Organismus hat damit glücklicherweise eine natürliche Möglichkeit für die Gifteausleitung ohne zerstörerische Vorgänge, und der darf niemals mit chemischen Maßnahmen unterbunden werden. Der Männerorganismus dagegen kann diesen Dreck nur über Eiter- und andere rein pathologische Prozesse direkt durch die Haut loswerden. Genaueres folgt später).

Zu der schon angesprochenen Furunkulose kommen da noch nicht genannte Krankheitserscheinungen hinzu, wie Blinddarmentzündung, Gallenblasenerkrankungen mit Steinbildungen, Gallenkoliken, verschiedene Lungenerkrankungen (die Lunge ist ein Ausscheidungsorgan), Thrombosen, Embolien u.v.m. Kommt es unter diesem massiven Ansturm schädlicher Frachten nicht gleich zu ›offenen‹ Abstoßungserscheinungen und Krankheitsereignissen, ist die Gefahr der Einlagerung im Organismus sehr groß. Dies war zum Teil bei meinen beiden jüngeren Schwestern eingetreten. Anders, als bei mir, bei dem die Unterschenkel, Füße und Arme zum Auslaßventil geworden waren, war ihnen der Gift- und Schwefelunrat, wie man so sagt, auf die Lunge geschlagen. Bei beiden von ihnen war die Gefahr gegeben, daß sich die Auflösung stellvertretend (fachl. *regressive Vikariation*) im Sinne der *Homotoxikologie* über die tuberkulöse Kaverne zur offenen Tuberkulose entwickeln würde. Das konnte bei beiden nach der Flucht glücklicherweise in den Lungenheilanstalten Plön und Mölln verhindert werden. Ich bin zeitgleich im Krankenhaus Süd in Lübeck nur knapp einer Doppelamputation der Beine entgangen. (Deshalb meine fortan lebenslange Laufbegeisterung).

Niemand hat damals daran gedacht, daß diese unsere Erkrankungen im ursächlichen Zusammenhang mit dem nur wenige Male stattgefundenen Schweinefleischessen stehen könnten. Und mir war ja damals, gleich nach der Flucht, das viel zitierte Licht noch nicht aufgegangen. Im Nachhinein glaube ich auch nicht, daß mir die Ärzte zu diesem Zeitpunkt einen irgendwie gearteten Zusammenhang abgenommen hätten. Inzwischen habe ich es ausprobiert. Ergebnis: Auch heute noch nicht.

Generell wäre anzumerken, daß andererseits weniger heftige oder gar ausbleibende äußerliche Reaktionen zweifelsohne ein dringender Hinweis auf innere Ablagerungsvorgänge der Schadstoffe wären. Zudem hat der ständige Schweinefleischverzehr dem Organismus im Laufe der Zeit ein gewisses Maß an Toleranz aufgezwungen, so daß es vorerst nur zum Dickwerden (Adipositas) führt. Damit wird das eigentliche Problem aber nur auf später verschoben. Ablagerungen der Schleim- und Fettmassen, der Schwefelanteile und Sutoxine finden selbstverständlich an unzähligen Stellen im Organismus statt. Das ist ja schon rein äußerlich sichtbar. Außerdem finden wehemente Auseiterungen auch deshalb nicht statt, weil das Schweinefleisch ja auf keinen Rohkost-Organismus trifft. Nur dieser wehrt sich in einer beinahe explosionsartigen Reinigungsaktion. So schwelt die Gefahr im Allesesser-Organismus nur leise vor sich hin und zieht u.a. die Koronargefäße (Herzkranzarterien) und das ganze Gehirn in Mitleidenschaft.

Was aber geschieht denn nun in einem so befallenen, aber noch abwehrfähigen Organismus?

Es entstehen großflächige Auseiterungen, die eine aufwendige und teilzerstörerische Reinigungsmaßnahme des Organismus im Bindegewebe darstellen. Neben den Giften des Schweinefleisches ist sein hoher Schwefelgehalt der Treibsatz für diese Vorgänge. Gewebsschwefel ist ausschließlich durch Gärungs- und Fäulnisprozesse abbaubar, durch sonst nichts. Sie können nicht über die üblichen Ausscheidungswege abgeleitet werden. Im Verlaufe dieses Geschehens wird gesundes Gewebe an allen durch Giftansammlung betroffenen Stellen krankhaft und gezielt verflüssigt und auf diesem Wege die Schad- und Giftstoffausleitung sichergestellt. Dabei erfährt der mit dem Fleisch eingebrachte Schwefel die Umwandlung in Schwefelwasserstoff (H_2S) und tritt mit seinem bekannt penetranten Geruch durch die aufgebrochenen Stellen aus. – Das Schreckliche noch einmal: Diese Fäulnisrückstände und der Schwefelwasserstoff graben schwärende Schneisen durch das gesunde Gewebe, um über eitrige Auslaßpforten direkt an die Körperoberfläche vorzudringen. Schlimmer ist es gar nicht vorstellbar. Es ist ein wahres Karussell ekelerregender Ausbrüche.

Das alles ist eine reine Verzweiflungsmaßnahme des Organismus. Bei Glück und zeitlich begrenztem Gifteintrag leitet der Körper nach durchgeführter Abstoßung eine Reparaturphase ein. Bleibt es jedoch bei der fortwährenden Zufuhr, kommt es zu dem schon prophezeiten katastrophalen und erbarmungswürdigen Leiden, das dann zuerst in einer totalen Verformung der unteren Extremitäten ankommt, später auch die oberen erfaßt. Die kissenförmigen Auftreibungen und Aufquellungen haben – wie schon gesagt – durch Gift- und Schwefeleintrag, Gewebeparalyse, Wasseraufsaugen schon zentnerschwere Beine hervorgebracht. Sie, und später die Arme, werden zu Riesenwürsten verunstaltet und sind mit der zugeordneten Muskelkraft nicht mehr zu bewegen. Dies ist die schon genannte Elefantenkrankheit (Elephantiasis). Sie ist in verschiedenen afrikanischen Gegenden mit Schweinefleischernährung, dazu noch in tropischer Hitze und bei mangelnder medizinischer Versorgung und Aufklärung, ein wahres Martyrium. Abschreckende Bilder von dort gibt es in verschiedenen alten Schwarzweiß-Filmdokumenten.

Auch bei uns haben viele alte Menschen offene Beine und können sich nicht erklären, warum. Es sind die vorhin angedeuteten Folgen. Diese Warnungen werden aber von heute jungen Menschen oder bislang noch nicht betroffenen Schweinefleischessern einfach in den Wind geschlagen.

Es werden jedoch auch weniger dramatische Körperverformungen durch Schweinefleischgenuß verursacht, die uns aber leider schon zum gewohnten Anblick geworden sind und somit keine große Aufmerksamkeit mehr erregen oder gar kritisches Hinterfragen auslösen. Gemeint ist hier die Überernährung mit diesem problembehafteten Tierderivat Schweinefleisch, die erschreckend schnell zunehmende Fettleibigkeit, selbst bei Jugendlichen und schon bei kleinen Kindern.

Zu diesem Thema gibt es neben aktuellen Erkenntnissen auch schon vor langer Zeit gewonnene Einsichten. So ist bereits vor einem Viertel Jahrhundert in Heidelberg im Rahmen der Frischzellenforschung bei Tierversuchen mit Hilfe von radioaktiv markierten Geweben sowie Organ- und Drüsenanteilen herausgefunden worden, daß sich die Spalt- und Prozeßprodukte, die Großmoleküle und Peptide im Empfängerorganismus Schweinefleischesser grundsätzlich dort anlagern, wohin sie biologisch gehören. Wie schon an anderer Stelle in diesem Buch ausgedrückt: Es scheint einen exakt funktionierenden Erkennungsmechanismus zu geben, der nach Standorttreue strebt und den neuen Ansiedlungsbereich beim Fleischesser nach dem biologischen Herkunftsort im Schweineorganismus bestimmt. Eine ins Auge springende Bestätigung dafür sind dann also – in rückblickender Erkenntnis – meine fatalen Beingeschwüre von damals. Schweinefüße waren es, die im Zusammengekochten in der Blechschüssel schwammen, die mitten auf dem Tisch stand. Aus ihr wurde wegen Tellermangels gemeinsam gegessen. So meine lebhafte Erinnerung.

Das als *Ulcus cruris* bezeichnete Beingeschwür wird in unzähligen Fällen gerade bei ausgesprochenen Eisbeinliebhabern diagnostiziert. Dahinter steckt schon das eben erwähnte biologische Erkennungsphänomen. Der typische Verlauf dieses beschriebenen Befreiungsprozesses kann als letzter Versuch des Organismus angesehen werden, sich über das sogenannte *mesenchymale Ventil* der tief in das Bindegewebe reichenden Entzündungen – auch ich erinnere meine Riesenkrater – der Vergiftung und drohenden Krebsbildung an eben diesen Stellen durch diese Auseiterungen zu entziehen.

Gleichwohl mag unsere schon erwähnte genetische Nähe

zu diesem Tier, also die große Ähnlichkeit zwischen beiden Organismen mit der so zwangsläufig bestehenden starken Affinität (Verbindungsneigung) füreinander, zur Reaktion am vergleichbaren Ort beitragen. Diese Situation erleichtert aber offensichtlich auch den regen Austausch von biochemischen Inhaltsstoffen zwischen beiden Organismen. Auf diese Weise ist dann auch das Phänomen zu erklären, das sich zeigt, wenn die Schweinenackengenießer eben die typischen Nackenpolster mit den dazugehörigen ausgeprägten Nackenspeckfalten entwickeln und jene mit Vorlieben für das Bauchfleisch entsprechende mollige Bäuche vorweisen. Auch erkennt man oft Schinkenfreunde an ihren gängigen Deformierungen an den Oberschenkeln und im Gesäßbereich. Wirklich über den biologischen Erkennungsdienst herangefuttert. So kann das im Lebensverlauf des Schweinefleischgenießers zu einer langsamen und stetigen Annäherung seiner Körperproportionen an die für das Spendertier so typische Walzenform führen und sie auch erklären. In diesem fortgeschrittenen Stadium ist eine generelle Reinigungsaktion mit Auswerfungen über die Körperoberfläche nicht mehr zu erwarten. Ein leises Ventil sind dann – wie schon gesagt – die offenen Beine.

Aber auch eine ganz andere Vermutung drängt sich hier bei dieser Betrachtung doch förmlich auf, nämlich, daß das durch die Schnellaufzucht verursachte weißlich-wässrige Fleisch des Schweines, welches nicht nur in der Pfanne seine Form verliert, womöglich auch Übertragungscharakter auf die Gewebeformation des Fleischkonsumenten entwickeln könnte. Und das wäre doch eigentlich auch plausibel. Der Mensch i s t doch nun einmal das, was er i ß t – Gräßlich, diese Vorstellung. –

Ähnlichkeiten können sogar in der Physiognomie entstehen, z.B. bei von Skrofulose (Schweinskrankheit) befallenen Kindern. Da entstehen entzündliche Drüsenschwellungen am Hals, in denen die Drüsen zerstört werden und sich in Fistel bildungen umformen. Im weiteren Krankheitsverlauf entstehen aus ihnen häßlich-auftragende Drüsenpakete und geben dem betroffenen Kind tatsächlich schweinchenähnliche Gesichtszüge. Die Schwellungen und Vergrößerungen sind mit Fieber, Schmerzen, Vereiterungen, Ekzemen und Hautausschlägen verbunden; ein für das betroffene Kind ungeheuer leidensvoller Ablauf. (Bei der Namensgebung der Krankheit hat ihr Urheber Pate gestanden. *Scropha* heißt das Mutterschwein, *scrophula* = das Ferkelchen). Eines sollte besonders in diesem Zusammenhang unmißverständlich gesagt sein: Der kindliche Organismus ist weit empfindsamer als der des Erwachsenen und reagiert heftiger auf solcherlei Angriffe. –

Auch insofern ist die Erkrankung von uns drei Kindern damals eine Bestätigung dessen. Denn nur wir drei Rohkost-Kinder sind durch Schweinefleisch krank geworden. Niemand sonst. – Deshalb gilt dieser Appell allen Eltern, die diese Zeilen lesen: Sie sollten ihren Kindern dieses unkalkulierbare Risiko ersparen.

Eine weitere Gefahr, die vom Schweinefleisch ausgeht, muß hier noch angesprochen werden. Es handelt sich um die Tatsache, daß sein Verzehr auch die leichte Übertragbarkeit von Krankheitserregern möglich macht. Es ›übersommern‹ z.B. die Grippeviren in der Schweinelunge und bilden so ein ständiges Gefahrenpotential für die jährlichen Erkältungsperioden durch die Tierprodukte, denen regelmäßig Schweinelunge beigemengt wird. Unter Umständen landet ein Teil des schweinegiftmäßigen (sutoxischen) und grippevirenträchtigen Schleimmaterials in der Luft oder als Auswurf auf der Straße, abgeniest, ausgeschneuzt und abgehustet, und so wird das Grippevirus in der Umgebung weiterverbreitet. – Wer kein Schweinefleisch verzehrt, ist weniger infektanfällig und pflegt generell auch der Virus-Grippe zu entgehen!

Noch etwas Interessantes: Das Schwein gilt als Allesfresser, und nicht geschlachtete Forschungstiere erweisen sich als sehr krank und zudem recht kurzlebig. Sollte der Mensch dem nacheifern und sich selbst zum Alles-Esser machen? – Zweifel sind da wohl sicherlich erlaubt. Besser ist es doch dem vorbildlichsten Vegetarier, der Schildkröte zu folgen, die mit stattlichen 200 Jahren und mehr an Lebenszeit aufwarten kann, weil sie bei ihrer naturverordneten ›**Sonnenkost**‹ bleibt.

An diesem Punkte könnte die Frage aufkommen, warum denn der Mensch überhaupt zum so gefährlichen Schweinefleisch greift.

Grund: Es bietet dem für Fleisch ungeeigneten Menschengebiß einen geringen Widerstand und bringt, wie wir ja nun schon vernommen haben, sozusagen von Natur aus die schwefelweiche und zarte Struktur mit, die der Schweinefleischesser so liebt. Zudem enthält es mit seinem intrazellulären Fettgehalt einen hoch willkommenen und angenehmen Geschmacksträger. Das Rindfleisch dagegen kann, wenn es nicht Kalbfleisch ist, sehr zäh, faserig, weniger ›vollmundig‹ und zudem bißresistenter sein.

Dieses Problem ist man schon in der Vergangenheit von verschiedenen Seiten aus angegangen.

- Im 18. Jahrhundert hat man Kampfhunde auf die Schlachtrinder gehetzt, weil man damals schon wußte, daß die gehetzten und gebissenen Rinder weniger zähes Fleisch liefern. Heute wissen wir, warum. Die Streßhormone bewirken dies.
- Die Tartaren haben zähes Fleisch einfach unter dem Sattel oder der Reitdecke weichgeritten.
- In Asien und Südostasien wurden bis vor kurzem Hunde langsam erdrosselt. Dazu wurden sie nur so hoch gehängt, daß die Hinterläufe völlig ausgestreckt knapp den Boden berühren konnten. Auf diese grausame Weise hat das Verenden und mit einer hohen Streßhormoneinwirkung bei noch funktionierendem und beschleunigtem Kreislauf besonders lange gedauert. Das so erzeugte Hundefleisch wurde als Delikatesse gehandelt. So kam die Menschheit

moralisch ›auf den Hund‹. (Inzwischen ist diese unbegreifliche Grausamkeit verboten).

Heutzutage kommen andere Methoden zur Anwendung, wie

- zweiwöchiges Abhängen, d.h. dem Beginn des natürlichen Zerfalls aussetzen, wegen des Zeitaufwandes aber kostspielig,
- Enzymspritzen vor der Schlachtung,
- Anwendung von Stromschlägen beim Fleisch,
- Spezielle Kühlverfahren.

Die neuesten Versuche werden mit

- einer Art Stoßwellenanwendung (Ultraschall, wie sie bei der Nierensteinzertrümmerung üblich ist), unternommen.
- Allerneueste Versuchspraxis geschieht mit Sprengstoff-Schockwellen unter Wasser. So könne, heißt es, der Zartheitsgrad des Fleisches um 25% gesteigert werden.

Alle diese Anstrengungen werden zur Minderung der garstig-zähen Fleischstruktur unternommen, gegen die dem Menschen das dafür geeignete Zahnsortiment fehlt. Kochen und Braten allein helfen dem nicht ganz ab.

Hierzu noch einmal die klare ›Sonnenköstler‹-Sicht: Alles das, was im Originalzustand ungenießbar ist, gehört erst gar nicht auf den Teller.

Auf den langen Tiertransporten und auf Schlachthöfen geschieht über die Angstauslösung ja auch eine hohe Streßhormon-Ausschüttung, die automatisch die Fleischzähigkeit herabsetzt. Kaum anzunehmen, daß dies so auch angestrebt und deshalb gezielt angewendet wird. Aber, wie schon beschrieben, bietet das Fleischessen den besten Weg dazu, sich diese fatalen ›Weichmacher‹ in den eigenen Organismus zu holen. So entsteht aus dem vorher robusten und äußerst widerstandsfähigen Verband natürlich auch zarteres Fleisch beim Fleischesser selbst mit zwangsläufiger Bindegewebsschwäche, die als Ursache für so viele fürchterliche und schmerzhafte Leidenspartien erkannt ist. Hämorrhoiden sind eine der unmittelbaren Folgen, schwerere sind dann Gelenkschädigungen, Leistenbrüche und Rückenleiden, um nur einige zu nennen. Letztere sind bereits zu einer Volkskrankheit geworden. Neueste Erhebungen weisen 80% aller Deutschen als an Rückenschmerzen Leidende aus, unter ihnen schon viele junge Menschen. Dieses dramatische Geschehen ist nicht nur dem zivilisatorischen Langzeitsitzen der heutigen Zeit allein zuzuschreiben, oder gar als ›Tribut an den aufrechten Gang‹ zu betrachten. Die Medizin hätte immer noch nicht die schlüssige Erklärung dafür, so heißt es. Nachdem wir aber gesehen haben, was der Schwefel Schreckliches im Körper anrichten kann, und daß, wenn mit den ›weichgemachten‹ Sehnen, Bändern und Knorpeln auch die Festigkeit ihrer gesamten Haltestruktur schwindet, Bandscheibenvorfälle fast zwangsläufig auftreten müssen, Bandscheiben verkümmern und Wirbel verspringen können. Da sind Rückenprobleme eigentlich schon vorprogrammiert. Selbst aus Laiensicht.

So sind es Tausende von Krankheiten, die mit unübersehbar vielen Krankheitssymptomen geradezu auf die Tatsache hinweisen: Der Körper ist in seiner Vielseitigkeit doch ein geschlossenes Ganzes. Aus dieser ›ganzheitlichen Sicht‹ ist ein erkranktes Organ eben nicht nur als solches alleine krank, sondern der gesamte Organismus! Die Krankheit zeigt sich eben eher am schwächsten seiner Glieder. Es ist wie bei einer Ankerkette. Auch sie kann nur so stark sein, wie ihr schwächstes Glied. Wenn sie unter zu großer Last bricht, dann eben da, an ihrer schwächsten Stelle. Nirgendwo sonst. Das ist jedem klar. Diese klare Erkenntnis müßte nur auf den Organismus übertragen werden. Doch aus der Organismuskette kann eben nicht das schwächste Glied einfach herausgeschnitten werden, es häufig doch einfach geschieht. So z.B. mit dem Dickdarm bei Übergewichtigen. Ein Irrwitz. Im Gegenteil, jedes einzelne muß gehütet werden wie ein teurer Schatz, unter Einschluß des Geistig-Seelischen.

Wir sind also dazu aufgerufen, unseren Körper vor vermeidbaren Übeln zu bewahren, erst recht vor selbstverschuldeten Beschädigungen. Ein Großteil aller Krankheiten wurzelt in falscher Ernährung, und ein beträchtlicher Ursachenanteil liegt tatsächlich beim Fleischkonsum. Dieser Zusammenhang wird von den dafür Zuständigen in der Gesundheitsbranche nicht hergestellt, oder die Tatsache als solche einfach ignoriert. Das aber schadet der Volksgesundheit. So werden immer neuere Methoden ersonnen, um das Fleisch bekömmlicher und attraktiver zu machen, anstatt alles vom Teller zu verbannen, was gegen die Natur des Menschen ist und deshalb nicht auf seinen Speiseplan gehört.

Dies aber nicht nur allein wegen seiner rein materiellen Nichteignung für den menschlichen Verdauungstrakt, was Fett- und Eiweißkonzentration anlangt, sondern ebenso wegen einer anderen, unheimlichen Begleitfracht: Den Streßhormonen. Sie haben weitergehende Folgen auf den Konsumenten. So wird in jüngster Zeit u.a. ein zunehmender Anteil ›hyperaktiver‹ Kinder registriert, die auffällig hibbelig und zappelig sind und zudem Konzentrations- und Lernschwächen aufweisen. Es fragt niemand nach dem ›Woher‹. Wie wäre es mit der Überlegung, daß dies womöglich die zwangsläufigen Folgeerscheinungen der Streßhormonausschüttung im Schlachttier bei dessen Tötung sein könnten, die über den Fleischteller selbstverständlich auch im Kinderorganismus landen? – Man sollte wirklich einmal darüber nachdenken. Auch bei den Eltern.

Der Verbraucher will mageres Fleisch. Magere Schweine aber haben schwache Nerven. Sie sind besonders streßanfällig. Ihr außergewöhnlich hoher Streßpegel auf dem Massentransporter voller angsterfüllter Tiere zum Schlachthof wird noch verstärkt durch die Gewaltanwendung am Ort. Blutgeruch und der abgeschottete, den natürlichen Fluchtdrang verhindernder Verschub zu den Tötungseinrichtungen, die Todesschreie der Artgenossen, alles das löst bei den relativ intelligenten Tieren eine Angst ungeahnten Ausmaßes aus. Diese Qualen erleiden in etwas geringerem Umfang auch die anderen gesünderen Schlachttiere, wie Rinder und Schafe. Beim Schwein löst die eigene Tötung den Gipfelpunkt der Angstkaskade aus. Danach, ohne Kreislauf, ist der Streßhormonstau im Fleisch des toten Tieres exorbitant. – All das durchlittene Grauen hinterläßt substantielle Spuren im Fleisch. Und die bleiben in ihm erhalten, ohne Abstriche oder Verluste bei den nachfolgenden Verarbeitungsprozessen.

Auf diese nämliche Weise landet solch gefährliches Quantum selbstverständlich im Fleischesser, denn erklärtermaßen »i s t der ja, was er i ß t«, und die Verbindung zu den oft ungeduldigen und sehr schnell gestreßten Erwachsenen und Kindern ist doch eigentlich auch sehr leicht erkenn- und erklärbar. – Sie kommen eben nicht ungeschoren an dieser Streßhormonfracht aus dem Fleisch vorbei. Auch bei ihnen macht zugeführte Qualität sogleich Zellqualität, und dies vor allem bei den noch in körperlicher Entwicklung befindlichen Kindern.

Die Fleischgenußfolgen werden noch geheimnisvoller.

Unser Gedächtnis ist im Gehirn (in den sogenannten Nukleen eingekapselt) gespeichert. Nun steht wissenschaftlich fest, daß beim Verzehr von materiellen Substanzen nicht nur diese, sondern auch die in ihnen enthaltenen halbmateriellen Wirkanteile (Information, darüber gleich mehr) auf den Verzehrer übertragen werden. Das sind z. B. die Empfindungen, die das Schlachttier unmittelbar vor der Tötungsprozedur und davor bewegt haben, Schrecken und Todesangst. Das ist eben schon erwähnt worden, desgleichen die Tatsache, daß es offensichtlich einen biologischen Erkennungsmechanismus (wie oben schon erwähnt) gibt, der die ihnen zugeordnete, aufgeprägte Information – in der Übertragungstechnik heißt es elegant ›aufmoduliert‹, oder schlicht Modulation – an die für sie zuständige Stelle im Empfangsorganismus geleitet wird. Hypothalamus/ Amygdala-Bereich wäre hier zu nennen. Es ist unser Hirnbereich, in dem körperliche und Gefühlsreaktionen eine Verknüpfung auf Gegenseitigkeit und Wechselwirkung miteinander erfahren. Auf diesem durchsichtigen Wege geschieht es, daß alles ›Hereingekommene‹ auch sicher wirksam wird, Liebsames wie auch Unliebsames. Leider. So kommen das Fleisch mit seinen schädlichen Substanzen, wie Homotoxine, Schwefelinhalte und Stresshormone, nun auch noch schlechte ›halbmaterielle‹ Wirkanteile, also unpassende Information – Empfindungen, wie Unruhe, Panik, Angst und Schrecken, wie auch genannt – beim Fleischesser an. Alles zusammen geht letzten Endes auch an ihm gleichermaßen physisch wie psychisch nicht spurlos vorüber. Ganz und gar nicht.

Vor all den hier geschilderten schwerwiegenden Folgen aus der Fleischnahrung verschließen die Menschen die Augen. Und das, obwohl allgemein bekannte statistische Erhebungen eine deutliche Sprache sprechen.

Es ist ein wahrer Teufelskreis, den die nicht menschengerechte Fleischnahrung auslöst. Wer trotz des Wissens darum – und das ist in der modernen Informationsgesellschaft fast zwangsläufig der Fall – weiterhin unbekümmert das Fleisch vertilgt, muß eigentlich Schwielen auf seinem Begriffsvermögen tragen.

Für mich hatte sich die Fleisch-Frage eigentlich schon vor vielen Jahrzehnten gestellt, aber der Geist war damals noch nicht wach genug. Gleichwohl habe ich während meiner langen Marinedienstzeit alle Fleischportionen sehr kritisch gesehen. Es gab viele Kameraden, die gerne zu mir an die Back (bei Seeleuten Tisch) kamen, denn es war bekannt, so mancher ›Flattermann‹ (Marine-Hähnchen) und beinahe alle Fleisch- und Würstchenbeilagen sind von meinem auf die Teller und Tableaus der Kameraden gewandert. Dazu haben mich meine gräßlichen Schweinefleischerfahrungen von damals auf der Flucht und eine Fleischvergiftung später, aber wohl auch meine Kindheitserfahrung mit der äußerst schmerzhaften rheumatoiden Polyarthritis mit nahezu völliger Bewegungsunfähigkeit und Steifheit (Photo am Buchschluß) bewogen. Zudem hegte ich stille Befürchtungen, diese heimtückische Beschwernis mit fürchterlichen Gelenkschwellungen und Schmerzen könnte im Alter wiederkehren. (Deshalb auch mein lebenslanger Sport aus Freude, ihn betreiben zu können).

Das alles muß bei mir verzichtsauslösend gewirkt haben. Was ich damals noch nicht wußte, war, daß mit dem Fleischverzicht das übrige Gericht selbstverständlich in keiner Weise gereinigt war. Tierische Eiweißnachlässe und Purine blieben als Spuren darin enthalten. Doch soweit war ich 1959/60 noch nicht informiert. Andererseits könnte man auf hoher See nicht einfach alles weglassen. (Damit hätte ich auch eine der soldatischen Pflichten verletzt, nämlich die, meine Gesundheit für den Kampfeinsatz zu erhalten). Die richtige Ernährungserkenntnis kehrte dann aber nach der gänzlichen Umstellung in der Familie auf die zunächst ›Rohe Kost‹ ein, mit der weisen Abkehr vom Fleisch, und nach dem beeindruckenden Verschwinden der drei Leiden meiner lieben Frau mit **›SONNENKOST‹**. Diese Erlebnisse haben alle Zweifel über die ›Lichtkost‹ fortgeblasen.

So ist mein persönlich abgeklärtes **Fazit** nach dieser furchteinflößenden ›Fleisch-Problem-Rundschau‹ eines, dem Sie sich vielleicht anschließen könnten. Akzeptabel ist da eigentlich nur noch das Sparschwein, wenn es denn nun unbedingt Schwein sein muß. Denn dieser Typus ist unproblematisch, manchmal sogar erfreulich: Ist das Sparferkelchen gut gefüttert, geht es ihm gut, und dann fühlt sich auch sein Besitzer ›sauwohl und saustark‹. – Und wenn das geschlachtet werden muß, dann fließen statt Blut – hoffentlich – nur Geld, wenn nicht, dann höchstens Tränen.

Belassen wir es doch einfach bei diesem Glücksschwein. Dann bleiben wir wenigstens von daher gesund und können so auch in diesem Sinne mit Glücksempfinden sagen: »Schwein gehabt« –

Zum Abschluß dieser Betrachtungen soll die bekannte Pottenger-Katzenstudie angeführt werden. Sie weist in beeindrukkender Weise auf die Folgen aus artfremder Ernährung bei dieser Spezies hin. Die dort über mehrere Generationen reichende katastrophale Entwicklung könnte gleichermaßen bei uns Menschen durch die heute gegebene Ernährungssituation eintreten. Träte dies so ein, könnten vielleicht am Ende die ›SONNENKÖSTLER‹ und die Menschen auf dem Wege dahin – mit dem Katzenschicksal im Kopf – sagen können: »Schwein gehabt«. –

Diese Studie wurde zwischen 1932 und 1942 von Dr. Francis Pottenger und Dr. Alvin Foord über diesen Zeitraum von 10 Jahren mit 900 Katzen durchgeführt, und deren Gedeihen bei artgerecht roher Nahrung, bzw. deren Verderben bei artfremdem Kochfutter wissenschaftlich untersucht.

Ergebnis: In der rohkostgefütterten Kontrollgruppe (rohes Fleisch, frische Milch) blieben sie gesund, hatten gute Blutwerte, ein glänzendes Fell, waren possierlich, verspielt und brachten gesunden und wohlgeratenen Nachwuchs zur Welt. Und das über 4 Generationen.

In der kochkostgefütterten Versuchsgruppe (gekochtes Fleisch, aufgekochte Milch) war es in der ersten Generation das gleiche Bild. Keine Auffälligkeiten. Die falsche Nahrung verursachte noch keinen Unterschied.

Dann aber, in der zweiten und den nachfolgenden Generationen veränderte sich das Bild dramatisch mit rasant zunehmenden Degenerationserscheinungen, Veränderungen im Knochenbau, Schwächung des Skelettes, Osteoporose, in der dritten Generation gar schon Osteomalazie (Knochenerweichung, Gummiknochen), Kränklichkeit, Sehschwäche in Nah- und Fernsicht, erhöhte Aggressivität untereinander, mentale Verstörung, Herz-, und Nervenerkrankungen mit Lähmungserscheinungen, Blasen-, Nieren-, und Schilddrüsenerkrankungen, Infektionen, Hirnhautentzündungen, Verkümmerungen innerer Organe, Erkrankungen an den Fortpflanzungsorganen, verminderte Fruchtbarkeit, zu geringes Gewicht bei der Nachkommenschaft, übermäßig ansteigende Totgeburten und stumpfes Fell bei allen Tieren der Versuchsgruppe.

Dies ist eine wahre Horrorliste. Fatale Auswirkungen einer Fehlernährung.

Doch es sind die präzise dokumentierten Beobachtungen über 10 Jahre und 4 Katzengenerationen.

Wieviel Kochkostgenerationen für ein solches Degenerationsgeschehen beim Menschen notwendig sind, ist selbstverständlich noch nicht ermittelt worden. Aber angesichts der allgemein üblichen Zivilisations-Kochkost läuft eine ähnliche automatische Weltstudie ja bereits seit langer Zeit. Zwischen falschen Ernährungsgewohnheiten und katastrophaler Gesundheitslage sind heute doch schon klare Korrelationen auszumachen. Auch die zunehmende Potenzschwäche bei jungen Paaren sollte doch mehr als nur zu denken geben.

Das kann für die weitere Zukunft so nicht gut gehen. Und ein generelles Aufwachen ist nicht in Sicht. Die Rohköstler und die ›SONNENKÖSTLER‹ bleiben einsame Rufer und verkannte Propheten. Nur wenige hören auf sie. Erfüllen sich hier etwa schon in sichtbaren Ansätzen die Naturgesetze wie in der Katzenstudie? – Das aber – um Himmels Willen – liefe darauf hinaus, daß die einsamen Naturkostrufer am Ende übrig blieben, gemeinsam mit den naturkosternährten Volksstämmen, wie beispielsweise den indischen Todas und Hunzas im Karakorum, Pakistan.

Wird allen Fleischsündern in der Früchte-Spezies Mensch früher oder später dieses unabwendbare Schicksal ereilen? – Wenn ja, dann würde das »Schwein-gehabt« der ›SONNENKÖSTLER‹ gar nicht mehr so fröhlich klingen.

Der unauffällige Verlust

Wir Menschen können sprechen, verfügen über eine Vorstellung von unserer Welt, können über unser Handeln sowie zwischen Gut und Böse unterscheiden. Und wir bringen kulturelle Leistungen hervor. Mit unserer Intelligenz sehen wir uns als die Krone der Schöpfung und wähnen uns meilenweit vom Tier und ihm dabei haushoch überlegen.

Das sind wir aber nur solange, wie wir Intelligenz aus unserer Sicht der Dinge definieren. Doch eine wachsende Anzahl von Forschern haben mit dieser Vorstellung Schluß gemacht und analysieren die mentalen Stärken anderer, scheinbar primitiverer Lebewesen vorurteilslos und differenzierter. Dabei haben sie erstaunliche Talente und Fähigkeiten im Tierreich entdeckt. Und dies nicht nur bei den verschiedenen Affenarten, die ja bis zu 99,3% unserer Gene (Bonobo) besitzen und von denen uns schon höchst erstaunliche Geistesleistungen bekannt sind (z.B. Kognitiver Wettkampf Studenten gegen Schimpansen im ›*nano*‹-Bericht Mitte Dez 07. Souveräne Sieger die Schimpansen).

Schauen wir einem Schimpansen oder auch Orang-Utan in die Augen, dann erkennen wir uns in ihm wieder. Er scheint sich Gedanken über das Geschehen rundherum zu machen, und wir sehen ihn oft gar menschenähnlich gedankenversunken oder auch sonst mit menschlicher Mimik und Gestik agieren. Er zeigt Gefühle und ist uns in ihnen so nahe wie in seiner Gestalt. Er lernt schnell und kann geschickt mit Werkzeugen umgehen. Aus allen diesen Beobachtungen fällt es uns bei ihm überhaupt nicht schwer, ihm ein hohes Maß an Intelligenz zuzugestehen, die er inzwischen beim Erlernen und Gebrauch der Gebärdensprache, ja sogar durch ihre Weitergabe an Jüngere, sowie im Umgang mit dem Computer schon längst bewiesen hat.

Einem Octopus dagegen stehen wir bezüglich seiner Intelligenz kritischer gegenüber. Er hat eine ganz andere Gestalt und ein uns fremdartig anmutendes Gebaren. Wir halten ihn für ein primitiveres Lebewesen und verspeisen ihn respektlos als ›*frutti di mare*‹. Doch unser Eindruck von ihm täuscht. Von allen wirbellosen Tieren verfügt er über das am höchsten entwickelte Gehirn. Er steuert seine 8 Fangarme virtuos und intelligent völlig unabhängig voneinander, erkundet optisch und tastend stets aufmerksam und gestenreich seine Umgebung und gilt sogar als ausgesprochen neugierig. – Vielleicht deshalb das leistungsfähige Gehirn? – Wie beim Menschen aus Neugier Forscherdrang entspringt, das glaubt man beim längeren Hinschauen auch ihm abzunehmen. In unzähligen Experimenten ist Bemerkenswertes über ihn und seine praktische Intelligenz erfahren worden. Er hat hohe Gedächtnisleistungen gezeigt, kreative Problemlösungen zustandegebracht und dabei sogar Werkzeuggebrauch eindrucksvoll demonstriert, wie wir sie aufgrund unserer Erfahrungen eigentlich neben den Menschenaffen von Delphinen erwarten. Alles in allem, wenn man Intelligenz als die Fähigkeit definiert, unbekannte Problemstellungen kreativ zu bewältigen, dann ist der Octopus ein ziemlich schlauer Bursche.

Ihn zu verspeisen macht also auch schlau? – Octopus, ein Jungbrunnen für unser Gehirn? – Nein, das funktioniert nur innerhalb derselben Spezies, nämlich durch Kannibalismus. Also nur dann, wenn Octopus Octopus verzehrt und sich mit dessen Gehirn auch das gesamte arttypische Hormonsteuerungsinstrument plus disponibler Hormoneinheiten einverleibt. – Aber dahin soll unsere Betrachtung ja gar nicht führen. –

Wir hingegen wollen einmal die Gegebenheiten um unser Gehirn genauestens unter die Lupe nehmen und herausarbeiten, welche Umstände uns denn nun den ›unauffälligen Verlust‹ eingebracht und so in unserer ursprünglich viel weiter gespannten mentalen Leistungsfähigkeit beschnitten haben. Und wir werden danach diejenigen mentalen Leistungen im Tierreich näher in Augenschein nehmen, über die wir früher ebenfalls verfügt haben und die jene des Menschen von heute weit in den Schatten stellten. Ihre außerordentlichen Sinnesleistungen, u.a. mit der Fähigkeit zur *Telepathie*.

Nach den ausführlichen Schadensfolgen aus der menschenfeindlichen Fleischnahrung vom Tier, uns millionenfach daraus erwachsen, darf eine unspektakuläre, evolutionäre Panne nicht unerwähnt bleiben. Es ist ein beinahe peinlich verschwiegener Schaden unserer eigenen mentalen Leistungskraft, der neben den vorhin beschriebenen epochalen Veränderungen bei unseren tierischen Ahnen mit dem Verlust von Haarkleid und Fruchtbarkeitssignalen entstanden ist.

Durch den Kannibalismus grauer Vorzeit ist noch weiter Einschneidendes passiert. Eine aus evolutionsgeschichtlicher Sicht geradezu wahre Gehirn- und Intelligenzexplosion daraus auf der Linie zu uns hatte den Verlust der übersinnlichen Wahrnehmungsfähigkeit und der mit ihr verbundenen Fähigkeit zur Gedankenübermittlung (Telepathie) zur Folge. Diese Feststellung mag sich, wie die Schilderungen der ›wurmloch‹-bedingten Hyperkommunikationsfähigkeit unserer DNA auch, zunächst beinahe wie Science-Fiction anhören. Doch beides ist nicht aus der Luft gegriffen und beides steht sogar in einem gewissen Zusammenhang. Es gilt auch bei diesem Thema die tiefe Erkenntnis, daß es wahrlich viel mehr zwischen Himmel und Erde gibt – und speziell bei uns gab – als sich unsere Schulweisheit träumen läßt.

Der Verlust der *übersinnlichen Wahrnehmungen* ist ein recht unauffälliger, aber bedeutungsvoller Defekt in unserem Gehirn, der in Vergessenheit geraten scheint. Wir erachten ihn heute generell als bedeutungslos, weil doch Sprache und moderne Kommunikationsmittel diese verlorene Fähigkeit zu non-verbaler Verbindungsaufnahme, zu gedanklicher Verständigung und Willensübertragung, in geradezu perfekter Weise kompensieren und ersetzen, Beispiel SMS.

So ist dieser Verlust heute wohl gemeinhin unbekannt und

wird von Wissenden nicht an die große Glocke gehängt und leichten Herzens als vernachlässigbare Größe verschmerzt. Doch in Wahrheit ist er eine unabschätzbar große Einschränkung unseres Gehirn- und geistigen Leistungsspektrums. Damit kommt das einer echten ›Beschränkung‹ unserer mentalen Fähigkeiten gleich.

Während die zwei oben genannten rein äußerlichen evolutionsuntypischen Veränderungssprünge, der Verlust von Haarkleid und Fruchtbarkeitssignalen, ursächlich der Beschleunigungswirkung durch Hormonsupergaben aus dem Kannibalismus zugeschrieben werden, wird der Verlust der übersinnlichen Wahrnehmungsfähigkeit auf die Ursachenkombination von extrem hoher Hormonzuführung über den Gehirnverzehr und dem so ausgelösten exponentiellen Gehirnwachstum mit dem damit erzeugten hohen Druck im Schädelraum zurückgeführt. – Und letzterer war der unmittelbare Schadenverursacher.

Als Bemerkung am Rande: Ein enormes Gehirnwachstum kennen wir beim Menschen unmittelbar nach seiner Geburt. Es wird durch die Lezithinzugaben aus der Muttermilch ermöglicht und so gezielt gefördert. Man stelle sich zusätzlich dazu oben aufgeführte Hormonüberversorgung vor. Und in diese ungewohnte Untersuchungsrichtung zielen unsere folgenden Betrachtungen.

Zum Verständnis dieser Problematik sollten wir uns unseren Denkapparat einmal näher anschauen. –

Unser ganzes Gehirn besteht aus einem mikroskopisch feinen Nervenfasergeflecht und ›feuert‹ unablässig und mit unvorstellbar hoher Anzahl auf den schon erwähnten ca. 100 Milliarden zählenden Schaltverbindungen. Es steuert damit, wie wir wissen, die Lebensvorgänge u.a. mit Nervenimpulsen, äußerst schwachen bioelektrischen Signalen. Dazu müssen die Nervenfasern wie Stromleitungen in einem technischen Gerät oder im Hause zur Isolierung von der Umgebung abgeschirmt werden.

Das geschieht durch Ummantelungen. Ohne die würden Fehlfunktionen und Kurzschlüsse, u.U. sogar auch Brände ausgelöst werden, also ein Chaos im Ganzen. Fehlfunktionen und Chaos drohten ohne Isolierung auch in unserem Gehirn.

Die Isolierung unserer Nervenbahnen besteht aus einer Myelin-Ummantelung. Myelin stellt eine modifizierte Plasmamembran mit nur sehr geringem Wassergehalt dar. Diese Schutzummantelung ist natürlich mikroskopisch dünn. Unter dem enormen Zwang des wachsenden Gehirns in Raumnot mußte die Natur immer feiner und feiner bauen, um die komplette biologische Ausrüstung – wie bei der Miniarturisierung in der Chiptechnik auch – auf kleinstem Raum unterbringen zu können. So ist dieses filigrane, mikroskopisch fein gegliederte Gebilde entstanden. Und an einer ganz sensiblen Stelle in diesem unserem wichtigsten Steuerorgan, die für die übersinnlichen Wahrnehmungsfähigkeiten des Vorzeitmenschen zuständig war, hat der Druck letztlich die feinsten Nervenbahnummantelungen gequetscht und damit geschädigt. So sind dort Kurzschlüsse in diesem speziellen Funktionsareal aufgetreten, die nicht behebbare Defekte verursacht haben.

Diese so verursachten Beschädigungen traten dann generell bei allen Menschen ein, denn alle hatten sie ja – in der Tradition des Kannibalismus verhaftet – von der ›verbotenen Frucht‹ gegessen. Somit standen ihre Gehirne auch unter der gleichen zerstörerischen Preßbelastung. Es war eben ein einheitlich schädlicher Lebensumstand, der im Laufe der Zeit über die Vererbungslinie überall den gleichen Ausfall in diesem hypersensiblen Gehirnareal ausgelöst hat. So ist aus einem kollektiven Fehltritt, eben dem Kannibalismus, ein kollektiver Schaden eingetreten. Alle Menschen hatten damit dieses phantastische Naturwerkzeug der übersinnlichen Wahrnehmungsfähigkeit und individuellen Gedanken- und Willensübertragung verloren. Damit war ein außergewöhnlicher Kommunikationsstrang weggebrochen.

Und damit, verehrte Leserinnen und Leser, wollen wir uns

nun gemeinsam dem bereits angekündigten und lange Zeit bezweifelten Phänomen der *Telepathie* nähern. Wagen wir uns also vor und schauen zum besseren Verständnis in die Zusammenhänge um dieses natürliche Kommunikationsmittel, das vielen anderen Spezies nach wie vor zur Verfügung steht. Dazu ist eine gesonderte und ausführliche Betrachtung vonnöten, die uns in die Nähe einiger der vielen Phänomene unserer Welt und des Lebens führt und uns auf Vorgänge und Ereignisse schauen läßt, die sich im geheimnisvollen Raum zwischen Geist und Materie abspielen.

Wir wissen, sie beide sind ganz verschiedene Dinge. Die Materie, aus der unser Körper besteht, können wir anfassen, wiegen und messen. Den Geist jedoch nicht. Ihn können wir nur als etwas Immaterielles erahnen und ›begreifen‹, das aber dennoch nachweislich vorhanden ist. Wir kennen unsere Gedanken und Gefühle, unsere Wünsche, Liebe, unser Gedächtnis als zu unser aller Leben gehörende und damit existente Erscheinungsformen und Geisteshaltungen. Sie alle ereignen sich aber nur in Verbindung mit der Materie unseres Körpers, unseres Gehirns.

Offensichtlich – auch augenscheinlich – spielt sich unser Leben auf verschiedenen Ereignisebenen zwischen Materie und Geist ab. Das aber ist uns ja allen schon auf irgendeine Art und Weise bewußt geworden. Bei dem nun nachfolgenden Beschreibungsversuch lassen sich theoretische oder befremdlich anmutende Formulierungen nicht ganz vermeiden, doch gemeinsam werden wir dieses zunächst unübersichtlich erscheinende Terrain vor uns schon erobern.

Die Forschung unterscheidet in diesem geheimnisumwitterten Bereich zwischen Geist und Materie zwei zusätzliche Erscheinungsformen, man könnte sie auch Zwischenstufen nennen. Sie gebraucht dafür die entsprechenden Brückenbegriffe ›Halbgeist‹ und ›Halbmaterie‹.

Die müssen wir uns als Informations- und Raumzustände so ähnlich wie die elektromagnetischen Schwingungsfelder und Informationsebenen im vorderen Teil dieses Buches vorstellen. So bei der Beschreibung des kommunikativen Charakters des

Biophotonenfeldes, unserer Aura, die mittels der sog. Kirlian-Photographie, Hochfrequenzphotographie – allen Skeptikern zur Demonstration – längst sichtbar gemacht werden kann; sogar farbig und diagnosestützend. Es sind dies also verschiedene Stadien von Energie und Information, auch – und gerade – innerhalb unseres Organismus.

Wir wissen, Masse/Materie selbst ist ja eine Energieerscheinungsform, die nach Einsteins berühmter Formel – $E=mc^2$ – in andere Energieformen umwandelbar ist und die nach dem Energieerhaltungssatz aus der Physik (Thermodynamik) in einem geschlossenen System nicht verloren gehen kann.

Nun haben wir zwar in Kapitel 7 erfahren, das wir als Lebewesen ein *dissipativen System* sind, salopp gesagt, einen Durchlauferhitzer darstellen, der Energien aufnimmt, verbraucht und auch wieder abgibt. Damit sind wir aber beileibe kein geschlossenes System, sondern im Gegenteil, wie schon mal gesagt, nach allen Seiten offen. Deshalb leben wir auch.

Doch wenn wir von uns als Informationssystem sprechen, dann gilt keine Thermodynamik, stattdessen eine Art natürliche IT (Informationstechnologie). Hier geht es jetzt um Information, die überall im Raum wirkt und nicht verschwinden kann. Aus dieser Tatsache verschiedener Informationszustände ergeben sich Nutzungs- und Anwendungsmöglichkeiten.

Und das tut selbstverständlich auch die Natur. Sie macht es uns sogar immer noch vor, und wir beginnen erst ganz langsam zu verstehen.

Neueste Erkenntnisse aus der dem ganzheitlichen Verständnisansatz folgenden Biophysik, wie der Biophotonenforschung, lassen den Schluß zu, daß die Wirkungen von natürlichen Kraftfeldern weniger auf der Übertragung von Energie, als vielmehr von Information beruhen und sie mehr und mehr als *Quantenfeld-Phänomene* (Erklärung war in Kapitel 2) betrachtet werden.

Diese Annahmen können auch für das so wichtige Wechselspiel zwischen *Geist* und *Materie* sowie ihren entsprechenden Verbindungsstufen ›*Halbgeist*‹ und ›Halbmaterie‹ in unserem Gehirn gelten. Wir könnten in diesem speziellen Sinne unseren Denkapparat (ohne die eingetretene Beschädigung) als einen sehr leistungsfähigen Transformator dieser Energien, wie aber auch als Computer für die Informationsverarbeitung (auch Kapitel 2) betrachten. Und das Wechselwirken dieser Faktoren mit- und untereinander spielt für unsere Gedanken- und Gefühlswelt eine maßgebliche Rolle. Wir wissen doch, daß das neuronale Feuerwerk in unserem Kopf erst unser Bewußtsein und unsere geistige Lebendigkeit aus- und möglich macht. Und unser Bewußtsein ist selbstverständlich Dreh- und Angelpunkt unserer menschlichen Existenz.

Die Biophysik hat den Nachweis des menschlichen Energie- und Informationskörpers möglich gemacht und mit ihr die Erkenntnis in die Welt gebracht, daß wir als Lebewesen, wie die anderen Lebewesen auch, hochspezialisierte und äußerst leistungsfähige Antennensysteme und Wandler für elektromagnetische Felder sind. (Leider nicht nur für die naturkreierten, die es zunächst nur alleine auf der Erde gab, woraus sich ja auch die leidige Elektrosmog-Problematik ergibt. Darüber in Kap. 15). Dem *Biophotonenfeld* werden Kommunikationsfunktionen innerhalb des Organismus zwischen Organismusteilen, aber ebenso zwischen Organismen (auf kurzen Distanzen) untereinander zugeschrieben. Der schon mehrfach genannte Biophysiker Prof. Dr. Fritz-Albert Popp hat das Phänomen der *ultraschwachen Zellstrahlung* in uns aber auch unser Leuchten als Lebewesen über die Körperoberfläche hinaus erforscht und durch eigens entwickelte Feinmeßgeräte nachgewiesen.

Neueste Forschungsergebnisse weisen uns Lebewesen aber auch

als Hochleistungscomputer im *kosmischen Hintergrundfeld* aus. (Wir erinnern Kap.2 und das Bad Tölzer Experiment).

Diese beide zuletzt genannten Tatsachen müssen wir nun in den folgenden Betrachtungspunkt mitnehmen, nämlich daß unser Gehirn (und nicht nur das) als Hochleistungscomputer Chipfähigkeiten und Informationsverarbeitungskapazitäten besitzt. Auch dieser Verständnisschritt zielt auf die Erklärung der hier ins Auge gefaßten Telepathie.

Schauen wir uns nun das Beziehungsgeflecht unseres Geistes mit den eben genannten neuen Wechselspielern Halbgeist und Halbmaterie ein wenig näher an.

Alle vier Faktoren (wissenschaftlich auch als Substanzen bezeichnet) sind unabhängig voneinander und besitzen und behalten ihren eigenen, fundamentalen Charakter. Über allem steht der Geist. **Der Geist ist der Ursprung aller Dinge, und er führt auch hier die Werteskala der Vier an.**

Aus ihm heraus werden die anderen sozusagen transformiert (übergeführt). Die Materie steht auf der untersten Stufe dieser Skala. Sie stellt sozusagen das Fundament dar, auf dem dieses ›geistvolle‹ Gebilde Mensch steht.

Der Geist hat seinen Sitz im Gehirn und ist in Verbindung mit dem Zentralen Nervensystem der Knotenpunkt allen Geschehens geistiger Wahrnehmungen und Aktivitäten.

›Halbgeist‹ Der ursprüngliche Gedanke muß aus unserem Gedächtnis (›Halbmaterie‹) unter Beteiligung des Geistes, des Willens dazu, neu belebt und sozusagen kopiert werden und hat erst in dieser ›reaktivierten‹ Nachbearbeitung die sendegerechte Form des immateriellen Gedankens (›Halbgeist‹). Erst so besitzt er die Eigenschaften einer abstrahlungsfähigen Energie-Modulation. Nur in dieser Art ›natürlicher Digitalisierung‹ wird er zur übertragungsfähigen

Information und nur so kann er ausgesandt werden, per Gedanken- und Willensübertragung.

Nichtmateriell ist unsere Gedankenwelt. Ein Gedanke existiert aber später als verfügbares Erinnerungsstück im Gedächtnis auf einer Art Matritze. (Halbmaterie). Aus ihm heraus kann deshalb nicht unmittelbar moduliert und ›abgestrahlt‹ werden.

Die Halbmaterie – schon vom Begriff her ableitbar – ist Scharnier zwischen Materie und nichtmateriellen Dingen (den – so fachlich – immateriellen Substanzen). Hier hinein spielen unser Gedächtnis und unser Wissen, das wir darin aufbewahren.

Der Materie-Körper ist das Fundament. Doch ohne die Materie – das Gehirn besteht aus ihr – ginge also gar nichts. So gesehen ist Materie Grundlage alles dessen und deshalb nicht gering zu schätzen. (Ergänzung aus ernährungsphysiologischer Sicht: ›**Sonnenkost**‹ schafft materielle Spitzenqualität).

Als praktische Verständnisbrücke für die obige Formulierung «unmittelbar moduliert und abgestrahlt«, seien hier jene inzwischen entwickelten technischen Einrichtung erwähnt, die eine Rollstuhlfahrt durch eine virtuelle Welt nur per Gedankenkraft ermöglichen. D.h., alleine das Vorstellen einer Bewegung – strikt, ohne sie auszuführen – reicht dazu aus. So können wir heute schon Metallkugeln in jede x-beliebige Richtung auf Spezialtischen rollen lassen, können, und das ist wichtiger, völlig bewegungsunfähige Menschen allein über ihre Willensanstrengung mit über Kopfsonden abgeleiteten Energien/Strömen spezielle Mitteilungen auf einen Sichtschirm schreiben, Kurven und Figuren darauf kreieren und neuerdings auch mit Prothesen Alltagsgriffe ausführen.

Wenn also das menschliche Gehirn auf diese Weise – nämlich non-verbal, allein über die Vorstellungskraft – mit der Technik kommunizieren kann, dann müßten es die Gehirne untereinander über das *kosmische Hintergrundfeld* doch auch wohl können. – Und so war es in grauer Vorzeit ja auch. Das hat zu damaliger Zeit noch funktioniert.

Die inzwischen gelungenen Entdeckungen bestätigen, daß Lebewesen wirklich hochempfindliche und hochaktive Kommunikationssysteme in natürlichen elektromagnetischen Feldern sind. Einzusehen ist dies schon, wenn wir uns die Ausführungen aus Kapitel 2, ›Der Kosmos und wir‹, ins Gedächtnis zurückrufen. Von dort haben wir mitgenommen, daß es für die Übermittlung von Informationen grundsätzlich zweier aktiver Kapazitäten bedarf, eines Modulators sowie eines Empfängers, oder mehrerer, die aber ihrerseits selbstverständlich auch als Emittenten (lat. emittere ›aussenden‹), also als Sender in diesem natürlichen Trägerwellenverbund auftreten.

Nach den vorliegenden Beweisen, daß biologische Systeme, so auch der Mensch selber, einen Anteil aus dieser allgegenwärtigen Energiefülle für die Steuerung und Ausführung ihrer unzähligen und hochkomplexen Lebensprozesse schöpfen, ja, z.T. sogar von ihnen getriggert werden (u.a. vom *Biophotonenfeld*, F.A. Popp), wie wir es bereits vom Sonnenlicht her wissen, fügen sich alle diese Beschreibungen doch schon zu einem richtigen Bild über uns zusammen. Wir sind wirklich lebendiger Teil des Kosmos. In dieser Hinsicht ist also kein Platz mehr für esoterische Interpretationen.

Es gilt also festzuhalten:

- Energiefelder, die Trägerfunktionen erfüllen, existieren im gesamten Universum. Es selbst ist ein unendlicher Generator und Speicher für sie, die kosmische Energie. Wiederholend sei hier noch einmal angemerkt: Das kosmische Hintergrundfeld wird von den Eigenschwingungen des in aller Materie enthaltenen Vakuums erzeugt.
- Das Instrument des Kosmos dafür ist die *globale* stehende *Gravitationswelle* in ihrer allgegenwärtigen und allum-

fassenden Dominanz. Doch die modernen, vorwärtsgerichteten *physikalischen* Einheitstheorien haben gezeigt, daß den in vielfältigen Erscheinungsformen auftretenden Wirkungsfeldern, angefangen vom Elektromagnetismus über das *kosmische Hintergrundfeld*, *Skalarfeldern* und *Skalarwirbeln* bis hin zur *Gravitationswelle*, ein vereinheitlichtes Feld zugrundeliegen könnte. Der Wissenschaftsautor Marco Bischof, Berlin*), nennt es mutig das ›fundamentale *Vakuumsfeld*‹. Es sei ein nichtmaterielles Medium, das den gesamten Raum durchdringe und noch fundamentaler sei als Raum und Zeit.

- Die natürlichen Felder haben gegenüber den technischen (menschengemachten) Trägerwellenfeldern den Vorteil, daß in ihnen keine starre Verkopplung zwischen Frequenz und Wellenlänge existiert. Damit tut sich ein unerhört großes Spektrum an Modulationsmöglichkeiten (Variationen) auf. Und das menschliche Gehirn hat sich mit seiner sehr niedrigen Taktfrequenz von 10 Hz in diesem natürlichen, flexibleren kosmischen Feld als viel leistungsfähiger und flexibler erwiesen, als technische Computer mit Taktfrequenzen von 1 Giga-Hertz (Milliarde) und mehr. Und noch ein Vorteil: Unsere Gehirne arbeiten ganz ohne Elektrosmog.
- Die Funktion als Modulator erfüllt in diesen natürlichen Feldern unsere DNA, die über ihre Ähnlichkeit in der Doppelhelix-Struktur mit der *Gravitationswelle* auch direkt verlinkt ist. Diese überwältigende Anzahl von Kommunikationsfühlern dort, wir erfuhren von 55-100 Billionen, die zudem noch mit den *magnetisierten Wurmlöcher* an den DNA-Sequenzen (Kapitel 2) nebst Tunneleffekt ausgestattet sind, eröffnet die schon beschriebene Hyperkommunikationsfähigkeit. Alles in allem ergibt das wirklich für jede einzelne unserer Körperzellen einen quasi biotechnischen Hochleistungsmikrochip mit der Speicherfähigkeit von drei Gigabits. Dieser kann Informa-

tionen speichern, verarbeiten und offensichtlich weitergeben. Das sind hervorragende Voraussetzungen für die Modulation des Trägers in diejenige Form, die Willens-, Gedanken- und Gefühlsübermittlungen ermöglicht. Nonverbal klappt das bei uns Menschen nur noch im kognitiven Entfernungsbereich über Mimik und Körpersprache, auf große Entfernungen nur noch rein technisch über Bild und Ton. (TV und Handy u.a.).

- Bei intakten biologischen Systemen, beispielsweise den Säugetieren, funktioniert noch diese natürliche Schiene der Hyperkommunikation auf der Grundlage des natürlichen Schwingungskraftfeldes, des *kosmischen Hintergrundfeldes*. Hierbei spielt der Kosmos den Provider, d.h. er ist derjenige, der das erforderliche Netzwerk zur Verfügung stellt.
- Zur Erinnerung, das Bad Tölzer Experiment der Teleportation hat so seine Funktionsfähigkeit bewiesen.
- Empfänger sind die gleichermaßen ausgestatteten biologischen Systeme, Informationssysteme, Biokommunikationsfühler oder DNA-Trägereinheiten, die selbstverständlich auch wieder wechselseitig als Modulatoren/Strahler wirken können.

Wohlbemerkt, wir bewegen uns hier auf dem schon geschilderten, noch gänzlich unerforschten Grenzfeld zwischen Physik und Biologie, zwischen denen sich quantenmechanische Verbindungs- und Erkenntnislinien aufgetan haben und inzwischen auch ein interdisziplinärer Schulterschluß erfolgt ist. Hierzu haben sowohl das EPR-Phänomen – zur Erinnerung – das gleichgeschaltete Verhalten der miteinander verschränkten ›Zwillingsteilchen‹ über Lichtjahrentfernungen hinweg, als auch die Erkenntnisse über die fraktale, äußerst stabile Struktur der DNA-Soliton-Welle (Kap. 2) als feststehende Prinzipien beigetragen. Beide Phänomene gemeinsam bilden die Basis für die Kommunikationsmöglichkeit der DNA mit Informationsträgern über riesige Distanzen hinweg, möglicherweise sogar aus dem Weltraum. Die hier unabdingbar mit hineinspielende *Quanten-Nichtlokalität*, also die Wellenfunktion der Teilchen mit ihrer Raumwirkung, erfüllt ja nach Dr. Garjajevs Ansicht eine Schlüsselfunktion bei der Selbstorganisation der lebenden Materie. Und in diesem Zusammenhang sei dann eben auch die nichtphysikalische Kommunikationsform der *Telepathie*, dieser immer noch geheimnisumwitterten, übersinnlichen Wahrnehmung in einer Art Gedanken- und Willensübertragung, gegeben.

Wiederholend sei hier noch einmal angemerkt: Das als Träger dazu dienende kosmische Hintergrundfeld wird von den Eigenschwingungen des in aller Materie enthaltenen Vakuums erzeugt. Diese Vakuumschwingungen haben nach Vorstellung der ausführenden Wissenschaftler nicht das thermische, also chaotische Spektrum, wie es in der klassischen Physik der technisch erzeugten elektromagnetischen Welle definiert und erfahren wird, sondern ein harmonikales. Der Vorteil darin liegt, daß – oben schon gesagt – in ihnen keine starre Verkopplung zwischen Frequenz und Wellenlänge existiert. Deshalb kann man diese Schwingungen im speziell dafür entwickelten Vakuumresonanz-Verfahren modulieren (Informationen aufbringen) und für die Quanten-Teleportation nutzen. Und daß dies nicht nur Theorie ist, sondern wirklich funktioniert, hat das Bad Tölzer Experiment von 2001 (Kapitel 2) nun schon bewiesen.

Heute bietet die Global-Scaling-Technologie die Möglichkeit, PCs und Laptops über große Distanzen, wie inzwischen von Deutschland direkt nach Australien durchgeführt, zur drahtlosen Teleportation zu verlinken (verbinden). Der Energiebedarf dabei ist verschwindend gering und völlig entfernungsunabhängig.

Fazit: Die visionäre Wissenschaft dieses Gebietes ist also schon in die Nähe der technischen Anwendungsreife gerückt. Wir entdecken, daß wir technisch auch hier – nicht verwunderlich – der Natur noch hinterherlaufen, aber uns irgendwann den kosmischen Träger auch mit unseren modernen Kommunikationseinrichtungen erschließen werden können, wie es in der Tierwelt seit urdenklichen Zeiten schon geschieht. Dann selbstverständlich, wie schon gesagt, ebenfalls ohne Elektro-Smog.

Von den Tieren wird diese kosmische Energie mit dem ganzen Körper als Antenne dafür aufgenommen. Jedes Lebewesen, wir eingeschlossen, ist von ihr erfüllt und lebt von und mit ihr. An früherer Stelle des Buches war auch die Zirbeldrüse als spezielles Empfangsorgan für sie in Betracht gezogen worden. Das muß auch heute nicht falsch sein. (Sie ist schon in früheren Kapiteln unter sonneninformatorischem Gesichtspunkt, aber auch hier folgend im Tierreich angesprochen worden).

Früher gab es für die Aufnahme dieser Lebensenergie andere Vermutungen.

Sie werden von allen Lebewesen mit den Nervenendpunkten aufgenommen, die speziell in der Nase angesiedelt seien. Auch bei uns Menschen (Veromonasalorgan).

In der indischen Philosophie heißt diese geheimnisvolle Energie – ›Prana‹. Sie nimmt in der vorgenannten Geist-Materie-Werteskala hinter dem Geist die zweite Stelle ein. Wir erinnern uns aber auch an die Aussage der Genesis, daß Gott Adam den Odem des Lebens durch die Nase eingehaucht hat.

In der Tierkommunikation erfolgt die telepathische Informationsübermittlung zwischen den Individuen, so unglaublich es auch klingen mag, mit den von der Natur geschaffenen Kommunikationseinrichtungen auf die gleiche Art, wie wir sie in unserem Alltag von der Nachrichtentechnik zwischen Sender und Empfänger über einen modulierbaren Träger bei Rundfunk, Fernsehen und Handy gewohnt sind.

Die Tiergehirne kommunizieren innerhalb ihrer Gruppe und darüber hinaus in gleicher Weise. Den notwendigen Energiestatus im Raum bietet – schon gesagt – das kosmische Hintergrundfeld und dient als Informationsübertragungsfeld zwischen ihnen. (In der alten Wassermühlentechnik sprach man da vom Transmissionsriemen, wie er früher zwischen Mühlrad und Hammerwerk, später zwischen Dampfmaschine und Generator üblich war). Gedankenübertragung ist Kommunikation, ist Nachrichtenübermittlung ohne Sprache, auch über größere Entfernungen. Ja, die Telepathie ist gemeint.

Die ersten Vermutungen darüber ohne spezielle Hintergrundkenntnis klangen zunächst utopisch, doch heute wissen wir mehr über sie. Von ihr soll hier nun die Rede sein, von der übersinnlichen Geistesleistung, die uns Menschen inzwischen generell abhandengekommen ist, aber innerhalb artverwandter Tierverbände immer noch glänzend funktioniert.

Bei uns zeigen sich nur noch rudimentäre und sehr flüchtige Ansätze von der Fähigkeit der Gedankenübertragung. Doch die haben wir fast alle schon selbst erlebt, oder zumindest von ihnen gehört. Sie spiegeln sich in den Ereignissen wider, die sich z. B. zwischen sehr eng verbundenen Menschen oder lange verheirateten Eheleuten zuweilen ereignen. So beispielsweise, wenn die sich beide aus einem langen gedankenvollen Schweigen heraus wie auf ein Kommando zueinanderwenden und ihre Mitteilung an den anderen mit genau demselben Wort oder Gedanken beginnen. (Das haben meine Frau und ich zu unserer Freude viele Male erlebt, und wir nahmen es immer wieder neu als ein Zeichen besonderer, inniglicher Verbundenheit).

Telepathische Rudimente offenbaren sich auch darin, wenn man denjenigen auf der Straße trifft, an den man gerade im Augenblick oder wenig früher intensiv gedacht hat, oder aber derjenige plötzlich vor der Türe steht. Ein anderes Beispiel ist, wenn sich Briefe oder Postsendungen, wie man üblich sagt, ›gekreuzt‹ haben. Durch aufmerksames Zurückverfolgen kann man oft feststellen, daß man zum gleichen Zeitpunkt intensiv aneinander gedacht hat, gedanklich miteinander ›verbandelt‹ war, nämlich beim Schreiben. Diese gedankliche Nähe hat der Andere, der Ehepartner, die Eltern, Mutter, Vater oder Freund, gespürt und sich zum gleichen Zeitpunkt hingesetzt und seinerseits/ihrerseits die bewegenden Gedanken niedergeschrieben, ›mitgeteilt‹. Ein erfüllendes Empfinden ist es dann, wenn dies durch das Kreuzen der Post offenbar wird. So man sich im Alltagstrubel überhaupt darüber Gedanken macht, oder es einfach übersieht.

Auch im Telefongespräch kann es zuweilen zum gleichzeitigen Aussprechen der gleichen Worte kommen. Hier spielt zwar das Telefon für die Gedanken eine synchronisierende Rolle, denn man spricht ja miteinander. Dennoch, Reste der vergangenen Fähigkeiten schwingen bei alledem mit. Wir alle haben solche Beispiele mehrfach selbst erlebt und halten dies dann gewöhnlich nur für puren Zufall. Aber Zufall sooft? – Viele Menschen glauben dies so nicht und meinen, Zufälle gäbe es nicht. Alles sei Fügung. Nun, diese Gedankenübertragungen im Wege der ›Telepathie‹ funktioniert bei uns nicht mehr so lückenlos wie im Tierreich.

Vergegenwärtigen wir uns doch einmal im Vergleich dazu das abgestimmte Verhalten im Löwenrudel bei der Jagd, die Festlegung der situationsgerechten Rollenverteilung, die koordinierte Durchführung, Aufruhrstiftung in der Beuteherde, Entscheidung für das zur Hatz anstehende Beutetier, konzentrierter Angriff mit gezieltem Lenken der Beute auf das oder die im Hinterhalt still verharrenden Fänger-Tiere, die ihrerseits den Angriffstrieb strikt unterdrücken müssen. Jedes Rudelmitglied führt seine ihm ›zugedachte‹ Aufgabe präzise durch.

Diese Gemeinschaftsaktionen, die auch bei anderen Rudeljägern in der afrikanischen Steppe zu beobachten sind, offenbaren perfekte Verständigung. Selbstverständlich gibt es vorausschauendes, planerisches Agieren auch aus den Affengruppen zu berichten. Die Organisation des Tagesablaufs mit den Entscheidungen für welche Futterstelle und der Festlegung der Marschroute dorthin, bemessen der Wanderzeiten, Einlegen von Still- und Spielpausen für die Jungen, allgemeine Ruhezeit, Aufbruch zum Weitermarsch, Sicherung der Jungen unterwegs,

Beendigung der Nahrungssuche, Entscheidung zum Nachtlagerplatz, Nachtlagererrichtung, usw. Überall findet die dafür notwendige Verständigung auf der Ebene der Willensübertragung und der non-verbalen Kommunikation statt.

Ein anderes Beispiel von außergewöhnlicher Sinnesleistung aus der Tierwelt stammt aus dem Bienenstock. In einem Bienenvolk wird der Tod der Königin auch von den Honigsammlerinnen weit draußen in der Flur wahrgenommen, und sie kehren eiligst zurück, um den Duftstoff der neuen Königin aufzunehmen. Den benötigen sie zur eigenen Identifizierung als Ausweis und als Eintrittserlaubnis für den Heimstock. Anders gäbe es kein gefahrloses Passieren der aggressiven und äußerst wehrhaften Torwächter. Sie erkennen fremde Eindringlinge sofort am nichtaktuellen Duftstoff und töten sie blitzschnell.

Dieses Schicksal droht selbst den noch anders duftenden Stockmitgliedern. Die beste Gelegenheit zum Erwerb des neuen Ausweisduftes ist die sehr kurze Zeit der Unsicherheit zwischen dem Tod der alten und dem Feststehen der neuen Königin. Der Rückruf der Sammlerinnen ist ein einzigartiges, ausdeutungsserheischendes Naturphänomen der Gesamtintelligenz eines Bienenstaates. – Aber auch Termiten- und Ameisenstaaten funktionieren in gleicher Weise über ihre Gesamtintelligenz.

Im Bienenstaat dienen rituelle Mitteilungsformen unter den Honigsammlerinnen zur stockinternen Informationsübermittlung. Es sind zwei Tänzelformen bekannt, in denen die sogenannten Pfadfinderbienen, die als morgendliche Erstausfliegerinnen eine ergiebige Trachtquelle entdeckt haben, ihre Neuigkeiten darüber der wißbegierigen und zum Ausflug bereiten Schar der Honigsammlerinnen mitteilen. Dies geschieht bei Zielentfernungen unter 100 m in einem Rundtanz, bei größeren Distanzen aber in einem Schwänzeltanz. In beiden Informationsvermittlungsformen sind Abflugrichtung relativ zum Sonnenstand, Entfernung und Ergiebigkeit der Honigquelle, Flugdauer, Tief- oder Hochfluganweisungen zur Energieeinsparung (je nach Windstärke), in differenzierten Kreis-, Richtungs- und Schwänzelbewegungen, rasch oder weniger schnell, sowie in der Vermittlungsdauer des Tanzes selbst, verschlüsselt. In jeder der beiden Tänzelformen steckt also das komplette Paket der Anfluginformationen.

Den reinen ›Innendienst‹ aber regulieren und lenken Pheromone, die Duftstoffe. Sie steuern Arbeitseinteilung und Arbeitseinsatz an der Bienenbrut, die Kommunikation mit den Bienenlarven, die sich mit bedeutungsvollem und differenziertem Schaben an der Wabenwandung mitteilen und so ihre Bedürfnisbefriedigung einfordern. Dazu gehört auch die Temperaturregelung durch Ventilatorbienen im Stock, der durchaus keine Einheitstemperatur aufweist. Genau feststehende Temperaturbereiche begünstigen verschiedene Funktionen und Entwicklungen im Stock, z.B. neben ausgeklügelter Ernährung auch richtige Temperatur in den einzelnen Waben für die beste Gehirnentwicklung bei den Larven. Ihre Gehirnqualität ist später überlebenswichtig für den Bienenstaat und ermöglicht erst die außergewöhnlichen und bewunderungswürdigen Sinnes- und Intelligenzleistungen dieser Lebewesen. (Es wäre wünschenswert, daß auch der Mensch soviel Ernährungsbewußtsein und Umgangsverantwortung für sein eigenes Gehirn aufbrächte).

Es gibt Millionen von Beispielen dieser übersinnlichen Wahrnehmungsfähigkeiten und geheimnisvollen Informationslinien in der Tierwelt, beispielsweise bei den Termiten für das Erstellen der komplizierten Kühlungsarchitektur ihrer mehrere Meter hohen Bauten. Dies alles wäre ohne Kommunikation zwischen den Individuen nicht möglich. – Und dies ist non-verbale Kommunikation.

Jede dieser erstaunlichen Gesamtleistungen ist der Ausdruck eines ›Geistesaktes‹ einer geheimnisvollen Gesamtintelligenz, die diesem Insektenstaat zuzuerkennen ist und ihn ausmacht. – Man könnte sie sich vielleicht erklären, indem man die Insektengehirne in ihrer Kreativkraft der der menschlichen

Neuronen gleichsetzte, die ja auch erst durch perfektes Zusammenspiel zur ›Intelligenz‹ führen. Wobei wir aber wissen, daß ein Insektengehirn weit komplexer ist als ein einzelnes unserer Neuronen! –

Erklärungen für die äußerst funktionstüchtige Kommunikationsbasis innerhalb dieser Individuenmassen, wie in dem virtuosen Zusammenspiel biologischer Systeme überhaupt, sind in der Biophotonenstrahlung und anderen aktiven Strahlungsfeldern, selbstverständlich auch im *kosmischen Hintergrundfeld* zu finden. Höchstwahrscheinlich wirkt, wie überall in der Natur, wirklich alles mit allem zusammen, was dann in der Summe zu so erstaunlichen Leistungen führt.

Auch ein neuer Forschungszweig auf diesem Gebiet, die junge Wissenschaft der Paraphysik, rückt den wissenschaftlichen Blick der Welt auf diese Phänomene. Sie ist quasi das physikalische Gegenstück zur Parapsychologie.

Nun ist selbst unter Wissenschaftlern die Neigung zu beobachten, jene Kollegen nicht ganz ernst zu nehmen, die jedem richtig funktionieren Organismus die Fähigkeit zuerkennen, wie eine Sende- und Empfangseinheit elektromagnetische Wellen (Energien) aus dem Biophotonenfeld oder dem kosmischen Hintergrundfeld in einem insgesamt breiten, aber innerhalb der einzelnen Gattungsarten abgestimmten Frequenzspektrum senden und empfangen zu können. Inzwischen ist aber vieles von dem keine Spekulation oder reine wissenschaftliche Annahme mehr. Es ist ja auch gar nicht einzusehen, warum ein hochsensibles und superempfindliches biologisches System nicht ähnliche Eigenschaften und Leistungen entwickeln können sollte, die sie ein Siliziumchip aus simplem Quarz/Sand erbringt. Warum sollte Kohlenstoff – wir sind solche Wesen – weniger ›intelligent‹ sein, als Sand? – Nicht einzusehen.

Die Natur arbeitet schon Jahrmilliarden im Nano Bereich, den wir uns gerade erst mit stolzgeschwellter Brust technisch zu erschließen beginnen. Wir hinken ihr in unseren Erkenntnissen stets nur hinterher. (Doch löblich wäre es, würden wir uns auch streng an ihre Vorgaben halten. Das aber läßt sehr zu wünschen übrig).

Erst vor kurzem haben wir entdeckt, daß jede unserer DNAs einen biologischen Hochleistungsmikrochip darstellt. Und wir haben – schon mehrmals erwähnt – bis zu 100 Billionen davon in unserem Körper und dazu noch unser Gehirn. Kapazitäten für das Wirken in Kraftfeldern sind also genügend vorhanden.

Im Forschungsgebiet über die verschiedenen Strahlungsfelder variieren ihre Ursprungsdeutungen wie auch die Fachbegriffe für sie. Hier soll nur eine von ihnen genannt werden. Es ist die von Alexander Gurwitsch selbst so bezeichnete ›*mitogenetische Strahlung*‹ (ihm zu Ehren Gurwitsch-Strahlung genannt). Sie war 1927 in Berlin Diskussionsgegenstand zwischen ihm und Albert Einstein. Gurwitsch hatte zuvor die glatte wissenschaftliche Ablehnung seiner These von einer biologischen Strahlungsaktivität der Organismen hinnehmen müssen. Seine Annahme war: Biologische Einheiten strahlen und übermitteln so ihrer Umgebung Informationen über sich selbst. Einstein hat ihn damals mit dem Hinweis getröstet, daß jede große Entdeckung früher oder später ein physikalischer Nachweis gelingen würde.

Einsteins Prophezeihung ist inzwischen mit der Erfindung des ›Photomultipliers‹ wahr geworden. Dieser Lichtvervielfacher/Lichtverstärker ist ein hochempfindliches Lichtmeßgerät, mit dem zehn- bis hundertmal schwächere Photonenströme, ja sogar einzelne Photonen (Lichtteilchen) feststellbar und meßbar sind. So ist inzwischen belegt, daß die Somazellen aller Lebewesen tatsächlich Licht abstrahlen. Dieses ausgesandte Licht verstärkt sich bei der Zellteilung (Mitose), einer Zellbeschädigung und beim Zelltod (*Apoptose*). Danach erlischt die Zellstrahlung. Selbst das Andocken eines Erregers an ein Paßstück im Organismus erzeugt einen Lichtblitz. In zahllosen Untersuchungsreihen sind auch schon ganz konkrete Ergebnisse gewonnen worden. Die Strahlungen sind tatsächlich eine Art bioelektrischer Informationswege, die die Zellorganellen mit dem Zellkern, der DNS, verbinden, wie sie auch benachbarte Somazellen und ganze Zellverbände mit an- und einbinden. Auf diesen Verbindungen können alle Informationen über Lebensfunktionen und Stoffwechselvorgänge schneller übermittelt werden, als es auf biochemischem Wege möglich wäre. Sie arbeiten – das liegt in der Natur der Sache – mit Lichtgeschwindigkeit. Hier kommt die schon im vorderen Buchteil ausführlich beschriebene *Biophotonenstrahlung* des Prof. F.A. Popp wieder ins Spiel. Er hatte ja mit modernsten meßtechnischen Hochleistungsgeräten, eben dem gerade genannten Lichtvervielfacher, die Existenz dieser Organismus-Strahlung wissenschaftlich nachweisen können. Seine Erkenntnis aus langjährigen Untersuchungen ist, daß dieses von den Zellen abgestrahlte Licht – wir erinnern uns – *kohärentes* Licht ist. Es funktioniert so genau wie ein LASER mit seinem gerichteten Licht, d.h. Licht *höchster Ordnung*, und es ist für die Informationsübertragung ideal geeignet und geschaffen. (Die Technik läuft der Natur wirklich immer hinterher. Dafür gibt es unzählige und faszinierende Beweise, zu deren Beschreibung hier einfach der Platz fehlt). So umgibt den gesamten Organismus ein geschlossenes Energiefeld, über das alle inneren Lebensvorgänge gesteuert werden, das aber selbstverständlich auch Botschaften nach außen sendet. *Kohärentes* Licht ist eben beste Kommunikationsbasis. Hier können aufmodulierte Informationen, also Daten, ganz präzise gesendet werden. Wir kennen diese faszinierende Datenübermittlung schon aus dem Alltag bei unserer Fernbedienung, mit der wir den Fernseher aus dem Sessel heraus bedienen oder über ›*Showview*‹ mit einem Knopfdruck sogar den Videorekorder programmieren können. Das geschieht in diesem Technikbereich mit Infrarotlicht. Zu alledem sind die Organismen schon seit Milliarden Jahren fähig.

Soweit einige fachwissenschaftliche Grundlagen als Hintergrundwissen für das Verständnis der *übersinnlichen Wahrnehmungsfähigkeiten* und Gedankenübertragung. Behalten wir das doch im Hinterkopf. Und zur Glaubwürdigkeit dessen erinnern wir uns doch der Tatsache, daß auch die Hirnwellen-These in der Fachwelt zunächst erst einmal belächelt worden ist. Heute ist das sogenannte EEG (Elektro-Encephalogramm) längst aus dem Notstand der Beweisführung herausgetreten und zu einem wichtigen Hilfsmittel in der Diagnostik geworden. Fast jeder Mensch auf unserem Globus weiß darum. Es ist halt selbstverständlich.

Die Forschungsfront ist also wirklich zu den feinsten und sensibelsten Kommunikationsverbindungen der natürlichen Welt vorgedrungen. Diese sind eben Naturphänomene. Sie stützen mittlerweile viele vorher sehr fragliche Annahmen durch inzwischen erbrachte physikalische Nachweise. – Wir erinnern uns der zunächst unglaublichen und wunderlichen Vermutung von Masado Emoto über das Wasser-Gedächtnis, welches er dann mit seinen phantastischen Kristallkreationen des Wassers nach Beschallung mit klassischer Musik eindrucksvoll belegen konnte. Niemand hätte so etwas vorher für möglich gehalten.

Inzwischen ist die Forschung über nichtphysikalische Energiekörper oder feinstoffliche Lichtkörper (Aura), ›*Lichtbilder der Seele*‹ (Kripper und Rubin) vorangeschritten. Erinnert sei hier an die Übereinstimmung von Wetterstrahlung (Schwingungen von Teilen der Atmosphäre) mit unseren Gehirnwellen und an die Rolle unseres geheimnisvollen Organs *Zirbeldrüse* in diesem mustergültigen ›*Konzert*‹.

So ist auch die sehr geheimnisvolle Willensübertragung in der Tierwelt Realität. Sie befähigt die Individuen u.a. dazu, sich innerhalb ihrer Rudel und Gruppen auch bei totaler Finsternis, in der die Körpersprache im Verständigungsdienst weitgehend versagt, unmißverständlich abzustimmen und gemeinsam zu agieren. Auf der Jagd wie auf der Flucht.

Übersinnliche Wahrnehmung der Tiere – faszinierende Gedankenbrücke

Sie kommunizieren also nicht nur untereinander mit Duftstoffen wie die Pflanzen über ihre Pheromone. Gewiß, Tiere setzen sie z. B. bei der Reviermarkierung oder der Begrüßung ein. Doch sie sind darüber hinaus gleichzeitig über Empfindungs- und Willensübertragung kommunikativ untereinander verbunden.

Tiere besitzen in diesem Punkt eine weit höhere übersinnliche Wahrnehmungsfähigkeit, als wir es uns in Unkenntnis oder gar Überheblichkeit vorzustellen vermögen. Jedes Tier agiert in seinem speziellen Bereich perfekt in der Weise, wie es für sein Überleben und die Erhaltung seiner Art nützlich ist. Näheres Hinschauen gestaltet sich überaus spannend – doch auch sehr umfangreich. Deshalb hier nur soviel: Wer die tierischen Sinnesleistungen immer noch bezweifelt oder gar gering schätzt, der sei doch an das erinnert, was er im Laufe seines Lebens über offensichtliche Vorahnungen und Warngefühle und über vorausschauendes Verhalten im Tierreich gehört und gelesen hat.

Wir alle wissen vom phänomenalen Orientierungsvermögen der Zugvögel, daß

- sie die Landkarten und ihre Flugrouten im Gedächtnis gespeichert haben,
- sie sich am Tage nach dem Sonnenstand und nachts nach dem Sternenhimmel orientieren,
- sie sich selbst bei wolkenverhangenem Himmel weder verfliegen noch verirren, weil sie das Kraftlinienfeld der Erde als Leitstrahl für ihre Orientierung nutzen können,
- die Brieftauben über große Entfernungen ihren Heimatschlag wieder finden, und
- auch Zugvögel ihren Horstplatz punktgenau ansteuern (z.B. Störche).

Dies sind alles Fähigkeiten, die sich irgendwie noch biologisch, physiologisch, physikalisch oder sonstwie wissenschaftlich erklären lassen. Gerade ihr Orientierungsvermögen nach dem Erdmagnetismus funktioniert höchstwahrscheinlich über eine Interaktion (Wahrnehmungskombination) zwischen Zirbeldrüse und dem rechten Auge, in dem über grüne und rote Lichtanteile ein spezielles magnetisches Molekül, das sogenannte Magnetid, erzeugt wird, vermittels dessen der Vogel optisch die Richtung erkennen kann, in der er abfliegen muß. Es wird aber auch eine irgendwie anders beschaffene Orientierungseinrichtung in der Schnabelspitze mancher Vogelarten diskutiert.

So weit so gut, dies alles ist einigermaßen erklärbar. Doch mit übersinnlichem Wahrnehmungsvermögen ist sehr viel mehr gemeint.

Was steckt z. B. hinter den Geheimnissen, die sich offenbaren, wenn die Zugvögel, denen Starttermin, Flugroute und -dauer instinktgemäß vorgegeben sind, dennoch nicht abfliegen, weil ihr 10.000 oder 15.000 Kilometer entferntes Zielgebiet durch eine Brandkatastrophe oder großräumige Überschwemmung vernichtet worden ist und sie dort kein Futter erwartet? – Oder dahinter, wenn Schildkröten ihren heimischen Schilfgürtel verlassen, bevor er von einem Brand heimgesucht und vernichtet wird? –

Was hat die malaysischen Elefanten dazu veranlaßt und befähigt, den großen Tsunami an Südostasiens Küsten vor zwei Jahren offenbar vorauszuahnen und sich rechtzeitig auf höher gelegene Gebiete in Sicherheit zu bringen. Kein einziger von ihnen ist zu Schaden gekommen (darüber wurde berichtet).

Oder, welche Art von Orientierung oder Intelligenz bewegt sterbende Elefanten, rechtzeitig und zielsicher ihren letzten Weg anzutreten, den sie vorher noch nie gegangen sind? – Nur eine Legende?

Zu hinterfragen ist auch, wie schaffen es die im geschlossenen Auto weit weg von zu Hause ausgesetzten Haustiere,

Katzen und Hunde, den langen Heimweg zurückfinden? – Auf welche Orientierungshilfe können sie sich denn stützen, wenn sie vom Hinweg nichts mitbekommen konnten?

Welche Orientierung oder Intelligenz aber steckt hinter folgender Geschichte?

Wir sind allgemein geneigt, ›dummes Huhn‹ zu sagen und dieses Federvieh auch dafür zu halten. Falsch.

Ein amerikanischer Forscher hat einem Huhn zur Brut Eier von Guinea-Vögeln untergeschoben. Den Wechsel des Geleges hatte es wohl registriert. Ganz zur Überraschung machte sich die Glucke nach dem Schlüpfen des letzten Kükens mit der Schar auf den Weg zum nächsten Ameisenhaufen, pickte Ameisenlarven aus dem Haufen und bot sie ihren Kleinen an. Das hatte sie vorher mit den eigenen Jungen nie getan. Woher wußte es das ›dumme Huhn‹, daß für Guinea-Jungen gerade Ameisenlarven die richtige Nahrung darstellt? –

Ein so mustergültiges, an die jeweilige Situation angepaßtes Verhalten generell als Instinkthandlung einzuordnen, ist grundfalsch und wäre nur allzu bequem. Wenn wir nur die obige kurze Aufzählung prüfend überschauen, werden wir entdecken, daß sie eigentlich auch eine Kategorie im Tierverhalten offenlegt, die nicht instinktgesteuert ablaufen kann. So das korrekte Fütterungsverhalten der Henne gegenüber ihrer außergewöhnlichen Brut.

Der Instinkt setzt nämlich voraus, daß die Vorfahren der Gattung und Art durch extrem lebensfeindliche Umstände über längere Zeiträume zu einem bestimmten Verhalten gezwungen worden waren, welches dann auch als künftiges Verhaltensmuster in das ›unbewußte Wissen‹ – wir nennen es Instinkt – dieser Spezies übernommen und so vererbbar geworden ist. Es gewinnt damit normative Kraft für das Tierverhalten. So fliegen viele Zugvogelarten immer noch über die Sahara, weil dieses Gebiet vor Jahrmillionen ein Garten Eden war, der zwischendurch Rast- und Nahrungsmöglichkeit bot. In unserer Zeit ist diese Flugroute über die inzwischen größte Wüste unserer Erde ein lebensgefährliches Unterfangen, welches viele Opfer fordert, und dennoch erlegen sich selbst ganz kleine Singvögel diesen Mehrfach-Marathon-Flug auf. Das ist mit Instinktverhalten zu erklären.

Für die am Zielort eingetretene Katastrophe kann es jedoch keine Information aus den Genen oder aus dem Instikt heraus geben. Zum nichtvollzogenen Vogelzug besteht keine Gesetzeskasuistik (kein zwingender Zusammenhang). So mysteriös, wie die mögliche Erklärung hierfür nun auch klingen mag, – Erklärung dafür bietet die Kommunikationsmöglichkeit über das *kosmische Hintergrundfeld.* Sie ist wirklich die einzige plausible Erklärung. – Informationen über große Entfernungen hinweg.

Und wo liegt die Auflösung für die Information beim normalen Huhn über die Ameisenlarven als Anfangsnahrung für Guinea-Vogel-Küken? Gibt es verschlüsselte Informationswege zwischen Henne und Ei? Über die Lautverständigung zwischen Glucke und den fertigen Küken noch vor dem Schlüpfen gibt es schon Erkenntnisse. Diese frühe akustische Kommunikation findet wirklich statt. Nur können die Guinea-Jungen nicht um Ameisenlarven gebettelt haben. Woher stammt also diese Kenntnis des ›dummen‹ Huhnes? –

(Gerade in diesem Moment – es ist Sonntag, der 22. März 10^{20} Uhr – eine den Frühling verheißende Botschaft am Rande: Ich sitze am Wohnzimmerfenster und schreibe diese Zeilen auf dem Laptop, den ich auf den Knien habe und sehe den Dompfaff durch die große Scheibe ca. 1½ Meter von mir entfernt auf der besonders dichten Pinus Mughus ›Gnom‹ nach seinem gewohnten Nistplatz darin Ausschau halten. So, wie er es schon seit vielen Jahren tut. Er scheint gerade angekommen zu sein und ist mir mit seinem großen roten Brustschild eine wunderschön leuchtende Begrüßung und eine freudig empfundene Verbindung zum gerade eben erwähnten Vogelflugphänomen. Und ihm folgt doch auch sein Weibchen. Sie beide haben wieder einmal präzise hierher zurückgefunden und werden ihren vertrauten Wohnsitz beziehen).

Ein anderes, höchst erstaunliches Beispiel für die außergewöhnlichen Sinnesleistungen der Tiere ist die Fähigkeit einiger Hunde, *Epilepsie-Anfälle* bei den daran leidenden Menschen unmittelbar vorab zu erkennen. Durch Hinweishandlungen, wie Belecken von Gesicht und Händen oder schützendes Sich-quer-stellen vor Treppen und Absätzen, können sie den Betroffenen vorwarnen und ihm die Möglichkeit geben, sich vorsorglich hinzusetzen oder hinzulegen und ihn damit vor Stürzen und Knochenbrüchen bewahren. Diese *Epilepsie*-Service-Hunde geben dem Patienten damit ein großes Stück Eigenständigkeit im Alltag zurück, und sie sind sogleich auch psychologische Stütze.

Woran oder worin der Hund die Vorzeichen des Anfalls zu erkennen vermag, ist noch nicht erforscht. Kann er den vorauseilenden, starren Blick oder ein abnormes Verhalten unmittelbar davor erkennen, oder erspürt er das Geschehen auf andere Weise?

Vielleicht wird er das Anfall-Chaos mit dem damit einhergehenden Blitzgewitter im Gehirn des Betroffenen auch über die eintretende Abnormität im *Biophotonenfeld* gewahr? Möglicherweise geschieht dies über das Empfangsorgan Zirbeldrüse (Wie an anderer Buchstelle schon berichtet)?

Dies vielleicht ein Beispiel dafür, daß die erläuterte natürliche Kommunikation über Speziesgrenzen hinweg – hier Menschen- in Richtung Hundegehirn – wohl noch funktioniert?

Vieles von dem, was wir hier eben besprochen haben, kann – wie rätselhaft es auch erscheinen mag – mit den ausgeführten Beschreibungen auch eine gewisse Erklärung finden und braucht damit auch nicht mehr jenseits unser Vorstellungskraft angesiedelt zu bleiben.

Doch bei allem Widerstreit angesichts dieser mentalen Leistungen der Tiere bleibt uns und der Wissenschaft nichts anderes übrig, als ihnen *übersinnliche Wahrnehmungsfähigkeiten* zuzuerkennen, die uns inzwischen abhandengekommen sind.

Insgesamt ergibt sich aus alledem, daß die Tiere in dieser Hinsicht ein besser arbeitendes Gehirn besitzen als wir Menschen, und daß wir uns mit dem Jahrmillionen langen Kannibalismus und Gehirnessen dieser außergewöhnlichen Wahrnehmungsfähigkeiten, die uns vorher ebenfalls zusätzlichen Schutz durch viele Fährnisse des Daseinskampfes gewährt hatten, bis auf einen rudimentären Grad beraubt haben. Insofern sind wir heute an einem wertvollen geistigen Gut ärmer geworden. – Ein echtes mentales Defizit.

Das hat uns der Genuß der ›*verbotenen Frucht*‹ vom ›Baum der Erkenntnis‹ eingebracht. –

Nun müssen wir heute zum Glück nicht mehr über Kannibalismus sprechen, gleichwohl mit den uns daraus entstandenen Schäden leben. – Unausweichlich.

Nicht unausweichlich jedoch sind die Körperbeschädigungen, die durch den Tierfleischgenuß generell über uns hereingebrochen sind und uns in noch weit höherem Ausmaß, als bislang sichtbar geworden ist, drohen. Und dieser Prozeß schreitet fort. Diesbezüglich scheinen den Fleischessern immer noch nicht die Augen aufgegangen zu sein.

Viele Eltern tun so, als wären sie völlig ahnungslos darüber, was sie ihren Kindern zufügen, wenn sie ihnen Fleisch vorsetzen. Doch nicht über die schrecklichen Folgen informiert zu sein, ist in unserer heutigen Kommunikationswelt schlichtweg unmöglich. Man will nicht verstehen, weil sonst der Verstand gegen die Gewohnheit und die Sucht ankämpfen müßte. Und das wäre doch höcht unbequem. Doch sie müßten endlich begreifen, daß da das langsamer gewachsene und somit angeblich ›gesündere‹ – welch ein Hohn – Bio-Fleisch von natürlich gehaltenen Tieren, streng ernährungsphysiologisch betrachtet, keinen wesentlichen Unterschied gegenüber dem konventionell erzeugten macht. Fleisch ist Fleisch. Ein solches Ausweichen auf angeblich gesünderes Fleisch ist Augenwischerei. Es beruhigt lediglich das schlechte Gewissen. Nicht mehr.

Allgemein wird das Fleischessen verharmlosend auf die damit im Zusammenhang stehenden Gewichtsprobleme reduziert. Doch wir haben gesehen, welche Schäden das Fleisch bei uns tatsächlich anzurichten vermag. Fleischverzicht verheißt deshalb nicht nur schlanker zu werden, Fleischverzicht bedeutet in erster Linie, alle die benannten schrecklich schädlichen Vorgänge im eigenen Körper zu stoppen und künftig für sich kategorisch auszuschließen. Das ist mächtig viel, vom Gewinn für die Seele aus der Tötungsvermeidung und der damit wachsenden Wertschätzung für das Tier einmal ganz abgesehen. Darüber soll am Schluß dieses Kapitels noch ausführlich die Rede sein.

Ohne Fleisch gewinnt der Organismus Aktionsfreiheit für die Wiederherstellung der Gesundheit. Die sichere Erfüllung der *kosmetischen* Wünsche nach einer gertenschlanken und mustergültigen Figur ist dabei mithin die höchst erfreuliche Begleiterscheinung. Und dies ganz ohne Einsatz vom Skalpell zur Dickdarmentnahme, Magenverkleinerung, Fettabsaugen oder anderen äußerst risikobehafteten Schönheitsoperationen. Der Verzicht auf Fleisch wäre für den Organismus ein wahrer Befreiungsschlag, mit dem ein gewaltiger und allumfassender Regenerationsprozeß einsetzen würde. Der Abbau der überflüssigen Fettdeponien setzte sofort ein, und es entfielen alle dafür erforderlichen Unterhaltungsanstrengungen des Organismus, die ihm bisher nur Lebensenergie geraubt haben. Er würde damit sofort an die Generalreinigung gehen und ebenso aus bisherigem Energiemangel ausgesetzte Heilungsprozesse in Gang setzen. Diese Positivliste könnte beliebig verlängert werden.

Genau genommen erzeugt der Fleisch-›Genuß‹, wie es der Ausdruck ja schon nahelegt, eine echte Sucht. Für sie bildet sich im Gehirn tatsächlich genauso ein Suchtzentrum aus, wie das bei Nikotin-, Alkohol- oder Drogenabhängigkeit geschieht. Dessen muß sich der Fleischesser bewußt werden. Und weil der Fleischsucht ebenso schwierig beizukommen ist wie den anderen Süchten, muß ihr auch mit der gleichen Konsequenz begegnet werden. Das ist schwieriger, als Berge zu versetzen. Die meisten traditionellen Fleischesser erweisen sich dabei als genauso beratungsresistent und umstellungsunwillig wie die anderen ›Sucht‹-Betroffenen.

Zudem provoziert der Fleischgenuß selbst meistens den Alkoholgenuß. Obwohl dieser zunächst auch nur als ›Verdauungshilfe‹ bezeichnet und betrachtet wird, pflegt er doch sehr schnell ein eigenes und ernsthaftes Suchtpotential zu entwickeln. Und irdendwann kommt dann das Rauchen noch hinzu. Eine Sucht, hier die Fleischsucht, führt eindeutig die anderen Süchte im Schlepptau mit sich. Diesen Suchtkomplex auszumerzen, ist sehr schwierig. Das haben inzwischen Millionen Betroffener feststellen müssen. Entsprechende therapeutische und Reha-Maßnahmen kommen dem Steuerzahler, also uns allen, inzwischen schon teuer zu stehen. Sinnfälligerweise wäre da doch, die mit dem Verkauf der Suchtmittel einkassierte Alkohol- und Tabaksteuer für diese Kostenbegleichung zu verwenden. Damit wäre zumindest ein Signal für einen suchtbezogenen Zugriff gegeben, nämlich, daß suchtverursachte Kosten von den Verursachern selbst zu tragen seien und sie so in Regreß genommen würden, nicht aber die Allgemeinheit. Stattdessen werden mit diesen Einnahmen andere Haushaltslöcher gestopft. Fast jeden Tag ist in den Nachrichten von steigenden Kosten im Gesundheitswesen und dessen anstehender Sanierung die Rede. Es ist dies ein Teufelskreis, der endlich erkannt und durchbrochen werden muß. Der Verzicht auf Fleisch wäre also in mehrfacher Hinsicht ein gewaltiger Schritt nach vorn, wenn er denn von vielen geschafft werden würde. Er würde auch die anderen Süchte eindämmen. Und das wäre ein Riesensatz nach vorn.

Hoffnungsvoll stimmt da andererseits die wachsende Fraktion der jugendlichen ›Übergangs-Vegetarier‹ und der ›Nur-noch-Gelegenheits-Fleischesser‹ in unserem Lande. Auch, daß viele Betriebe und Restaurants inzwischen rein vegetarisches Essen anbieten. Doch leider meistens noch heiß zubereitet. Die Küche muß halt – so ist es in den Köpfen verankert – immer noch dampfen und duften.

Über die nachhaltige Schädlichkeit dieser Nahrungserhitzung ist in diesem Buch schon eine Menge gesagt worden. Daraus sollte der ursächlich gesundheitszerstörerische Eingriff deutlich werden und sich herumsprechen. Vielleicht gelingt es ja, daß auf dem Wege der Mund-zu-Mund-Propaganda weitere Ernährungsaufklärung in dieser Hinsicht geschieht. Vielleicht dringt das ja eines schönen Tages ebenso bis zu den Vegetarier-Restaurants durch. Das wäre wahrlich ein großer Lichtblick. Aber ein kleiner Lichtblick sind sie schon allemal. Immerhin ein Anfang. Sicherlich könnte alles durch entsprechend energische Nachfrage durch die Rohköstler und ›SONNENKÖSTLER‹ gefördert und beschleunigt werden. Darauf könnten wir unsere Hoffnungen setzen. Nachfrage schafft eben auch Angebot.

Wir Wissenden müssen nun da hinterhaken. Den anderen Menschen muß die Tatsache klargemacht werden, daß Zoo- und Cirkus-Raubtiere mit gekochtem Fleisch schnell umgebracht und Pflanzenfresser bei gekochtem Futter ebenso jämmerlich verenden würden. Vielleicht kann ein solcher Hinweis dem Verständnis auf die Sprünge helfen. Keinem Tierwirt im Zoo und keinem Bauern würde es je einfallen, seinen Tieren todbringende Nahrung vorzusetzen, ihm das anzutun; seinem eigenen Organismus jedoch mutet er diesen baren Unsinn gedankenlos zu. In dieser Praxis offenbart sich doch regelrechte Bewußtseinsspaltung. Oder ist diese Sichtweise so falsch? Ich hoffe, nicht.

Gleichwohl wird in unserer Gesellschaft allgemeinhin der

Fleischverzicht immer noch als extreme Auffassung gewertet, gegen die Front zu machen ist und das bequemer scheint, als die eigene nachweislich falsche Ernährungsgewohnheit aufzugeben. So ist es mit dem Menschen und seinem riesigen Neukortex. Er besitzt im Verhältnis zu seiner Körpergröße das größte Gehirn aller Lebewesen, sozusagen das ~ *Superhirn*. Und dennoch gelingt es ihm auch damit nicht, sich selbst artgerecht, eben ›*menschengerecht*‹ zu ernähren und so Schaden von sich und seinen Kindern abzuwenden.

Vielleicht wäre ja das ›Superhirn‹ mit einem technischen Vergleich zu locken und auf diese Weise zum Umdenken anzuregen. So soll ein sinnfälliges Beispiel mit ›des Deutschen liebstem Kind‹, dem Auto, herangezogen werden.

Jedem Autofahrer und jeder Autofahrerin ist klar, daß kein Benzinmotor Dieselkraftstoff und, umgekehrt, kein Diesel ›Benzin‹ verträgt. ›Sünden‹ dieser Art würden in einer technischen Katastrophe enden, die außer dem Motor auch dem Geldbeutel wehtäte. Im Vox-Automagazin (März ›04) hat der Moderator Peter Stützer dennoch einmal eine Demonstration gewagt und es getan. Der kleine Versuchs-Benziner hat nach ca. 30 km einfach den Dienst versagt und ist schließlich qualmend, stinkend und polternd stehen geblieben.

Den umgekehrten Fall habe ich einmal selbst erfahren. Es geschah während meiner Marinedienstzeit als Gruppenchef der Marinefernmeldegruppe 31, Nieby, als einem neu zuversetzten jungen Soldaten an der kaserneneigenen Tankstelle das Mißgeschick passierte, beim Betanken meines Chef-Golfs (Diesel) den falschen Zapfhahn zu erwischen. Damals gab es noch nicht die heute übliche Irrtumsbremse mit den paßgenauen Armaturen.

Ich startete dann zur Dienstreise nach Rostock-Gehlsdorf zu meinen dort eingesetzten Soldaten. Es war Beginn September 1990 der uns alle mit großer Freude erfüllende Auftrag zur Errichtung der ersten Fernmeldeverbindungen, wie Funk- Fernsprech-

und Fernschreibverbindungen bis Parow bei Stralsund zur dort geplanten SAR-Hubschrauber-Staffel (Seenotrettungsdienst), der uns nach dort führte. Deren Führung und Einsatz durch das Flottenkommando in Glücksburg mußte pünktlich zum 3.Oktober 1990 sichergestellt sein. Meine Einheit hatte damit als erste Bundeswehreinheit einen echten Friedensauftrag, nämlich den, an der praktischen Vorbereitung der politisch beschlossenen deutschen Vereinigung mitzuwirken.

Und welche Dramaturgie der Wirklichkeit: Ich, der ich am 1.August 1947 als damals 11½-Jähriger bei Nacht und Nebel und unter Beschuß, nach 3½-jähriger Flucht aus dem deutschen Osten von Gotenhafen kommend, die Zonengrenze bei Lübeck-Schlutup überwunden hatte, kehrte nun als erster Kommandeur einer Bundeswehreinheit auf dienstlichen Befehl hin an gleicher Stelle, Schlutup, in umgekehrter Richtung zurück. Wir hatten viele Relaisstationen an der Küste entlang bis Stralsund/Parow zu errichten. Das würde mehrere Wochen in Anspruch nehmen. Die Deutsche Post damals hatte dem Flottenchef die Verbindungen erst 5 Jahre später in Aussicht gestellt. Nun lag es bei meiner motorisierten Fernmeldeeinheit der Marine, die Führungseinrichtungen in Windeseile zu erstellen.

Mit diesem hehren Ziel im Herzen startete ich und wurde dann rumpelnd und zuckelnd in die Niederungen des Alltags zurückgeholt. Mein Motor streikte, und ich war nur ein paar Kilometer bis an die B199 in Gelling gekommen. Ich schöpfte sofort den richtigen Verdacht und kehrte schleunigst um. Obwohl kein reines Benzin im Tank, weil nur nachgefüllt worden war, hatte sich der Motor selbst mit dem Kraftstoffmix nicht anfreunden können. Nach Absaugen des Tankinhalts und Wechsel des Kraftstoffilters konnte ich meine lange Dienstreise wirklich antreten. –

Beide angeführten Beispiele rangieren unter der Rubrik ›*unsachgemäße Behandlung*‹ des Motors. Die Technik meldet sich letztlich qualmend und – nötigenfalls – auch krachend zu Wort.

Sie rebelliert jedenfalls lautstark gegen derlei Torturen und setzt Grenzen. Letztlich geht sie zu Bruch.

Diese ›unsachgemäße Behandlung‹ aber mutet der Mensch seinem leiblichen Motor durch die falsche Ernährung zu, nicht nur gelegentlich, sondern auf Lebensdauer und meint dabei obendrein, ohne Strafaktionen seines so gequälten Körpers davonkommen zu können. Woher diese Zuversicht? – Sicher wohl nur Gedankenlosigkeit.

Wir müssen aber wissen, unser Organismus arbeitet als biologische Wärmekraftmaschine nach denselben physikalischen Gesetzmäßigkeiten (Naturgesetzen) und Bedingungen wie ein Motor. Dies ist ja selbst in vielen vorangegangenen Buchpassagen zum Ausdruck gekommen. Auch unser Körper ist als Kraftmaschine auf ganz speziellen Kraftstoff angewiesen, nur fordert er ihn fürs erste nicht so kategorisch, wie es Benzin- und Dieselmotor tun. Er reagiert gelassener, geräuschloser, weil er über diverse Puffersysteme verfügt, die schädliche Einflüsse gewissermaßen abbremsen können. Doch wenn die erschöpft sind, dann antwortet er nachdrücklich mit vorzeitigem Verschleiß, Krankheiten, Leiden und schließlich mit verschenkter Lebenszeit. –

Bei Körperschäden qualmt und explodiert zwar nichts, aber zerstörerische Drücke können bei falscher Behandlung selbstverständlich auch beim Falschesser auftreten, wie wir im Darmgeschehen gesehen haben. Dabei kann es dann sehr wohl lautstark zugehen. Nur hält man das dann für stink normal und kümmert sich nicht weiter darum.

Das aber rächt sich.

Es gibt da bei uns ein mahnendes Sprichwort: *»Bei allem, was du tust, bedenk' das Ende«.*

Warum, zum Kuckuck, verweigert der Mensch bloß seinem eigenen, ihm so teuren Lebensvehikel, das ihm zum ersehnt langen Wandeln auf Erden zuverlässig dienen soll, nun den ihm naturverordneten Kraftstoff, die unverfälschte Urkost? Warum mutet er ihm stattdessen jeden erdenklichen ernährungsphysiologischen Unsinn zu, der weniger aus Bemühungen um die Gesundheiterhaltung der Menschen, als wirklich nur aus reinem Profitdenken der Produzenten geborenen ist? – Wir müssen wissen, alles, was aus der Fabrikmaschine kommt, ist seiner Ursprünglichkeit nun aber wirklich völlig beraubt und – ›sonnen-informatorisch‹ betrachtet – mehr als *tot*. Es ist *kein Lebensbeitrag*, sondern nichts als pure Belastung für unseren Organismus. Dazu gehört jedes Fertiggericht.

Wir Menschen haben es offensichtlich verlernt, in natürlichen Kategorien zu denken und sollten deshalb unsere Überheblichkeit den anderen Lebewesen dieser Welt gegenüber ablegen und ihnen stattdessen in gewissen Dingen lieber einmal ›über die Schulter‹ schauen. Gerade bei naturgerechter Ernährung ist dies nicht nur angeraten, sondern dringend notwendig. Sie tun alles nach dem Willen der Natur, und darin liegen sie auch richtig. -

In Sachen Ernährung ist das für uns Richtige die schon oft genannte **›Sonnenkost‹**.

Sie allein ist die menschengerechte Nahrung. Sie umfaßt die Palette der Früchte, heimische, aber auch jene aus fernen Ursprungsländern (kommen mit Schiffen und im Frachtraum von sowieso verkehrenden Passagiermaschinen).

Wir wissen nun, daß ihre Zuckerstoffe die wichtigsten Nahrungsbestandteile für unseren Körper sind. Sie sind von ihm mit spielerischer Leichtigkeit in den erforderlichen Kraftstoff für unseren ureigenen Lebensmotor umzuwandeln. Mit ›spielerischer Leichtigkeit‹ deshalb, weil diese Energie ohne hohen Einsatz von Lebens- und Organkraft aus Früchten uns geradenwegs zufließt. Doch die wohlschmeckenden, ja verführerischen Zuckerstoffe der Früchte sollten zum idealen Aufbau und Unterhalt unseres Körpers mit Planzlichem ergänzt werden. Schauen wir den Affen zu. Auch sie ergänzen gerne mit dem grünen Blatt, saftigen Stengeln der Wasserpflanzen u.ä., so bei den großen Flachlandgorillas in Westafrika.

Auch Pflanzen liefern Zuckerstoffe, aus denen uns ja letztlich auch die Früchte erwachsen. Und bei uns sind es Wildkräuter, Gemüse, Wurzelgemüse und Gemüsefrüchte, wie z.B. Tomaten, Gurken, Kürbis, Zucchini, die alle eine Menge an Vitalstoffen bergen und sinnvolle Ergänzung für die Früchtenahrung sind. Sie enthalten jeweils nur einen begrenzten Anteil an ›erdigen Grundstoffen‹, Mineralien, Alkalien. Der menschliche Organismus verbraucht große Mengen an diesen Stoffen und Leichtmetallen wie Kalk, Magnesium, Aluminium, Natrium und Kalium sowie der nichterdigen Metalle wie Phosphor, Schwefel, Fluor, Chlor und andere. Dieser natürliche Bedarf ist von reiner Obstkost nicht restlos zu decken. Dies gilt ebenso für die so lebensnotwendigen Spurenelemente. Schon mal gesagt: Langzeit-Ernährungsstudien mit Kindern haben ergeben, das reine Früchtekost feingliederig macht, Mischkost – natürlich nicht gleichzeitig zu einer Mahlzeit – dagegen einen robusteren Körperbau hervorbringt. Dieses Ergebnis sollte man nicht völlig übergehen.

Als kleine Erinnerung: Auch Affen verzehren Blattwerk, Wurzeln und Kräuter.-

Ich persönlich habe nach ihrem Vorbild gute Erfahrungen mit meiner Vorgehensweise gemacht und nehme jeden Tag zu Mittag und zu Abend eine kleinere Portion Gemüse mit Gemüsefrüchten und Wildkräutern zu mir. Das ergibt bei mir – als kleiner Gradmesser – stabilere Fingernägel. Bei reiner Früchtekost werden sie dünner und biegsamer. Das aber ist manchmal unpraktisch.

So bleibt mir gegen Ende dieses ›kummerbeladenen‹ Kapitels die Hoffnung, es möge mir mit meinen eindringlichen Zeilen doch gelingen, den einen oder anderen Wankelmütigen, oder aber sogar mal einen ›Hardliner‹ aus der Reihe der traditionellen Fleischesser auf die gesunde Seite der Ernährungsstraße zu ziehen. Unser Fleischgenuß ist das größte ernährungsphysiologische Übel, das – abgesehen von kleineren Sünden vorher – mit dem extremen Kannibalismus seinen Anfang genommen hat. Das Fleischessen heute ist, wie befremdlich es auch in unseren Ohren klingen mag, ein gesellschaftlich praktizierter Ersatz für den archaischen Brauch. Es ist ein überaus heikler Genuß, dem wir zunächst scheinbar straflos frönen, auf Dauer aber wird er, wie wir im Verlaufe dieser Ausführungen hinreichend sehen konnten, unsere Gesundheit und unseren Geist ruinieren. Fleischverzicht wäre ein Segen für den drangsalierten und leidenden Körper, aber – das wissen wir nun inzwischen ganz sicher – ebenso für die Seele.

So sei zum Schluß dieser ›Fleischbeschau der besonderen Art‹, die hier bei manchem vielleicht als Schlimmfärberei angekommen sein mag, gesagt, daß sie in Wahrheit als reine Tatsachenaufzählung eigentlich nur die Drehtür zu den ernährungsbedingten Folgekrankheiten aufzeigt und davor warnen kann. Allen ›Genießern vom Tier‹ sei diese gut gemeinte Mahnung mit auf den Schlemmer-Weg gegeben: **Wer Fleisch ißt, macht sich selbst zum Raubtier. Diesem aber wird von Natur aus nur eine sehr kurze Lebenszeit zugemessen; eine Tatsache, die es gnädigerweise vor Gicht, langem Siechtum und Zahnausfall rettet.**

Dem Menschen mit einer entschieden längeren Lebensspanne aber bringt es Gebrechen, Verlust von Lebensqualität und zum Lebensabend oft auch den Verlust seines Verstandes, wovor wir uns doch letztlich alle so sehr fürchten.

So dürfte angesichts des Krankheitsbildes der von Rheuma und Gicht geplagten historischen Gestalten, wie dem Dichterfürsten Johann Wolfgang von Goethe oder dem kleinen Preußenkönig, Friedrich dem Großen am Stock, kein Zweifel darüber bestehen, wie denn wohl die ›fleischgenußgemachte Belohnung‹ für den menschlichen Organismus letztlich aussieht.

Es scheint doch wahr zu sein, was oft so locker und leicht dahergesagt wird:

»Die gequälte Kreatur schlägt zurück.«

Übrigens, wer angesichts der weltweit gesendeten Bilder erbarmungs- und skrupellos durchgeführter Tiertransporte-, Viehverlade- und -verschiffungs-Aktionen – Rinder mit nur einem Huf am Kran hängend, oder mit gebrochenen Läufen brutal vorwärtsgetrieben – ja, wer da immer noch Fleisch essen kann, der muß doch eigentlich Hornhaut auf der Seele haben. – Auch wenn dieses Thema augenblicklich aus den Medien verschwunden ist, es geschieht still und leise. Schauen Sie unterwegs auf die Tiertransporte. – Sie sind nach wie vor Alltag auf unseren Straßen und anderswo in der Welt. Ohne unsere Gier nach Fleisch gäbe es dieses Dauerunglück der Tiere nicht.

Nach dieser ziemlich finsteren Perspektive auf unsere Beziehung zum Tier, die es zumindest in der Nutztierhaltung zum Schlachttier und Fleischlieferanten degradiert hat, sei doch festgestellt, daß es viele Tierfreunde unter den Menschen gibt, die aus Mitleid mit der gequälten Kreatur längst einen Schlußstrich unter ihren Fleischverzehr gezogen haben, auch, weil sie inzwischen den Mitgeschöpfen ein Existenzrecht einräumen, so sicherlich auch hier unter den Leserinnen und Lesern. Das ist eine sehr gute Entscheidung. Je mehr Menschen dies tun, desto weniger Masttiere müssen zum Schlachten herangezüchtet werden.

Nun passen da aber andererseits alle diejenigen vielen Menschen nicht ins Bild, die, obwohl sie vorgeben, Tierfreunde zu sein, dennoch unverständlicherweise Fleisch über ihre Lippen bekommen. Da müßte doch eigentlich nach menschlichem Ermessen ein Konflikt auftauchen. Oder? –

Vielleicht ist dieses Buch der Anstoß zum Überdenken ihrer Einstellung mit dem dareinmündenden Entschluß, diesem Widerspruch im Kopf – nun erkannt – mit der Abkehr vom zwiespältigen Tun des Tierverzehrs ein energisches Ende zu setzen.

Vielleicht fällt dies ja leichter, wenn man sich die unzähligen Beispiele der vom Tier erbrachten Zuneigung und Hilfsbereitschaft einsamen und kranken Menschen gegenüber im Alltag vergegenwärtigt und ihnen so etwas Ähnliches wie eine Seele zuerkennt. Da dienen sie vereinsamten Menschen als treue Begleiter, als Brücke zum Leben, als Hilfe bei Behinderungen, z.B. als Blindenhund, selbst als Helfer im Haushalt für Menschen, die im Rollstuhl sitzen, oder denken wir an die Tiere in der Therapie, von Hund bis Pony und Pferd. Diesen Tieren kann man einfach nicht jegliches Gefühl absprechen. Sie praktizieren ›Nächstenliebe‹ und haben Dankbarkeit und würdevolle Behandlung verdient.

Es gibt auch Beispiele von wahrlich tiefen Tiergefühlen zum Menschen. Im Folgenden soll von solchen Tieren berichtet werden. Zunächst hier nun eine wahre Geschichte von der großen Dankbarkeit und grenzenlosen Treue eines kleinen Hundes.

Bobby war ein Terrier, ein herrenloser Straßenhund in der schottischen Hauptstadt, der von den Menschen schlecht behandelt und überall verjagt wurde. Sein Futter mußte er sich im Müll suchen. Eines Tages sah ein alter, schwerkranker Mann namens Jock diesen kleinen Hund. Er verspürte Mitleid mit ihm und kaufte in einem Restaurant eine sättigende Mahlzeit für ihn. Wahrscheinlich das einzige jemals vorgesetzte Futter. Schon wenig später starb der Wohltäter. Bobby trottete weit hinter dem Trauerzug her und setzte sich nach der Beerdigung am Grab nieder. Vertreibungsaktionen von Friedhofsangestellten, selbst Fußtritten und Steinwürfen, wich er nur aus, um dennoch beharrlich am Grab auszuharren. Nur zur täglichen Futtersuche auf dem Müllplatz verließ er das Grab.

Unerschütterliche Treue hielt ihn dort, Tag und Nacht, Sommer und Winter. Inzwischen wurde er nicht mehr fortgejagt. Man fing an, ihn darob zu bewundern. So hielt er vierzehn Jahre lang die Totenwache, bis zu seinem eigenen Tod am Grab. Von der Dankbarkeit dieses kleinen Hundes schließlich überwältigt, setzten ihm die Menschen in Edinburg auf dem *Grayfriar Square* ein Denkmal.

Vor der Bobby-Geschichte sprachen wir von der Hilfsbereitschaft der Tiere dem Menschen gegenüber und verstanden, daß sie alleine schon mit ihrer Anwesenheit eine beruhigende, Einsamkeit vertreibende und Gemeinschaftsgefühl bewirkende und somit sinnerfüllende Rolle spielen können.

Einen geradezu glänzenden Part spielen da die beliebtesten Meeresbewohner, die lebenslustigen, kontaktfreudigen und stets ›lächelnden‹ Delphine, die mit ihrer spielerischen, anmutigen und bestrickenden Art schier verzaubern können. Doch nun soll von ihnen über zwei leuchtende Beispiele außergewöhnlicher Hilfeleistung und Dienstbereitschaft uns Menschen gegenüber berichtet werden.

Es war im Jahr 1971, also noch gar nicht so lange her. Yvonne Wladislawitsch schwamm nach der Explosion ihrer Jacht im Indischen Ozean. Sie schwamm um ihr Leben, denn es waren Haie in dem Seegebiet. Schon kurze Zeit später näherten sich drei Delphine in rauschendem Tempo direkt auf sie zu. Einer von ihnen stoppte dicht unter ihrem Körper und bot sich als sichere Unterlage an und glitt dann, huckepack mit ihr, zielstrebig voran. (Wahrscheinlich ein Weibchen, denn mit dieser Methode werden die Jungen gleich nach der Geburt vom Muttertier an der Wasseroberfläche gehalten). Die beiden anderen umkreisten und sicherten diesen ungewöhnlichen Transport. Delphine sind schneller als Haie und können diese sogar zu Tode boxen. Sie sind also ein guter Schutz gegen die Räuber, die auch vor ihnen Respekt haben. So gelangte die schiffbrüchige, von Delphinen getragene und gesicherte Yvonne über die große Entfernung von 320 Km und wurde dann von den tierischen Rettern an einer Fahrwassertonne abgesetzt, auf der sie sich in Sicherheit bringen konnte. Wenig später wurde sie von einem vorbeifahrenden Schiff, zwar erschöpft, aber glücklich, aufgenommen. Ihre Rettung durch die Delphine erschien ihr und der Schiffsbesatzung wie ein Wunder. Erstaunlich ebenso die Geistesleistung der Tiere, die Gerettete zu einer Fahrwassertonne zu bringen.

Eine noch erstaunlichere Geschichte über einen Delphin im

freiwilligen Dienst als Schiffslotse ist von den D'Urville-Inseln bei Neuseeland überliefert. Die Hauptdurchfahrt durch die Inselgruppe dort, genannt der Französische Paß, ist eine riffreiche Wasserstraße, in der schon zahlreiche Schiffe aufgelaufen und gesunken waren und somit viele Opfer unter Seeleuten und Passagieren gefordert hatte. Das änderte sich aber, als im Sommer 1912 ein Delphin vor der ›BRINDLE‹, einem Schiff aus Bosten, auftauchte und sich vor der Zufahrt zu dieser gefährlichen Passage wie ein Führer direkt vor den Bug setzte, Kursänderungen vorgab und so das Schiff schließlich sicher durch die zahlreichen Klippen und die scharfen Riffe unter der Wasseroberfläche geleitete. Von der Schiffsbesatzung wurde er mit dem Namen Pelorus Jack geehrt. Dieses Wundererlebnis sprach sich in der Schiffahrt herum und veranlaßte die Schiffskapitäne sogar dazu, vor dem Einlaufen in die Passage auf den seltsamen und zuverlässigen Lotsen zu warten. Und sie wurden nie enttäuscht. Er übernahm, nachdem er das eine Schiff sicher durchgebracht hatte, unermüdlich auch das nächste zum sicheren Geleit. Kein Schiff unter seinem Lotsendienst kam je zu Schaden. Auf diese Weise hatten im Laufe der Jahre unzählige Schiffe und Tausende von Menschen alleine ihm ihre gefahrlose Passage zu verdanken.

Bis im Juli 1916 die ›PENGUIN‹ dem treuen Tierlotsen durch den Französischen Paß folgte. Von ihr schoß dann ein betrunkener Passagier mit einem Gewehr auf ihn. Der Delphin wurde getroffen und tauchte ab. Die anderen Passagiere waren über diese Untat so entsetzt und erbost, daß sie den Schießwütigen beinahe gelyncht hätten. Alle glaubten, ihr fleißiger Helfer sei nun tot. Aber viele Wochen später tauchte er zur Freude der Seeleute mit einer sichtbar verheilten Wunde wieder auf und nahm erneut seinen außergewöhnlichen Dienst für die Schiffahrt auf. Einzig die ›PENGUIN‹ bekam ihn nicht mehr zu sehen. Nur wenig später lief sie auf ein Riff und versank, wobei die meisten Passagiere und die Seeleute ertranken.

Wie lange *Pelorus Jack* den Lotsendienst versehen hat, ist leider nicht überliefert. Seine Geschichte hat auch mich als ehemaligen Seemann, der auf südlichen Routen ganze Delphinschulen auf der Bugwelle hat reiten sehen, mehr als nur angesprochen.

Diese wahren Begebenheiten, die wirklich wie Märchen klingen, sind doch sicher dazu angetan, Sichtweise und Umgang von uns zum und mit dem Tier gründlich zu überdenken. Die herzerwärmende, 14 Jahre andauernde Dankbarkeit des kleinen Bobby, seine Treue bis in den Tod, genauso wie der Einsatz der menschenfreundlichen Rettungs-Delphine, aber auch der vom Lotsen-Delphin. Welch wundersame Charaktereigenschaften kommen darin zum Ausdruck. Und zum Anderen: Wer hätte einem Delphin wohl ein solches geistiges Differenzierungsvermögen zugetraut, nämlich, einerseits die Gemütsleistung einer quasi Vergebung über die erfahrende Verwundung aufzubringen und nach seiner Genesung die freiwillige Hilfeleistung unbeirrt fortzusetzen, und andererseits die strikte Dienstverweigerung an die richtige Adresse zu knüpfen, dem bösen Schiff das sichere Geleit zu versagen. Das ist schon höchst erstaunlich.

Wir sehen, in unserem Verständnis über das Tier sind wir ziemlich ahnungslos.

Vielleicht sind solche ›leuchtenden‹ Beispiele sichtbarer Tierzuneigung zu uns Menschen dazu geeignet, uns wachzurütteln, uns die Augen über unsere blutigen Gelüste an den Mitgeschöpfen zu öffnen. Nur dadurch lassen wir gerade bei den Delphinen das Unglaubliche Geschehen zu, daß sie beim Thunfischfang in hundert Kilometer langen Fangnetzen auch zu Hunderten als sog. ›Beifang‹ umkommen. Wir können mit kauforientiertem Verhalten wirkungsvoll dagegenhalten, oder besser noch, unser blutiges Geschäft am Tier konsequent und sofort beenden.

Der ›lichtvolle‹ Ausstieg aus diesem blutigen und brutalen

Szenario ist die ›**Sonnenkost**‹. Unseretwegen geschieht dies alles nicht mehr. – ›**Sonnenkost**‹ bekommt uns wohl und bedeutet zudem einen machtvollen und wirkungsamen Schritt in die ökologische und moralische Verantwortung. Sie tut Leib und Seele gleichermaßen gut und steht im Einklang mit der allen Tierschützern bekannten Botschaft an die Menschheit, die da lautet:

»Alle Gebilde der Schöpfung
sind Kinder des einen Vaters und daher Brüder.«
(*Franziskus von Assisi*)

15. GESUNDHEIT – EIN HÜRDENLAUF

Gefahren (-Abwehr)

Gesundheit ist ein hohes Gut. Im Bewußtsein dessen bin ich auch an das Schreiben dieses Buches gegangen. In den vorangegangenen Abschnitten habe ich den Erklärungsversuch gestartet, wie und wovon unsere Gesundheit abhängt und in welchem Maße sie mit der uns umgebenden natürlichen Welt, aber ebenso mit unserem sozialen Umfeld verkoppelt ist.

In dem nun folgenden Abschnitt sollen noch wenige, bisher nicht geäußerte Gedanken und bedenkenswerte eigene Erfahrungen aus ›SONNENKÖSTLER‹-Sicht ausführlich erläutert und geschildert werden, die vielleicht auch für andere, auf Gesundheit bedachte und nach neuen Ernährungswegen suchende Menschen nützlich sein könnten.

›Gesundheit – ein Hürdenlauf‹, diese Formulierung ist nicht übertrieben. Es sind eine Menge von Hindernissen, die uns der ›gemeine‹ Alltag in den Weg stellt, auf der Straße, aber auch solche im Kopf. Sie stürzen diejenigen in Konflikte, die den endgültigen Umlegschalter im Kopf noch nicht gefunden haben. So erliegen sie dann hin und wieder doch noch den ›heißen Verführungen aus der Grillküche‹ oder dem vermeintlichen gesellschaftlichen Druck und Zwang. Hier hilft eigentlich nur, sich unbeugsam, ja kompromißlos zu zeigen. Wer sich zu unerschütterlicher Konsequenz durchgerungen hat, der hat den ›SONNENKOST‹-Hauptschalter gefunden und wird auch weniger anfechtbar sein. Er hat mithin größere Aussicht – sagen wir‹ s maritim –, die scharfen und ›heißen‹ Klippen der Schmorkombüse zu umschiffen.

Bioware oder konventionell Gezogenes?

Sehr oft werde ich gefragt, wie ich es denn mit der Sortierung von Biowaren und konventionell gezogenem Obst und Gemüse hielte.

Meine Antwort mag ein wenig fatalistisch klingen. Aber hier

betreibe ich keine so strenge Trennung. Wenn sich die günstige Gelegenheit auf frische Biowaren vom Hof ergibt, dann gewiß. Doch die bietet sich bei mir nur, wenn ich im Auto unterwegs bin. Am Wohnort gibt es (noch) keine entsprechende Einkaufsmöglichkeit, und den Wagen sooft allein dafür zu starten, unterlasse ich aus Rücksicht auf die Umwelt (obwohl mit Dreiwege-Kat und zwei Vorwärmeinrichtungen für die Maschine zum umweltschonenden Start und Gebrauch ausgerüstet).

Augenscheinlich geben sich die Produzenten von Bioprodukten inzwischen zwar redliche Mühe, aber schädlicher Eintrag ist heute nirgendwo mehr zu verhindern, weder aus der Umwelt, noch aus dem falschen Handeln anderer. Wind und Regen tun ihr Übriges. Sie respektieren die willkürlich gezogenen Grenzen ebensowenig wie Insekten und Pollenflug, die jeweils auch die falschen Botschaften bringen können. Bei uns in Deutschland sind ja auch schon Freilandversuche mit genveränderten Arten genehmigt worden. (Grobe Mißachtungen in der Aufzucht, wie die Anwendung von Trockenblutdünger, sowie Horn- und Hufspäne als Bodendünger, schließe ich bei Bioproduzenten aus). Ich achte, soweit ich's vermag, auf weitgehende Natürlichkeit. Für mein Dafürhalten verhelfen wir Rohköstler unserem Organismus mit unserer Ernährungsentscheidung zum sinnfälligen Kick, die unvermeidlichen Nachteilswirkungen aus der Umwelt einigermaßen auszubügeln. Wegfall der Kochkostbelastung bedeutet für uns zweifelsohne Lebenskraftgewinn.

Avocado – Frucht mit ›Nebenwirkungen‹.

Im Kapitel 10 habe ich begeistert über die Reparaturleistung der Avocado bei den Hüftgelenkbeschwerden meiner Frau berichtet. Doch es gibt inzwischen auch ernährungswissenschaftlich begründete Zweifel und Einwände gegen den unkritischen Verzehr dieser Frucht vorzubringen, wie ebenso weniger erfreuliche Selbsterfahrung über sie. Angesichts ihrer allgemeinen Beliebtheit bei den Rohköstlern als der Rettungsanker vor dem vermeintlich drohenden Eiweißmangel ein wohl heikles Unterfangen. Viele von uns pflegen schon einen beinahe emotionalen Umgang mit der Avocado. So könnte die Akzeptanz des nun Folgenden wohl fraglich sein. Dessen ungeachtet soll hier der Versuch unternommen werden, wichtige Informationen über die Avocado ins rohköstliche Lager zu bringen. Es bleibt ja nach der Lektüre jedem freigestellt, in seinem Kreise über Fakten und Schlußfolgerungen zu diskutieren oder weitergehend nachzuforschen, ohne auf pure Totschlagargumente zu sinnen. (Schon erlebt). Die eigene Entscheidung über Für und Wider wird dann vielleicht letztlich sogar im und mit dem eigenen Umfeld gefällt.

Zur Sachlage.

Es gibt bedauerlicherweise entwicklungsgeschichtliche und ernährungsphysiologische Hürden zwischen Mensch und Avocado zu erkennen.

Hier die vier wesentlichen Gesichtspunkte:

- ♦ Es fehlt die endemische Beziehung zwischen Mensch und Avocado.
- ♦ Sie hat zielführende Abwehrstrategien gegen unerwünschte Nutznießer entwickelt, so auch gegen uns mit für uns unverträglichen bis sogar schädlichen Abwehrstoffen.
- ♦ Ihr konzentriertes Eiweiß ist für den Aufbau von Leben – niemals für die bloße Lebenserhaltung – bestimmt, also nicht für die schlichte Ernährung des Säugetier- und des menschlichen Organismus.
- ♦ Ihr hoher Fettgehalt irritiert den menschlichen Organismus und übersäuert ihn.

Zur fehlenden endemischen Beziehung Mensch – Avocado.

Wie wir wissen, stand die Wiege der Menschheit in Afrika. Die Heimat der Avocado aber ist Mittel- und Lateinamerika. Beide Kontinente sind als damals noch eine Einheit aus dem Urkontinent Pangäa, wie er am Ende des Paläozoikums vor 250 Mio.

Jahren existierte, hervorgegangen und haben sich dann aus dem daraus folgenden Zwischenkontinent Gondwana (vor 220 Mio. Jahren, Ende des Trias) vor 160 Mio. Jahren endgültig voneinander gelöst. Ab da sind sie getrennt auf Reise gegangen und streben auch heute noch auseinander, jedes Menschenleben um 1,60 m. Die Kontinentalverschiebung (Kontinentaldriften) hat der Deutsche Alfred Wegener (1880-1930) erstmals 1912 formuliert und ist heute durch die Plattentektonik präzise bestätigt worden.

So finden wir die Teilkontinente als heutige eigenständige Formationen auf unserem Globus vor. Da fallen Afrika und Südamerika mit ihren zueinandergerichteten Küstenlinien als die beiden Paßstücke förmlich ins Auge. Sie wären wie im Puzzel ideal zusammenzufügen. Als diese Trennung vor 160 Millionen Jahren passierte, waren wir *Menschen* noch lange nicht in Sicht. Heute liegt der Atlantik zwischen Mensch und Avocado. Es bestand in der Vergangenheit keine Gelegenheit, sich aufeinander einzuspielen. Sie ahnen es nun schon. Es gibt nicht nur Anpassungsschwierigkeiten bei uns, sondern mehr noch, nämlich ausgemachte Abwehrstrategien der Avocado gegen das nicht vorgesehene Verschleppen der Fruchtkörper durch Tiere – und so auch durch uns. Die Avocado ist absolut keine Austragefrucht. Deshalb ist z.B. ihr tiefes Grün als Tarnfarbe anzusehen, die vor Entdeckung schützen soll. Dieser Bestimmung gemäß ist sie auch völlig geruchlos.

Die zielführenden Abwehrstrategien gegen die unerwünschten Räuber sind auf nachhaltige Behinderungen und schädigende Veränderungen im Freßfeind-Organismus angelegt.

Die Avocado enthält neben Bitterstoffen u.a. Alarmstoffe, die zur Bildung verfälschter Aminosäuren führen, welche den korrekten Eiweißaufbau beim Angreifer blockieren. Das so erzeugte mißgestaltete Eiweiß kann dort nicht nur nicht richtig funktionieren, es ist in vielen Fällen sogar schädlich und wirkt krankmachend. Gefälschte Aminosäuren (etwa 400 sind bisher im Pflanzenreich bekannt, u.a. in rohen Hülsenfrüchten, z.B. in Saubohnen, grünen Bohnen, selbst in gekeimten) lassen Menschen an sog. Lathyrismus erkranken. Der äußert sich in schwerem Krankheitsgefühl, Blutharn, Leber- und Milzschwellungen, Lähmung der Beine, der Blase, des Darms oder verursacht Hirnschäden.

Nun sind der Avocado durch Herauszüchtung vieler Bitterstoffe und anderer, den menschlichen Organismus schädigender Substanzen viele Angriffsmöglichkeiten genommen worden. Aber es ist noch nicht gelungen, ihr sämtliche Zähne zu ziehen. Wir werden das gleich im Lektin-Abschnitt erfahren. Die Ur-Avocado ist zum Schutz vor Entdeckung geruchlos, bitter, streng und ungenießbar. Kein Tier rührt sie an. Das ist auch bei vielen anderen Früchten der Fall. So gibt es alleine in Indien 1000 ungenießbare Mangosorten.

Auch manche Hülsenfrüchte haben nachgebaute und abgefälschte Hormone entwickelt, die sogar einen direkten Zugriff auf die Fruchtbarkeit der Angreifer zu deren rigoroser Anzahlregulierung im Ökosystem erlauben. Aber selbst Soja erzeugt Östrogen und erlaubt sich so einen wie auch immer gestalteten Eingriff in fremde Organismen. Die Erbse verursacht die Reduzierung der Spermienanzahl bei Männern. So gilt sie deshalb in einigen Teilen Indiens als natürliche Antibabypille.

Andere Abwehrstrategien der Pflanzen verlegen sich nur auf Appetitzügler, z.B. Tannine oder Gerbstoffe, oder sie zielen auf die Behinderung der Verdauung durch pflanzliche Enzymstopper. Dazu gibt es manchmal sogar ein Warnsystem für das Mit-Pflanzen-Kollektiv. Die befallene, angefressene Pflanze sendet einen Warn-Geruchsstoff aus, ein Pheromon, wodurch die anderen im Revier zur Bildung von Abwehrstoffen angeregt werden. Dies tut der Mais gegen den Mais-Zünsler und die Fichte gegen den Borkenkäfer. Es sind Abwehrstoffe, welche die Verdauungsenzyme des Angreifers unwirksam machen, beispielsweise winzige Eiweißpartikel, die auch mit unseren Verdauungsenzymen untrennbare, verfälschende Verbindungen eingehen und damit unseren Verdauungsabläufen Probleme bereiten. Wenn man sich einen reifen Maiskolben vom Feldrand pflückt, unter Beachtung des Spritzverbotes vor der Ernte, wird der noch ohne Abwehrstoffe sein. Aber ab da läuft die Pheromon-Warnung. Von einem in der Ernte befindlichen Feld aber würde ich die Finger lassen. Da besteht bereits Generalalarm und alle Pflanzen haben sich gewappnet.

Dies nur als Information gegen die generell unkritische Sicht auf Pflanzen und ihre Früchte, vor allem gegen das wohlwollende Augenschließen vor den höchst gefährlichen Machenschaften und Abwehrmaßnahmen der Planzenwelt den Freßfeinden gegenüber. Bei allen diesen Abwehrstrategien gerät selbstverständlich auch der Mensch als ›Parasit‹ ins Visier.

Die Avocado enthält für uns unverträgliche bis schädliche Abwehrstoffe, diverse Substanzen, die ganz unterschiedliche Wirkungen auf unseren Organismus entfalten, mehr abträgliche als günstige.

Ein Beispiel dafür sind die *Lectine*. Es handelt sich bei ihnen um echte, im wahrsten Sinne des Wortes *Pflanzenschutzstoffe*, die der Pflanze zum Schutz dienen sollen, wahrlich nicht zu unserem. Wenn von derlei rund 30.000 bekannten und noch vermuteten Pflanzenstoffen 10.000 für uns Menschen unproblematisch sind, ergibt sich daraus immerhin noch eine große Anzahl fraglicher. Exakt auf ihre Schadenswirkung bei uns untersucht sind gerade einmal 5% von ihnen. Die genaue Festlegung gestaltet sich äußerst schwierig, ist fast unmöglich, weil bei vielen Pflanzenstoffen im Organismus auch viele untereinander wechselwirken und so der Einzelwirkanteil eines speziellen gar nicht herausgefunden werden kann. Das Gesamtwirkungssystem ist ebenfalls schwerlich zu entschlüsseln. Die Pflanzen haben diesen umfangreichen Abwehrcocktail mit dem Ziel in Szene gesetzt, den Freßfeinden keine Angriffslücke zu bieten und ebenso wenig Möglichkeiten für die Ausbildung von Resistenzen gegen Einzelgifte zu lassen.

Aus alledem ergibt sich für uns die Frage der Risiko-Gewichtung; so man überhaupt weiß, was man nun für dieses oder das nächste Mal erwischt hat. In dieser Hinsicht sind das Sortieren und die Berechnung für uns Normalverbraucher unmöglich. Nun zur Beschreibung.

Lectine enthalten mit *Cystin* schwefelhaltige Aminosäuren. Cystin bildet im reinen Wasser, und unser Körperwasser sollte rein sein, generell schwer lösliche Kristalle, und es macht den Hauptbestandteil mancher Nieren- und Blasensteine aus. Auch cystische Pankreasfibrose (Erkrankungsform der Bauchspeicheldrüse) und Mucoviscidose (problematische Schleimsekretion) werden in diesem Zusammenhang erwähnt. Und über die allgemeine Schwefelproblematik für unseren Organismus ist unter ›Schweinefleisch‹ im vorangehenden Kapitel ja ausführlich berichtet worden.

Lectine verstärken die *Glucose*-Konzentration im Blut. Das könnte Probleme bei zu hohem Blutzuckerspiegel schaffen. – Gefahr also für Diabetiker.

Lectine entfalten schädigende Wirkungen, von starker Entzündung der Darmschleimhaut mit begleitender Zerstörung des hyperzarten Epithels, über Ödem und Blutung im lymphatischen Gewebe bis hin zur massiven Beschädigung der Mikrozotten im *Jejunum* (Leerdarm, einem speziellen Teil des Dünndarms mit einem hochprismatischen Epithel, einer komplizierten und äußerst empfindlichen Zottenstruktur) und setzen ihre Funktion außer Kraft. Auch in anderen Teilen, so im Dickdarm, in dem ein großer Teil unseres Immunsystems angesiedelt ist und eine wertvolle Bakterienkultur u.a. das lebenswichtige Vitamin B_{12} erzeugt. Kleine *Lectin*-Dosierungen bewirken die Einschränkung der Enzymaktivitäten, was einem Vitalitätsverlust gleichkommt, und sie beeinträchtigen gleichzeitig die Resorption von Vitamin B_{12}. Bei diesem Vitamin tritt also sogar ein doppelter Schaden ein. *Lectine* verkleinern die Zotten, was einer Verringerung der ernährungswirksamen Darmfläche gleichkommt. Unter ihrer Wirkung entstehen aber auch Thromben in den erweiterten

Kapillarsystemen, und in der Leber verursachen sie Degeneration und Nekrose. Sie bedeuten sichtbaren Tod von Zellen, Gewebe und Organen im lebenden Organismus. Gleichzeitig geschieht die morphologische Veränderung des Zellkerns, verlieren die Zellen die Fähigkeit, ihr inneres Milieu aufrechtzuerhalten. Daraus folgen schadhaftes Gewebe und Narbenbildung, Abstoßung nekrotischen Gewebes, Zystenbildung, Abkapselungen und Verkalkung.

Insgesamt kommt es zu Verdauungsstörungen und auch zu bleibenden Schäden, soweit die ›**Sonnenkost**‹ nicht einiges glattbügeln kann. Sie erleichtert dem Organismus zumindest seine Arbeit und schenkt die Chance zu gewisser Erholung. Das hatten wir ja schon an vielen Stellen im Buch festgeschrieben. –

Von der Avocado drohen uns aber neben den eben beschriebenen Schädigungen durch *Lectine* noch in anderer Hinsicht Gefahren, und zwar durch ihren für uns entschieden zu hohen Eiweiß- und Fettgehalt. Den teilt sie übrigens mit den Nüssen. Diese spezielle Konzentration von Eiweiß und Speicherfett ist ja eigentlich nur für die ordnungsgemäße Ausbildung der Keimtriebe der Arten vorgesehen, nicht als Spende für Freßfreunde. Unser Früchte-Esser-Organismus wird damit – und das ist sehr ernst zu nehmen – hoffnungslos überfrachtet. Er ist auf derartige Schübe besonderer Eiweißqualität und Quantität nicht nur nicht angewiesen, sondern dafür auch absolut nicht eingerichtet.

Die Begründung dafür ist vielschichtig und weitreichend. Bevor wir damit beginnen, soll dem eine generelle Beschreibung über Eiweiß vorangehen.

Eiweiße, Proteine, wie sie auch genannt werden, sind die Moleküle des Lebens. Das haben wir aus Kapitel 2 mitgenommen. Eiweiße werden durch ihre Grundbausteine, die Aminosäuren, gebildet. Heute sind insgesamt 20 verschiedene dieser Eiweißbausteine in natürlichen Eiweißen bekannt.

Der Schlüssel zum Verständnis der Eiweißmoleküle liegt in

der Grundneigung der Aminosäuren, sich zu Ketten zu formieren, wobei ihre Reihenfolge im Molekül strikt und streng die chemischen Eigenschaften der Proteine bestimmen. Und weil diese typischerweise aus mehreren tausend Aminosäuren bestehen, ergeben sich unzählig viele Kombinationsmöglichkeiten. Dabei zeigt sich das Eiweißmolekül generell als regelrechtes Knäuel mit wiederkehrenden Strukturmerkmalen bei aber variationsreicher äußerer Oberfläche. Und die ist besonders wichtig für die chemische Funktion des Proteins, denn dort laufen an ganz bestimmten Orten die chemischen Reaktionen ab.

Hitze, – und damit kommen wir zum Kernproblem unserer modernen Ernährungsweise der heißen Küche – Hitze verändert nachhaltig die Struktur und damit auch die funktionsbestimmende Oberfläche eines Proteins, das damit seine ihm von der Natur zugedachte Aufgabe nicht mehr präzise erfüllen kann. Dies ist auch der Grund dafür, weshalb lang anhaltendes hohes Fieber lebensgefährlich ist.

Zudem kann bereits ein kleiner Fehler in der Reihenfolge der Aminosäuren die Funktion des Proteins verfälschen und die Prozeßkette in eine falsche Richtung lenken. Ja, sogar eine einzige vertauschte Aminosäure im Hämoglobin, dem Blutfarbstoff, bewirkt die krankhafte Veränderung der Form der roten Blutkörperchen, führt damit zur sogen. Sichelzellenanämie.

Eine besondere und zusätzliche Verführung zur konventionellen Küchenkost geht von den Eiweißmolekülen in der Schmorküche aus, den sog. Mailiard-Molekülen. Sie erzeugen die Düfte, denen eingefleischte Fleischesser einfach nicht widerstehen können. Bei ihnen hat die Fleischsucht – salopp gesagt – konzentriert zugeschlagen.

Erhitzung beschädigt das für uns so lebenswichtige Eiweiß. Was mit ihm dabei geschieht, sehen wir dem zuerst durchsichtigen flüssigen Teil des Spiegeleies in der Bratpfanne an. Es gerinnt schlagartig, färbt sich weiß und verliert alle Leben aufbauenden Ureigenschaften, wird für die feinstofflichen Lebensprozesse funktionsuntüchtig. Dieses quasi zementierte Eiweiß ist auch für den Verdauungstrakt eine Belastung. Es läßt sich nur noch schwer und nicht mehr vollständig, wie eigentlich erforderlich, in seine Grundbausteine zerlegen. Außerdem können aus diesen nun hitzegeschädigten Aminosäuren keine völlig intakten körpereigenen Eiweiße gebildet werden. Und nur diese werden von unserem Immunsystem akzeptiert. Fremden und verfälschten Eiweißen sagt es den Kampf an. Das bedeutet bestenfalls unnötigen Energieeinsatz, letztlich Energieverlust, schlimmstenfalls aber Entartung. Gleichwohl, mangelhaftes Ausgangsmaterial ergibt auch sonst Qualitätseinbußen im Organismus, und es birgt die ständige Gefahr der Entgleisung aller Lebensprozesse. D. h. auch Krebs.

Ein ganz besonderes Eiweißproblem ist folgendes:

Einige bestimmte Aminosäuren kann unser Körper nun gar nicht aus anderen Stoffen aufbauen. Es handelt sich um die sogen. essentiellen Aminosäuren. Sie müssen ihm mit der Nahrung zugeführt werden. Ein Mangel an diesen so wichtigen Eiweißbausteinen führt oftmals, wie ein Mangel an Vitaminen oder Spurenelementen auch, zu schwerwiegenden Störungen der Körperfunktionen. Und diese Aminosäuren mit Schlüsselfunktion werden nun im Küchenalltag mit den gängigen Methoden der Essenserhitzung, wie Kochen, Braten, Backen, Grillen oder Garen in der Mikrowelle (ganz besonders schädlich, wie später erklärt werden wird) – und durch Mehrfacherhitzung in der Fertigungsindustrie – mit allem anderen dem gleichen gedankenlosen Hitzeterror unterworfen. Ein barbarischer Frevel an der naturgegebenen, vibrierenden Lebendigkeit dieser Lebensbausteine.

Wir tun damit unserer Nahrung und ihren fragilen Eiweißen größte Gewalt an. Das kann überhaupt nicht gut gehen. Ergebnis sind tausende von sogen. Zivilisationskrankheiten sowie Fettleibigkeit, die in Wahrheit grobe Ernährungsfehler durch Verderben der natürlichen Ordnung im Essen offenbaren. Die daraus folgenden Fehlfunktionen in der Prozesskette, wie eben erwähnt, bedeutet u. a. Krebs. –

Wir sehen also, Proteine sind wirklich Moleküle des Lebens. Ihr Fehlen oder ihr Qualitätsmangel hat schwerwiegende Folgen. Sie müssen dem Körper also jederzeit, auch in ihren Grundbausteinen, den Aminosäuren, vollständig und unbeschädigt zur Verfügung stehen. Aber niemals im Übermaß. Ansonsten geht es mehr als nur schief.

Bei Fleisch, Wurst, Milch, Käse und Eiern in der landesüblichen Ernährung ist das fast zwangsläufig die Folge. Sichtbar an den vielen übergewichtigen Menschen, und dies nicht nur in unserem Lande. Man ißt sich krank; man wird, was man ißt! Das ist ja auch Eingangs angemerkt worden.

Und dies alles wird hier deshalb so ausführlich dargestellt, damit dem einen oder anderen Noch-Schmorkostgänger bei der Lektüre vielleicht doch Zweifel über die so gestaltete eigene Ernährungsweise beschleichen und ihm ein schnelles Licht über die gesundmachende Ernährung durch › ›SONNENKOST‹ aufgehen möge. Warum nicht?

Darüber aufzuklären ist das drängende Grundanliegen dieses Buches. Und damit nun zur angekündigten Eiweißproblematik, die hier nun näher beschrieben werden soll.

Dazu ist es erforderlich, das Eiweiß differenzierter, eigentlich grundsätzlich in zwei Kategorien eingeteilt, zu betrachten.
Es gibt da einmal

a) das einfache Eiweiß, daß von Natur aus bis auf die niedrigsten Aminosäuren abgebaut ist und aus dem kein neues Leben entstehen, sondern nur noch bestehendes Leben ernährt und erhalten werden kann, und zum anderen

b) das hoch-molekulare und hoch-dynamische Fortpflanzungseiweiß, wie es als Aufbaueiweiß in Lebenskernen, wie im Ei, in der Nuß, der Mandel, in Samen und eben in der Avocado enthalten ist.

Letzterem, dem hoch-dynamischen Fortpflanzungseiweiß, soll etwas später unsere ganz spezielle Aufmerksamkeit gelten.

Der Eiweiß- und Fettgehalt der Avocado ist für den menschlichen Organismus zu hoch.

Der menschliche Organismus ist physiologisch auf sehr geringe Fett- und Eiweißzufuhr ausgelegt. Seinen höchsten Eiweißbedarf hat er als Säugling. In dieser Periode eines exponentiellen Wachstums mit der Verdoppelung seines Körpergewichtes in nur einem halben Jahr, braucht er soviel Eiweiß, wie niemals mehr in seinem weiteren Leben. Das naturgegebene Nahrungsmittel für diese überaus wichtige Aufbauphase ist die Muttermilch. Und sie enthält davon ganze 2%. Nicht mehr. Die Schlußfolgerung daraus muß sein, daß auch in der späteren Nahrung kein höherer Eiweißanteil enthalten sein darf, wenn die Gesundheit bewahrt werden soll. Hier mögen vielleicht Bodybuilder ausgenommen sein, aber auch die übertreiben mit der Eiweißzufuhr. So hat Bill Pearl beispielsweise bewiesen, daß auch völlig ohne Tiereiweiß eine imposante Muskulatur aufzubauen ist. Er wurde als reiner Vegetarier viermal Mister Universum.

Ein anderes Beispiel ist der Gorilla. Er ist selbst ganz ohne Eiweißpräparate 30mal stärker als ein Mensch. Aber der hat eben im täglichen Umgang – zumal in Kletterpartien – ein viel höheres Körpergewicht zu stemmen. Auch Schimpansen-Muttermilch enthält exakt 2% Eiweiß, und die Erwachsenen kommen in ihrem ganzen übrigen Dasein – wie der Gorilla auch – mit 1-2%-Proteinanteilen in Früchten, Blättern, jungen Ästen und Gräsern glänzend aus. Selbst der Elefant, das Nashorn und der Wasserbüffel bauen mit Blätter- und Gräsereiweiß ihre imposante und kraftvolle Körpermuskulatur auf. Keines dieser Tiere erleidet je Eiweißmangel. Sie alle erfreuen sich bester Gesundheit.

Und dennoch gibt es da Menschenhirne, die uns Tiereiweiß mit einem 10mal so hohen Eiweißanteil, nämlich 20%, empfehlen. Man könnte meinen, diese so tönenden Geister wären selbst schon durch den zu hohen Tiereiweißkonsum kaputt.

Diese letzte Bemerkung ist gar nicht so aus der Luft gegriffen, wie wir gleich sehen werden.

Durch die übliche mit Tiereiweiß überfrachtete Fleischnahrung nehmen viele Menschen täglich 100 g und mehr Eiweiß auf. Das führt bei der bereits erwähnten Eiweißgenügsamkeit unseres Früchte-Esserorganismus zu ernsthaften Schwierigkeiten. Er wird von diesen Mengen hoffnungslos überrollt, und so kommt es bei den Prozessen zu unvollkommen abgebauten, untypischen und wesensfremden Zwischenerzeugnissen, wie Mucopolysaccharide und – noch gefährlicher – Amyloiden. Dieses aber sind krankheitsverursachende Stoffwechselprodukte, die nun im Überfluß anfallen und vom Organismus überall, wo Platz dafür scheint, abgelagert werden. Das geschieht nicht nur in Gelenkspalten, wo sie schon spürbare Beeinträchtigung sind, sondern auch auf den Basalmembranen unserer Haargefäße, den sog. Kapillaren. Bei diesen Feinstgefäßen werden nun durch die Eiweißmüllderivate die Gefäßwände bis zum Dreißigfachen verdickt. Um die Blutversorgung des Gewebes bei erhöhtem Widerstand sicherzustellen, muß der Organismus nun auch den Blutdruck um einen entsprechenden Faktor erhöhen. So aber wird der Blutdruck hinaufgetrieben. Es entsteht Bluthochdruck. –

Das heißt doch aber, das Herz muß Mehr- oder sogar Höchstleistung vollbringen. Nun stelle man sich vor, dieser Lebensmotor selbst wäre von diesem Durchblutungs- und Versorgungsproblem betroffen. Und genauso ist es auch. Das in Rede stehende Eiweißspeicher-Phänomen schlägt bis zu den Herzkapillaren durch und erzeugt auch hier Gefäßwandverdickungen und Ablagerungen, und das direkt in den Herzkapillaren. Dieser Antriebsmotor für das Leben wird selbst massiv geschädigt. Herzinfarkt folgt sicher.

1970 schon zeigte das Ergebnis aus einer großen Studie an 12.000 Männern in sieben verschiedenen Ländern den ernährungswissenschaftlich klar begründbaren und ganz offensichtlichen Zusammenhang zwischen Fleischkonsum und Herzinfarkthäufigkeit auf. Danach könnten durch puren Fleischverzicht 90 bis sogar 97% aller Herzinfarkte vermieden werden. Und um dies klarzustellen, Geflügel ist auch Fleisch; und Fisch, Eier und Milchprodukte rangieren ebenso unter für Menschen abträglichem Tiereiweiß. Das alles verursacht die Eiweißmast, von deren Auswirkungen wir hier sprechen.

Die Eiweißüberschußanteile, Mucopolysaccharide und Amyloide aber schaffen an weiteren Stellen im Organismus unüberwindliche Hindernisse für alle Lebensprozesse, indem sie sich in den Zellzwischenräumen ablagern und überdies an den Zellmembranen festsetzen. Dies aber ist ein höchst problematischer Vorgang.

Membranen sind Abgrenzungsschichten und –hüllen für die vielen Zellorganellen und intrazellulären Gebilde und haben daneben vielfältige andere Funktionen zu erfüllen. Sie ermöglichen kontrollierte Stoffaustauschvorgänge, dienen aber auch der Informationsübermittlung zwischen drinnen und draußen, an der auch – wir wissen es inzwischen – das Sonnenlicht beteiligt ist.

Biologische Membranen enthalten Enzyme und Glykoproteine, die als spezifische Rezeptoren für wichtige Signale aus der organischen Umgebung dienen, z.B. für Hormone, für Neurotransmitter und, – wie schon gesagt – selbst für Licht. Sie führen Energietransformationen durch, wie bei den uns bereits bekannten Mitochondrien (mit dem ATP). Den Membranen sind integrale Proteine ein- oder auch aufgelagert, dann als periphere Membranproteine bezeichnet. Eiweißmüll aber beeinträchtigt die Wirkeigenschaften der Zellmembran. Die Zellmembran-Permeabilität (verhaltene/gebremste Zellwand-Durchlässigkeit) sinkt, und das fremde Eiweiß kann durch seine ihm eigentümlichen Oberflächen Irritationen und Signalverfälschungen verursachen.

Jeder Laie kann sich sicherlich gut vorstellen, daß, wenn sich hier in diese wohlgefügte Ordnung nun Eiweißmüll aus der Eiweißüberschußkost mit völlig anderen Eigenschaften an der Zellmembran anlagert, dann das gesamte Funktionskonzept der Membran durcheinanderkommen muß. Und das geschieht wahrlich nicht zu unserem Nutzen. Es wird dabei – drastisch ausgedrückt – die lebendige Zellwand mit ihren lebensnotwendigen Ionenkanälchen zugekleistert und so, wie auch in ihrer multifunktionellen Fähigkeit, stark eingeschränkt, wenn nicht gar gehindert. (Auf genauere Erläuterungen über Positiv- und Negativ-Ionendurchgang durch die Zellwand soll hier verzichtet werden).

Alles zusammen kann dann die richtige Zellernährung unterbinden und hat, wenn es in großem Ausmaß geschieht, selbstverständlich massive Organschäden zur Folge.

Und denken wir nun an den Alltag. Dort sind sogar Eiweiß-Stärke-Kombinationen in massiver Konzentration üblich, beispielsweise in den beliebten Sahnetorten. Das führt in unserem Betrachtungsfall zu unvollständiger Verdauung. Es entstehen ernährungsbedingte Makromoleküle, die nicht nur belastend, sondern auch schädigend für Dünndarm und Dickdarm wirken können. Das so veränderte – auch saure – Milieu begünstigt das vermehrte Aufkommen von schädigenden Bakterienarten, die das Immunsystem nun bekämpfen muß. Dies bringt zusätzlichen Streß in die Immunabwehr, was zu fortgesetzter Entstehung aggressiver Makromoleküle führt. Und für diese Speerspitzen der unseligen Vorgänge ist nun der Weg durch die schon geschädigte und durchlässiger gewordene Darmwand in den Organismus frei. Im Verlaufe dieses Geschehens wird die so unplanmäßig hervorgerufene Darmwanddurchlässigkeit weiter erhöht, weil sog. Gamma-Interferone (Immuninterferon, kleines Protein, das nach Virusinfektionen gebildet wird) ausgeschieden werden. Dieser Botenstoff dockt an den Schleimhautzellen des Darmes an und bewirkt eine weitere Auflockerung dieser Gewebspartien. Sie können so dem Durchmarsch der aggressiven Makromoleküle, welche von der unerwünscht entstandenen Bakterienflora erzeugt worden sind, nun noch weniger Widerstand entgegensetzen.

Auf diese Weise gelangen die schädigenden Riesenmoleküle noch leichter in den Organismus und in den Blutkreislauf, über den sie nun ungehinderten Zugang zum gesamten Organismus haben und verschiedene Erkrankungen auslösen können.

Im Zuge der Immunabwehrreaktionen können dabei Autoimmunerkrankungen auftreten, so beispielsweise Rheumatoide Arthritis, bei der sich u.a. im Knorpel fremde Bakterienstämme (Proteus mirabilis) nachweisen lassen. Außerdem lassen sich im Zusammenhang mit diesem immun-pathogenetischen Geschehen selbst Erbmaterial verschiedener Bakterien und Mehrfachzucker aus der Bakterienwand nachweisen, die aber vom Immunsystem meist nicht richtig erkannt werden und deshalb keine entsprechende Abwehrreaktion erfahren. So bleiben diese Fremdsubstanzen im Bindegewebe zwischen den Zellen und können dort Blockaden verursachen. Abgesehen davon, daß dies die Zellernährung behindert, ist es zugleich auch Ausgangsstadium für verschiedene Erkrankungen. Zu ihnen zählen u.a. Erwachsenendiabetes, Fibromyalgien (funktionelle Störungen in Muskulatur u. Sehnenapparat), Arthrose und Krebs. Aber auch solche Erkrankungen wie Herzinfarkt, Herzinsuffizienz, lokale Azidose, – sie begünstigt Nierenerkrankungen aller Art – und Demenz und Alzheimer können entstehen. Und hier komme ich auf die ›nicht aus der Luft gegriffene Bemerkung‹ von oben zurück. Die da erwähnten Amyloide lagern sich an den Nervenzellen und den Dendriten, ihren Verbindungsausläufern untereinander an und schließen sie mit tödlicher Wirkung ein. So können diese betroffenen Hirnregionen im fortgeschrittenen Studium durch die bildgebende Apparatemedizin als erschreckend große tote Areale, die Gedächtsnis- und Persönlichkeitsverlust mit sich bringen, sichtbar gemacht werden. **Dieser Vorgang wird einzig und alleine durch Tiereiweiß verursacht, niemals durch Pflanzeneiweiß.**

Sollte diese Tatsache nicht jeden Fleischesser wachrütteln – und spätestens nun erst recht auch jeden immer noch Fleisch essenden Rohkost-Kritiker intellektuell auf die richtige Spur hieven? – Oder? – Wenn nicht, warum? – Muß ich da wirklich noch weiterdeuteln? – Ich verzichte darauf.

Bis hierher haben wir das einfache Eiweiß und das Tier-Eiweiß mit seinen Auswirkungen angeschaut. Nun steht noch das zu Beginn erwähnte hochdynamische Fortpflanzungseiweiß auf dem Betrachtungsprogramm. Ihm soll nun unsere Aufmerksamkeit gelten.

Dieses Eiweiß stellt im Grunde genommen die geballte, explosive Spannkraft des Lebens dar und darf mit dem einfachen Eiweiß nicht gleichgesetzt oder verwechselt werden.

In den Eiweißmolekülen der Kernsubstanzen, der Nüsse, Samen, also auch der Avocado, aber ganz besonders im Ei, die mit dem dynamischen Aufbaueiweiß angefüllt sind, finden Vorgänge von ungeheurer Vehemenz und Gefährlichkeit statt. Da laufen ungelenkte Kettenreaktionen ab, in denen sich die ganze gewaltige, explosive Antriebskraft des Lebensprinzips manifestiert. (Wie man weiß, haben die Ägypter früher mit keimendem Getreide Felsblöcke gesprengt. Auch wir erleben heute noch, daß sich der Löwenzahn durch den Asphalt bohren kann). Diesen Urgewalten und überbordenden Lebensprozessen (Keimung), in denen, wie wir wissen, Vitalstoffe, selbst Vitamine, vervielfachte Vermehrung erfahren, Vorgänge also, in denen die Kreativität des Lebens alle Wirkungskräfte ausspielt, sind unsere normalen Verdauungsfermente absolut nicht gewachsen. In diesem Szenario der Lebensentfaltung kann gar keine Verdauung stattfinden. Ergebnis daraus sind nicht verwertbare Stoffwechselprodukte und Gefahren, die aus nicht verdaubaren Eiweißmassen entstehen und giftige Schlackenbildung hervorruft. (s. auch Fleisch-Kapitel 14). Insgesamt – und auf Dauer gesehen – erwachsen daraus dramatische bis katastrophale Folgen für die Gesundheit. Insgesamt gesehen bedeutet diese Art Eiweiß eine weitere Verschlimmerung aller schon aufgeführten Folgen aus der Eiweißmast.

Generell ist unser Früchte-Esser-Organismus für konzentrierte Eiweiße (und dies gilt in gleicher Weise ebenso für die massive Stärkeaufnahme, wie in Kapt. 10 schon dargelegt) von vornherein nicht geschaffen, weil auch unnötig.

So ist also auch die Avocado mit ihrem hohen Gehalt an konzentriertem Eiweiß ein Risiko. Immerhin können selbst aus der von ihr eingebrachten Eiweiß- und Fettlast gehörige Probleme erwachsen. Konzentriertes Eiweiß für den Aufbau von Leben ist explosives Eiweiß, und es ist mehr als des Guten zuviel, es ist gefährlich. Dieses Zuviel kann sehr wohl ebenfalls den Grundstein für eine Eiweißmast legen.

Viele Rohköstler befürchten ohne Grund mit der Ernährungsumstellung einen baldigen Eiweißmangel und meinen, Avocado und/oder Nüsse in großer Menge verzehren zu müssen. Dieser Irrtum soll hier ausgeräumt werden.

Unser Organismus übt sparsame Haushaltung mit allen Lebens-Stoffen und pflegt einen exclusiven Umgang mit dem Eiweiß. So wird 75% des aus dem laufenden Zellabbau anfallenden Eiweißes durch Recycling zurückgewonnen und vorzugsweise als kostbares – weil körpereigenes Eiweiß – bei der Bildung neuer Zellen wiederverwendet. Diese Erkenntnis muß doch beruhigen, nicht wahr? Es muß also nur noch das letzte, irgendwie verlorengegangene Viertel durch Nahrung ersetzt werden, nicht mehr. Man kann also durch falsches Essen sogar leicht und schnell in den Bereich der Eiweiß-Überfrachtung kommen.

Woher kommt denn nun die Empfehlung für tierisches Eiweiß?

Sie geht auf eine Erkenntnis der konventionellen Ernährungslehre aus dem Jahre 1914 (Osborn u. Mendel) zurück. Die beiden hatten Ratten in Vergleichsgruppen mit Tiereiweiß bzw. mit reiner Pflanzenkost gefüttert und dabei festgestellt, daß die Tiere der ersteren Gruppe kräftig und schwer geraten waren, während die Pflanzenkost ein geringeres Lebengewicht hervorbracht hatte. Ihre Schlußfolgerung daraus: Die essentiellen Aminosäuren des tierischen Eiweißes hätten eine höhere Wertigkeitsstufe in der Bioverfügbarkeit und deshalb wären diese Tiere schwerer und kräftiger geworden. Doch schwer und kräftig mit gesund gleichzusetzen, ist nach den inzwischen jedermann einsichtigen Erfahrungen grundfalsch. Die Tiere hätten weiterhin auf ihren Gesundheitszustand und auf ihre körperliche Leistungsfähigkeit hin untersucht werden müssen. Schwergewichtige Menschen im heutigen konstanten Eiweißüberschuß sind alles andere als gesund(!).

So hat dann auch ein weiteres Rattenfütterungsexperiment von Dr. Clive McCay (Cornell Universität USA) in den vierziger Jahren des 20. Jahrhunderts die Osborn-Mendel-Schlußfolgerungen ausgehebelt. Die Rattenvergleichsgruppe mit der geringeren, rein pflanzlichen Ernährung hat gegenüber der mit reichlich tierischem Eiweiß gefütterten mit glatt doppelter Lebensdauer obsiegt. (Gleichlautend mit den Ergebnissen weiterer, an anderer Stelle dieses Buches angeführter Rattenfütterungsexperimente, in welchen selbst nur mit Trinkwasser versorgte Tiere die tiereiweißgemästeten lange überlebt hatten). Pflanzliches Eiweiß enthält – entgegen aller ursprünglichen Behauptung – alle notwendigen essentiellen Aminosäuren, die zudem in der Rohkost in Gänze erhalten bleiben, während sie in der Koch- und Bratküche zu 40 – 60% vernichtet werden. Diese Tatsache sehe ich in keiner Verlusttabelle aufgeführt.

Fehlende Aminosäuren im pflanzlichen Eiweiß ist Fleischindustrie-Propaganda. Das gilt ebenso für das Vitamin B_{12} (an anderer Stelle erläutert). Wenn nicht, wären die Menschenaffen längst schon ausgestorben. Ihnen macht die Vernichtung ihrer Refugien durch uns Menschen zu schaffen, sonst nichts.

Fazit: Weniger Eiweiß belastet den Organismus weniger, denn Verdauungsarbeit ist, wie man inzwischen weiß, die größte Anstrengung für den Organismus – größer als Sport und schwere körperliche Arbeit. Weniger Eiweiß macht weniger sauer, spart Lebensenergie und erbringt eine bedeutend längere Lebensspanne. Und das allein ist Ausdruck von Gesundheit. Niemals jedoch sind es die körperlichen Überproportionen.

Kehren wir noch einmal zu unserem Ausgangspunkt, der Eiweißbeurteilung bei der Avocado zurück.

Wir haben festgehalten, daß sie, wie auch ganz besonders Samen und Nüsse, sehr große, konzentrierte Eiweißdepots der – wie eben beschrieben – explosiven Kategorie im Nährgewebe sind und einzig für die Keimung angelegt sind, strikt nur dafür bestimmt. Für die normale Verdauung bei uns mehr als problembehaftet.

Eiweiß- und Fettgehalt der Avocado sind mit 1,9% bzw. bis 30% für den menschlichen Organismus in Höhe und Zusammensetzung unverträglich. Selbst Muttermilch, das Maß aller Dinge, enthält nur 1,2% Eiweiß und Fett 3,7%. Bei der Kuhmilch sind es 3,3% Eiweiß bzw. 3,5% Fett. Der hohe Eiweißgehalt der Kuhmilch, zumal noch das hoch-dynamische Aufbaueiweiß, soll dem Kalb ja ermöglichen, innerhalb eines halben Jahres eine riesige Körpermasse sowie ein entsprechend großes Knochengerüst aufzubauen. (Mehr darüber in Kap. 12). Wenn wir unseren Kindern diese explosive Milch verabreichen, müssen wir uns nicht wundern, wenn sie mit ihrem Längenwachstum in den Himmel schießen und dabei in die Dachrinnen schauen können.

Und unsere Königsfrucht Durian (Durio Zebethinus) bringt weniger Eiweiß und nur 1 – 1,8% Fett mit. Die Fruchthülle um die Duriankerne enthält selbstverständlich nicht das explosive Aufbaueiweiß, sondern das niedermolekulare ohne giftige Schlackenbildung und ist die köstlichste Verführung für die Samentransporteure. Wir Menschen schlucken die großen Kerne selbstverständlich nicht. In ihnen stecken die Explosivgehalte, wie in den Nüssen. Würden wir sie irgendwie zerkleinern und essen, würden wir ebenfalls bestraft werden. Der Kerninhalt ist auch bei der Durian für den Keimling bestimmt. Selbst die Orang-Utans, die mit diesen Früchten aufwachsen, spucken die Kerne aus, nachdem sie aber die Früchte meistens vom Fundort fortbewegt haben. So verbreiten sie sie auf diese Weise. Für die Erfüllung dieser Dienstleistung gibt es die süße Belohnung.

Auch für uns, wenn wir richtig spuren. – Übrigens habe ich aus dem Fernsehen einen Film in Erinnerung, in dem sich sogar ein Tiger mit gebleckten Lefzen, langen Zähnen und ausgefahrenen Krallen an der stacheligen Verführung gütlich getan hat.
Avocado-Erfahrungen und Wissen um ihre uns gegenüber feindliche Wirkungsweise und die durchschauten Zusammenhänge haben sich inzwischen bei mir zu einem kritischen Blickwinkel auf sie verdichtet. Demnach gehört der ausgesprochen reichhaltige und explosive Vorrat mit der zudem für unseren Verdauungskanal unzuträglichen hoch-dynamischen und allein der Entstehung von Leben vorbehaltenen Eiweißkategorie nicht zur Lockspende für ›Freßfreunde‹. Auch die Fettmenge tut unserem Organismus nicht gut

Diese Fett- und Eiweißbombe, die sich unserer Begehrlichkeit erfreut, ist keine Fracht, die wir austragen sollen. – Nein, das steht nicht in der Avocado-Planung. Vielmehr ist die opulente Kernummantelung ausschließlich für die optimale Entwicklung des Keimlings vorgesehen und auch unbedingt notwendig. Wir sehen es auch, wenn wir zuweilen Avocados mit langen Fasern darin vorfinden. Dies sind die ersten Wurzelansätze für den hoffnungsvollen Sproß. Dessen Wurzelbildung soll im ideal dafür eingerichteten Fruchtmantel unter allergünstigsten Austriebsbedingungen stattfinden, nicht auf dem blanken Erdboden. Dort wären die Entwicklungsbedingungen dafür alles andere als ideal. Ganz im Gegenteil, ohne diesen Mantelvorrat – und das ist der eigentliche Grund – ohne diese fett- und eiweißreiche Wiege ginge es gar nicht richtig. Der aus dem bloßen Kern getriebene Baum würde zwar wachsen, aber später keine Blüte hervorbringen können. Er bliebe taub. Damit aber wäre die Sicherung des Artenbestandes nicht mehr gewährleistet.

Und weil es sich mit der Avocado so speziell verhält, ist dieser Fett- und Eiweißvorrat für den Keimling das Startkapital ins Leben, wie es für die Kaulquappe der ihr anhängende Dottersack ist, nämlich vorsorglich und einzig nur für den Sproß bestimmt.

Deshalb – schon gesagt – das unauffällige Grün der Avocado. Sie ist Tarnfarbe und soll die Frucht vor Entdeckung bewahren, damit sie am Boden liegen bleibt und in Ruhe austreiben kann. Auch ihre Geruchlosigkeit dient diesem Zweck. Anders jedoch bei den süßen, saftigen und duftenden Früchten. Sie strahlen in leuchtenden Farben, verströmen verführerische Aromen, (die u.a. auch vor allzu schneller Fäulnis bewahren, weil sie wirkungsvoll gegen Fäulniserreger vorgehen), und diese so ausgestatteten Früchte werden in der gut einsehbaren Peripherie des Baumes oder Strauches präsentiert. Sie sollen hungrige Leckermäuler anlocken. Die Avocado tut nichts dergleichen. Zudem – schon gesagt – schmeckt die dicke Mantelschicht der wilden Sorten abschreckend bitter und wird von keinem Tier angerührt. Alles im Sinne der vorher beschriebenen Strategie des Avocado-Baumes. –

Nur das gezielte Herauszüchten der aus Menschensicht schlechten Geschmackseigenschaften hat sie in ihrer ›zivilisierten‹ Zuchtform für uns überhaupt erst attraktiv gemacht. Wir sehen, auch hier haben wir wieder unsere Griffel im Spiel und durchkreuzen die wohlgeordneten Pläne der Natur. Eigentlich haben wir die Rechnung ohne den Wirt gemacht. Wie sooft. Der Abwehrmechanismus dieser Frucht funktioniert anscheinend immer noch.

Vielleicht gilt er nicht für einige ortsansässige Fledermausarten, die möglicherweise an die dort endemische Samenpackung angepaßt sind. Mindestens eine von ihnen dient der Avocado-Blüte sogar als nächtlicher Bestäuber. Ihr Aussterben – und ihr droht dieses Schicksal – würde verschiedene Avocadosorten wahrscheinlich gleich mit verschwinden lassen. –

Es ist mittlerweile bekannt,. daß die Pflanzen, ebenso wie die Tiere, skrupellos in ihrer Strategie der Vermehrung und Arterhaltung vorgehen. Während viele Pflanzen verschwenderisch freigiebig mit ihren Früchten umgehen, hat die Natur die Frucht des Avocadobaumes quasi unter Kuratel gestellt. Wer dies mißachtet, wird gemaßregelt; mit Magengrummeln, Verdauungsproblemen und den o.a. nachhaltigen Strafaktionen im Verdauungstrakt. Es wird beim ›Sünder‹ für Abschreckung und künftige Respektierung gesorgt.

In diesem Sinne wird wohl doppelt zugeschlagen. Einmal über die unverträglichen Inhaltsstoffe und zum anderen über die ›Eiweißmast‹. Der Fluß der Nährstoffe schien tatsächlich beeinträchtigt. In Engpaßsituationen bei der Versorgung wird das Haupthaar vom Organismus als das Entbehrlichste angesehen und wird als erstes unterversorgt oder ganz von der Versorgung abgeschnitten. So hatte es bei mir wohl die Haarwurzelzellen getroffen. Ich verlor auffällig viele Haare. Täglich war der Kamm voller Kummerstränge. Nach reiflicher Überlegung geriet mir die Avocado in den ursächlichen Verdacht, und sofort habe ich sie strikt vom Speiseplan gestrichen. Ansonsten blieb zur gesonderten Kontrolle dessen in der Ernährung alles unverändert. Im gezielten Experiment wollte ich den Wirkanteil der Avocado an diesem Verlustgeschehen herausfiltern. Und siehe da, der Haarausfall war innerhalb von zwei Tagen total gestoppt. Damit hatte ich den Missetäter ermittelt, jedenfalls bei mir.

Nun, von alledem habe ich damals so genau noch nicht gewußt. Nach einigem Gewichtsverlust im Zuge der radikalen Kostumstellung hatte ich im Eiweißmangel-Irrtum die Avocado als vermeintliches Urnahrungsmittel und wahren Eiweiß- und Fettlieferanten entdeckt, wie sicherlich viele Rohköstler vor mir auch. Allein den hohen Eiweißanteil hielt ich zunächst für ein segensreiches Geschenk und bin aus Begeisterung über diese Entdeckung damals mit meinem anfänglich überschäumenden Avocado-Genuß wohl über das Ziel hinausgeschossen. Das kann passieren, wenn die Begeisterung über eine unerwartete Entdeckung alle Fesseln sprengt. Und da hat – so meine Erklärung für meinen Haarausfall damals – wirklich eine Eiweißüberfrachtung bei mir eine Rolle gespielt.

Es kann wohl davon ausgegangen werden, daß die Avocado-Esser von allen bisher aufgeführten und vermeldeten Nachteilswirkungen nicht unbeeinflußt bleiben werden. Egal, ob schon spürbar oder noch nicht. Es ist auch fraglich, inwieweit nun der eine oder andere Organismus in gleicher Weise reagiert. Das sei dahingestellt. Zumindest sind erhebliche Bedenken angezeigt, und die wollte ich hier nicht verschwiegen haben.

Vielleicht gilt das ja auch nur für den Genuß größerer Mengen oder den regelmäßigen von auch nur einer Avocado pro Tag oder pro Mahlzeit. Es mag auch sein, daß die Avocado bei Gelenkverschleiß und Schmerzen zunächst spürbare Linderung bringt, das vielleicht durch ihren Vitamin-E-Gehalt. Immerhin blieben noch alle durch sie bestehenen Unwägbarkeiten im Verdauungstrakt.

Alles dies bedacht, Vor- und Nachteile streng gegeneinander abgewogen, könnte dann die Avocado als ein zeitlich begrenztes Medikament mit Nebenwirkungen zu betrachten sein. Eine Einzel- oder auch einsame Entscheidung.

Nüsse machen uns Probleme.

Gleich zu Beginn der Avocado-Passage war die Feststellung getroffen geworden, sie, die Avocado, berge in puncto Eiweiß- und Fetteintrag für uns die gleichen Probleme wie die Nüsse. Nun, das ist zutreffend. Diese kleinen Kraftkugeln liegen darin mit der Avocado auf einer Linie. Richten wir also unseren Focus einmal auf die Nüsse.

Dies ist sehr angebracht, weil unter den Nahrungsumstellern auf die reine, rohe Pflanzenkost aus ständiger Befürchtung vor Eiweißmangel intensive Ausschau nach adäquatem Ersatz für das vom Teller verbannte Tiereiweiß gehalten wird. Das aber ist unnötig. Wir können auch ohne diese problematischen Eiweiß- und Fettbomben unseren Bedarf decken. Wie und warum das so ist, wird einige Absätze später erläutert.

Nüsse, wissen wir alle schon länger, sind an sich schwer verdaulich. Es bedarf schon eines sehr leistungsfähigen Verdauungsapparates, um sie für den Organismus nutzbar zu machen.

Aber das geschieht selbst dann noch unter allergrößten Schwierigkeiten.

So kommt für wirklich gesundheitsbewußte, oder in der ›**Sonnenkost**‹ Heilung suchende Menschen der Genuß von Nüssen nur in ganz geringer Anzahl, sagen wir zwei oder drei, in Betracht. Nur in Miniportion wäre ihnen ein gewisser ernährungsphysiologischer Wert zuzumessen. In größerer Menge verkehrt sich der jedoch ins glatte Gegenteil. Und das wird uns von unserem Körper auch unmißverständlich vermittelt. Es sei denn, wir wären schon zu abgestummpft, lebten schon immer mit dicken Fingern, schwergängigen Gelenken und anderen Unpäßlichkeiten und nähmen den Unterschied zur Normalität schon länge nicht mehr richtig wahr. Doch so schleichen sich Krankheiten ein. Es sind unsere Dauersünden, die sie herbeilocken, und sie kommen nicht über Nacht. Wir sollten deshalb gerade in Sachen Gesundheit, wie wir es ansonsten für alle Lebensfelder auch zu tun pflegen, ein wirklich waches Auge üben.

Warum sind Nüsse denn für uns so problematisch?

Zum Ersten sind Nüsse, wie oben schon aufgezählt, Kraftpakete für die Entstehung neuen Lebens und so, wie das Ei (interessant für Ovo-Lakto-Vegetarier) und eben die Avocado auch, für die normale Lebenserhaltung nicht vorgesehen. Nüsse stellen einen keimfähigen, energiegeladenen Komplex dar, jede einzelne von ihnen ein Behälter, vollgepackt mit konzentriertem Fortpflanzungseiweiß, in dem die gewaltige explosive Spannkraft des Lebens gespeichert ist. In den Kernsubstanzen ihrer Eiweißmoleküle laufen der Avocado vergleichbare ungelenkte Kettenreaktionen mit der unsere Verdauungsfermente überfordernden Vehemenz und Gefährlichkeit ab. Derart angestoßene Prozesse sind für unseren Organismus mehr als eine Nummer zu groß und deshalb schädlich. Und was nicht ›zusammengehört‹, um Willi Brandt einmal abzuwandeln, sollte auch nicht zusammengebracht werden.

Zum Zweiten sind Nüsse in ihrer Ausstattung mit dem konzentrierten Aufbaueiweiß von Natur aus starke Säurebildner. Eiweißverdauung geschieht grundsätzlich in saurem Milieu.

Etwas geringer ist hier die Paranuß. (Aber braunes Häutchen vollständig wegschaben, weil weniger verträglich). Haselnüsse wirken zudem verstärkt sauer, weil sie meist geräuchert sind. Säure aber hat eine degenerierende, äußerst schädliche Wirkung in unserem höchst empfindlichen Inneren. Das haben wir im vorangehenden Fleisch-Kapitel deutlich sehen können. Folgen eines übersäuerten Organismus zeigen sich aber nicht nur im Verdauungskanal.

Eine eigene Sauer-Erfahrung soll hier nun mit folgender Nüsse-Episode geschildert werden. Sicher ist sie zur Orientierung geeignet, möglicherweise auch als warnendes Beispiel.

Meine Frau und ich stürzten uns eine geraume Zeit nach der Ernährungsumstellung zur reinen ›**Sonnenkost**‹, als der angezeigte Gewichtsverlust eingetreten war, zunächst auf die Nüsse; und hier speziell auf die Haselnüsse. Und wie das am Anfang ohne rechte Erfahrung so passiert, haben wir damals mit zuvielen Haselnüssen einen wohl demonstrativen Abschied vom Fleisch gefeiert und davon postwendend beide gleichzeitig einen steifen Hals bekommen. Kaum zu glauben, aber tatsächlich so passiert. Außerdem fühlten sich unsere Finger dicker und ungelenker an, und wir hatten beide auch das Empfinden einer Einschränkung der sonst gewohnten ›**Sonnenkost**‹-geschenkten körperlichen Leichtigkeit, die uns beim Turniertanz die beseligende Spritzigkeit verlieh. Wir spürten, wir hatten etwas falsch gemacht.

Da wir so gemeinsam aus den Nußtüten gefischt und geschwelgt hatten, kam uns auch beiden der gleiche Verdacht. Prompt nach dem Absetzen der Haselnüsse verschwanden bei uns beiden auch wieder alle Symptome. Nach ein paar Tagen Unterbrechung taten dann 2 oder 3 Nüsse nichts mehr.

Das steife Genick kommt bei Normalköstlern ja vorwiegend nach schneller örtlicher Abkühlung, beispielsweise durch Zugluft, deshalb zustande, weil sich in dieser Region durch die hohen Harnsäureansammlungen aus dem Fleisch in Verbindung mit der Kälte blitzschnell regelrechte Harnsäurekristalle heranbilden. Das geschieht wirklich schlagartig. Diese Minispitzen zerstechen dann bei entsprechenden Kopfbewegungen die Halsmuskulatur. Der dadurch angerichtete Mikroschaden in den Muskelfasern ist es, der die Schmerzen verursacht. Letztlich die Folge von Säureüberschuß im Organismus.

Vom unseligen Treiben dieser ›Adhoc-Kristalle‹ in Verbindung mit dem stark sauer machenden Essen aus der Schmorkostküche – erhitztes Eiweiß treibt den Säurespiegel hoch – habe ich damals schon gewußt, und so fand sich auch die sinnfällige Erklärung für unsere Halsbeschwerden nach dem Nüsseabenteuer. Viel Eiweiß macht auch ›viel sauer‹, und bei gerösteten Haselnüssen kommt die darausfolgende zusätzliche Übersäuerung noch obendrein. So war es also auch und wäre bei erkenntnisorientierter Handlungsweise allemal vermeidbar gewesen. – Dies allen Leserinnen und Lesern herzlich zur Beachtung empfohlen.

Nun sind da aber unter den Beschwerden verursachenden Faktoren noch andere zu finden.

Die Nuß ist kein Obst, sondern ein Fortpflanzungsmittel. Sie ist ein Fruchtsamen und gehört zu den keimfähigen Körnern und Samen und enthält somit die wirkkräftigsten Formationen der Pflanzen, deren Ziel die Kreation von neuem Leben ist. Dieses Ziel darf gemäß Naturplanung durch nichts und niemanden durchkreuzt werden. So beherbergt sie als Keimteil neben den für den Pflanzenaufbau hoch aktiven, anregenden Stoffen auch Abwehrfaktoren, speziell gegen Säugerorganismen. Und zu denen gehören wir Menschen ja auch. Wir haben keinen Kropf und keinen Wiederkäuermagen (oder gar 4 Mägen mit Aufgabenteilung), in denen Antienzyme, Proteasehemmer, andere Inhibitoren, Phytinsäure und Gerbsäure durch organisch-fermentativ-enzymantischen Abbau bei Körpertemperatur entschärft und überwunden werden könnten. Das geschieht beispielsweise in der dafür sinnvollen Einrichtung des Kropfes bei den Vögeln. Wir Menschen können höchsten durch Verzehr von zuvielen Zerealien einen Kropf bekommen, aber einen, der uns nicht guttun würde.

Die vorgenannten Störfaktoren und ihre Funktionen wären:

- Antienzyme – sie wirken gegen zu frühzeitiges Aufkeimen,
- Proteasehemmer – sie dienen dem Schutz des eigenen Proteins während der Samenreife,
- Proteaseinhibitoren – sie bieten einen Schutz vor Verdauung der Samen im Kropf und Magen-Darm-Trakt der Vögel, (natürlich erst recht in unserem),
- Phytinsäure – sie soll des Verfaulen der Samens in der feuchten Erde vor dem Auskeimen verhindern,
- Gerbsäure – sie denaturiert Eiweiß irreversibel (wird bei der Leder-›Gerbung‹ industriell angewandt).

Um gleich ein Beispiel aus dieser Aufzählung zu wählen: Proteaseinhibitoren sollen die Saat ohne Schaden durch den Verdauungstrakt der Vögel bringen, zur Ausbreitung der Art. Wenn solche Samen nun von Menschen gegessen, zerkaut, oder durch Küchenmühlen zerkleinert werden, vergrößert sich deren Wirkoberfläche und gibt sämtliche unzuträgliche Stoffe in einem gewaltigen Schub frei. Dies fordert die Pankreas zu einem kompensatorischen Kraftakt heraus, zur Überfunktion. In dieser so erzwungenen Hyperaktivität der Bauchspeicheldrüse verbraucht sie zu viele essentielle Aminosäuren für den über die Maßen erforderlichen Enzymaufbau. Kronischer Aminosäurenentzug aber bedeutet Wachstumsstopp im kindlichen Organismus. Auch ist die Normalfunktion dieser Drüse belastet. Denken wir jetzt noch an die industriellen Zuckersachen in der heutigen Kindernahrung, kann der gesunde Insulinspiegel wohl nicht mehr gehalten werden. Erklärung für den um sich greifenden Diabetes bei Kindern?

Übrigens: Vor kurzem ist bekannt geworden, daß mit roten und weißen Süßkartoffeln (Bataten) Linderung bei Diabetes erreicht werden kann. Sie enthalten neben wertvollen Mineralien, Kohlenhydraten, Proteinen und Ballaststoffen auch einen antioxidativen Komplex, der hilft, freie Radikale abzufangen und unwirksam zu machen. Das hilft den Alterungsprozeß zu bremsen. Außerdem soll die Schale der weißen Süßkartoffel Cholesterin und Blutzuckerspiegel senkende Stoffe bergen.

Also sollte man den Kindern statt Süßigkeiten lieber Süßkartoffeln spendieren. Das können sich selbstverständlich auch die Eltern und Erwachsenen selbst gönnen. Natürlich roh! (Es gibt in Schleswig eine Diabetikerin im Rohkostkreis, die ihren Diabetes ohne Medikation oder gar Injektionen alleine durch **›Sonnenkost‹** in Schach hält. Ja, so etwas gibt es auch. Ihr Hausarzt staunt darüber. (Ob er sich darob auch einmal Gedanken als Mediziner macht? – Eventuell mit Konsequenzen für sich oder seine ärztliche Praxis?) –

Doch zurück zum weniger Erfreulichen bei den Nahrungsmitteln.

Als weitere Unverträglichkeitsstoffe in Zerealien und Nüssen können genannt werden: Bitterstoffe, Blausäure*, Alkaloide, Phytoacetylene (Neurotoxine = Nervengifte), Lectine (bei Avocado schon beschrieben, sie richten sich gegen die Darmschleimhaut, ebenso Saponine), Oxalsäure, Purine (nicht nur im Fleisch), Sorbit, Schimmelpilze (Afalatoxin) und penetrante ätherische Öle*).

Hier nur einige Lebensmittelbeispiele mit problematischen Inhalten:

- -Rohe Bohnen (grün oder getrocknet) sind giftig, besonders, wenn sie gekeimt sind(!). Das in Ihr enthaltene Phasin verursacht Erbrechen, wovon wir schon gehört haben, außerdem Diarrhoe, hämorrhagische Enteritis (griech. Hämorrhagie für Blutung aus Gefäßen), und es wird das Blut agglutiniert (verklumpt).
- Weiterhin soll die Gartenbohne etwas Blausäure enthalten, ebenso wie rohe Bambussprossen und selbst Zuckerhirse

- Leinsaat enthält – wie Schlafmohn auch – ein Alkaloid und Blausäure (giftig)
- Sonnenblumenkerne enthalten zwar Magnesium (Unterversorgung führt zu Muskelkrämpfen) aber auch viel Cadmium (ungesund)
- Sesam: Schale enthält Oxalsäure, ist bitter und führt zu Zell- und Drüsensklerose
- Nüsse verursachen neben den schon oben berichteten u.U. auch Zahnprobleme
- Eßkastanien sind keine Nüsse, sie gelten eher als Getreide bzw. Samengemüse (wie die Leguminosen) und sind Alkalireserven-Räuber (nach Shelton*))
- Bucheckern sind Samen und in größeren Menge giftig
- Soja (schon erwähnt) erzeugt Östrogen und greift so in den Sexualhormonhaushalt des Organismus ein
- Die Erbse verursacht, wie schon angemerkt, Reduzierung der Spermienanzahl bei Männern und gilt so in einigen Teilen Indiens als natürliche Antibabypille
- Viele Samen wie Kümmel, Piment, Senftkorn, Chilischoten, Anis, Koreander, selbst Petersilie, enthalten ätherische Öle, die bei entsprechender Konzentration giftig sind für Haut, Schleimhaut, also Augen, Nase oder Lunge. Sie bestehen z.T. aus Terpenen (in der Lackindustrie verwendet)
- Knoblauch, Zwiebeln, Schalotten enthalten Allizin, ein Gift, das Blutverdünnung bewirkt. (nur für Fleischesser wichtig. Für Urköstler mehr als überflüssig. Deren Blutviskusität bedarf keiner Manipulation.
- Andere Abwehrstrategien der Pflanzen bei Verletzung bestehen in der Bildung von Polyphenoloxidase, einem Enzym, welches die Verdauungsenzyme des Angreifers außer Funktion setzt und so die Nutzung des erbeuteten Pflanzeneiweißes unmöglich macht. Das trifft zum Teil selbstverständlich auch uns.

Zu errichteten Schutzbarrieren gehören auch harte und

superharte Schale (Kokosnuß), Wachs auf der Schale, fehlende Lockstoffe/Lockfarben (keine Duftstoffe, z.B. bei Avocado), woanders Ausbildung von Dornen und Stacheln (Brombeeren, Kaktusfeigen). Diese Barrieren schaffen wir mit Hammer und scharfen Werkzeugen aus dem Weg, aber nicht immer zu unserem Besten.

Dies ist keine vollständige Aufzählung pflanzlicher Hinterhältigkeiten uns gegenüber. Aber dieser Teilausschnitt ist vielleicht schon dazu geeignet, doch hier und da auch den erforderlichen kritischen Blick auf die Pflanzen zu eröffnen und unsere latente Unbekümmertheit ihnen gegenüber unter dem Motto: »Wir haben euch zum Fressen gern«, etwas zurechtzurücken. Sie alle sind nämlich als natürliche Abwehrmaßnahmen gegen unsere Gelüste und – vor allem – gegen unsere Verdauungsenzyme anzusehen, die geschädigt werden sollen. So kompakt diese Antifaktoren sind, so vehement sind sie auch gegen uns Säuger gerichtet. Mit ihnen ist nicht zu spaßen. Bei Mißachtung alles dessen hieße dies am Beispiel von Nüssen, daß Kinder bis zum Alter von fünf bis sechs Jahren nicht nur durch sie gesundheitlich gefährdet, sondern tatsächlich tödlich bedroht wären. Eine tägliche Ration von 250 bis 375 Gramm roher Nüsse würde dies schon bewirken können (Dr. R. Steintel*). Ich hoffe, viele Eltern lesen dies.

So ist in diesem Zusammenhang sicher das Folgende von Interesse.

Der englische Forscher Prof. Waggoner formuliert es angesichts der Pflanzenabwehrstrategien ganz drastisch. Für ihn ist –

»Biologie die Wissenschaft von den Pflanzen und ihren Parasiten, unter ihnen der Mensch. Er lebt, wie die anderen Lebewesen, entweder direkt von den Pflanzen, oder indirekt über andere Tiere von ihnen«. –

Aus dieser Sicht wäre der Mensch einmal mehr nicht die ›Krone der Schöpfung‹, sondern ein Parasit unter all den anderen unzähligen Milliarden auf unserer Erde. Nachdenkenswerte Vorstellung, nicht wahr? Und gegen dieses Parasitenheer machen die Pflanzen mit den Pflanzenstoffen/Pflanzenschutzstoffen Front. Da machen also, wie wir oben erfuhren, Avocado und Nüsse wohl keine Ausnahme. Es soll halt aus Pflanzensicht derjenige, der den Keimlingen den Entwicklungsbrennstoff stiehlt, Maßregelungen der Natur zu spüren bekommen.

Wie nun alle die Eichhörnchen mit der reichen Ernte zurechtkommen, die ich beim Nüssemobsen in unserem Haselnußknick beobachte, kann ich mir schon vorstellen. Sie pflücken sich ja einige wenige für den Winter und vergraben viele, auch auf meinem Rasen. Viele vergessen sie dann. Und das ist im Sinne der Natur. Die possierlichen Akrobaten sind meistens schneller als ich, zumal ich ihnen wohlwissend den Vortritt lasse. ›Mühsam nährt sich das Eichhörnchen!‹ – Ich gönne ihnen dieses Vergnügen und sähe mich, würde ich mich daran beteiligen, sicherlich als ein Räuber.

Und da in diesen Ausführungen bisher Eiweiß und Fett stets im Duo auftauchen, sollen jetzt auch einige Worte über die Fettkomponente gesagt werden.

Fette sind für unseren Organismus schwer verdaulich. Auch sie überfordern den Organismus, weil in erster Linie auf die leichte Verwertung von Kohlenhydraten und weniger auf die Fettverbrennung ausgerichtet. In einem ‚leichtfüßigen' Organismus aber muß massiver Fetteintrag zu speziellen Problemen führen.

Fett verlängert die Verdauungszeit /Verweildauer im Magen-Darm-Trakt erheblich.

Alle Nüsse, Samen, Avocado, Oliven, Naturreis und Pflanzenöl stehen in ihrer langen Verdauungszeit von 4 bis 6 Stunden in gleicher Reihe mit rohem Eigelb, als einem Teil eines Samens, nämlich dem Ei.

Diese lange Verweildauer im Magen-Darm-Trakt verhilft den in der obigen Absatzaufzählung beschriebenen Gegenfaktoren zu unseren Verdauungsenzymen, wie da sind Antienzyme, Proteasehemmer, Inhibitoren, Phytinsäure, Gerbstoffe, Gluten & Co. zu einer ebenso langen Einwirkungszeit. Stoffe, die das Verfaulen des Samens in der feuchten Erde vor dem Auskeimen verhindern sollen, behindern nun im Magen selbstverständlich auch die ordnungsgemäße Verdauung.

Gemeinsam mit den eingebrachten Fett- und Proteingehalten – schon gesagt – ist das alles für unser Verdauungssystem einfach überwältigend. In dieser Konzentration kann weder richtig verwertet noch gespeichert werden und belastet den Organismus über die Grenzen hinaus. Das wirkt sich schädigend aus, und zwar spürbar. Es sinken das Wohlbefinden, die körperliche Leistungsfähigkeit und – auf lange Sicht – die Lebenserwartung.

* Nußmuse und kaltgeschlagene Pflanzenöle sollen, auf Dauer genossen, zu Zellkonservierung und Zellverhärtung führen und seien keine Garantie gegen Herzinfarkt. Mehr als 10 g Linolsäure aus ihnen täglich lasse schon die Darmflora degenerieren und greife in den Gallensäurestoffwechsel ein. Nach Leinsaateinnahme, ganz oder auch geschrotet, bildet sich bereits wenig später ein Oxydationsprodukt. Und Oxydation schafft freie Radikale. (Über deren Wirken wir generell schon informiert sind, dennoch im übernächsten Abschnitt unter Nikotin ausführlich sprechen werden.)

Zu alldem Gefährlichen bringt die Tatsache, daß Fett und Eiweiß alleine schon Säurebildner sind und nun in den Fortpflanzungsmitteln in konzentrierter Form, und dazu auch noch im Doppelpack daherkommen, unseren Organismus in noch größere Schwierigkeiten. Ein Paradebeispiel dafür ist das Hühner- Enten- oder Gänseei.

Und weil das Ei gerade oben angeführt worden ist, hier gleich ein Informationseinschub für Ovo-Lacto-Vegetarier:

Das Ei ist ein spezieller Kraftakt der Natur. In ihm stecken neben der eben bei den Nüssen beschriebenen ›explosiven Spannkraft des Lebens‹ zusätzlich konzentrierte Eiweiß-Phosphor-Schwefel-Lezithin-Verbindungen, schwerste kolloidale Aufbaustoffe, die mit urgewaltiger, dynamischer Expansion neues Leben schaffen sollen und nun auf unseren dafür völlig unvorbereiteten Verdauungsorganismus treffen. Der ist aber nur für die Aufnahme von normalem, dem sanften, lebenserhaltenden Eiweiß ausgelegt. Vom eben beschriebenen höchst aggressiven, aber Leben schaffendem Eiweiß, droht Gefahr. Letzteres ist hoch dynamisch, aggressiv und Eier enthalten keinerlei für die Verdauung erforderlichen und förderlichen Enzyme und können so auch keine ›reifen Aufbaustoffe‹ hervorbringen, wie sie in einem ordentlichen Verdauungsvorgang nach chemischen Prozessen entstehen würden und auch für die normale Lebenserhaltung notwendig wären. Durch das Ei geht es in uns völlig anders zu. Es startet einen kinetischen Energieumsetzungsprozeß, der furchtbar falsch läuft, wenn das Ei statt zur Artfortsetzung nun zur Ernährung – gegen Naturwillen – mißbraucht wird. Die Atomkerne in den Aufbaueiweiß-Proteiden und Phosphor-Schwefel-Lezithin-Verbindungen beginnen auf dem Weg der Reduktion und Atomzertrümmerung ein unheilvolles Zerstörungswerk, das sich zunächst in Entzündungs- und Eiterbildung manifestiert und letztlich in Zelldestruktion, Gewebezerstörung, Geschwürbildung und Krebs zeigen kann. Wie lange ein Organismus diesen falschen Signalen aus der alltäglichen, unzuträglichen Ernährungsweise widerstehen kann, hängt von der individuellen Konstitution wie von der Stärke des Immunsystems ab. Entzündungen ohne die Aufnahme von diesem tierischen Aufbaueiweiß sind sehr unwahrscheinlich. Bei Auftreten von Entzündungen, egal, an welcher Stelle, erhebt sich immer die Frage nach der Ursache. Hier sollte man schneller auf das Ei kommen.

Nach Entzündung folgt in schweren Fällen Eiterung (Herdausеiterung). Das sind Vorgänge in den Übersäurungsstadien I und II. Im III. Studium der Alkalose besteht neben vielen anderen Gefahren auch jene von Arthrose und Krebs. Zusätzliche

Schwierigkeiten entstehen aus der Denaturierung des Eiweißes durch Hitze. Darüber war im Kap. 11 schon die Rede.

Also: Eier sind gefährlich. Einfach weglassen.

Es gibt Meinungen (u.a. V. Kulvinskas), nach denen Rohköstler, die diese konzentrierte Nahrung in Form von Eiern, Nüssen, Samen, auch Avocados, Pflanzenölen, mithin unverträglichen Lebensaufbaustoffen und Fortpflanzungsmitteln, regelmäßig zu sich nehmen, nicht viel länger leben als Fleischesser(!).- Die, wie wir schon wissen, verkürzen ihr Leben nachgewiesenermaßen durch diese artfremde Nahrung, die selbst dem Raubtier ein nur kurzes Dasein gestattet, ihm aber damit andererseits eine ellenlange Reihe von Beschwerden und Erkrankungen erspart. Die jedoch holt sich der langelebigere Fleischesser Mensch, salopp gesagt, selbstverschuldet an den Hals. Um es wiederholt zu betonen: Unser in erster Linie auf die leichte Verwertung von Kohlenhydraten ausgerichteter Organismus wird die Fett- und Eiweißüberfrachtung, die gerade mit Tierprodukten einhergeht, mit einer signifikanten Lebenszeitverkürzung quittieren. Und selbst Menschen, die trotz dieser falschen Ernährung alt geworden sind, oder sein sollten, könnten als ›SONNENKÖSTLER‹ noch länger leben bzw. gelebt haben. Falsche Nahrung heißt, viel Lebenspotential verschenken.

Vielleicht sind dies Informationen, die bei Noch-Nicht-›Sonnenköstlern‹ zum strengen Nachdenken über die augenblickliche Ernährung anregen können.

Unter allen diesen Aspekten wäre die eingangs erwähnte Behauptung der Rohkostkritiker, Rohkost mache krank, auch wirklich ernst zu nehmen.

In diesem Gesichtspunkt treffen Meinungen und Kommentare zu, und dann pflichte ich ihnen auch bei. –

Aber, und das macht den großen Unterschied zu den erwähnten Ernährungsformen aus und ist bei den Rohkostkritikern der unausrottbare Irrtum: Unsere **›Sonnenkost‹** ist Naturgebot. Sie ist der wesentliche Teil der Verteilungs- und Verbreitungsstrategie der Natur für die Samen in den Früchten. Die ›Sonnen-Früchte‹ sollen nach Plan der Natur kompromißlos ausgetragen werden, zur Arterhaltung! – Früchte sind frei von gefährlichen Abwehrkonzepten der Pflanzen gegen uns Säuger. Warum auch? Wir sind doch ihre eifrigen Helfer im Arterhaltungskonzept. Für diese unsere Dienstleistung werden wir nicht gestraft, sondern im Gegenteil, fürstlich belohnt. (Die Avocado ist, wie wir gesehen haben, keine Austragefrucht und deshalb die Ausnahme). Unsere ›**Sonnenkost**‹ ist die höchste Form der natürlichen Ernährung.

Wir können nun nach gültiger Lesart also festhalten: Die Pflanzen bevorraten in ihren Frucht- und Blätterangeboten für den Organismus der ›nützlichen Parasiten‹, der höchst willkommenen Samentransporteure, genau die richtigen Anteilsgehalte, die diese benötigen, nämlich nur wenig und nur normales Eiweiß, absolut kein Aufbaueiweiß, dazu nur ganz wenig Fett, dafür aber viele Kohlenhydrate für die Energiegewinnung. Mit anderen Worten: Im allein für den tierischen und unseren Stoffwechsel vorbestimmten Fruchtanteil sind verschwenderisch viele Kohlenhydrate untergebracht, die den betreffenden Organismus, und somit auch unseren, mit sofortiger Energie beliefern. Damit richtig versorgt, können die emsigen Dienstleister nach dem Früchteverzehr gemäß Naturkonzept gestärkt und fleißig die Samen austragen, sowohl in Form der ganzen Früchte über Hortung und Austrag, als auch über ihren Verdauungstrakt mit Verbringen der Samen an andere Orte. Und die Avocado gehört nun eben gerade nicht zu den auszutragenden Früchten.

Und nun der praktische Hinweis für die um ihre Eiweißversorgung bemühten Urköstler:

Wir haben zu Beginn gesehen, daß Muttermilch für die Entwicklung des Säuglings nur 1,2% Eiweiß als Maßstab setzt, und das, wohlgemerkt, für einen heranwachsenden Organismus.

Aus fachlicher Sicht wird deshalb die tägliche Eiweißzufuhr für einen erwachsenen Organismus in der Größenordnung von nur 0,5-0,6 Gramm pro Kilogramm Körpergewicht für angemessen erachtet. Das wären je nach tatsächlichem Körpergewicht 35-50 Gramm pro Tag. Und dieser Bedarf sollte nicht einzig und allein mit Nüssen gedeckt werden. Auch sie enthalten, wie schon erläutert, konzentriertes und deshalb problembehaftetes Eiweiß, das auf unseren Organismus nicht zugeschnitten ist und außerdem generell sauer macht.

Übrigens noch zu Nüssen bemerkt: Handelsübliche Cashew-Kerne sind erhitzt, also tot. Sie stammen vom Cashew-Apfel und sind im rohen Zustand giftig. Das ist meistens unbekannt. – Deshalb erfolgt das industrielle Erhitzen. – Und Erdnüsse sind unterirdisch wachsende Früchte mit problembehafteten, und für Allergiker gefährlichen Inhaltsstoffen. Eltern mit allergisch reagierenden Kindern sollten einmal diesen Schwerenöter Erdnuß ins Auge fassen. Er kann sogar den lebensbedrohenden anaphylaktischen Schock auslösen, so wie es auch ein Wespenstich kann. Erdnüsse sind meist geröstet und gesalzen und deshalb für Rohköstler keine gute Wahl. Also besser weglassen.

Aber im Übrigen gilt, was auch schon in Kap. 12 gesagt ist: Keine Furcht, auch Gemüsekost enthält Eiweiß. Z.B., Weißkohl, eigentlich alle Kohlarten, Gemüsefrüchte, selbst Tomaten, und selbstverständlich Wildkräuter enthalten es. Gerade Grün. Woher hätten sonst Elefant, Büffel, Nashorn und Gorilla ihre gewaltige Muskulatur, wenn nicht aus ihrer Pflanzennahrung?

Mein ganz persönliches Fazit aus der Avocado-Erfahrung und Betrachtung:

Die Absicht der Natur ist offenbar. Hier soll kein Nutznießer angelockt, sondern jeder Fruchträuber vergrault werden. Zu dieser Kategorie Lebewesen gehören in diesem Sinne also auch wir Menschen. Die Avocado als Medikament mit Nebenwirkungen wäre im Einzelfalle eine Abwägung wert. Aber nicht auf Dauer. So meine Erkenntnis.

Jeder, der diese Ausführungen gelesen hat, kann fortan ganz bewußt für sich entscheiden, vielleicht eine Viertel oder eine Halbe pro Gemüsemahlzeit. Ich persönlich bleibe bei meinem Avocado-Stopp. – Mir hat sie ihre Mißgunst überdeutlich bewiesen, mit dem Haarausfall spürbar aufs Haupt geschlagen. Schließlich kennen wir doch alle den saloppen Spruch: »Leichte Schläge auf den Hinterkopf erhöhen das Denkvermögen.« – Bei mir hat das glänzend funktioniert.

Insgesamt sind diese Eröffnungen sicher für alle Avocado-Liebhaber eine schmerzliche Lektüre. Sicher auch eine bittere Medizin, die ihnen Herzbluten bereiten wird. Ich kann es nachfühlen. Jeder treffe nun seine eigene Entscheidung. Aber auch hier gilt, man sollte eigentlich nicht gegen die Naturplanung handeln.

Bestrahlung: Avocados

Dieser Gesichtspunkt ist zwar für mich persönlich aus beschriebenen Gründen nicht mehr von Bedeutung, doch möchte ich im Interesse vieler Avocado-Liebhaber unter den Rohköstlern dennoch darauf eingehen.

Beim Gedanken daran beschlich mich früher immer schon ein mulmiges Gefühl. Obwohl wir wissen, daß die Nahrungsmittel selber nicht radioaktiv werden, so geschieht doch Gefährliches, denn spurlos geht nichts aus. Ein ›rad‹ (von ›radiation‹ = Strahlung) bedeutet eine höhere Strahlenmenge als einmal Röntgen. Eine Strahlung von 300 ›rad‹ kann einen Menschen töten. Wenn man nun liest, daß für die Bestrahlung von Früchten, Salaten und Gemüse 100.000 ›rad‹ und für Kräuter und Gewürze sogar 3 Millionen ›rad‹ eingesetzt werden, könnte einem das schon ›*die Haare schlagartig durch den Hut wachsen lassen*‹ (Marineausdruck). Diese Lebensmittel werden als ›vollwertig‹ verkauft, obwohl sie eigentlich vollkommen zerstört sind, weil ihrer natürlichen Lebendigkeit beraubt. (Wir verstehen dies jetzt am Ende dieses Buches über unsere unendlich differenzierte biophysikalische, speziell elektromagnetische Verflechtung mit unserer Umwelt und über die Funktion unserer Nahrung). Ganze Aminosäurengruppen zersetzen sich unter dem Strahleneinfluß, Fett und Fettsäuren zerfallen zu toxischen Stoffen und Kohlenhydrate verwandeln sich in Substanzen, die die Zellteilung beeinträchtigen. Gleichzeitig werden Enzyme, die ›Zündkerzen des Lebens‹, vernichtet. Zusätzlich zu diesen Schäden sondern die Umhüllungen und Kunststoffverpackungen der anderen bestrahlten Waren toxisch wirkende Bestandteile ab und geben sie an die in ihnen enthaltenen Lebensmittel weiter. Ein wahres Horrorgemälde. Das kann niemals ohne Auswirkung auf unseren komplizierten und höchst empfindsamen Organismus bleiben. –

Verdacht auf Bestrahlung entsteht verständlich zu Recht immer dann, wenn Avocados selbst nach längerem Liegen (in Zeitungspapier gewickelt) gummiartig bleiben. Sie können nicht gelöffelt werden und schmecken widerlich. Hier ist man mit dem Kauf betrogen worden. Das Profitstreben kommt vor der Moral. – Man kann nur hoffen, daß sich nicht alle Exportländer den ›Luxus‹ der teuren Bestrahlung von Lebensmitteln leisten können.

Neben den vorangegangenen kritischen Ausführungen über die Avocado-Wirkungen bei uns ist dies ein zusätzlicher Grund für ›SONNENKÖSTLER‹, auf die Avocado zu verzichten.

Aktuelle Gefährdung durch Nikotin.

Ich weiß, ›SONNENKÖSTLER‹ und Rohköstler rauchen nicht. Aber zu den hohen Hürden auf der Straße gehören die allerorts wabernden Nikotinschwaden.

Die gesundheitliche Gefährdung durch dieses ›Genußgift‹ ist in unserem Lande leider allgegenwärtig. Als solches wird es allgemein, nicht nur vom Raucher selbst, verniedlichend bezeichnet und das Rauchen beinahe als Kavaliersdelikt betrachtet. Dem möchte ich hier energisch entgegentreten.

Nikotin ist ursprünglich ein Abwehrgift der Tabakspflanze gegen Freßfeinde, also ein starkes Schädlingsbekämpfungsmittel, zudem ein Nervengift. Und das ziehen sich die Raucher und Raucherinnen genußvoll und bedenkenlos 'rein. Nun könnte man es ja so auf sich beruhen lassen in der zynischen Gewißheit, daß die mißbrauchte Tabakspflanze ihren Schädiger – wenn auch spät – aber immerhin doch noch erreicht hätte, um seine schadenstiftende Fracht über das Suchtzentrum des Raucherhirns anbringen zu können.

Doch das ist eben nicht so. Der Tabaksqualm kennt keine gesetzlich gezogenen Grenzen und erweist sich in der Luft als äußerst stabil. Er trägt sehr weit. Wir sehen und riechen ihn alle sehr lange, und was wir gerochen haben, das ist auch schon in uns und schädigt uns, die wir, gesundheitsbewußt, damit nichts zu tun haben wollten. Eigentlich ein Skandal, dem endlich ein Ende gesetzt werden müßte. Die neuerdings erlassene Gesetzeslage reicht dazu immer noch nicht aus. –

Worin liegt denn nun im Einzelnen die von Nikotin ausgehende Gefahr? – Betrachten wir zunächst die Gegebenheiten an der Gefahrenquelle selbst am Beispiel der Zigarette.

Hier entstehen beim Zug im Glimmbereich Verbrennungstemperaturen von ca. 900°C. Bei diesen Temperaturen werden zumindest ein Teil der Schadstoffe verbrannt. Die bloß glimmende Zigarette dagegen erreicht aber nur 000°C. Hier also entfällt die gnädige Selbstentschärfung des Qualmes, die dem Raucher am anderen Ende des Glimmstengels ungerechterweise doch noch zufällt. Hier ist es wie beim Qualm aus dem Schornstein. Der Schornsteineigner verteilt Abgase und seinen Dreck an die Nachbarschaft und bekommt selbst nichts davon zu spüren. Beim Nikotinaustrag trifft den Mitraucher die volle Schadensfracht. Deshalb spricht man in diesem Zusammenhang auch vom so gefährlichen Nebenstrom. Die glimmenden Zigaretten, mit denen viele promenierende Raucher in der

Öffentlichkeit gedanken- oder rücksichtslos herumwedeln, sind wahre Nikotinschleudern.

Diese Feststellung wird durch Experimente und Untersuchungsergebnisse eindrucksvoll untermauert: Nur ein Viertel des Rauches einer Zigarette wird vom Raucher selbst ein- und ausgeatmet. Drei Viertel entweichen mit allen Schadstoffen in den Raum und landen so bei den Nichtrauchern und – bei den Kleinkindern.

Ein weiteres Resultat: Passivrauchen birgt 30% mehr Krebsrisiko als Nichtrauchen.

Gerade durch den Nebenstrom haben sich bisher in Gaststuben mit Raucheransammlungen höchst gefährliche Luftschadstoffkonzentrationen ergeben, die jene der Straße an verkehrsreichen Plätzen, z. B. dem Münchener Stachus zur Hauptverkehrszeit, zeitweilig um das Mehrfache übersteigen. (lt. Presseberichten manchmal bis zum 20fachen). Und Rauchen im Auto verursachte bei vorher gemessenen 35 mikrgr/m^3 schon 2 Sekunden nach dem Anzünden einer Zigarette einen entsprechenden Wert von 490, und 1 Minute später einen über 2100. Rufen wir uns doch in Erinnerung: Bei Feinstaub – und Tabaksqualm ist es – liegt der Konzentrationsgrenzwert bei 50 mikrogr/m^3. Kann man bei dieser Lage den Raucher nicht auch als Feinstaubschleuder sehen? –

Doch nun über die schädigenden Wirkungen des Rauchens im Einzelnen.

Nikotin löst regelmäßig und regelrechte Miniaturkrämpfe in den Gefäßen aus. Die darausfolgenden Gefäßverengungen bewirken eine Kreislaufbeschleunigung, welche wiederum die Blutgeschwindigkeit erhöht, die vom Raucher neben dem Nikotingenuß als zusätzlich wohltuend empfunden wird. Die wesentliche Schädigung beim Rauchen – auch beim Passivrauchen(!) – geschieht allerdings, weil es ›Freie Radikale‹ in den Organismus einbringt, und zwar mit jedem Atemzug die unvorstellbar hohe Anzahl von 10^{16}. Und der oben beschriebene gefährliche

Nebenstrom belastet alle anderen in der Nähe. ›Freie Radikale‹ sind hochreaktionsfreudige Moleküle, die chemisch schnell und aggressiv lebenswichtige Feinstrukturen in der Somazelle selbst stören oder zerstören, wie beispielsweise die Mitochondrien (inkl. deren kleine DNS), welche als unsere Kraftwerke das ATP (Adenosintriphosphat), die Lebenswährung für unseren Organismus, erzeugen. Sie greifen auch die Zellmembranen an. Ganz schlimm dabei ist die nachhaltige Schädigung der Erbsubstanz (DNA). Die an den Genen gesetzten Schäden sind irreparabel und werden auch an die Kinder weitergegeben. Sollte nicht gerade diese letzte Feststellung alle Menschen, nicht nur die augenblicklichen Eltern, zur Einsicht bringen können? –

Übersteigt das Quantum ›freier Radikale‹ das Maß, mit dem der Organismus noch fertig werden kann, dann spricht man von ›*oxidativem Streß*‹. Dieser völlig überflüssigen Streßbelastung werden Raucher und – noch intensiver – Passivraucher neben den anderen, nicht vermeidbaren Giftbelastungen aus der Umwelt regelmäßig ausgesetzt. Nur wenige fatale Beispiele aus der großen Fülle von schädlichen Wirkungen aus Nikotin und dessen Radikalen-Streß mögen dies verdeutlichen.

Nikotin legt das sogenannte Wächterprotein ›p 53‹ lahm, schaltet es völlig aus. ›p53‹ aber hat die Aufgabe, vor jeder Zellteilung die ganze DNA (1,95 m) auf erlittene DNA-Schäden abzusuchen und das Signal an die Zellreparatureinrichtungen für die Schadensbehebung zu geben. An dieser Aufgabe werden dann auch die Ribosomen (Protein-Synthesefabriken der Zelle) beteiligt, die bis zu 12.000 verschiedene Eiweißarten pro Sekunde bereitstellen, die für die Reparaturausführung notwendig sind. Unterbleibt dieses p 53-Signal, dann unterbleibt auch die Reparatur. ›p53‹ hätte auch die Wiederherstellung zu überwachen.

Bedenken wir nun dabei noch die Tatsache, daß in unserem Körper 10 Millionen Zellteilungen pro Sekunde stattfinden, während des Schlafes sogar doppelt soviel, weil der beschleunigte Zellteilungsprozeß in der bewegungslosen Nachtzeit effektiver ablaufen kann, dann wird uns der Umfang dieser Geschehnisse erst richtig bewußt. Es ist wahrlich ein Wunderwerk und ein Danaidenprogramm, das da stattfindet, vom Organismus bewältigt werden muß.

Wenn nun aber der Schadensmelder und Reparaturkontrolleur ›p 53‹ durch Nikotin ausgeschaltet worden ist, bleibt auch die fliegende Hauswerkstatt der Körperzelle untätig. Damit unterbleiben also die dringenden DNA-Reparaturen vor der Zellteilung. Diese nun fehlerhaften DNAs sind bleibende Schäden, die von da an komplett durch alle nachfolgenden Zellgenerationen geschleppt werden. Sie bestehen ein Leben lang, wenn die ›Freien Radikale‹ unglücklicherweise auch noch diejenigen DNA-Abschnitte beschädigt oder gar ganz ausgeschaltet haben, welche für die Bereitstellung von neuem so segensreichem Wächterprotein zuständig waren. Das ›p 53‹ kann dann also nicht mehr nachgebildet werden. In diesem Falle ist keine andere Instanz der Zelle dazu im Stande, die so bitter nötige Funktion auszuführen oder diesen Mangel zu beheben. Und auch hier tritt das Schlimmste ein – dieser Fehler wird sich ebenfalls durch alle kommenden Zellgenerationen ziehen. So werden durch die Zellteilung schon neue Zellen ohne Schutzeinrichtungen ›geboren‹. Denn das, was aus der Mitose, der Zellteilung, als neue Zelle hervorgegangen ist, wird nämlich mit dieser wirklich folgenschweren Fehlerhaftigkeit als völlig korrekt angesehen und übernommen, und sie wird auch so systemschädigend aktiv. Bei Versagen der Reparatureinrichtungen, oder bei Totalausfall der Instandsetzung überhaupt, kommt es zur Häufung von Mutationen. Auch dadurch entsteht Krebs. Und diese Schäden werden vererbt.

Doch diese zerstörerischen Umtriebe des Nikotins im Organismus werden durch eine weitere Gegebenheit noch weiter verschärft. Die *mitochondrale* DNA ist mit insgesamt 16.569 Basenpaaren relativ klein und verfügt über keine eigene Reparatureinrichtung. Das bedeutet, daß alle vom Nikotin gesetzten Schäden voll in die neue Zellgeneration einfließen. Das ist eine Katastrophe. Damit ist die Wahrscheinlichkeit von krankhaften Erscheinungsbildern und Mutationen, den sprunghaften Veränderungen, unkalkulierbar gestiegen.

Alle diese aufgeführten Beschädigungen an *Mitochondrien*, *Ribosomen*, dem *endoplasmatischen Retikulum*, den Zellmembranen selbst, zuzüglich das Lahmlegen des Wächterproteins als Kontrollmechanismus, sind irrsinnig hohe Folgeschäden. Die für die p 53-Neusynthese zuständigen DNA-Abschnitte sind ausgefallen und können die insgesamt katastrophale Entwicklung nicht mehr stoppen Und das alles wird dem passiv mitrauchenden, viel empfindlicheren Kinderorganismus ebenfalls zugefügt, wenn zu allem Übel auch noch die Eltern rauchen. Sehr oft kommt es bei den Kindern zur Kränklichkeit, Infektanfälligkeit, allergischen Reaktionen und häufiger Mittelohrentzündung sowie zum Kleinwuchs, weil – schon gesagt – die Gene bei der Nachkommenschaft von vorn herein geschädigt wurden. Selbst Gehörverlust und Sprachstörungen stehen auf dieser Nikotin-Verdachtsliste.

Und das Schaden stiftende Wirken von Nikotin setzt sich fort.

Nachdem ›Freie Radikale‹ die Zellmembran geschädigt haben, ist deren regulierende Funktion gestört und so tritt noch ein Mechanismus in Aktion, der einen verstärkten Einstrom von Calcium in unsere Zellen erzeugt. Die beschädigte Zellmembran kann diesen krankmachenden Vorgang nicht mehr unterbinden. Der aber ist der Beginn der Sklerose des Gewebes und der Arterienverkalkung. Was das bedeutet, wissen wir: Mit der Arteriosklerose treten auch die mit ihr verbundenen Herzkrankheiten und die gefäßbedingten Gehirnerkrankungen auf. Das ist vorzeitige Alterung des Organismus auf ganzer Front. Der Grad der Verkalkung seines Körpers ist der Maßstab für das biologische Alter des Menschen. Also bedeutet dieser Prozeß die Einleitungsphase der frühzeitigen Vergreisung! – Und das nun schon bei den betroffenen kleinen Kindern! – Rauchende Eltern, hört hin! -

Eine ganz spezielle Schädigung durch Nikotin ist fast unbekannt. Unter Nikotineinfluß entsteht im Körper ein Molekül, genannt Benzo(a)pyren, welches die Fähigkeit besitzt, Licht abzufälschen und damit die optischen Eigenschaften des Meridiansystems und des Gewebes nachteilig und nachhaltig zu verändern. Das klingt harmlos, ist es aber nicht. Dadurch wird eine dringend notwendige und sehr segensreiche Einrichtung der Natur, die sogenannte Photoreparatur der Zelle, irritiert, oder, je nach Umstand, ganz ausgeschaltet. Diese Eigenreparatur in unserem Organismus aber ist lebenswichtig.

Wie funktioniert die nun?

In jedem Erbgut sind kleine genetische Instrumente vorhanden, kleine DNA-Stücke, die in der Lage sind, wie genetische Werkzeuge das eigene Erbgut umzubauen. Unser Erbmolekül besitzt also eine Art Werkzeugkoffer, sog. Transpositions-Elemente. Sie können Gene innerhalb der DNA verschieben oder Gene an anderer Stelle sogar verdoppeln und so beispielsweise durch freie Radikale verursachte Beschädigungen beheben.

Gene haben sensorische Eigenschaften und bei vital bedrohlichen Veränderungen der Umwelt reagieren sie über molekulare Signale.

Es existiert also ein kreatives Element in unserem Erbmolekül mit allgemein ungeahntem Leistungspotential, das zweierlei kann: Einmal

Veränderungen, solange die Umwelt nicht bedrohlich ist, aktiv verhindern, zum anderen aber auch beim Auftreten einschneidender und existenzbedrohender Umweltfaktoren die dann erforderliche Anpassung vornehmen und damit die Veränderung einer Spezies einleiten. Aber letzteres gehört dann schon zur Evolution. Hier greifen die bisher untätigen genetischen Werkzeuge über *epigenetische* Mechanismen (den Genen übergeordneten Steuerungsstrukturen) in das Geschehen ein.

Diese phantastische Kapazität unserer Somazelle zur Schadensbehebung wird über Licht bewerkstelligt. Hier wird, wie an anderen Buchstellen schon geschehen, deutlich, welche große Rolle das Sonnenlicht in unserem Organismus spielt. Und an diesem Punkt unserer Betrachtung können wir jetzt auch voll ermessen, wie verheerend die Änderung der optischen Eigenschaften unseres Organismus durch Nikotin und Benzo(a)pyren wirkt. Die Photoreparatur, die normalerweise in der Nacht einsetzt, um angerichtete Schäden zu beheben, wird erschwert, teilweise gar völlig ausgehebelt. Dann bleiben auf vielerlei Weise verursachte Zerstörungen an DNS und Zellstruktur bestehen. Damit geht eine unschätzbar wichtige Art von Regeneration, die die Natur für uns vorgesehen hat, verloren.

Die ›Freien Radikale‹, die uns im Tabaksqualm erreichen, sind es, welche die aufgezählten erheblichen Zerstörungen erst anrichten und dann ausgerechnet diese gnädige Lichtreparatur auch noch verhindern. Das ist letztlich zweifacher Schaden, der unserem Organismus durch Nikotin zugefügt wird. – Und beide dieser schädlichen Wirkungen entsteht selbstverständlich genauso beim Nichtraucher, und wegen des beschleunigten Stoffwechsels im besonders empfindlichen kindlichen Organismus, in verstärktem Maße. Daraus entsteht, früher oder später, Krebs! –

Starken Rauchern hört man ihr schlimmes Laster schon von weitem an, bei Raucherinnen zu dunkle Stimme, im fortgeschrittenen Zustand bei allen: spürbare Luftknappheit durch verengte Bronchien selbst im Ruhezustand, beim Sprechen und besonders beim Lachen, dazu ständiger Zwang zum Husten.

Hüsteln und Husten sind sichere Anzeichen für nicht mehr funktionierende Flimmerhärchentätigkeit. Diese emsigen Härchen in der Luftröhre fächeln normalerweise Schleim und Fremdpartikel in fließenden, immerwährenden Wellenbewegungen (wie ein Kornfeld im Winde) nach oben zum – auch Ausscheidungsorgan – Nasen- und Rachenraum. Von dort soll der Dreck abgeschnäuzt oder ausgeworfen werden. So das Konzept der Natur. Doch beim langjährigen Raucher ist das

Flimmerhärchenepithel vom Nikotin meist schon weggeätzt worden und kann die so notwendige Reinigungsfunktion nicht mehr erfüllen. Das ständige Hüsteln erzeugt einen Luftstrom in Richtung Nasen-Rachenraum, ist aber nur ein Notbehelf des irreparabel geschädigten Organismus und kann die ausgefallene Flimmerhärchenfunktion nicht ersetzen. Infolgedessen steht der zähe Schleim permanent an Schlüsselstellen im Atmungssystem und bildet dort einen ständigen Infektionsherd. Häufige Erkrankungen der oberen Atemwege, Asthma, Lungenentzündung, schlimmstenfalls sind Luftröhren- und Lungenkrebs die mögliche Folge. Auch hier der dringende Appell: Raucher/Innen wacht endlich auf! – Rauchen ist kein Sport und schon gar nicht ›just for fun‹. Es kostet nämlich Lebensjahre, und zwar viele.

Wir sehen also, es geht im Zigarettenrauch nicht nur um die lt. aktueller Erkenntnis 4.800 Schadstoffe und die 720 karzinogenen Stoffe, die vom Raucher auch auf die Nichtraucher übertragen werden, sondern um die zerstörerisch wirkenden ›Freien Radikale‹, die im sehr weit tragenden Zigarettenrauch mit herüberkommen. Sie sind selbst in gewisser Verdünnung eine gefährliche Fracht. –

Die Selbstregulationskräfte des Körpers werden durch Nikotin hoffnungslos überfordert und massiv gestört, vor allem auf lange Sicht. Mangelnde Regenerationsfähigkeit bringt schnellere Alterung mit sich. Raucher und ›Zwangsberäucherte‹, besonders passivrauchende Kinder, werden also früher krank, viele kränkeln ständig oder sind laufend erkältet. Ihr Immunsystem ist bereits stark geschwächt oder gar geschädigt, was auch die in der letzten Zeit gehäuft auftretenden Allergien bei Kindern zeigen. Das alles trifft auch die jugendlichen Nikotinlutscher. Ihr Einstiegsalter sinkt immer mehr. Man muß dieser Entwicklung mit Sorge entgegensehen. Ich habe schon viele rauchende Jugendliche auf dem Schulhof mir gegenüber angesprochen und sachlich auf die Gefahren und traurigen Folgen dieses Tuns hingewiesen. Zumindest habe ich für den Augenblick Nachdenklichkeit erwirken können. –

Fazit: Nikotinqualm verursacht, wie die aktuellen Forschungsergebnisse zeigen, weitaus größere Schäden, als nur die bisher durch Schadstoffaustrag angenommenen. Es ist doch wahrlich ein Horrorbild, das sich da beim näheren Hinschauen auftut.

Der Zigarettenrauch greift mit seinen Schadstoffen und den nikotinverursachten freien Radikalen direkt in das Erbmolekül ein. Dies aber stellt unseren Gesundheitsschatz und unser Zukunftsgut für unsere Kinder dar, wenn wir es denn überhaupt noch wohlbehalten an die nachfolgenden Generationen weitergeben können. So werden nun willkürlich und wirr Gene abgeschaltet, Zellreparatureinrichtungen lahmgelegt und damit Schäden gesetzt, die selbst mit Jahrzehnte langer Abstinenz, entgegen leichtlippiger Raucherwartung wie auch allgemeiner Auffassung, nicht mehr rückgängig gemacht werden können. Sie sind irreparabel – wirklich für das ganze Leben! –

Ein Beweis dafür ist z. B., daß Kinder, die in einem Raucher-Elternhaus aufgewachsen sind, häufig vor ihrem 60. Lebensjahr an Lungenkrebs erkranken und vorzeitig sterben. Auch dann, wenn sie selbst nie im Leben geraucht haben. (Unter ihnen meine liebe Frau).

Die Komplexität der Gefährdung und das Ausmaß der bisher schon durch Nikotin gesetzten und verursachten Schäden in der Nichtrauchergemeinschaft sind selbst den großen Entscheidungsträgern in unserem Staate offensichtlich überhaupt nicht richtig bewußt.

Schaut man sich einmal die gesamte durch Nikotin verursachte Schadenspalette an, dann sind das mehr als nur unvermeidliche Nebenwirkungen. Sie sind wirkliche Körperverletzungen und erfüllen *per definitionem* und juristisch auch diesen Straftatbestand. Darauf steht nach deutschem Strafrecht eigentlich zwangsläufig Haft! – Doch diese Erkenntnis ist in der deutschen Rechtsprechung, soweit es jedenfalls die durch Nikotin verursachten Schäden im menschlichen Organismus angeht, noch nicht angekommen. Über diesen Sachzusammenhang herrscht bei den zuständigen Entscheidungsträgern, sowohl bei der Justiz, als auch in der Politik, völlige Ahnungslosigkeit. Bei Realisierung dessen würden solche ›halbgaren‹ Gesetzesbeschlüsse in Sachen Nichtraucherschutz, wie jüngst geschehen, überhaupt nicht passieren. Die Nichtraucher müssen zu Recht befürchten, daß da nicht nur die Tabaksteuergewinne alleine den Entscheidungsgeist vernebeln. Es wird auch an den Schaltstellen der Macht viel geraucht, und die aus eigenständiger Einsicht Standhaften sind dort gar nicht mehr so eigenständig, sondern, wie wir, nikotingequälte Mitraucher.

Man muß sich doch einmal klar machen, daß eingeatmete Gifte – und Nikotin ist ein solches – tausendfach giftiger wirken als direkt in die Venen injizierte, denn jene Gifte erreichen das Gehirn über die Lunge durch das Umgehen der Blut-Hirn-Schranke unmittelbarer und schneller, als über den langsameren Blutstrom möglich wäre. Praktisch in Sekundenschnelle, genauso wie das Suchtzentrum im Raucherhirn. In der Blutbahn dagegen wirkt immerhin noch die Leber als Entgiftungsstation für den Organismus. Sie filtert hohe Giftanteile heraus. Eine solche Schutzeinrichtung gibt es aber in unseren Atemwegen nicht.

Überdies wird noch berichtet, Nikotin sei viel gefährlicher als Feinstaub, und die Städte und Gemeinden treten gem. EU-Richtlinie allmählich gegen den Feinstaub an. Der ist also in aller Munde, weil er ja die Bewegungsfreiheit mit dem Auto einzuschränken droht, weniger wegen seiner Gefahr für die allgemeine Gesundheit. Während dies bei uns so ist, genießt Nikotin in der amerikanischen Öffentlichkeit dagegen einen hohen Aufmerksamkeitswert. Spektakuläre Prozesse und ›millionenschwere‹ Gerichtsurteile gegen die Zigarettenindustrie haben dort für eine Trendwende im leichtgläubigen Tabakkonsum gesorgt. Deshalb wird dort auch gegen das öffentliche Rauchen in aller Schärfe vorgegangen. Deutschland scheint dagegen noch ein Raucherparadies zu sein.

Es ist höchste Zeit, daß auch hier bei uns eine umfassende Aufklärung über das Ausmaß der Gefährdung aller Menschen durch diese Leidenschaft und über die katastrophalen Folgewirkungen daraus stattfindet. Sicher gelingt so die Schärfung des öffentlichen Bewußtseins, damit Nichtraucher, vor allen Dingen Eltern, zum Schutz ihrer Kleinkinder Raucherzonen oder gar verräucherte Veranstaltungen meiden. Kinder sind durch Nikotin besonders gefährdet, weil sie eben aufgrund des Wachstumsprozesses einen deutlich schnelleren Stoffwechsel haben als die Erwachsenen. Sie sind damit störanfälliger, auch weil die Schäden bei ihnen eben schon so früh gesetzt werden und sich schneller auswirken. Und die Schutzlosesten unter ihnen sind die Ungeborenen. Der Embryo raucht mit, selbst wenn die Mutter vernünftigerweise nicht raucht. Risiken daraus sind Früh- und Totgeburten, verzögertes Wachstum/Kleinwuchs, Atemwegserkrankungen usw. **Wieviel Hornhaut müssen rauchende Menschen eigentlich auf der Seele haben, um mit diesem Unsinn und in ihrer Rücksichtslosigkeit allen nicht rauchenden Zeitgenossen gegenüber fortfahren zu können?** Ein großer Teil der Lungenkrebstoten unter den Nichtrauchern, besonders unter den Kindern, geht auf das Konto dieser allgegenwärtigen Luftverpestung durch Nikotin.

Dies ist auch in zweifacher, leidvoller Weise in der eigenen Familie geschehen. – Schwiegervater war ein sehr starker Raucher, der unbekümmert auch in der Wohnung keine Zigarette ausgelassen hat. Ich sage das hier so vorbehaltlos als eindringliches und warnendes Beispiel. Beide Frauen, Schwiegermutter und meine Frau – als angenommenes Kriegsfindelkind mit der Mutter nicht verwandt – sind an Krebs gestorben. Schwiegervater selber ist infolge eines Schlaganfalls (im Broca-Zentrum) ans Bett gefesselt und bis zu seinem leidensreichen Tod sprachunfähig geblieben. Er konnte den Kindern nur noch zulächeln und husten. Den frühen Krebstod seiner Findeltochter hat er nicht mehr erlebt.

Mit diesen mahnenden Zeilen, vor allem an die Raucher, soll

an ihr soziales Gewissen appelliert und ihnen eindringlich nahegebracht werden, was sie bei ihren großen und kleinen ›zwangsberäucherten‹ Zeitgenossen anrichten. Sie scheinen immer noch ahnungslos zu sein und verschandeln zudem mit ihrem stinkenden Nachlaß an Kippen und Asche fortwährend und in ekelhafter Unsitte unsere Umwelt. Und vor den Einkaufszentren, den Sparkassen, an Bushaltestellen und Gastwirtschaften, vor Kinos und auf der Straße selbst, ja, sogar vor dem Kirchenportal, hilft nur noch das Luftanhalten, wenn man ohne Giftzugabe an der Raucherfront vorbeikommen will. – Und auf Autobahnrastplätzen ist eine Früchtepause ohne Zigarettenqualmzugabe überhaupt nicht mehr möglich, selbst, wenn man die Windrichtung einkalkuliert. Die Raucher stehen überall und verteilen ihre stinkende und schädliche Botschaft nach überallhin. –

Wieviel Leid wird wohl noch aus alledem erwachsen? – Sogar Haustiere weisen inzwischen in Raucherhaushalten eine viermal höhere Krebsrate auf, als alle anderen. (Das wird im Fachjagon signifikant genannt).

Nun, diese Ausführungen über die Großraumgefahr Nikotin sollten auch Information für die Gesundheitsbewußten unter uns sein. So haben wenigstens die bisher noch nicht vollends in diese Schadenspalette eingeweihten ›SONNENKÖSTLER‹eine Chance, den größten Giftwolken der besonderen Nikotin-Art auszuweichen. Ganz entkommen können sie ihnen, wir ihnen, leider nicht mehr. -

Für viele unschuldig Betroffene bleibt die Nikotinverschmutzung ihrer Atemluft eine ständige Bedrohung. Dagegen anzutreten, sollte uns alle Mühen wert sein.

Zuletzt sei mit diesen Aufklärungszeilen die Hoffnung verbunden, daß eventuell doch noch rauchende Leserinnen und Leser dieses Buches nach diesen erschütternden Erläuterungen die zuletzt gekaufte Zigarettenpackung an den Hauklotz im Keller nageln, als Reliquie aus einer vormaligen, nun glücklich überwundenen Verirrung. –

Natürlich wäre es wünschenswert, wenn wenigstens die Gesundheitsministerin als oberste Hüterin unserer Gesundheit hier mal hereinschaute, nicht nur wegen der Nikotin-Aufklärung, sondern wegen der grandiosen Einsparmöglichkeit bei den Krankheitskosten allein durch gesundheitsbewußte, natürliche Ernährung der Menschen. ›**Sonnenkost**‹ wäre wirklich der ›Königsweg‹ zur Sanierung unseres Gesundheitssystems. –

Doch diese Erwartung des höchstgesundheitsministeriellen Blickes in dieses Buch dürfte sicher here Illusion bleiben.

Gefährdung durch Elektrosmog

Es ist ein wahrer Glaubenskrieg um die Mobilfunktechnik und deren elektromagnetische Strahlung entbrannt. Schädlich sagen die Mobilfunkempfindlichen und –bewegten, keine Wirkungseinflüsse auf den menschlichen Organismus bekundet die Mobilfunkindustrie, und dazwischen wandeln die sorglosen Handy-Begeisterten mit dem ›Stein des Anstoßes‹ an Auge, Ohr und Hirn.

In einem Glaubenskrieg sind Überzeugungen nur schwer zu vermitteln. Zu hart und unversöhnlich prallen die Fronten aufeinander. Gegenwärtig läuft eine weltweite Studie, in der fast 7.000 an Krebs erkrankte Menschen auf ihre Langzeitbenutzung des Mobilfunks hin intensiv ausgeforscht werden. Andere langjährige Untersuchungen, beispielsweise die von Prof. Adlkofer im *REFIEX*-Forscherteam, haben schon im April 2004 in Zellversuchen längst einschneidende gentoxische Ereignisse bewiesen. Dies besagt, daß nach Anwendung der hochgepulsten Funkwellen eindeutige Beschädigungen am Erbgut eingetreten sind. Entsprechende handfeste Nachweise hatten sich in Form von abgebrochenen Chromosomentellen gezeigt. – Zur Erinnerung: Erbgut heißt Gene, heißt Funktionseinheiten/ Strukturanordnungen, in deren Nukleotidsequenzen wichtigste Informationsgehalte für Leben und Gesundheit stecken. Unter

Berücksichtigung der Tatsache, daß diese Einrichtungen und die Zellen im kindlichen Organismus weit empfindlicher sind als jene in der Petrischale, und heute allein Millionen deutscher Kinder die tägliche, sehr intensive Handynutzung betreiben, sind mehr als nur berechtigte Sorgen angebracht. DNA-Schäden passen natürlich nicht in das Philosophiemuster der ›sanften‹ Mobilfunktechnik, doch sie sind manifest. Der lebende Organismus versucht selbstverständlich, über viele Reparatur- und Selbstheilungsmechanismen unmittelbare Folgen zu verhindern. Das vernebelt aber die Schadenswirkung und erschwert oft den Nachweis der Kausalität. Derweil feiert der Leichtsinn unterwegs und daheim ›fröhliche Urständ‹. Langzeitschäden sind nun nicht nur nicht mehr auszuschließen, sondern sie sind ganz gewiß.

Neben diesen handfesten Beweisen der Mobilfunkschädlichkeit gibt es ja noch einen bedenkenswerten Gesichtspunkt in Folgendem:

Wir haben in der Schilderung des komplexen Schwingungsgeschehens in unserem Organismus von den Fein- und Hyperfeinstrukturen der elektromagnetischen Schwingungssysteme und des äußerst filigranen *Biophotonenfeldes* in uns erfahren. Da werden die stark gepulsten Signale, wie sie für die Mobilfunktechnik erforderlich sind, und mit deren wirklicher Intensität niemand ›von den Wissenden‹ herausrückt, nicht ohne Wirkung bleiben. Allein, wenn wir uns da die Erkenntnisse von Samuel Hahnemann ins Gedächtnis zurückrufen, auf welche Dosierungen unser Organismus reagiert, nämlich, daß er auf Reize geringster Intensität am stärksten reagiert, ja, eigentlich auf immaterielle Informationen am sichersten anspricht, dann können wir uns eher ein Bild machen, das der Wirklichkeit am nächsten kommt. Und wenn laut beschwichtigender Meßergebnisse die Ungefährlichkeit allenthalben beschworen und beteuert wird, kann weiterhin noch zutreffen, daß selbst dann, wenn ein Reiz in seiner Wirkung nicht bis zur Peripherie durchschlägt, d.h. keine erkennbare Information nach außen sendet, er dennoch nicht wirkungslos geblieben sein muß. Wirkungseffekte nicht registrieren zu können, kann auch am falschen oder nicht genügend empfindlichen Instrumentarium liegen. Und selbstverständlich am mangelnden Willen, dies überhaupt herauszubekommen.

Zu diesen Unwägbarkeiten des Mobilfunks kommt aber noch ein weiterer, bedrohlicher Einflußfaktor hinzu, der sich mit der teils metallurgischen Verschmutzung unserer Atemluft durch die Technik ergibt. Er ist im Kapitel 1 unter Luftverkehr schon kurz angesprochen worden und soll hier nun ausführlicher behandelt werden.

Die dort beschriebenen künstlichen Zirrenschichten enthalten nicht nur den Wasserdampf aus der Treibstoffverbrennung in den großen Höhen, sondern auch andere Teilchen, u.a. ebenso winzige Abriebspartikel aus dem Turbinenverschleiß. Solche Teilchen entstehen aber auch durch den Auto- und sonstigen Maschinenbetrieb am Boden. Diese winzigen Partikel nehmen aufgrund ihres Metallcharakters im Elektro-Smog des Mobilfunks Dipoleigenschaften an und verändern und verstärken damit auch die Wirkungen dieses künstlich erzeugten elektromagnetischen Feldes. Die so entstehenden zusätzlichen Feldeigenschaften zwischen Sonne und Erde – und wir mittendrin – greifen zusätzlich in das Sonnenlichtmanagement unseres Planeten ein. So kann es zu zusätzlichen Reflektionsarealen für das Sonnenlicht kommen, wie es Aerosole von Natur aus allgemeinhin schon tun. Auch das ist künstlich erzeugte Veränderung.

Nun ist ja bekannt, daß unsere Wetterküche in der Troposphäre aktiv ist, und die reicht bis in die Flughöhen und ein wenig darüber hinaus. Durch das Wettergeschehen findet nun aber eine Vermischung der Luftschichten von oben bis unten statt. Nichts ist da gänzlich voneinander zu trennen; ganz im Gegenteil. Somit haben wir – obwohl hier unten – regen Anteil an dem gesamten Geschehen, auch von da oben, und atmen u.a. diese Metallpartikelwolken mit Dipoleigenschaften in Form milliardenfacher Schwingungen pro Sekunde ein.

Wir ahnen nun schon, was da passiert: Hier trifft uns das falsche, weil künstliche Schwingungspotential nicht nur von außen, sondern es gelangt über unsere Lunge, einer Tennisplatz großen Kontaktfläche mit der Außenluft, direkt in unseren Organismus. Hier kommt es in uns zu Interferenzen der verschiedenen Schwingungen, die so von der Natur absolut nicht vorgesehen sind und deshalb nur schädlich wirken können. Sie stören das präzise auf uns abgestimmte natürliche Schwingungsgeschehen, das für unsere Gesundheit und für unser Überleben sorgen soll. Wie, das zeigt sich schon deutlich, nicht nur bei Handy-Dauerbenutzern, sondern auch in der übrigen Bevölkerung mit beklagten und tatsächlichen Folgewirkungen. Wir können sie erkennen, wenn wir näher hinschauen.

Erinnert werden soll auch an dieser Stelle noch einmal an die voraussehbare Reaktion unseres defizilen Körperwassers mit dem Elektro-Smog, insbesondere an unser kreatives, das ›vicinale‹ Zellwasser. Sonnenlicht-Ordnung ist hier gefragt, sonst nichts, und schon gar keine mobilfunk-indizierte Unordnung. Aus dieser Interaktion beider Schwingungsgeschehen erwächst kein Segen für uns.

Insgesamt gesehen ist Deutschland mit dem dichtetesten Mobilfunknetz ein riesiges Experimentfeld mit 82 Millionen Menschen als gezwungene Teilnehmer, das nicht gesteuert und beendet werden kann. Nicht auszudenken, mit welchem Ergebnis.

Wir wissen nun nach den vielen Kapiteln dieses Buches darüber, daß wir im wesentlichen elektromagnetisch gesteuerte und in größtem Maße ›*immateriell*‹ regulierte Wesen sind, und so kann uns kein extra und künstlich erzeugtes Kraftfeld von irgendwoher egal sein. Niemand von uns sitzt in einem Faraday'schen Käfig, der rundherum abschirmt. Das wäre außerdem ungesund. Man kann also von Tausenden von schädlichen Einflüssen (pro

Sekunde) auf die Fein- und Hyperfeinstrukturen des Schwingungsgeflechtes in uns ausgehen. Und das nicht zu unserem gesundheitlichen Nutzen, sondern in erster Linie von unserer Bequemlichkeit und zur Befriedigung unseres ausufernden Mitteilungsbedürfnisses in Gang gesetzt.

Deshalb sollte von häufigem und langem Telephonieren damit – im doppelten Sinne des Wortes – Abstand genommen werden. Dies gilt gerade für den empfindlichen, im Wachstum begriffenen kindlichen Organismus. Der wird besonders einschneidend geschädigt. Und gerade dort gehört das Handy nicht nur zur Tages-, sondern schon zur Stundenordnung. So gilt zumindest für Gesundheitsbewußte – hoffentlich kein Ruf in die Wüste – : Hirn und Ohren möglichst weit weg vom Handy.

16. DIE BOTSCHAFT DES BUCHES

»Wer etwas will, muß mutig sein, auch zu scheitern« (Kirk Douglas).

Dieses Wort des bekannten amerikanischen Schauspielers (›SPARTACUS‹) kann für jeden Unternehmungsfreudigen Mahnung und Hoffnung zugleich sein. Sicherlich auch in diesem Sinne in die Welt gesandt.

Vielleicht ist das Unterfangen dieses Buches an dasselbe Motto gefesselt. – So hoffe ich denn, das Schicksal möge gnädig sein mit der darin formulierten Botschaft. Sie will den allgemeinen Bewußtseinszustand der Menschen dafür wecken, daß ohne Ausnahme wirklich alle Dinge in dieser Welt, sowohl im Kosmos, als auch auf unserer Erde, miteinander verbunden sind. Wir haben nicht die Wahl, welchen Teil der Schöpfung wir schonen und welchen wir ausbeuten wollen. Jeder einzelne von uns ist ein Stück dieses Netzwerkes, mit dem wir sorgsam umgehen müssen, wenn wir überleben wollen. Jeder von uns selbst sei ein Faden in diesem Netzwerk, wie wir den berühmten Indianerhäuptling Seattlen am Ende dieses Kapitels werden sagen hören, und täten uns selbst alles das an, was wir unserer Erde insgesamt antäten. Diese weitsichtige Zusammenhangsahnung ist schon uralt. Wir in unserer modernen Welt laufen dieser Schlüsselerkenntnis immer noch hinterher.

Das Volk der Dogon aus den Felsendörfern der Falaise de Banja Fara, in Mali (Afrika), feiert seit mehr als 750 Jahren alle 50 Jahre das große Fest der Wiedergeburt. Diese Tradition geht auf einen kleinen gelben Stern zurück, der auf einer elliptischen Bahn in exakt diesem Zeitraum den Sirius umkreist und so immer wieder erscheint. Dieser kleine ›Begleiter‹ ist aber erst 1970 mit den neuesten Teleskopen überhaupt entdeckt worden.

Wie gesagt, sie feiern schon Jahrthunderte. So ergibt sich

doch die Frage, woher denn dieses Volk das schon so lange wußte. – In den Überlieferungen des Volkes ist da von außerirdischen Besuchern die Rede. Die Dogon, was in ihrer Sprache *Kinder der Sonne* bedeutet, nennen sich seit jeher so. Ihrem Glauben zufolge steht jeder Mensch in enger Beziehung zum Universum und wird von dort oben in geheimnisvoller Weise am Leben erhalten, und das jeden Tag, jeden Augenblick.

Damit der Große Geist sie jederzeit sehen und sicher finden kann, sind ihre unter der Felsenklippe, der Falaise, stehenden Hütten von der Klippe aus als in symbolischer Menschengestalt angeordnet zu erkennen.

Die gleiche Botschaft, ›Wir sind Kinder der Sonne‹ (so heißt auch Kap. 4 dieses Buches) ist, wie ebenso in Kap. 2 unter ›Der Kosmos und wir‹, enthalten und so an die Leserschaft gegangen, was meint, daß jeder von uns in jeder Sekunde seines Lebens - und dies wissenschaftlich untermauert - ein lebendiger Teil des Universums ist.

Der Bogen dieser Buch-Botschaft war absichtlich weit gespannt. Angefangen bei dem, was uns hier unten auf unserem Planeten bewegt und widerfährt bis zum beinahe Unfaßbaren dort oben, wohin wir gerade bei Dunkelheit immer wieder fasziniert aufschauen. In weitgefaßten Ausschnittsbeispielen kam in diesem Buch das ganz Große neben dem ganz Kleinen zur Sprache, und sicher konnte dabei auch die Großartigkeit der Schöpfung ein wenig durchscheinen, die sich oft unfaßbar unserem Auge und manchmal auch nur langsam unserem Bewußtsein erschließt.

»Wer Augen hat, der sehe«

»Wer Augen hat, der sehe« und »sprich‹, damit ich sehe«. So heißt es passend hierzu im Buch der Bücher. Ich hoffe darauf, daß die Leserinnen und Leser ›sehen‹ und über Vieles, das zur Sprache gekommen ist, auch staunen konnten; vielleicht auch manches davon bei wiederholter Lektüre immer klarer sehen werden.

So entdecken wir höchst Erstaunliches im Universum wie auch in unserer kleinen Welt. –

Blenden wir diesen Bogen zwischen Klein und Groß zur Abschlußbetrachtung noch einmal auf und fügen ihm bisher noch nicht Erwähntes und Bewundernswertes hinzu.

So gibt es im Wunderreich des Lebens mit bloßem Auge nicht sichtbare Lebensform der Flagellen, die sich mittels eines winzigen Haares fortbewegen. Diese Geißel, wie das Ruderhaar auch heißt, wird vom kleinsten Rotationsmotor dieser Welt bewegt. Er mißt gerade einmal 30 Nanometer, das ist ein Dreißigmilliardstel eines Meters. Für uns unvorstellbar klein. Deshalb zum besseren Verständnis ein Vergleich: 100.000 dieser Rotationsmotoren aneinandergereiht würden gerade den Durchmesser eines Menschenhaares ergeben. Da ist Staunen doch wohl angebracht. Im Leben ist wirklich alles bis ins Kleinste geregelt.

Und was verrät da der Blick auf die andere Bogenseite zum Größten, dem Universum?

Es gibt Theorien in der Astrophysik, wonach alles, was wir auf unserem Planeten sehen können, ihn selbst und alles im All, aus heller, leuchtender Materie besteht. Aber alles Sichtbare zusammen macht nur ca. 10% der vorhandenen Materie aus. 90% bleiben demnach unseren Blicken entzogen. Sie ist dunkle Materie und verrät ihre Gegenwart nur durch ihre Anziehungskraft, mit der sie die aus sichtbarer Materie bestehenden Himmelskörper zu untypischen Bewegungen zwingt. So äußert sie ihre reale Gegenwart und hält alles sonst ›bei der Stange‹. Wenn sie wirklich 90% der gesamten Materie ausmacht, dann werden auch alle Vorgänge von ihr bestimmt.

Diese Erklärung lag auch schon den Überlegungen und Berechnungen Johannes Kepplers zugrunde und hat in der von ihm berechneten Rotationskurve, kurz Kepplerrotation, einem ganz charakteristischen Gesetz, Ausdruck gefunden. Die Aussage ist, daß entgegen den Gesetzmäßigkeiten in unserem Planetensystem die Geschwindigkeiten der ganz äußeren Himmelskörper in der Milchstraße konstant bleiben. Nach den in unserem Sonnensystem herrschenden Gesetzen werden alle Planeten durch die hier herrschende dominante Anziehungskraft der Sonne mit eisernem Griff – exzellent ausbalanciert zwischen Fliehkraft und Anziehungskraft der Sonne – auf ihrer Bahn gehalten.

In den Außenbereichen und am Rande der Milchstraße reicht nach rein optischem Eindruck – aber auch bestmöglichen Berechnungen – die von der sichtbaren Materie ausübbare Anziehungskraft nachgewiesenermaßen dafür nicht aus. Es muß unsichtbare Materie geben, die dort mit gigantischen Anziehungskräften dafür sorgt, daß die mit 800.000 Kilometern pro Stunde um das Milchstraßenzentrum rasenden äußeren Himmelskörper nicht durch die irrsinnigen Fliehkräfte hinausgeschossen werden und im Universum verschwinden. Es ist also selbst dort im Großen alles bis ins Kleinste geregelt.

Wir haben gelesen, Materie ist nicht tot in sich, sondern höchst aktiv. Sie schwingt und vibriert, sie ist Masse und Energie zugleich. ›$E = mc^2$‹. Einsteins Formel sagt es kurz und knapp. Den erschütternden Beweis dafür, wieviel Energie in der Materie steckt, haben die beiden Atombombenexplosionen über Hiroschima und Nagasaki der ganzen Welt vor Augen geführt. Wir wissen, für die Initialzündung zu dieser gewaltigen Kettenreaktion reichten Plutoniummengen von unter einem Kilo.

Geheimnisvolles gibt es ebenso im nicht sichtbaren Bereich. Fast masselose Teilchen, die von unserer Sonne ausgehen, genannt *Neutrinos*, jagen mit extremen Geschwindigkeiten in Myriadenformationen auf unseren Globus nieder und durchdringen ihn wirklich mühelos. Dabei sind sie selbst nicht feststellen. Jedoch hinterlassen sie ihre Signaturen in Form von Lichtblitzen in riesigen unterirdischen Wasserbehältern in 2½ Kilometern Tiefe (Japan). Diese Spuren werden von Spezialsensoren aufgezeichnet, und so können die Neutrinos von sich und dem Universum erzählen.

Geheimnisvolle Neutrinos

Neutrinos durchdringen selbstverständlich auch unseren Körper mit vielen Mrd. Stück in jeder Sekunde, unser Leben lang. Aber sie schaden uns nicht, sie stoßen mit nichts in uns zusammen, reagieren nicht mit unseren Atomteilchen, aus denen wir bestehen, denn diese Weltall-Vagabunden sind elektrisch strikt neutral. Deshalb auch die Bezeichnung *Neutrinos*. Die Erklärung dafür ist, daß es aus Neutrino-Sicht in uns riesige leere Räume gibt.

Um unsere Vorstellungen für diese Größenordnungen zu öffnen, wieder ein Bild: Wenn wir uns ein einziges Atom in der Größe einer Kathedrale vorstellen, dann wäre sein Kern gerade einmal so groß wie eine einzelne Musiknote. Und *Neutrinos* sind, Atomkernen gegenübergestellt, wirklich winzig. Für sie gibt es in uns also riesig viel Platz.

Für die Neutrinos sind wir quasi überall und nach allen Seiten offen. Nun ließe sich daraus natürlich ganz salopp schlußfolgern, – *wer nach allen Seiten offen ist, kann eigentlich nicht ganz dicht sein.* – Abgesehen von dem Scherzhaft-Hintersinnigen dieser Redewendung trifft es den Nagel doch geradezu auf den Kopf und so auch voll auf unseren Körper zu. Dieser ist eben nach allen Seiten offen. Wir haben ja erfahren, er ist ein *thermisches Ungleichgewichtssystem*, zum Schwingen und Tanzen für kleine und kleinste Teilchen, wie eben auch für das große kosmische Schwingungsgeschehen, eine einzigartige Spielwiese.

So sind wir nicht nur für die Neutrinos offene Scheunentore, wir sind es auch für das Sonnenlicht, die Luft, für Nahrung und Bewegung. Alles zusammengenommen ist Anstoß von außen, wie er am Standuhr-Perpendikel als ein für uns sogar sichtbares Schwingungssystem von der Zugkraft der Kettengewichte ausgeht. Wir werden wirklich von außen, sowohl durch den Lichtgehalt und die Schwingungsenergie direkt aus der Biosphäre, als auch über den Informationsgehalt unserer Nahrung in Gang gehalten. Und die höchste Informations-Qualität aller Nahrungsarten liefert – das wissen wir jetzt – die **›Sonnenkost‹**.

Strahlenfeld des Organismus

Wir haben darüber bisher Erstaunenswertes erfahren. Es gibt tatsächlich eine Informationsübertragung vom Nahrungsmittel auf uns, den Verzehrer. Beide kommunizieren miteinander über das Biophotonenfeld. Prof. F.A. Popp formuliert es so: *»Es ist der äußerst wohlgeordnete Zustand der Materie in den mehr oder minder komplizierten organischen Verbindungen, welche ihnen* (den Biosystemen, d.Verf.) *als Futter dienen«*, und **»Die Qualität der Nahrung läßt sich nur verstehen über ihre Auswirkung auf das Strahlenfeld des Organismus. Hohe Qualität bedeutet: Die Nahrungsaufnahme verbessert die Ordnung des Systems (Mensch**, der Verf.)**, niedrige Qualität führt zu Dissonanzen. Das ist die Botschaft der Nahrung«.**

Diese ›Botschaft‹, in ihrer ganzen Bedeutung wirklich verinnerlicht, müßte uns doch angesichts der nun erkennbaren wahren Hitzeverstümmelung, die unsere Nahrung durch die ›heiße Küche‹ erleidet, eigentlich in nach Veränderung und Korrektur strebende Aufruhr versetzen. Auf der Stelle.

Da wird alles vernichtet, was die Natur zuvor so unübertreffbar sinnreich mit der den Organismus unterstützenden *›Ordnung‹* hergerichtet hat. Eine unnachahmliche Meisterleistung und energetische Maßanfertigung für uns. Keine Fabrikmaschine der Welt, selbst software-gesteuerte, wäre dazu fähig.

Zudem ist hier der Aspekt bedenkenswert, daß die Nahrung in der Evolution als ein Schrittmacher gilt, womit automatisch die engste Verwandtschaft zwischen Nahrung und Verzehrer geknüpft ist. Einschneidende Veränderungen, hier Fabrikware auf der Nahrungsseite – also durch den Menschen (miß-)gestaltete – haben immer negative Auswirkungen und schlagen in destruktiver Weise unausweichlich auf ihn zurück. Die Büchse der Pandora ist bereits weit geöffnet und große Übel, wie zusätzliche Krankheiten, Schmerzen, Siechtum und vorzeitiges Altern sind aus ihr entwichen. Für uns alle erkennbar. Wir können dieses Geschehen als ein Bumerang mit sicherem Gedächtnis ansehen, der zuweilen lange unterwegs ist, aber letztlich zielsicher landen wird. Er befindet sich im direkten Anflug und wird noch schlimmere Denkzettel bringen, nicht nur für die verkorkste Nahrung, sondern auch für die gänzlich falsche.

Fleisch sei ›*ein Stück Lebenskraft*‹, so säuselt es uns die Fleischlobby mit ihrer Werbung vor. Mitnichten, das Gegenteil ist der Fall. Was Fleisch in unserem komplexen Organismus heute anrichtet, konnten wir ausführlich im Kap.14 erfahren, jedoch in seiner fatalen Langzeitwirkung wirklich noch gar nicht richtig abschätzen. Der menschliche Verdauungstrakt hat sich selbst nach 2 Millionen Jahren des Fleischessens um kein Jota in Richtung Raubtierorganismus umgestaltet, geschweige denn Schutzmechanismen gegen den potenzierten Harnsäureeintrag aus dem Fleisch entwickelt. Es ist lediglich die ganze Wucht der schädlichen Wirkungen herübergekommen, Krankheiten, (z.B. Gicht) und Allergien haben überhand genommen und mit völlig überflüssigem Gedächtnis- und Persönlichkeitsverlust im Alter weit verbreitetes Leid gebracht. So heißen heute die Übel der Pandora, gegen die die Fleischesser die Augen permanent verschließen. Würden sie dies doch endlich klar erkennen.

Wünschenswert wäre dies auch für die Erkenntnis, daß die ernährungsphysiologischen Auswirkungen noch darüber hinausgehen. Der tiefe Einblick im Fleischkapitel hat uns den biologischen Erkennungsmechanismus und den verderblichen Weg der aus dem Schlachttier stammenden Substanzen vor Augen geführt, und wie die mit ihnen einhergehenden, aufwühlenden Streßhormone ihren tierischen Ursprungsort mit dem entsprechenden Zielort im menschlichen Organismus verkoppeln und sich präzise am entsprechenden Ort ansiedeln. So auch im menschlichen Gehirn. Das bedeutet, daß die bei der Schlachtung ausgeschütteten Streßhormone ihren Weg bis in die Psyche des Fleischessers finden. Bei der dargestellten engen Gemeinschaft von Körper und Geist über die Nahrung werden die Leserinnen und Leser wohl zweifelsfrei nachvollziehen können, daß dann aggressiv wirkende Inhaltsstoffe des Fleisches, hormonelle Stressoren, in der menschlichen Schaltzentrale tatsächlich genau dementsprechende Merkmale ausbilden. Sie können den Charakter des Fleischessers regelrecht deformieren.

So ist es an der Zeit, daß wir uns ernste Gedanken über die Ursachen für die wachsende Gewaltbereitschaft und die zunehmende sittliche Verrohung in unserer Gesellschaft machen, so leider auch bei unserer Jungend. – Daneben nehmen die psychischen Erkrankungen bei den Menschen in den hoch entwikkelten Industriestaaten schon lange ein Übermaß an.

Es gibt inzwischen unzählige Fingerzeige für fatale Entwicklungen. Wir müssen sie nur endlich richtig deuten: **Fleisch macht nicht nur den Planeten, es macht auch uns kaputt** – Und aus dieser Erkenntnis müssen wir endlich die Konsequenzen ziehen.

Obwohl über unsere Fleischsünden und deren Folgen bei uns schon ausführlich die Rede war, soweit doch noch einmal an dieser Stelle. Dringend Beachtenswertes darf nicht in Vergessenheit geraten. Überbordende Informationsfülle und Reizüberflutung unserer Zeit unterstützen das leider. Wiederholung ist aber auch dafür gut, Neuankömmlinge und junge Menschen zu informieren, die eben noch nichts über diese engen und drängenden Zusammenhänge gehört haben. Gerade auf sie sollten wir da unsere Hoffnungen auf Umbesinnung in der Gesellschaft gründen.

Wir haben also erfahren, selbst das Schlachten von Tieren nimmt schädlichen Einfluß auf uns, und Kochen, Braten, Backen und sonstiges Manipulieren sind nicht etwa nur weniger ernst zu nehmender Ausdruck reiner Experimentierfreude im Umgang mit der Nahrung. Nein, jede einzelne dieser Praktiken bedeutet eine echte Nahrungsverfälschung und ist damit ihre Verstümmelung mit unmittelbaren Auswirkungen auf jeden einzelnen von uns. Dies gilt ebenso für gentechnische Veränderungen.

Ein deutlicher Beweis dafür ergab sich aus einer vergleichenden Langzeitverfütterung von genmanipuliertem Mais an Ratten und Mäuse. Dieser BT-Mais ist durch Gen-Veränderung abwehrfähig gegen Schädlinge gemacht worden (BT-Toxin gegen die Larve des Maiszünslers), damit auf dem Acker keine Chemie ausgebracht werden muß. Eigentlich ein honoriger Denkansatz. Doch wissen wir inzwischen sehr wohl, daß Veränderungen an einer Stelle in einem vernetzten System zwangsläufig unkalkulierbare Reaktionen an anderer Stelle darin nach sich ziehen. Alles hängt mit allem zusammen. Die Manipulation am Erbgut, oder gar die Verquickung von verschiedenenartigem Erbgut, wie beispielsweise Eisfisch-Gen mit Tomatenerbgut zur Antimatsch-Tomate, verändert die Gesamteigenschaften im Neuentstandenen und hat sehr oft unvorhersehbar schädliche bis fatale Auswirkungen auf die betreffenden Empfängerorganismen. So zeigten auch die mit BT-Mais gefütterten Versuchstiere nach einiger Zeit tatsächlich Verkümmerungserscheinungen an Darm, Magen und Nieren. –

Bei Nahrungsmanipulation herausgekommen sind also Organenverstümmelungen und Degenerationserscheinungen. Es drängt sich der Verdacht doch förmlich auf, daß das neu kreierte, gegen den Maiszünsler aggressive Erbgut im Mais nun auch die Nager direkt als Schädlinge angegangen ist, denen eine gehörige Lektion erteilt werden mußte. – Auch die Tabakpflanze hat ihr Nikotin ja als Gift gegen ihre Freßfeinde entwickelt und bringt deren Stoffwechsel zum Erliegen, und sie läßt auch die nikotinsüchtigen Menschen mit Raucherbein und Lungenkrebs grausam erfahren, nicht ungeschoren davonkommen zu können.

Im Übrigen hat sich inzwischen herausgestellt, daß mehr als 50 veränderte Maispollen die Schmetterlinge töten, während andererseits der Maiszünsler wirksame Gegenstrategien entwickelt, d.h. Antistoffe gebildet hat. Das erinnert an die gegen Antibiotika resistent gewordenen Bakterienstämme, denen mit keinem Mittel mehr beizukommen ist. BT-Mais besitzt also keinen Dauerschutz gegen den Schädling, aber richtet sich in Langzeitwirkung gegen den Konsumenten. Und das bestimmt nicht nur gegen die Nager. – Organverkümmerungen wären auf weite Sicht auch beim Menschen nicht auszuschließen, weil er als Schädling auf die Strafliste für Parasiten gerutscht ist. Unausdenklich.

Geschähe dies, es wäre nichts mehr wie vorher. Gleichwohl wird weitermanipuliert und dabei die fragwürdige Erwartung gehegt, der menschliche Organismus würde von alledem unbetroffen bleiben. – Woher bloß diese blanke Zuversicht? -

Die Gefahren, die uns aus der Anwendung von Gen-Mais drohen, sind absolut nicht abschätzbar. So haben österreichische Forscher vor kurzem (Stand Februar 2009) in einer gründlich angelegten Studie herausgefunden, daß die sehr umstrittenen Sorten MON 810 und T 25 in ihrer Kreuzung bei Rindern Unfruchtbarkeit auslösen. Dessen ungeachtet hat die EU den Gen-Mais ab 2010 als Futtermittel zugelassen und erzwingt sogar die Einführung gegen Regierungswillen.

Ähnliche Gefahren gehen von Gentech-sojamilch aus. Durch sie erkrankten In Argentinien viele Kinder an Blutarmut und Osteoporose, obwohl die Europäische Behörde für Lebensmittelsicherheit sie als sicher bewertet hatte.

Solche Nachrichten müssen doch eigentlich bei jedem von uns die Alarmglocken schrillen lassen.

Was wir augenblicklich an gesundheitlichem Niedergang in aller Welt erleben, ist nur eine Vorankündigung. Aber sie haben dem Großteil der Menschen und Wissenschaftler immer noch nicht so richtig die Augen geöffnet; die wenigen konsequenten Natur- und Sonnenköstler einmal ausgenommen. Zu ihrem Glück.
Sie haben erkannt:

Mit Obst, auch mal exotischen Früchten, mit naturbelassenen Gemüsen, Wildpflanzen und Kräutern sind wir auf der sicheren Seite. Mit ihrem hohen Sonnenlichtgehalt, den wir Lebewesen als komplexe Antennensysteme für die verschiedenen Wellenbereiche des Sonnenlichtes, aber auch anderer Schwingungen des Kosmos komplett empfangen können, weil wir sie für unsere Existenz brauchen, erwerben wir selbstverständlich den höchsten ›Ordnungsgrad‹. Das bedeutet, wir übernehmen auch den größten Vorrat an negativer, also guter Entropie. –

Das ist eine gute Nachricht. Wir wissen doch nun gegen Ende dieser Erläuterungen, daß wir letztlich durch Essen den Ordnungszustand in unserem Organismus erhöhen und damit die Entropie ausbremsen können, die uns eigentlich in Richtung Schwingungstod drängen und so den Garaus machen will. Mit **›Sonnenkost‹** werden wir in die Lage versetzt, ein Stückchen unachtsam verlorene Lebenskraft aktiv zurückzuholen. Das ist doch eine ganz phantastische Sache. Die muß man sich nur einmal richtig vergegenwärtigen: Erneuerung von Lebenskraft durch *›Naturkost‹*.

Ordnungsgraderhöhung durch Nahrungszufuhr heißt, die in materiellen Prozessen schon angesprochenen Biorhythmen, die lebensnotwendig sind, aufrechtzuerhalten oder nötigenfalls wieder anzusteuern und einzustimmen. Rhythmen und Schwingungen sind ein Lebensprinzip, wie in diesem Buch ausgiebig beschrieben worden ist. Darunter auch erwähnt die ›Rohracher'schen Mikrovibrationen‹ in unserer Muskulatur, tagsüber, aber auch während des Schlafes. Von diesem für uns nicht unmittelbar spürbaren Phänomen können wir aber eines direkt ableiten und sogar wahrnehmen: Unseren Herzschlag. Der wird vom sog. Sinusknoten in unserem Herzen getriggert. Und auch dieser ist nicht unerschöpflich und wird deshalb von ganz draußen mit Energie versorgt. Bruder Kosmos sorgt für uns. Begründungen für diese Behauptung gab's hier genug.

Auch die inzwischen bestätigte erstaunliche Tatsache der ge-

genseitigen Umwandlungsfähigkeit von Materie und Licht, wie von Isaac Newton schon vermutet und formuliert worden ist, läßt den Schluß zu, daß Materie die ›kristalline Form‹ des Lichtes sei. Wie fremd uns dies auch erscheinen mag, wir müssen erkennen, daß um uns herum mehr existiert und wirkt, als wir sehen, fühlen, wiegen und messen können, und mehr geschieht, als wir ahnen.
In diese Kategorie paßt dann auch das große Thema dieses Buches über die ›**Sonnenkost**‹ als ›Lichtnahrung‹ und wirkliche Sonnenlichtschiene zur ausführlich dargelegten ›Lichtorganisation‹ unseres Körpers. Nehmen wir dies, wie so vieles, auch als ein Wunder des Lebens und als ein großes Geschenk unserer Erde, das aber letztlich ausgeht von einem uns Menschen gegenüber offensichtlich wohl gesonnenen und wohlwollenden Universum.

Alle diese Informationen sind die Botschaft an Sie, liebe Leserinnen und Leser. –

Wissen für Sie. Hoffentlich fanden und finden Sie es auch weiterhin spannend. Nebenbei bemerkt: Hirnforscher haben herausgefunden, wer lernt, lernt nicht nur einfach dazu. Er organisiert sein Gehirn neu und schafft weitere Speicherkapazität in seinem Denkapparat. Alles Lernen von neuen Inhalten ist wie das Überwinden einer sehr tiefen Schlucht. Jede nachfolgende Überquerung über die schwindelnden Höhen hinweg geht leichter vonstatten. So geschieht es auch in unserem Gehirn mit der Überwindung des sog. synaptischen Spaltes. Und nachfolgendes Hinzulernen fällt immer leichter als Erstlernen. Wer mehr Wissen erwirbt, gewinnt damit auch Brücken, Tricks und Kniffe, kann auch besser zusammendenken. Damit wird er möglicherweise künftig Wissenslinien gewinnbringender miteinander verknüpfen und so in seinem unmittelbaren Lebensbereich auf pfiffige Lösungen und auf neue Ideen kommen, d.h. letztlich erfolgreicher sein können. Das haben Sie mit dem Lesen dieser Darstellungen selbstverständlich bereits begonnen und hegen schon längst diese Empfindungen. Ein persönlicher Gewinn für jeden einzelnen, ganz gewiß. In diesem Sinne könnte vielleicht die ganze Buch-Botschaft über unsere Welt als ›Schmankerl‹ wirken, uns mit der eingehenden Betrachtung mikrokosmischer Vorgänge gleichsam den Makrokosmos näher heranzuholen und das alles ebenso in unserem Gehirn ordnungsgemäß miteinander zu vernetzen.

Aus all den Darstellungen an Geheimnisvollem um uns herum, in unserer unmittelbaren Nähe und sogar in uns selbst, mag da sicherlich das Quantenphänomen als exotische Zugabe hervorspringen, der wir Verstandesmenschen generell so mißtrauisch und zögernd gegenüberstehen. Aber machen wir uns nichts vor, ohne dieses Phänomen existierten wir überhaupt nicht. So sollte uns unsere Neugier über unsere Herkunft schon über diese geheimnisvolle Hürde helfen. Und dann beziehen wir da doch gleich das ungelöste Rätsel der Antimaterie mit ein, das vorerst nur mathematisch zu erfassen ist, wie es selbst mit der Relativitätstheorie auch einmal begonnen hatte. So könnten wir an den Erkenntnispunkt gelangen, an dem wir dann auch Unbegreifliches an uns heran und das Geheimnisvolle selbst zu uns sprechen lassen. Wir haben doch auch schon einmal etwas über ›Wortmusik‹ gehört. Vielleicht kann sie in Verbindung mit der Himmelsgabe Phantasie, die uns gegenüber allen anderen Geschöpfen dieser Welt auszeichnet, uns einen Zugang zum scheinbar Unbegreiflichen eröffnen. Es an uns heranzulassen, bevor wir gar nichts mehr begreifen, das wäre doch ein erster Schritt.

Nachdem uns GPS und Navigationsgerät im Auto inzwischen schon Standbeine für ein gewisses Verständnis von ›*Relativität der Zeit*‹ sind, und sie uns mit der Annäherung an die ›*Quantentheorie*‹ langsam auch für sie wachsen, sollte uns da doch die Antimaterie nicht umhauen können. Vielleicht, – nein, sicher kommen wir über sie zu weiterführenden Erkenntnissen, die wiederum unser aller Alltag verändern werden. Ganz gewiß erfült dabei die mathematische Beweisführung dieselbe

Lotsenfunktion zur Antimaterie, wie sie es auf dem Wege zur Relativitätstheorie getan hat. Albert Einstein hatte in einem Freund einen hervorragenden Mathematikmitarbeiter, der für ihn die hochkomplexen Berechnungen auszuführen in der Lage war. Einstein soll später einmal gesagt haben, daß er, nachdem sich die Mathematiker über seine Relativitätstheorie hergemacht hätten, er hinterher seine eigene Theorie gar nicht mehr verstanden hätte. Ja, der ehrliche, große Einstein.

Wir sehen, die Mathematik bleibt Werkzeug und Brücke zu noch vielerlei Unverständlichem. Es könnte doch passieren, daß wir über die dunkle Materie zur dunklen Energie und vielleicht zum Anti-Universum finden, welches, wenn überhaupt, sich möglicherweise größer als das sichtbare Universum darstellt. Vielleicht eröffnet sich uns da eine Sphäre, deren Zentrum überall und deren Grenzen nirgendwo sind. – Philosophie? – Wortmusik? – Nun denn. – Vielleicht gibt es ja hier und da noch den mystischen Klick in unserem Kopf, den wir zum Verständnis alles dessen brauchen.

Weniger intellektuelle Kraft erfordert die Erkenntnis, daß die Komplexität unserer Welt heute nur mit ganzheitlicher Sicht zu erfassen ist. Sie verlangt die praktisch angewandte Verknüpfung aller Einzelerkenntnisse, ohne über deren gesonderter Einzelbetrachtung die Gesamtschau aus den Augen zu verlieren. Verbunden damit ist die Anerkenntnis der alles dirigierenden Naturgesetze. Ohne sie wären die menschliche Existenz, ja, selbst unsere Analysefähigkeit für unsere Situation in dieser Welt, folglich auch die für unsere biophysikalischen und ernährungsphysiologischen Fragestellungen in diesem Buche, nicht gegeben. So ist es doch allerseits immer wieder spannend, mehr über uns selbst und über unser heimisches Umfeld auf unserem Planeten zu erfahren, wie zumindest auch über seinen zufällig ruhigen Platz zwischen den mächtigen und turbulenten Spiralarmen in unserer Galaxie Bescheid zu wissen. Ist man erst einmal eingestiegen, dann wird man gefesselt vom facettenreichen

Wechselspiel zwischen Astrophysik und Kosmologie und der uns scheinbar näher stehenden elementaren Physik und Biologie mit den faszinierenden und auf den ersten Blick oft nicht sogleich eingängigen Einflüssen und Fernwirkungen, gerade wiederum denjenigen aus dem Kosmos. Und ein großes Staunen über die daraus entstandenen biologischen Entwicklungen und kreativen Problemlösungen der Natur begleitet einen dabei.

In diesem Sinne soll dieses Buch in seiner Gesamtheit ein Angebot dafür sein, den eigenen Blickwinkel gleichsam für die Phänomene des Lebens, wie auch den für unsere Welt zu erweitern und so das Bewußtsein fördern helfen, daß eben das ganz Kleine das ganz Große bedingt und erklären kann. Wenn wir diesen Zusammenhang wirklich erkennen, ist der Schritt zur ›ganzheitlichen Betrachtung‹ getan. Und den müssen wir unausweichlich vollziehen. Damit gelingt es uns, quasi einen Hochsitz zu erobern, der uns mit allen seinen Vorzügen auch noch eine klarere Übersicht über die uns bewegenden Dinge gewährt. Dem können wir näher kommen, wenn wir uns dieser Buch-Botschaft öffnen. Ihr Leitgedanke war und ist, die naturwissenschaftlichen und ernährungsphysiologischen Zusammenhänge zwischen menschlichem Organismus und der Umwelt aufzuzeigen, um so das Verständnis für unsere bedingungslose Abhängigkeit von der Natur zu wecken und zu belegen. Und die ›**Sonnenkost**‹ ist unsere ›Lichtbrücke‹ zu ihr. Für diese Einsicht, und für die Umkehr in Ernährung und Lebensführung, sollte die Türe ein Stückchen weiter geöffnet werden. –

Dies weiterzugeben war mir Herzensbedürfnis. Die erstaunlichen und erfreulichen, ganz persönlichen Erfahrungen mit der ›**Sonnenkost**‹ nicht für mich zu behalten, sondern alle interessierten Menschen daran teilhaben zu lassen, danach stand mir der Sinn. Ihnen allen damit den Weg zu dieser ›goldenen Pforte zur Gesundheit‹ aufzuzeigen, Ihnen durch Mitmachen überhaupt die Möglichkeit zu eröffnen, die der Buchtitel ankündigt:

»Gesünder durch ›Sonnenkost‹
– Chance aus eigener Hand – «.

Diese Botschaft stammt ja nun aus unserer Ernährungswelt. –

›Botschaft‹ *per definitionem* ist eine Nachricht, die jemandem übermittelt wird. Der Adressat kann sie zur Kenntnis nehmen und in sein Handlungskonzept einbeziehen. Er kann sie aber auch verwerfen. Ganz nach seinem Gusto, wie man so schön zu sagen pflegt. Die hier beleuchtete ›Botschaft der Nahrung‹ aber ist mehr als nur ein Angebot der Natur. Sie sollte eigentlich als ein Gebot aufgefaßt werden, und das zu übergehen, hieße, die Natur zu ignorieren und zu überfahren. Das hat Folgen, wie wir gesehen haben.

Und weil wir nun einmal dazu neigen, vieles wissenschaftlich zu analysieren, ja sogar Folgekostenabschätzung für zunächst nur geplante Unternehmungen vorher streng wissenschaftlich zu betreiben, gehen viele Menschen mit ihrer Gesundheit und mit unserer Umwelt beinahe ohne Verstand um.

Bertolt Brecht hat einmal gesagt:

»Aufgabe der Wissenschaft ist es nicht, der unendlichen Weisheit die Türe zu öffnen, sondern dem unendlichen Irrtum Grenzen zu setzen«.

Wir befinden uns mit unserer Naturausbeutung und dem Ernährungsunsinn auf einem höchst verderblichen Irrweg.

Am 26. März '08 flimmerte eine Nachricht über den Fernsehschirm: Ein riesiges Eisfeld hat sich vom kontinentalen Sockelgletscher der Antarktis gelöst und kürzlich ein Weiteres. Ob die Menschheit diesen weiteren Warnruf der Natur richtig einordnet? Es ist zu bezweifeln. Es wird sich nach wie vor schamlos am Regenwald vergriffen und bereichert, die Meere werden trotz aller Warnzeichen erbarmungslos leergefischt und die Luft, die wir alle so dringend zum Atmen benötigen, wird weiterhin vergiftet. Die Folgen der blindwütigen Ausnutzung unseres Planeten sind inzwischen unübersehbar geworden. So sollen an dieser Stelle einige Ausschnitte aus der berühmt gewordenen Rede des Indianerhäuptlings Seattle (Squamisch und Duwamisch-Indianer), die er 1855 beim Port-Elliot-Vertrag über die Landabtretung und den Rückzug in das zugewiesene Reservat gehalten hat. Sie ist als eines der ausdrucksvollsten Plädoyers für die Achtung der Natur und der Tiere in die Geschichte eingegangen:

»Jeder Teil dieser Erde ist meinem Volke heilig – jede glitzernde Tannennadel, jeder Nebel in den dunklen Wäldern, jede Lichtung. Jeder sandige Strand, jedes summende Insekt ist heilig in den Gedanken meines Volkes. Diese wunderbare Erde ist des Roten Mannes Mutter.

Wir sind ein Teil der Erde und sie ist ein Teil von uns. Die duftenden Blumen sind unsere Schwestern, der Hirsch, das Pferd und der große Adler – das sind unsere Brüder. Die felsigen Berggipfel, die saftigen Wiesen, die Ponys und der Mensch, sie alle gehören der gleichen Familie an.

Jede flüchtige Spiegelung im klaren Wasser der Seen erzählt von den Ereignissen aus dem Leben meines Volkes. Das Murmeln des Wassers ist die Stimme meiner Vorväter. Es gibt keine Stille in den Städten der Weißen, keinen Ort, um den einsamen Schrei eines Vogels zu hören. Was ist der Mensch ohne die Tiere. Wären alle Tiere fort, so würde der Mensch sterben an großer Einsamkeit. Wie kann man den Himmel oder die Wärme der Erde kaufen? Wenn wir die Frische der Luft nicht besitzen, wie könnt Ihr sie von uns kaufen?

Wir wissen, daß der weiße Mann unsere Lebensweise nicht versteht. Der eine oder andere Teil des Landes ist ihm gleich, er ist wie ein Fremder, der in der Nacht erscheint und dem Lande nimmt, was er braucht. Die Erde ist nicht sein Bruder, sondern sein Feind.

Das eine wissen wir: Unser Gott ist der gleiche. Die Erde ist Ihm kostbar. Dies wissen wir: Die Erde gehört nicht dem Menschen, der Mensch gehört zur Erde. Dies wissen wir: Alle Dinge sind miteinander verbunden, wie das Blut, das eine Familie verbindet.

Alle Dinge sind miteinander verbunden. Was immer mit der

Erde geschieht, geschieht mit den Söhnen der Erde. Was immer der Mensch den Tieren antut, tut er sich selbst an. Der Mensch hat das Netz des Lebens nicht selbst gewoben, er ist lediglich ein Faden darin. Was immer er dem Netz antut, tut er sich selbst an.

Wenn wir auch unser Land verkaufen, liebt es, so wie wir es liebten, kümmert Euch, so wir uns kümmerten. Und mit all Eurer Stärke, Eurem Geist und Eurem Herzen erhaltet es Euch für Eure Kinder. Diese Erde ist Gott heilig. Vielleicht sind wir doch Brüder – wir werden sehen.[1]

So ist es wohl höchste Zeit zum Umdenken, einen Strategiewechsel vom inzwischen sträflich mißbrauchten ***›Macht euch die Erde untertan‹*** zum demütigeren und die Vernunft gebietenden Motto **›Macht euch der Erde untertan‹** vorzunehmen, bevor es zu spät ist. Schluß mit der rigorosen Naturzerstörung. Damit könnte unser Empfinden für die Grundbedürfnisse der Natur wiederkehren, das uns in unserem abgehobenen Streben nach dem technisch Machbaren verlorengegangen ist. Alles Wissen und Wirken muß in dieser Hinsicht von philosophischer Weisheit beseelt und begleitet und von sozialem Verantwortungsbewußtsein getragen werden. Nur feinsinniges Wirken von Philosophie in ihrem Gespür für sowohl materielle, wie auch Immaterielle Wahrheiten, sichert die Zukunft. Intelligenz und Wissen ohne diese Kontrolle der Vernunft führt in die Irre, ins Chaos. –

›Macht euch der Erde untertan‹. Ein Paradigmenwechsel in unserem Denken und Handeln ist unabdingbar. Für diesen Aspekt sollten wir nun endlich unsere Herzen öffnen.

So hoffe ich auch darauf, daß Sie, die Leserschaft, diese an Sie gerichtete Botschaft nicht verwerfen, mir meine seelenbohrerische Eindringlichkeit nachsehen und in diesem Buch noch öfter nachschlagen und nachlesen mögen. Schon dann hätte

1 *(Opitz* a.a.O. S.17 ff, und andere Quellen)*

ich nicht alles in den Himmel geschrieben. Dann wäre ich, um Kirk Douglas nochmals zu bemühen, mit dieser meiner Botschaft wohl *nicht gescheitert*.

Doch die schönste Botschaft sendet uns die Natur selbst in ihren ›paradiesischen Früchten.‹ Sie sind die Abgesandten aus einer sorgenfreien, einer sonnigen Welt. Die Sehnsucht nach ihr, dem verlorenen Paradies, ist ein uraltes Menschheitsverlangen, das sich in allen Kulturen dieser Welt wiederfindet. Es ist der Urwunsch nach Geborgenheit, nach Harmonie, im Gleichklang zu leben mit sich selbst, den anderen Menschen und mit einer intakten Natur. Damit verbindet sich die Gewißheit, jederzeit versorgt zu sein, sein Brot eben nicht nur ›im Schweiße seines Angesichtes verdienen und verzehren‹ zu müssen.

Ein sinnreiches Sprichwort lautet: *»Beklagen wir uns nicht über das, was wir nicht haben oder uns alles entgangen ist, bekommen wir doch auch nicht immer alles, was wir verdienen«.*

In den ›paradiesischen Früchten‹ dieser Erde ist uns wahrlich ein Stück des Paradieses beschieden, das wir vielleicht gar nicht so recht verdienen. Nehmen wir es als ein großartiges Geschenk in der **›Sonnenkost‹** entgegen. Holen wir uns dieses Stück des Gartens Eden doch ins Haus und damit – im wahrsten Sinne des Wortes – ans Herz. –

Sie alle, liebe Leserinnen und Leser, können durch Mitmachen bei der **›Sonnenkost‹** und durch Weitererzählen der daraus folgenden strahlenden Gesundheit diese ebenfalls ›frohen Botschaft‹ weiter verbreiten und so beim Türeöffnen ganz persönlich behilflich sein. Das ist mein großer Wunsch. Sollte dies gelingen, dann hätte sich das Schreiben dieses Buches schon gelohnt.

»Der Mensch drängt zum Licht, nicht, um besser zu sehen, sondern um besser zu glänzen«.
(Friedrich Nietzsche)

Wir ›SONNENKÖSTLER‹ streben nun zum Licht und erfüllen damit sogar auch noch den Hintersinn dieses Nietzsche-Wortes positiv, denn wir können nach neuester Erkenntnis mit unserem unsichtbaren Biophotonenfeld ja tatsächlich strahlen und dabei – bescheiden und unauffällig – ›glänzen‹. Erfahren wir damit nicht eine geradezu ›glänzende Erleuchtung‹? – Schöne ›**Sonnenköstler**‹-Interpretation, nicht wahr? –

Nachdem wir bis hierher recht Wissenschaftliches bewegt haben – nun zum Schluß ein kleiner, gefühlvoller Schwenk in die lyrische Feder. –

Fast alle Menschen lieben Rosen, insbesondere jedoch die Frauen. Sie beide passen auch gottgegeben zusammen. – Und die bezaubernde Anmut beider wiederum zieht uns Männer immer wieder in ihren Bann.

Aber verweilen wir bei der Rose mit ihrem betörenden Duft. Der ist in seiner ganzen Fülle noch nicht einmal richtig erforscht. Von seinen angenommenen 600 Inhaltsstoffen sind erst rund 150 bekannt. Über dem größten Teil ihres lieblichen Buketts schwebt also noch ein duftendes Geheimnis. Und ist das nicht gut so? –

Ähnliches rankt sich um die wundersamen Heilkräfte der Mango. Auch ihre Komponenten sind hinsichtlich ihrer Heilwirkung in unserer Erkenntnis noch ziemlich ›dunkle Materie‹. Beweis dafür, daß wir noch viel von der Natur zu lernen haben. So hüten selbst die Früchte noch manch‹ süßes Geheimnis. –

Neugier und Forscherdrang veranlassen uns, ständig und alles zu hinterfragen. So steht auch die große Frage nach unserem Ursprung, ob Schöpfung oder Zufall, ganz oben an. Sollte man die Aufklärung wirklich überall kompromißlos betreiben?

Wir werden sowieso niemals alles restlos ergründen und begreifen können, ist es doch die Natur, die in ihrer überwältigenden Kreativität neben viel Unfassbarem auch unser Gehirn hervorgebracht hat, das Organ also, mit dem wir sie nun selbst analysieren wollten. Doch sie stellt die übergeordnete Instanz dar und läßt sich nicht in alle ihre Karten schauen. Bescheiden wir uns also ein wenig auch in Demut. In manchen oder ›gewissen‹ Dingen ist es vielleicht besser, nicht immer restlos alles wissen zu wollen und wir sollten sie so nehmen, wie sie sind. Das könnte ihnen den natürlichen Zauber bewahren, oder, sagen wir gar – die Poesie? –

In diesem Sinne ein leiser lyrischer Ausklang:

Ein Wunderwerk ist unsre Erde,
und wir, die gottgeschaff'ne Herde,
in der so mancher leicht vergißt,
im Armenhaus, ob auf dem Throne,
doch jeder Mensch des Lebens Krone,
an Leib und Seele Schöpfung ist.

Und wenn es stimmt, daß Gott uns allen
zu seinem Ruhm und Wohlgefallen
Stück Gottesfunke zubemißt,
dann steht der laute Zweifelsäer
da plötzlich seinem Schöpfer näher,
als ihm bewußt und teuer ist.

Er, kritisch, fühlt ein Überborden
der Zweifel, weil ihm fremd geworden
sind Kirche, Gott und Schöpfungstraum,
daß Mensch und Erd‹ dem Nichts entstiegen,
um sich am Ofenplatz zu wiegen
im kalten, dunklen Weltenraum.

Doch dieser Platz im Schein der Sonne
bringt uns fürwahr die Lebenswonne,
die Herz und Lieb'‹ zusammenhält.
Mit Barfußgeh'n im heißen Sande
im Schatten trauter Palmgirlande
ist uns der erste Rang bestellt.

Azurn der Himmel, frei die Sinne,
das Meer, es leuchtet stimmungsinne
smaragden-lapislazuli,
man möcht' die ganze Welt umfassen,
wie's heißt, die Seele baumeln lassen'.
Ein Paradies im Etui.

Nehmt diese Welt mit ihren Höh'n
und Tiefen als ein göttlich‹ Lehen,
sie wird Euch Hort und Himmel sein.
Genießt von ihren süßen Früchten,
und wolltet Ihr in Träume flüchten,
so gebt Euch herzensfroh darein.

(Siegfried W.F. Pagel)

»Ich bin Vegetarier und Antialkoholiker, weil ich so besseren Gebrauch von meinem Gehirn machen kann.«
(Thomas A. Edison, Erfinder der Glühbirne und des Kinos)

Anhang: Leoganger Referate

Auf mehrfach geäußerten Wunsch aus dem Teilnehmerkreis der ›Leoganger Rohkostwoche‹ im AUGUST 2002 unter der Schirmherrschaft von Herrn Alfred Petith werden die ersten zwei Freireferate hier dokumentarisch nachgeliefert.

Einführungsreferat in Leogang (August 2002)

Liebe Rohkostfreunde,

Herr PAGEL hat mich um die Gelegenheit zu einem einführenden Vortrag zur Sonnenkost gleich zu Beginn unserer Seminarwoche gebeten, um so mit inzwischen hinzugewonnener Information zum besseren – vielleicht auch mehr wissenschaftlichen – Verständnis der ›SONNENKOST‹ *beizutragen. Seine eigentlichen Vorträge finden dann morgen und übermorgen statt. – Herr Pagel, bitte. -*

(Es folgt der freie Vortrag, der per Video aufgezeichnet worden ist. Dem voraus waren kurze, herzbewegende Worte von Herrn Alfred Wiedey zur schweren Erkrankung von Josefine Petith, der lieben Ehefrau des Hausherrn, gesprochen worden, unangekündigt und deshalb nicht aufgezeichnet.)

Vortragender:

Ich möchte mich ganz bewegt dem sehnlichen Hoffen anschließen, das Herr Alfred Wiedey eben vor uns allen geäußert hat. Sie haben damit unser aller Herzensbewegung in eine Richtung gelenkt und ich hoffe, daß dieses gemeinsame Gebet auch Kraft überträgt, so daß wir doch noch einen kleinen Hoffnungsschimmer haben dürfen. Ich kenne die Josefine nicht, ich bin ja zum ersten Male hier, aber ich bin dennoch ergriffen.

Ich weiß, es ist für Sie, lieber Herr Petith, eine große Belastung. Doch wenn wir hier nun in Josefines Sinne agieren, – und sie hat ja die Durchführung dieses Seminares gewollt – und damit ihr Anliegen voranbringen, dann tun wir es so nach ihrem

Gutheißen, sind damit, so glaube ich, auch auf dem richtigen Wege. – (Leiser Applaus)

Jeder Moderator steht nun in dieser Situation vor der Schwierigkeit des Überganges von diesem herzbewegenden Geschehen zum aktuellen Thema, zu dem wir uns hier versammelt haben. – So möchte ich nun mit einem orientalischen Sprichwort überleiten. Es lautet: **Gott gab uns zwei Ohren und nur einen Mund, damit wir doppelt soviel hören wie sprechen sollen. –**

Nun hat mich der Herr Petith aber zu Vorträgen nach hier gerufen und deshalb kann ich selbstverständlich nicht gemäß Sprichwort verfahren, das hieße ja, Sie nur anzuschweigen. So hoffe ich denn für das Kommende auf Ihre aller beiden Ohren, aber bei den anderen Vorträgen, das verspreche ich, werde ich genießen und ganz Ohr sein. Nun bin ich gefordert zu sprechen, und das werde ich auch tun.

Die erste Pflicht, die ich erfüllen will: Ich möchte mich bei Herrn Petith ganz herzlich dafür bedanken, daß er mir mit seinem Ruf nach hier die Gelegenheit gibt, auf dieses phantastische Panorama zu schauen. Ich bin 66 Jahre alt und erlebe das zum ersten Mal. Dieser liebliche Anblick. Wenn man hier so hinunterschaut ins Tal, – es ist wie Spielzeug, wirklich ein eindrucksvolles Erlebnis. Auch der Anblick des Birnbachsteines im Schein der untergehenden Sonne gestern. Überwältigend, wenn man das zum ersten Mal so erlebt. Nochmals, recht herzlichen Dank dafür.

Horaz, der größte Lyriker im antiken Rom, hat einmal gesagt, ein Gastgeber sei wie ein Feldherr, dessen Talent man aber erst dann erkenne, wenn etwas schief gehe. Ich hoffe..., nein, ich bin sicher, wir werden Herrn Petiths Talent daran erkennen, daß alles glatt läuft, also das Positive darin erleben werden. Als ›Feldherr‹ hat er eben schon begonnen, indem er mir gerade einmal 20 Minuten für die Einführung zugestanden hat, obwohl es bis zum

Mittag noch viel länger hin ist, wie man so zu sagen pflegt. So ist das. – Mit diesem zeitlich engen Raum hat er mich eigentlich zwischen Baum und Borke gestellt. Aber vielleicht können wir daraus ja auch etwas Gutes machen. – Sicher.

Ich möchte Sie heute zu einem neuen Denken einladen. Dazu fällt mir die Geschichte ein, die man sich von dem Astronauten Rusty Schweikart erzählt, Amerikaner, kühler Soldat und Techniker, der in der Apollo-9-Mission auf einem Weltraumspaziergang unseren blauen Planeten angeschaut hat, wie ich gestern dieses liebliche Bergpanorama in der Abendsonne. Da sei in ihm das Gefühl aufgestiegen, unsere Erde könne eigentlich kein toter Gesteinsbrocken sein, der nur zufällig das Geschenk des Lebens erfahren hätte, sondern sie müsse selber ein Lebewesen sein.

Nun, in den letzten 20, 25 Jahren ist allmählich – auch interdisziplinär – die wissenschaftliche Einsicht gereift, daß einige Ahnungen und Annahmen früherer Menschen doch Realität besitzen. So scheint heute festzustehen: Die Erde ist ein Lebewesen, aber eines ohne reflektives Bewußtsein. Das ist klar, sie hat keinen Verstand. Aber sie kann in einem gigantischen Prozeß die Bedingungen, die sie und das Leben auf ihr brauchen, selbst schaffen. Sie besitzt eine gewaltige, für uns immer noch schwer durchschaubare Kreativität. Und in Anlehnung daran hat der englische Geologe und Biologe James Lovelock in den 60iger Jahren die Gaia-Hypothese aufgestellt – genannt nach der mythischen Göttin der Griechen, ihrer Erdgöttin, die ja Homer schon besungen hat – wonach unsere Erde sich im Rahmen des vom Universum Vorgegebenen die notwendigen Existenzbedingungen für das Leben tatsächlich selber schafft.

Er hat dies mit Hilfe eines ganz einsehbaren Bildes darzustellen versucht. Nehmen wir an, die Erde ist von Gänseblümchen besiedelt, und es gibt da zwei Sorten, dunkle und helle. Zuerst waren die dunklen Gänseblümchen, die das Sonnenlicht aufgenommen und den Planeten damit erwärmt haben. Weil das Leben aber den Temperaturbereich zwischen 5 und 22 Grad als den günstigsten benötigt, treten danach die weißen Gänseblümchen auf und bedecken die Erdoberfläche. Weiß reflektiert das Sonnenlicht und schafft so kühlere Verhältnisse. Mit dieser Selbstregulation ist ein System entstanden. Nehmen wir weiter an, es gäbe da Kaninchen, welche die Gänseblümchen fressen und Füchse, die wiederum die Kaninchen fressen, so wären dies zwei weitere Korrektive in dem System. Hier ist nun auch noch der Mensch als Jäger denkbar, der den Fuchs schießt. Jede weitere Komponente bringt auch weitere Stabilisierung. Wir kennen noch gar nicht alle auf unserem Planeten existierenden Arten in Flora und Fauna, die in ihrer Vielfalt als ordnende Faktoren im komplexen System Erde wirken und sind doch schon dabei, pro Jahr 35.040 Arten auszurotten, das sind 4 in jeder Stunde. Und dies tun wir als Krone der Schöpfung, wie wir uns gerne betrachten und anscheinend dabei vergessen, daß wir ein Teil der Schöpfung sind und mit unserem unseligen Tun langsam, aber sicher, unsere eigene Lebensgrundlage vernichten. Wir, die wir angetreten sind, verstehen zu wollen, sollten unser Instrument hier oben (mit Zeigen auf die eigene Stirn) auch endlich dazu einsetzen, wirklich verstehen zu wollen und dann unsere Maßnahmen und unsere Lebensweise nach dem ausrichten, was der Planet erfordert, damit er nicht koppheister geht.

Wir rütteln schon an dem System, das Milliarden von Jahren funktioniert hat. Der Mensch ist die eigentliche Krankheit der Erde. Das müssen wir schleunigst erkennen. Und insofern ist dieses neue wissenschaftliche Denken, das früher im Elfenbeinturm praktiziert worden ist, geeignet, auf die Straße gebracht zu werden.

Viele Wissenschaftler tun dies schon mit dieser Einsicht und sind im Begriff, das neue Wissen in die Bevölkerung hineinzutragen. Erst wenn die Menschen die verzwickten Zusammenhänge begriffen haben, besteht nach Gewinnung des neuen Bewußtseins auch die Möglichkeit zum einsichtigen Handeln. In diesem Sinne fühle ich mich aufgerufen, das neue Denken selbst hier in diesen kleinen, begrenzten Kreis zu tragen. So kann dann wohl auch das eintreten, was Herr Petith zu Beginn und auch meine Vorrednerin (es war Marieluise Holzer-Sprenger) gesagt haben, und was auch meine Hoffnung ist, nämlich, daß wir das neue Bewußtsein ausstrahlen und es so auch bei den anderen Menschen ankommt. Auf diese Weise können wir vielleicht dazu beitragen, daß unser Planet ein wenig gesünder wird – Einige Flüsse sind es ja schon wieder geworden. Es besteht also durchaus die Möglichkeit zur Besserung. So bewahren wir auch unsere eigene Gesundheit. Und Sie ist unser größtes Kapital.

So, — und dazu gehört natürlich das, wozu wir uns hier ja eigentlich versammelt haben, vom Neuen zu hören, was wir zu ihrer Bewahrung tun können. –

*Wir wissen mittlerweile alle, daß – Fleischnahrung zurückgedrängt und auf Obst und Gemüse umgestellt – dies eine riesengroße Gesundungsmaßnahme für die Erde bedeutete. Und gesunde, naturbelassene Nahrung, das ist Sonnennahrung, das ist ›***SONNENKOST***‹. Wie tiefsinnig doch schon diese Begriffswahl. Sie besagt, daß diese Kost aus der Sonne kommt, beladen, bis zum Rande gefüllt mit der Sonneninformation, die wir als schwingender Organismus brauchen. Wir müssen uns als Lichtwesen begreifen. Das Sonnenlicht ist durch seine besondere Struktur, die wir später besprechen werden, die Grundlage des Lebens. Es ist mehr als nur Helligkeit. Sonnenlicht ist z.B. ein Mittel der Verständigung, ein Mittel der Kommunikation und damit Voraussetzung für Kooperation, für zusammenführendes Arbeiten gerade in unserem Organismus. Viele der Lebensprozesse laufen mit Hilfe des Lichtes auch mit Lichtgeschwindigkeit ab. Es ist die ideale Basis für Kommunikation.*

Sonnenlicht ist aber auch der Ausdruck für Lebendigkeit, vibrierendes Wesen. Wir wissen ja auch inzwischen, daß das Sonnenlicht einen dualen Charakter hat. Es ist sowohl Kor-

puskularstrahlung als auch Schwingungsenergie. Und wenn wir jetzt wissen, daß wir schwingende Wesen sind, wir auf der einen Seite Materie und andererseits aber auch Lichtwesen sind, dann gibt es da bereits eine Verbindung, die in der großen Weltformel von Albert Einstein $E=mc^2$ gipfelt. Sie besagt, daß Energie in Masse und umgekehrt, Masse in Energie und damit auch in Licht umgewandelt werden kann. Was mathematisch relativ einfach ist, nämlich die Formel nach den anderen Bestandteilen aufzulösen, ist tatsächlich Wirklichkeit. Licht ist auch Energie, wie Solarkraftwerke beweisen. Der englische Forscher Isaac Newton hat schon vor 300 Jahren eine entsprechende Vermutung geäußert indem er sagte, daß Masse und Licht ineinander umwandelbar sein müßten. Das neue Denken hat also schon einen langen Vorlauf.

In diesem Zusammenhang – und sehr wichtig für unsere gemeinsame Betrachtung der Funktion des Lichtes in Nahrung und Organismus – ist auch die Formulierung des österreichischen Physikers und Psychologen Erwin Schrödinger: Der Kunstgriff des Lebens bestehe in der Fähigkeit des Organismus zum »fortdauernden Aufsaugen von Ordnung aus der Umwelt.« Und wenn wir nun erfahren, daß Sonnenlicht als ›Soft-Laser‹ (Erklärung im großen Vortrag morgen) Organisationskraft gegenüber der Materie besitzt, welche unser Organismus dringend braucht, dann wissen wir nun bereits, ahnen es, daß die naturbelassene Sonnenkost Lichtnahrung ist, die Portion an Schwingungsenergie, die wir als Resonator für das Sonnenlicht benötigen. Diese Ordnungskraft ist die Botschaft, die wir aus der Umwelt bekommen, aber nur, wenn sie naturbelassen bleibt, d.h. nicht erhitzt; nicht gekocht, nicht gebraten, nicht gegrillt, nicht manipuliert ist, also wirklich so bleibt, wie sie aus der Sonne kommt. Sie ist die wahre und richtige Botschaft zur Erhaltung aller Lebensvorgänge in uns. Nur sie kann die Schwingungen in unserem Organismus als ungedämpfte, also gleichmäßige Schwingung erhalten und damit das Leben sichern. Ohne diese permanente Zufuhr von ›Ordnung aus der Umwelt‹ würde diese Schwingung zu einer gedämpften Schwingung verflachen, das Schwingungsgeschehen gegen null gehen und damit unweigerlich den Tod für uns bedeuten. Dies müssen wir verstehen: Mit abnehmender Ordnung in unserem Organismus rückt der Tod näher. – Deshalb nochmals: Nur die gleichmäßige, – fachlich korrekt – d i e u n g e d ä m p f t e S c h w i n g u n g , sichert uns das Leben.

Weil dies so wichtig ist, hat die Natur für diese Versorgung gleich mehrere Lichtschleusen geschaltet. Uns ist allen bekannt, daß wir über das Auge Licht aufnehmen, über die Retina. Es existiert aber ein zweites Tor zum Licht, das ebenfalls durch das Auge führt, nämlich auf der sogenannten ›nicht visuellen, energetischen Sehbahn‹ über Hypothalamus, Hypophyse zur Zirbeldrüse. Diese noch recht geheimnisumwitterte Zirbeldrüse wird als Rudiment des früheren Scheitelauges der Reptilien in grauer Vorzeit betrachtet, welches mit seiner Unterscheidungsfähigkeit zwischen langwelligerem roten und kürzerem blauen Licht den Wach-Schlafrhythmus dieser Lebewesen gesteuert hat. Wissenschaftlich steht fest, daß bei uns Menschen das normale Sonnenlicht selbst über die Schädeldecke aufgenommen wird, es in diesem Bereich sogar durch Kopfhaar und Knochen eindringt, tiefer, als bisher vermutet worden war. Dann nehmen wir es selbstverständlich – weiß jeder – über unsere Haut auf, die Robert Musil mal als ›Reisesack unserer Existenz‹ bezeichnet hat, und hier ganz speziell über die Akupunktur-/Akupressurpunkte. Sie sind Nervenendpunkte an der Körperoberfläche und haben sich als Eintrittspforten zu den Supraleitern für das Sonnenlicht, den Meridianen, erwiesen. Der Arzt Franz Anton Messmer, der von 1734 – 1815 gelebt hat (persönlicher Freund von Mozart), hat damals schon seine Ahnung formuliert, daß es eine universumsumfassende Kraft geben müsse, die alles durchdringe und alles steuere. Fachleute sprechen da heute von kosmischer Energie. Er beschrieb in seinem ›magnetismus animalis‹ den individuellen Teil dieser Kraft, ist aber von der Wissenschaft damals falsch verstanden worden. Wir können heute davon ausgehen, daß jeder einzelne von uns ein winziger Teil im Spiel dieser universellen Kräfte ist. Unsere Erde erst recht, die den kostbaren Schatz des Lebens trägt. Insofern können wir die eingangs erwähnte Faszination des schwebenden Astronauten für die schillernd-blaue Perle am tiefschwarzen Himmel wohl nachempfinden.

Unter diesem Aspekt der Kräfterückkopplung kann Messmers Vermutung gesehen werden, auch als ›mitogenetisches Feld‹ bezeichnet. Der Prof. Fritz Albert Popp spricht vom ›Biophotonenfeld‹. Photonen sind Lichtteilchen. Biophotonen deshalb, weil diese Lichtteilchen von einem Organismus abgestrahlt werden. Und das kann sowohl eine Frucht, als auch eine Wildpflanze sein, ein Gemüse, wenn es unter freiem Himmel im direkten Sonnenlichtkontakt gezogen worden ist, und das sind selbstverständlich wir selbst. Wir strahlen also auch in einem Biophotonenfeld diese Art von Energie in unsere unmittelbare Umgebung ab. Prof. Popp bezeichnet die Akupunkturpunkte als Knotenpunkte im Biophotenfeld und die vorhin erwähnten Meridiane, die ja die Anordnung dieser Punkte festlegen, als Knotenlinien darin. Für die Messung dieser Lichtemissionen hat er spezielle, hochempfindliche Meßgeräte und -methoden entwickelt und kann so u.a. Frische und Qualität von Nahrungsmitteln bestimmen.

Mitogenetisches Feld, Biophotonenfeld, – die Ausdrücke wandeln sich, weil sich die Einsichten mehren. Doch bei alledem fußen wir auf den Ahnungen, den Vorstellungen und – letztlich – Erkenntnissen der klugen Leute, die vor uns gelebt haben, das Wissen angesammelt haben, und dem, was Wissenschaftler daraus für uns verständlich fortentwickeln und weitergeben. Die Wissenschaft betrachtet das alles ja unter dem Blickwinkel der – wie es heißt – Verifizierbarkeit. Das bedeutet, jeder For-

scher muß sich gefallen lassen, daß die Forschungsergebnisse, wie er sie vorstellt, nachgeprüft werden, das auch anhand von Studien und Untersuchungsreihen, die dann seine Hypothesen bestätigen oder auch widerlegen können. Und dennoch sind auch die jüngst gewonnenen Erkenntnisse ›eigentlich der letzte Stand des Irrtums‹, wie es ein Forscher mal sinnreich formulierte. – Oder wie Kanzler Adenauer einmal antwortete, als er im Parlament darauf aufmerksam gemacht worden war, daß einiges, was er nun denke und sage, nicht mit seiner früheren Meinung übereinstimme, nicht: Was kümmert mich mein dummes Geschwätz von gestern, wie ihm später untergeschoben worden ist, – dummes Zeug -, nein er hat es viel eleganter ausgedrückt. Er sagte darauf: »Mein lieber Herr Kollege, Sie werden mir doch wohl nicht verübeln, daß ich inzwischen auch wat klüjer jeworden bin.« – Das ist die charmantere Form von: Was kümmert mich mein dummes Geschwätz von gestern. –

Eingedenk dessen möchte ich mich hier als Marineoffizier mit dieser Mission auch nicht in ein – vielleicht – zu helles Licht stellen. – Ich will Ihnen auch kein Licht aufsetzen, aber ich möchte die ›Licht‹-Erkenntnis weitertragen, daß wir in der Sonnenkost die täglich benötigte Portion Licht empfangen und so die Einsicht mehren: Da ist doch etwas dran, daß Materie und Energie, und damit auch Licht, ineinander umwandelbar sind, und wir im Bewußtsein dieses Wissens die schönen und wohlschmeckenden Früchte als die Energiequelle in diesem Sinne betrachten und auf diese Art und Weise zu einem neuen Denken kommen. Und im Rückblick auf die Evolution, die Entstehung des Menschen, möchte ich nur kurz andeuten, daß wir in unserem Körperbau erkennen mögen, zur Gruppe der sogenannten Brachiatoren zu gehören. Wir kennen den Ausdruck brachiale Gewalt als Entlehnung aus dem Lateinischen, was Arm, Gewalt bedeutet. Brachiatoren sind Schwinghangler, d.h. Affen. Wir kommen aus dieser Kategorie von Lebewesen und haben uns zu unserer heutigen Form daraus fortentwickelt. (Für diejenigen Leser, die der Schöpfungstheorie – Mensch-

werdung aus Lehm durch Gottes Hand – nahe stehen und denen diese Aussage in dieser Redennachschrift zu wissenschaftlich-hart klingen mag, sei angemerkt, daß, wenn man dazu bereit ist, die Genesis auch im übertragenen Sinne zu interpretieren, es einen ganz interessanten Verknüpfungspunkt zwischen Schöpfungs- und Evolutionstheorie gibt. So etwa in der Funktion der Lehmkristalle bei der Entstehung des Lebens und seiner anfänglichen Fähigkeit zur Selbstreplikation, wie auch zum Informationstransfer unter dem ordnenden Einfluß des Sonnenlichtes auf die Materie. Zwei der wichtigsten Eigenschaften des Phänomens Leben. Dies ist eine Tatsache, welche durchaus eine Betrachtung unter dem gestellten Thema rechtfertigen würde. Allein hier fehlt der Platz.)

Die Art der Fortbewegung gestaltet die Natur in enger Anlehnung an den Nahrungserwerb. Der Schwinghangler kann mittels der direkt nach vorn gerichteten Augen auch in schneller Bewegung den Abstand zum nächsten Ast ganz präzise einschätzen und damit dem immer drohenden Absturz begegnen, und er kann, an einem Arm hängend, mit der freien Hand die Früchte ergreifen. Er soll durch gutes Farbsehvermögen auch im natürlichen Dunkel der Baumkronen reife und unreife Früchten sicher unterscheiden können und so die unreifen meiden, weil die einen sauren Organismus machen, der zur Krebsentwicklung führt. Soweit nur einige von vielen anderen Beweisen dafür, daß unsere Vorfahren in den Bäumen lebten und also auch wir naturgewollte Früchteesser sind. Die reife Frucht, einige Blätter und Nüsse, sie sind die gesamte Botschaft, die uns die Natur zur Verfügung stellt.

Als Sonnenköstler betrachten wir speziell das Sonnenlicht als eine universelle Ordnungskraft und wissen – spätestens nach dieser Betrachtung –, daß jeder einzelne von uns ein kleiner Teil dieser Kraft ist, und daß unser ganzer Körper ein Sonnenlichtempfänger ist, der das Sonnenlicht über Zellmembran,

Mikrotubuli (Lichtwellenröhrchen) bis in die DNS befördert, die u.a. mit dieser Energie über 120.000 Ordnungsignale pro Sekunde an die Zellorganellen die Lebensprozesse dort steuert. Das Sonnenlicht erreicht über die Meridiane (Supraleiter für verlustlosen Lichttransport) selbst den Fötus im Mutterleib.

Ich bringe heute nur Schlagwörter und möchte damit andeuten, über was ich reden werde. Zu mehr reicht heute die Zeit ja nicht. –

So, das wäre es, was ich gerne ›rüberbringen möchte. Schön, wenn wir dann zum Schluß dieses Seminar mit dem Gefühl verlassen: »Mensch, da haben wir etwas dazugelernt«, also bereichert zu sein. Bildung ist auch eine Erweiterung der Persönlichkeit, und ich finde Lernen als solches, egal, in welchem Alter, immer wieder faszinierend – und wenn wir dann dazugelernt haben, dann sollten wir es auch zu gegebener Zeit herauslassen. Ein Dichterwort sagt: »Wes' das Herz voll ist, des' geht der Mund über.« – Er soll übergehen, nicht wahr? Wir wollen einerseits schön essen, aber andererseits auch darüber reden und unsere Empfindungen abstrahlen.

Eine Dame, sie sitzt da – wir haben uns gestern Abend schon in einem ganz intensiven Gespräch unterhalten, in welchem ich über das Biophotonenfeld gesprochen habe. Wenn man näher zueinander heranrücke, dann könne man sich besser in die Augen schauen, Empfindungen und Verstehen beim Gegenüber in den Augen blitzen sehen und alles besser einordnen. Aber das bessere Verständnis berge noch ein weiteres Geheimnis im Biophotonenfeld. Nahe beieinander zu sein, bewirke, daß sich beider Biophotonenfelder gegenseitig überlagerten – zuerst aus der Fernmeldetechnik bekannt –, und bei der Überlagerung von Schwingungen geschehe eine gewisse Rückkopplung, aus der eine gegenseitige Beeinflussung außerhalb der Willensebene entstehe.

Dies meint nun aber tatsächlich, daß, während sich die Gehirne miteinander im Gespräch befinden – eben miteinander kom-

munizieren –, dies auch die beiden Biophotonenfelder tun und mit ihnen die Körperzellen beider Personen per Rückkopplung, ohne vorher um Erlaubnis gefragt zu haben. Diese Interaktion zwischen beiden bleibt nicht ohne Einfluß. Derjenige, der Kenntnis von diesem Epi-Phänomen hat, kann dessen Wirkung dann doch bewußt einkalkulieren, und man benennt dies – weniger wissenschaftlich – einfach mit ›Verständigung‹. Als ich dies ausgeführt hatte, sagte sie: »Oh, mir wird so heiß« und zog schnell die Jacke aus. –
(Heiterkeitsausbruch im Auditorium).

Ich meine, wenn in solcher Situation dann Kohl und Gorbatschow – schon gleich ohne Schlips und Jacke – am Ufer der Moskwa über das geteilte Deutschland diskutieren und plötzlich der Entschluß zur deutschen Einheit fällt, dann ist dies doch eine phänomenale, begeisternde Entwicklung. Da stehen zwei Politiker, als führende Persönlichkeiten, die nicht nur mit der Prominenz ausgestattet sind, sondern auch mit dem Vertrauen ihrer Völker und mit der Erwartung dieser Menschen, daß man sich verständigen möge und Entschlüsse fasse zu ihrem Wohle, dann sind doch alle Menschen, die sich diesen Politikern verbunden fühlen, auch angeschlossen an diesen riesengroßen Wunsch.

So, und wenn das alles bewerkstelligt wird und ein solches Übereinstimmungsklima in Videokonferenzen nicht aufkommt, weil nur rein technisch möglich, aber nicht biophysikalisch, gemeint ist das eben erwähnte Biophotonenfeld, dann sollen sie fliegen, wohin und sich treffen, wo immer sie wollen; so Reagen mit Gorbatschow in Reykjavik, wo dann die Aufforderung an den Kreml-Chef erging: »Mister Gorbatschow, open this wall / öffnen Sie diese Mauer!«

Das waren die ersten Steine, die ins Wasser des zertrennten Deutschland geworfen worden sind und die Kreise gezogen haben und die dann zum Schluß, am 8./9.November 1989 zu diesem großen Wunder der Weltbewegung geführt haben:

Zusammenbruch des Sowjetkommunismus – und das politische Fenster für die deutsche Einheit.

Dies alles können wir nun nicht nur als politisch-psychologischen Erfolg ansehen oder als Ergebnis einer – wie schon oft in der Geschichte – für viele Menschen segensreiche Männerfreundschaft zwischen den führenden Politikern, sondern mit kleinem Hintersinn auch auf den beschriebenen rein biophysikalischen Teilvorgang zurückführen, der sich wirklich als segensreich herausstellt. Wie verwirrend, nicht wahr?.

Nun, das war jetzt natürlich ein großer Bogen, den ich gespannt habe, aber das Wissen darum macht uns ja nicht dümmer.

Dies war jetzt nur ein kurzer Anriß der Teilgebiete, über die ich in den nächsten Tagen ausführlich sprechen werde, und ich freue mich schon, es auch tun zu dürfen. Mein Wunsch ist, daß wir im Verlaufe dieses Seminars viele Neuigkeiten hören und miteinander diskutieren werden. Auftretende Problemstellungen wollen wir nicht lösen, wie Alexander der Große den Gordischen Knoten gelöst hat, nämlich mit einem Schwerthieb – Sie kennen die Geschichte. – Wir werden die aufkommenden Knoten entwirren, versuchen, ihre Einzelteile zu verstehen und im Konsens neu zusammenknüpfen. Das ist positiver und ein schönes Ziel.

Ich hoffe, mit diesem Sinnbild auch Ihre Neugier für einen tieferen Einblick in die naturwissenschaftlichen Zusammenhänge unserer Existenz und auf neues Wissen geweckt zu haben, um danach aus höherer Wissensebene auf den Alltag schauen und vieles in ihm besser ›durch‹-schauen zu können.

Und, Herr Petith, ich mache hier ein Angebot. Sie haben gestern mit Ihrer Frage an mich sicherlich im Auge gehabt, daß, wenn ich länger hier sein würde, auch jederzeit für Fragen zur Verfügung stehen könnte. – Antwort: Ja, ich werde die ganze

Woche bleiben und – wo immer ich weiß – also auch außerhalb meiner Vorträge, dazu bereit sein. Damit haben wir ja gestern Abend in vielen intensiven Gesprächen eigentlich auch schon begonnen. –

Also, dann auf einen guten gemeinsamen Start ins Wissensabenteuer. – Ich danke Ihnen für Ihre Aufmerksamkeit.

SONNENKOST –
– Lichtbotschaft für unsere Gesundheit–

Meine Damen und Herren, liebe Rohkostfreunde,

heute möchte ich fortsetzten, was ich vor zwei Tagen ganz großherzig und vollmundig angekündigt habe, nämlich von dem, was ich mit ›Gaia lebt‹ in den Raum gestellt habe: Rusty Schweikarts einsame Erkenntnis auf seinem Weltraumspaziergang, die ihm beim Anblick unseres leuchtenden, blauen Planeten im schwarzen Weltraum wie eine Gewißheit überkam, dieser blaue Juwel müsse ein Lebewesen sein. Dies als Sinnbild für die gedankliche Wandlung auch unseres Weltbildes vom Universum und von unserem Planeten im Verlaufe der letzten 20, 30 Jahre. Das hatte ich gesagt und wollte Ihnen dieses nochmals ins Gedächtnis zurückrufen.

E*benfalls angesprochen hatte ich ein generell neues Denken, gerade im Wissenschaftlichen, daß Erkenntnisgewinn hier nicht nur eine Sache für den Elfenbeinturm sei, nicht um seiner selbst willen geschehe, sondern für die Menschen bestimmt sei, und daß sich die Menschen, und damit meine ich uns alle, aufgeschlossen zeigen sollten für die Ergebnisse der Wissenschaft; Naturwissenschaft und Philosophie als Hilfe zum besseren Erkennen zu betrachten, auch dessen, was wir bisher falsch gemacht haben. So würde alles neue Wissen umweltorientierter und damit Leben bewahrend nutzbar gemacht. Und die Wissenschaftler, habe ich angedeutet, hätten mittlerweile damit begonnen, ihre Erkenntnisse an die Öffentlichkeit zu bringen. Die Menschen mögen es fortentwickeln. Auch dort gäbe es*

Geister, die in der Lage seien, Beiträge zur Erhöhung dieser Erkenntnisse zu leisten.

Vielleicht auch nach dem gruppendynamischen Prinzip, nämlich, daß am Ende das Ergebnis dieser großen Teamarbeit größer sei, als die Summe der Einzelleistungen.

Und dann hatte ich die Tatsache angesprochen, daß wir mit der Sonnenkost die ideale Form von Sonneninformation aufnähmen, die unser Organismus brauche.

Aber das habe ich alles nur angeschnitten, und heute, meine Damen und Herren, werden wir tiefer einsteigen in dieses ganze Gebiet, denn mein Thema lautet:

**Die Sonnenkost, unsere Lichtnahrung. –
Lichtfunktion in unserem Organismus.**

Da wird es also ab und zu auch mal ein bißchen naturwissenschaftlich, ein wenig technisch zugehen. Aber diese Tatsache dürfen wir um des besseren Verstehens Willen nicht auslassen. Wir müssen eine Schwelle überwinden, um dann letzten Endes mit dieser neu gewonnenen Erkenntnis aus einer etwas höheren Ebene – eben aus ganzheitlicher Betrachtung – die Zusammenhänge erkennen zu können. Und dazu möchte ich während dieser vor uns liegenden Tage meinen persönlichen Anteil einbringen.

Zu diesem Behufe bin ich ja auch nach hier gerufen worden, ahnungslos, wie ich war in Flensburg. Auf nach Tirol. Und das als sog. Flachlandtiroler. Und nun bin ich hier und erlebe dieses wunderbare Panorama. Das erfüllt mich mit solcher Energie, Sonnenenergie, um die Entführungstour ins Naturwissenschaftliche und Technische zu wagen. Und das, nachdem der Dr. Schulz-Wittmer gestern schon einige Punkte angedeutet hat. Er hat ein beeindruckendes Referat gehalten. Informationsreich für mich war der aufgezeigte psychosomatische Wirkungsme-

chanismus zwischen Seele und Körper, wobei er anschaulich und bewegend tiefenpsychologische Aspekte eingeflochten hat. Sigmund Freud stand, glaube ich, mit im Raum. Er ist es doch gewesen, der mit seinen Erkenntnissen aus der Psychoanalyse uns Menschen – wie's heißt – den dritten Menschheitsschock versetzt hat.

Seine Behauptung: Der Mensch sei nicht ›Herr im eigenen Hause‹. –

Als kleine historische Ergänzung sei an dieser Stelle angeführt: Als erster Menschheitsschock gilt die Kopernikanische Wende. So benannt nach dem Astronomen Nikolaus Kopernikus, der durch präzise Himmelsbeobachtungen herausgefunden hatte, daß nicht die Erde, sondern die Sonne im Mittelpunkt unseres Planetensystems stehen muß. Das aber kam nach dem Standpunkt der Amtskirche von damals einem Sakrileg gleich. Diese Behauptung wurde als eine Entweihung der Schöpfungsstellung der Erde betrachtet, gar als ein Religionsfrevel gesehen. Für die Kirchenoberen galt unser Heimatplanet als Mittelpunkt der Schöpfung, und deshalb hatte er auch im Mittelpunkt des beobachtbaren Kosmos zu stehen. Unsere Erde konnte nicht einfach nur einer unter vielen Planeten sein, die gemeinsam so nebenher um das Zentralgestirn Sonne kreisen.

*Tatsächlich jedoch wurde mit Kepplers glaubwürdigen astronomischen Berechnungen vor rund 400 Jahren das seit der Antike geltende geozentrische Weltbild des Aristoteles vom dann sog. heliozentrischen System abgelöst. Johannes Keppler, Galileo Galilei und Isaak Newton haben es dann später bewiesen. Galilei hat seine Beobachtungen am Teleskop verkündet und, nachdem er der Inquisition vorgeführt worden war, widerrufen. Ihr entronnen, soll er mit dem allgemein bekannten Ausspruch: »Und sie bewegt sich doch« (*die Erde, der Verf.*) seinem Herzen Luft gemacht haben.*

Den zweiten Menschheitsschock löste Charles Darwin vor 140 Jahren mit seiner Evolutionstheorie aus, die ›Über den Ursprung der Arten‹ in die Erkenntnis mündete, der Mensch stamme vom Affen ab. Präziser ausgedrückt: Mensch und Affe hätten einen gemeinsamen Stammvater. Das wissen wir ja heute inzwischen alle und vergessen es doch immer wieder allzu leicht. Dieser letzte Punkt wird später für die Begründung, wir seien natürliche Früchteesser, noch eine Rolle spielen.

Zurück zu Freuds, wir seien ›nicht Herr im eigenen Hause‹. Tatsächlich übt das Unterbewußtsein einen wesentlich größeren Einfluß auf unser Denken und Handeln aus, als bisher angenommen. Aus der Wissenschaft verlautet, daß 95% aller alltäglichen Entscheidung dort ohne unser willentliches Hinzutun getroffen würden. Die restlichen 5% träfen wir bewußt in dem Glauben, wir würden damit unser komplettes Leben dirigieren. Ein Irrtum. Daraus kann also gefolgert werden, daß wir größtenteils von den Rückwirkungen aus unseren Lebenseindrücken im riesigen, unbewußten Gedächtnis geleitet werden, besonders in unseren Gefühlsbewegungen und den aus ihnen entspringenden Entschlüssen. So ist sehr einleuchtend, was uns Dr. Schulz-Wittmer vorgetragen hat, nämlich, daß das Unterbewußtsein mächtig sei.

Wenn wir also schon um dieses präzise Gedächtnis wissen, sollten wir versuchen, es für unsere Ziele einzusetzen. Das kann für diverse Dinge von großem Nutzen sein. Da existiert ein Riesenspeicher, eine große geistige ***Kapazität****, und dieses Unterbewußtsein vergißt nie. Mir fällt hier gerade der Vergleich mit dem Autoreifen ein. Auch er, so sagt man, vergesse und verzeihe nichts. Erklärlich. Wenn der – auch nur ein einziges Mal – über eine scharfe Bordsteinkante gezwungen worden ist, dann hat er, wenn nicht gar einen Karkassenbruch, so doch Quetschungen und Dehnungen im Mikrofaserbereich erlitten, die mittels bildgebender Verfahren als bleibende Beschädigungen zu erkennen sind. Autofahrer, die so acht- und sorglos handeln, dürfen sich nicht wundern, wenn ihnen bei hoher Fahrt auf der Autobahn die Reifen um die Ohren fliegen. Deshalb wird ihm ein Gedächtnis zugeschrieben.*

Ein so nachhaltiges Gedächtnis besitzt also auch unser

Unterbewußtsein, das uns dann nachts sehr oft die negativen Erfahrungen interpretiert und meist in unangenehmen Träumen aufspielt. Wir sollten eigentlich die negativen Eindrücke daraus aktiv abtragen, wie wir hörten, den Keller aufschließen und das dunkle Gerümpel ans Tageslicht holen, es dabei ans Herz nehmen, sozusagen als Lebensbestandteil akzeptieren, und dann entfernen. Bewerkstelligen können wir dies mit froh stimmenden Erlebnissen, die wir aktivwirkend einleiten mit begleitender körperlicher Aktion im Sonnenschein. Warum so, kommt später. Auf diese Weise können wir uns ein wenig frei machen. Das klappt bei den vielen Menschen, die in ihrem Leben dankenswerterweise nie psychologischer Betreuung bedurften. –

Aber nach ganz persönlicher Erfahrung stabilisiert die Sonnenkost gleichermaßen die Gesundheit wie eben auch die Seelenlage. Dies ist doch eine doppelt gute Nachricht, nicht wahr? –

Froh stimmen können uns andererseits aber auch positive Erlebnisse, aufbauende Aktivitäten, die wir ganz bewußt ganz für uns selbst in Szene setzen, z.B. kurz vor dem Schlafengehen. Damit beteiligen wir unser Unterbewußtsein an unseren Tagesunternehmungen und schmeicheln uns so bei ihm ein. Die Anbindung gelingt leichter, wenn wir Wünsche oder Aufgaben für die Nacht in Auftrag geben, und zwar für ganz bestimmte Situation oder Problemstellungen. Wenn uns das richtig gelingt, dann wird diese unsere riesige Gedächtniskapazität während des Schlafes für uns arbeiten und am nächsten Morgen, meist kurz vor dem vollkommenen Munterwerden, unverhofft Lösungen aufspielen, wie sie auch sonst oft unverhofft in Form der sog. Gedankenblitze passieren.

Vielleicht darf ich hier verraten, daß der Gedankenblitz sehr oft die Ausdrucksform dieser Kommunikationsbasis mit dem Unterbewußtsein darstellt. Es ist ein Signal, welches wir erkennen und darauf einzugehen lernen müssen. So kann gelingen, es für unsere Alltagsbewältigung oder für Sonderaufgaben einzuspannen. Wir tun das dann in wirklich vollem Wissen um die Zusammenhänge zwischen Bewußtsein und Unterbewußt-

sein. Ich weiß, das klingt wohl zunächst sehr rätselhaft, aber es funktioniert wirklich. Ich habe beim Verfassen meiner Bücher sowohl wissenschaftliche, als auch lyrische Formulierungshilfen unmittelbar nach dem Wachwerden aufgespielt bekommen und im stets bereitliegenden Notizblock festgehalten. Wichtig sind die zuerst aufkommenden Gedanken zum abends in Auftrag gegebenen Thema. Wir alle erleben doch sehr oft, daß der erste Gedanke morgens an den letzten abendlichen Gedanken anknüpft. Wir müssen – schon gesagt - da den Zusammenhang und die Botschaft aus unserem Unterbewußtsein erkennen, es schulen und uns heranziehen. Das alles ist der Kunstgriff dazu, wie wir dieses geistige Potential praktisch für uns einspannen können. Und wichtig ist, daß wir alles, was uns dazu in den Sinn kommt, aufschreiben, noch vor dem Aufstehen und Anziehen. Diese Gedankenblitze sind sehr flüchtig und können schon mit dem ersten täglichen Handgriff oder Routinegedanken verfliegen. Wir müssen sie also schnellstens und als allererstes retten.

Mit dem Wissen über die speziellen Funktionen der Hirnhälften und ihre Nähe zu unserem unbewußten großen Gedächtnis können wir also in eine bewußte Zusammenarbeit mit ihm eintreten. In Anlehnung daran hat der bulgarische Professor Losanow eine Methode der Fremdsprachenvermittlung entwickelt. (Am Ende dieses Referates beschrieben). Ich wollte Sie jetzt nur neugierig darauf machen. Vielleicht kommt der eine oder andere bei entsprechendem Zusammenhang auf diese Tatsache zurück und stellt sie dann als Frage in den Raum. Und dann sind sowohl Frage als auch meine Antwort für das ganze Auditorium interessant. Nur soviel vorweg: Auf diese Art und Weise können wir uns zusätzliche geistige Kapazität erschließen, auch für neues Wissen, für neues Denken, für neue Erfahrungen, für eine neue Sprache, für neue Talente, für neue Hobbys. Die Hoffnungsliste ist lang. Und dazu gehört natürlich auch das technische Wissen, was ich Ihnen jetzt gerade vermitteln will.

Hier nun wird es um die naturwissenschaftlichen Zusam-

menhänge zwischen Universum, Sonne, Erde, Biosphäre und letztlich dem Schwingungsgeschehen in unserem Organismus gehen, wobei wir in diesem Konzert des übergreifenden, alle verbindenden Schwingungs- und Beziehungsgeflechtes nur einen winzigen Teil ausmachen.

Näher beleuchten möchte ich die Funktion der Sonnenkost als unsere Sonneninformationsbrücke zur Biosphäre, die uns letztlich mit allen diesen Systemen verkoppelt; – und das Ganze soll dann als ein in sich geschlossenes Bild auf Sie wirken und bei Ihnen die Erkenntnis hervorbringen, daß das, was wir als Sonnenkost zu uns nehmen, Früchte, Gemüse und Wildkräuter, naturbelassen sein und bleiben muß. Nur so kann es die ihm von der Natur zugewiesene ordnungsbiologische Mission in unserem Organismus erfüllen. Wir ›verstandregierte‹ Menschen jedoch mißbrauchen die mit unserem Großhirn (Neokortex) gewonnene Handlungsfreiheit, indem wir gedankenlos Hand anlegen an unsere Nahrung, sie manipulieren, bevor wir sie zu uns nehmen. Das kann das Tier nicht. Es lebt von der Natur, in der Natur und mit der Natur und braucht deshalb auch keinen Arzt. Ausnahme bilden hier Haus- und Zootiere, die auch schon unter Zivilisationsmängeln leiden, wie wir sie uns selbst und ihnen mit der verkorksten Nahrung und mit der total veränderten Lebensweise zufügen. Machen wir uns klar: Wir Menschen leben gegen die Natur, wir vergewaltigen sie. Es ist höchste Zeit, unsere geistige Freiheit endlich dazu zu nutzen, wie im menschlichen und beruflichen Alltag auch, aus unserer Nahrungsmittelvergewaltigung eine ehrliche Folgenabschätzung zu betreiben. Dann werden wir erkennen, daß wir uns mit dieser Ernährungsentgleisung die rund 40.000 bekannten, als Zivilisationskrankheiten bezeichneten Gesundheitsschäden selbst zugefügt haben. Diese Erkenntnis dürfte es doch möglich machen, zu naturbelassener Kost, zur Sonnenkost zurückzukommen. Mit ihrem Genuß halten wir uns strikt an die Bestimmung von Mutter Natur mit ihrer um Millionen Jahre erfahrungsreichen Apotheke.

Und das alles mit der Ausrüstung, die uns die Natur zur Verfügung gestellt hat, Zähne, Kauwerk, Muskulatur, Muskeltätigkeit, und damit verbunden dann Zahnfleischmassage und gleichzeitige Massage der Mund-/Ohrspeicheldrüse(n), die dadurch zu vermehrter Sekretabsonderung stimuliert werden. So wird die Speise im Munde für die Aufnahme in den Magen bestens vorbereitet. Wir haben alle gehört, je länger wir die Speise im Mund behalten und bewegen, desto magenfreundlicher gestaltet sie sich und desto perfekter ist ihre Verdauung und Verwertung. Verdauungsarbeit für Kochkost ist Schwerstarbeit und kostet den Organismus mehr Anstrengung als Sport. ›**SONNENKOST**‹ *dagegen wird fast spielerisch verwertet. Damit bieten wir unserem Körper die größtmögliche Hilfe.*

Neu wird sicher für viele von Ihnen sein, daß wir ein Informationssystem zwischen Mundhöhle und Magen besitzen, und zwar über einen Abzweiger vom Vagusnerv, der durch den oberen Brustraum führt. So wird der Magen über die im Anmarsch befindliche Speise genau unterrichtet und bereitet präzise die auf sie abgestimmte Magensaftzusammensetzung vor. Den anderen Informationsweg vom Auge und über den Geruchssinn, der uns in hungrigem Zustand beim Wahrnehmen von Essen die Augen übergehen und das Wasser im Munde zusammenlaufen läßt, hat jeder schon bewußt erlebt. Eine solche Verbindungslinie existiert auch zwischen Mundraum und Verdauungstrakt. Deshalb gilt, wie eben schon gesagt, auch hier, die Nahrung lange im Mund zu behalten, damit der Informationsaustausch sicher geschieht. Also langsam und sorgfältig kauen, aber auch, um den schon in der Mundhöhle vorgesehenen Übergang von wertvollen Enzymen und Vitalstoffen aus der Nahrung sicher zu ermöglichen. Diese höchst empfindlichen Nahrungsbestandteile würden durch die aggressive Magensäure beschädigt oder gar zunichte gemacht. Die zarte Mundschleimhaut und das basische Milieu erlauben schon hier einen eleganten Übergang und damit die Rettung dieser Vitalstoffe, Reaktionsbeschleuniger und

Antioxidanzien, die unserem Organismus bei seiner Schwerstarbeit wertvollen Dienst leisten. Sie gilt es, vor der Magensäure zu retten.

Also, den Bissen lange im Munde behalten, – ich habe einige Hastigesser unter uns bemerkt – langsam kauen, Mund geschlossen halten. So wird auch der aggressive Luftsauerstoff ferngehalten, der die schon erwähnten kostbaren Inhaltsstoffe beschädigen, manche gar ganz kaputtmachen kann, und zwar in Blitzeseile. Eine Frucht nur aufschneiden, und schon ist ein Unglück passiert. Es wird zuviel zerteilt, geraspelt und gemischt. Die wertvollen und sehr flüchtigen Anteile, denken wir nur an die wohlgefälligen, sanften ätherischen Stoffe, z.B. aus der Fenchelknolle, die doch unseren oberen Atemwegen zur Gesunderhaltung gereichen. – Also nochmals: Langsam kauen, Mund schließen, nicht reden beim Essen, – wie ich gestern in einem Gespräch sagte – dem Gegenüber oder Nebenmann beim Essen nicht in den Teller spucken, weil man mehr redet als man ißt. Stattdessen genießen und schweigen. Aus alter Überlieferung kommt doch der uns bekannte Ratschlag, jeden Happen 33 mal zu kauen. Tun wir das doch auch.

Nun wissen wir, da steckt mehr Sinn dahinter, als oberflächlich vermutet. Genauso – die Parallele fällt mir gerade ein – die Empfehlung, nach dem Lernen das Buch unter das Kopfkissen zu legen. Auch sie kommt aus altüberliefertem Wissen um lernpsychologisch-physiologische Verquickung von Stimmung mit dem speziellen Verhalten der Gehirnhälften im Thetawellenbereich (ihre Resonanzschwingung mit Teilen der Erdkruste und der Ionosphäre). Dies ist kurz vor dem Einschlafen ein Zustand, in dem wir eine hohe geistige Aufnahmefähigkeit besitzen. Die Erklärung dafür liegt in der Tatsache, daß die linke Gehirnhälfte, die rational arbeitende, auch als radikaler Zensor und Wächter beschrieben oder gar als intellektuelle Kontrollinstanz unseres Denkapparates langsam ausgesteuert wird und nun die rechte

Hälfte, die Emotionale unseres Ichs, dominiert. Und sie ist die gefühlsbetonte, die empfindsamere Hälfte. Hier finden Einfühlungsvermögen, Raum- und Zeitempfinden, Gesichtererkennung und Kreativität ihren Platz, und – als besonderes Geheimnis dabei – diese unsere rechte Gehirnhälfte hat eine Brückenfunktion zum Unterbewußtsein. Deshalb habe ich vorhin die Bemerkung über unser Unterbewußtsein gemacht, unseren riesigen geistigen Speicher, den wir ganz einfach brach liegenlassen, weil wir es noch nicht richtig verstanden haben, ihn für unsere Tagziele einzuspannen. Allein die Kenntnis um dieses Riesenpotential, welches mittels des vom schon genannten Prof. Losanow aufgezeigten Zugriffsweges abrufbar zur Verfügung steht, erfährt bei mir die Faszination für das Lernen einen zusätzlichen Reiz. Ich glaube, mir persönlich schon etwas von dem Zusatzspeicher für besondere Aktivitäten (Malen und Veranstalten eigener Gemäldeausstellungen, schnelles Lernen zweier skandinavischer Sprachen und Erschließen einer dritten, Schreiben meiner Kriegsbiographie in reinem Versmaß, auch im freien Vortrag aller dieser Themen hier) ein wenig erschlossen zu haben.

Diesen letzten Satz habe ich gesagt, um Sie zum Gleichtun zu animieren. Es geht mit Sonnenkost, Sport und Konzentration bei jedem von uns. – Auch hierbei wirkt die naturbelassene, reine Nahrung wirklich Wunder. – Und das wissen wir ja schon alle: Geistige Regsamkeit hält auch das Vehikel, unseren Körper, jung. –

Doch zurück zu unserer Betrachtung über das Umfeld, das uns die Sonnenkost als unsere ausschließliche Nahrungsquelle erklärt und nahebringt.

Auf diese Weise möchte ich sie Ihnen in den großen naturwissenschaftlichen und – hoffentlich – anschaulichen Zusammenhang stellen.

Sonnenlicht, Sonneninformation – Sonnenkost, die Begriffe habe ich schon öfter erwähnt. Sie sind Glieder einer (Reaktions-)Kette, in die sich u.a. auch der menschliche Organismus einreiht.

Nun, Sonnenlicht, was ist das? –

Es ist das erste Glied dieser Kette, und ihr Ausgangspunkt ist das Zentralgestirn unseres Planetensystems, wissen wir, ist unsere Sonne. Was jedoch möglicherweise nicht jeder weiß, ist, daß es nicht nur einfaches Licht ist, was da zu uns herübergestürmt kommt, wie es vielleicht von einer riesengroßen Lampe ausgehen würde. Sonnenlicht besitzt mehrere geheimnisvolle Eigenschaften und Fertigkeiten. So spricht man zunächst einmal von seinem dualen Charakter, d.h. es ist sowohl Korpuskularstrahlung, also Teilchenstrahlung, als auch Schwingungsenergie. Allein die Versuchsanordnung im Labor bestimmt, welcher Charakterteil dabei zum Vorschein kommt.

Ich habe von Prof. Harald Lesch von der Universitätssternwarte München, ein gutes Verständnisbeispiel gehört.

Man stelle sich einen gläsernen Zylinder vor: längs betrachtet könne man durch einen Ring schauen und quer ein durchsichtiges Rechteck sehen. So gewinnt eigentlich vieles auf unserer Welt scheinbar verschiedene Formen. Auf den Betrachtungswinkel kommt es an. Und wie ist es nun mit dem Sonnenlicht?- Wie entsteht dieses Licht?

Die Sonne ist nicht etwa ein Ort des Friedens und der Ruhe, wie sie sich uns besonders im herrlichen Sonnenuntergang darstellt, sondern sie ist ein atomares Feuerwerk, ein Inferno, ein Riesenball von 109 Erdkugeln aneinandergereiht als Durchmesser mit dem Inhalt 1,3 Mrd-fachem Erdvolumen. Es ist ein atomarer Feuerball, in dem über die quantenmechanisch gebremste Kernverschmelzung, kurz: portionierte Kernfusion, die Umwandlung von Wasserstoff in Helium erfolgt, und das bei wahnsinnigen Drücken und Temperaturen. So werden ca. 15 Mio. °C im Sonneninnern erreicht und unvorstellbare Drücke, die den Gasinhalt auf eine 14-fache Bleidichte zusammenpressen. Und in diesem riesigen Feuerball - - – ich drehe mich bei diesem Vortrag ab und zu mal, was ich eigentlich nicht tun sollte, zur Wand hier, zur vermeintlichen Wandtafel – deshalb habe ich mir auch meinen Zeigestock ausgezogen – und werde Ihnen meinen

Rücken zeigen. – Ein schöner Rücken kann auch entzücken – Aber damit will ich von meinem dummen Gesicht ablenken und Sie auf den Betrachtungsgegenstand hinführen.

Der riesige Feuerball, von dem wir alle noch nicht wissen, daß er sich dreht. Wenn wir das nun wissen, dann erkennen wir auch, daß die Umlaufgeschwindigkeiten an den verschiedenen Punkten auf einer Kugel sehr unterschiedlich sind. Das wissen wir ja auch von unserer Erde. Während sich die Erdoberfläche an den Polen praktisch nur im Kreise dreht, bewegt sich ein Punkt am Äquator 3600 km/h schnell beim Tagesumlauf. Dabei haben wir ja im Hinterkopf, daß dies nur für die relativ dünne Erdkruste gilt. Das flüssige Magma im Erdinneren dagegen wird höllisch durcheinander gewirbelt. (Magnetosphäre erzeugender Dynamo).

Dies geschieht selbstverständlich in viel größerem Ausmaß mit den Gasmassen der Sonne. Ineinander verschränkte, unterschiedlich schnell rotierende Gasmassen erzeugen Reibungsenergie an der Sonnenoberfläche, die sich zur Strahlungsenergie des Sonneninneren addiert. Und Reibung bedeutet was? – - -, wenn Sie reiben? Aus dem Zuhörerkreis: Wärme ... Vortragender: ja und? – Wenn Sie Bernstein auf dem Ärmel reiben, dann zieht er Papierschnipsel an, – - Ein Zuhörer: Energie. – - Vortragender: Energie? Welche? -- Elektromagnetische Energie. – Sehr viel, und wenn Sie das schon ansprechen, dann wissen wir auch schon, wie flexibel eigentlich die Energie betrachtet werden kann, – als Wärme, als Energie, als Bewegungsenergie, als potentielle Energie. Und sehen wir ja schon andeutungsweise in der Formel $E=mc^2$, der Weltformel von Albert Einstein (1905). Sie brachte letztlich auch die Bestätigung dessen, was Isaak Newton im 17 Jahrh. als Vermutung äußerte, nämlich, daß der Materie Lichtanteile innewohnten, die ihr gegenüber gleichzeitig ein gewisses Wirkungsquantum darstellten. Heute wissen wir, – Energie und Masse sind wirklich ineinander umwandelbar, und Licht gehört in die gleiche Ebene. – Also, Licht, Masse und Energie sind einander äquivalent, wie der Fachmann es ausdrückt.

Dann fragen wir uns natürlich, wenn wir hier auf den Tisch klopfen, Schwingung, alles Schwingung? Was schwingt denn da? – Das können wir nicht erkennen, wir können uns daran stoßen und stellen fest, das ist doch hart und keine Schwingung. Tatsache ist, es schwingt dennoch. Die Molekularstruktur des Tisches schwingt, zwar langsamer als wir mit unserem Organismus, und mit dem Sonnenlicht kein Vergleich. Aber alles schwingt.

Wir waren bei der Sonne. Und diese Riesenreibung zwischen den Gasmassen in der Sonne – wir hörten, 1,3 Mrd. Erdinhalte sind da mit hohen Geschwindigkeiten unterwegs – erzeugt dann die umwaltenden elektromagnetischen Felder, die so energiereich sind, daß sie Sonnensubstanz in Blitzesschnelle 200-300.000 km in den Raum schleudern und auch wieder zurückholen. Wir können dieses Phänomen als sogenannte Protuberanzen, Gasausbrüche aus der Sonnenkorona, sehr gut beobachten, wenn wir die helle Sonnenscheibe passend abdecken und einen Lichtschutz tragen. Den schönsten Eindruck davon gewinnen wir bei der Sonnenfinsternis, dann, wenn sich am hellen Tage der Mond exakt vor die Sonne schiebt, aber selbst dann niemals mit ungeschütztem Auge. Dann können wir den brodelnden Sonnenrand mit den Abschleuderungen der atomaren Gase sehr gut beobachten.

So, und aus diesem riesigen elektromagnetischen Geschehen heraus sendet die Sonne ihr Licht, dessen einzelne Lichtteilchen aus dem Inneren der Sonne bis in ihre Korona schon 20.000 Jahre brauchen, in nur 8¼ Minuten über die 150 Mio. Kilometer zu uns auf die Erde. Und es kommt als solares Plasma, auch Sonnenwind genannt, zu uns herübergerauscht. In seiner gesamten Strahlungsintensität wäre er für uns ein tödlicher Sonnensturm, doch der wird durch die sinnreiche Erfindung der Natur in der Magnetosphäre und der Atmosphäre unserer Erde abgeschirmt und entschärft. Beide wirken wie Filter, die nur noch die für das Leben notwendigen bis weitgehend ver-

träglichen Anteile der Strahlung zu uns durchlassen. Es ist das sichtbare Licht, aber, wie wir wissen, auch mit den härteren Bestandteilen, wie UVA und UVB. Die Röntgenstrahlung wird weitestgehend abgehalten.

Die Magnetosphäre unserer Erde ist ein magnetischer Schutzmantel, der im Normalzustand ungefähr 50.000 km dick wäre, doch unter der Mächtigkeit des Sonnenwinddruckes auf der Sonne zugewandten Hälfte bis auf 30.000-km-Stärke zusammengepreßt und auf der ihr abgewandten Seite unserer Erde bis zu 120.000 km in den Raum geschleudert und ausgefächert wird. Sie weht dorthin aus wie ein zerfetztes Segel im Orkan.

Dieser so gebeutelte Schutzmantel schirmt uns zweitens auch vor der kosmischen Höhenstrahlung ab, die im Universum überall existiert und auch bis zu uns durchdringen würde.

Soweit Information am Rande. Die Herkunft der Magnetosphäre über den flüssigen, metallhaltigen Erdkern im Verbund mit der Erddrehung hatte ich vorhin schon angedeutet.

Zurück zum Licht. Da kommen also die Leben spendenden Bestandteile zu uns auf die Erde. Sie haben tatsächlich das Leben bei uns erst möglich gemacht. So habe ich in meinem Einführungsreferat zur Sonnenkost gesagt, Licht sei mehr als Helligkeit, Licht sei Mittel der Verständigung, – dieses technische Geschehen erläutere ich gleich noch, – Licht sei die Grundlage allen Lebens, Licht sei die Grundlage für Gesundheit. Licht sei auch Medizin, habe ich gesagt, Licht sei das Maß für Verständigung. Nun, Sonneninformation ist eine spezielle Art von Information, auf die wir angewiesen sind.

Sie entsteht in den verschiedenen Schichten der Sonne. Ausgehend vom schon erwähnten atomaren Sonnenkern, interessieren uns die letzten drei äußeren Schichten. Die drittletzte heißt Photosphäre, in ihr entsteht das sichtbare Sonnenlicht, das, wie wir schon alle wissen, als weißes eigentlich ein Mischlicht *ist, welches wir in der Spektralanalyse oder einfach im Prisma und im Regenbogen in seinen farblich gestaffelten Lichtanteilen erkennen können.*

Die vorletzte Sonnenschicht, genannt Chromosphäre, erzeugt in der Reihenfolge wie ich sage, die Radiofrequenzen, die ultravioletten und die infraroten Lichtanteile, und die äußere Region der Sonne, als Korona wohl bekannteste, schickt uns die Röntgenstrahlung. Sie sind uns nun ja wieder nicht so sehr zuträglich. Zu Ehren von Konrad Röntgen so genannt, weil er sie als für die Medizin nutzbar entdeckt hat. Tragisch, er hat im Laufe seiner Untersuchungen viele Male seine Frau durchleuchtet, ohne um die Gefahr richtig gewußt zu haben. Sie ist später an Krebs gestorben.

Also, diese Art der Strahlung ist nicht so recht lebensfreundlich und bedarf exakter Dosierung. In Kenntnis dessen agiert die Medizin heutzutage mit minimierten Dosierungen. Aber sie bleibt harte Strahlung und erzeugt freie Radikale im Organismus. Man setzt da freilich auf die schnelle natürliche Reparaturfähigkeit der Somazellen. Ich persönlich stehe der Röntgen-Praxis kritisch gegenüber. Aber – trösten Sie sich, das tue ich in vielen anderen Punkten auch, wie ich allem menschlichen Handeln eigentlich viel Kritisches entgegenhalte, weil fast alles wider die Natur geschieht. – Nun ja, man kann natürlich auch alles hinterfragen. Einiges muß man ganz einfach als gegeben hinnehmen, an dem man nichts mehr ändern kann.

Also, alle die Strahlungsformen sind Anteile des Sonnenlichtes. Für unsere Betrachtung interessant ist nun das sichtbare Licht in seiner Gesamtheit, das gute, das gesunde Licht, welches die Antriebsquelle für alles Leben auf unserer Erde ist. Dieses Licht kommt als Soft-LASER-Licht bei uns an.

Wir alle haben schon den Ausdruck LASER gehört, aber, was ist es denn nun wirklich? – Einige von Ihnen wissen es, das habe ich gehört, gleichwohl wird nicht jeder begeistert sein, sich mit technischen Dingen herumschlagen zu müssen. Doch in diesem anstehenden Zusammenhang mit der ›Sonnenkost‹ sollte man es zumindest einmal gehört haben. –

Und jetzt kommt's. – LASER ist eine Abkürzung. Ausgeschrieben heißt es: Light amplification by stimulated emission radiation; deutsch: Lichtverstärkung durch stimulierte Emissionsstrahlung.

Und nun die Erklärung für die Behauptung, Sonnenschein sei Soft-Laser-Licht.

Das Licht von der Sonne ist eine viefältige Kombination von Licht. Ein großes Farbspektrum und zudem aus mehreren Lichtquellen stammend. Ja, Sie haben richtig gehört. Die Licht aussenden Regionen in der Sonne sind so weit voneinander entfernt, daß sie absolut als verschiedene Quellen angesehen werden können. Und genau das ist eines der Kriterien für den Laser. Das andere Kriterium ist Kohärenz.

Für die Erzeugung eines technischen LASER-Strahles sind mindestens zwei Lichtquellen erforderlich, die ein kohärentes, d.h. ein gerichtetes Licht aussenden und deren Strahlen unterwegs mit Hilfe von zentrierenden Spiegeln zur Wirkungsstärke zusammengeführt werden. Praktisch benutzt werden die Interferenzanteile, die durch die Überlagerung dieser beiden kohärenten Lichtstrahlen entstehen. Dieses Verfahren verleiht dem technischen Licht außerordentliche Eigenschaften und damit verbunden erstaunliche Fähigkeiten, von denen wir schon gehört haben. Es besitzt einen bestimmten Charakter und bietet vielseitige Einsatzmöglichkeiten, die mit einfachem Licht aus einer einzigen Lichtquelle unmöglich wären. Ein LASER- Lichtstrahl kann Stahlblöcke zerschneiden, aber auch dem Chirurgen als Skalpell sowie dem Augenarzt zur Linsenkorrektur dienen, um nur wenige Anwendungsgebiete zu nennen. Auf die Dimensionierung des Lasers kommt es an.

Wie ist es nun mit dem Sonnenlicht? Sie sagen sich jetzt vielleicht, – Sonne, das ist nur eine Lichtquelle. Ich halte dagegen, das ist es nicht. Aus meiner Schilderung der Sonnengröße und ihren Aufbau lassen sich – eben gesagt – riesige Entfernungen in und zwischen den Licht abstrahlenden Schichten herleiten, die das kohärente Sonnenlicht aussenden. Also ist dieses sehr wohl ein LASER-Licht, ein Soft-LASER. Man könnte es mit Weich-LASER übersetzen.

Dieser hat, anders als der Stahl schneidende Hart-LASER, u.a. aufbauende Wirkung. So haben russische Wissenschaftler, die nicht nur sehr weit sind in Raketen- und Waffentechnik, sondern auch in der naturwissenschaftlichen Erkenntnis, in einem Team von Biologen und Technikern eine erstaunliche Entdekkung gemacht. Sie haben herausgefunden, daß 60 bis 100 Sekunden Soft-Laserlicht aus dem Infrarotlaser auf einen Kohl- oder Tomatenkeimling gesetzt, im Ergebnis 12-15 Kg schwere Kohlköpfe und bis zu 500 g große Tomaten hervorbringt, und der Geschmack beider hervorragend ist. Wohlgemerkt, nur 60-100 Sekunden, einmalig. – Das ist doch geheimnisvoll. –

Und in der Zusammenarbeit mit dafür aufgeschlossenen Medizinern ist herausgefunden worden, daß die Wundheilung durch den Infrarot-Softlaser wesentlich beschleunigt wird, was damit die Leidenszeit von Patienten verkürzt.

Betrachten wir das Licht also nicht nur als Helligkeit, wie ich es nun schon mehrmals gesagt habe, sondern erkennen wir vor allen Dingen ihm innewohnende wohlmeinende, nämlich heilende und Leben spendende Kraft. Von dieser Kraft, – und das ist die eigentliche Botschaft aus meinem Vortrag, – schöpfen wir dann auch wirklich das vibrierende Potential des Sonnenlichtes, und wir sollten es auch ganz bewußt und genießerisch tun. Alleine das Wissen darum macht doch schon eine Zufriedenheit, oder? Hier kommt gewandeltes Licht über biologisches Material, hier kommen Zuckerstoffe in Gestalt der Früchte und des Gemüses direkt zu uns. Weder Herd noch Fabrikmaschine trennen uns von der Natur. Lichtdurchflutete Urkost in ihrer natürlichen Schwingung erfüllt die in unserem Organismus erforderlichen Lichtfunktionen und ist der Ausdruck für höchste Ordnung, von der ich in meinem Einführungsvortrag gesprochen habe. Ordnung, die mit der Nahrung in unseren Organismus übergeht und die wir dringend brauchen.

Und da wir das jetzt alles wissen, und daß alles schwingt, auch die Tischplatte, – (mein Zeigestab war hörbar auf den Fußboden gefallen) – das war jetzt nicht geplant, das ist kein Ablenkungsmanöver gewesen, aber vielleicht ganz gut. Da kommt doch kurz das retardierende Moment in meinen Vortrag zum Tragen. Rhetorik heißt ja, die Wahrheit ›rüberbringen, und retardierend heißt zurückhaltend, also mit der Information kurz zurückhalten, zeitlich etwas Platz lassen für den Erkenntnisgewinn in der Zuhörerschaft. Und das habe ich jetzt hiermit getan, ungewollt.

Wahr ist, daß wir also mit diesen Fruchtbestandteilen Schwingungskörper zu uns nehmen, die in der Schwingung ankommen, in der auch unser Organismus schwingt. Er schwingt in diesem gleichen kohärenten Licht, nach demselben Schwingungsmuster, was beides zur Adhäsion, zur Kohäsion veranlaßt. Aufeinander zugehen, zueinander eilen, die Neigung zeigen, sich zu vereinen; und den inneren Zusammenhalt stärken. Das besagen ja eigentlich Adhäsion und Kohäsion, nicht wahr? –

Und wenn man von kohärentem Licht spricht, meint man quasi Laserlicht. Hier kommt es also auf den inneren Zusammenhalt, die gewisse Gerichtetheit der Strahlenbündel an. Und nun wissen wir alle schon: Sonnenlicht hat Soft-Laser-Charakter. Und wenn der technische Infrarotlaser diese sagenhaften Ergebnisse bringt, den Riesenkohl und die Riesentomate, die so gut schmekken, dann ist der Sonnen-Laser, – ich glaube, diesen Ausdruck habe ich hier gerade kreiert – im wahrsten Sinne des Wortes natürlich gut für unseren Organismus und damit gut für unsere Gesundheit. Das habe ich jetzt schon mehrere Male gesagt, aber, weil wichtig, auch richtig. Jede einzelne unserer Solar..., das war jetzt dummes Zeug – ich korrigiere mich – jede einzelne unserer Somazellen schwingt, und zwar einzeln für sich und mit den anderen, und es schwingt sogar die DNS. Desoxyribonukle-

insäurekette, das Erbmolekül, das, wie wir wissen, als winziges Päckchen in jedem Zellkern untergebracht ist, aber auseinandergezogen 1,95 m mißt. Diese Doppelhelix ist nicht nur das Bündel aller unserer Lebensinformationen – man spricht von 33 Mrd. pro Strang – sie ist auch Idealantenne für das Sonnenlicht. Zu diesem Zwecke hat sich ihre komplizierte, in 5 verschiedenen Ebenen kunstvoll verdrillte Gestalt ausgebildet, die sowohl in ihrer Längenausdehnung als Dipol Lambda ½ – Empfänger für die elektrischen Anteile des Sonnenlichtes arbeitet, als auch in ihrer ringförmigen Ausbildung funktional auf die magnetische Komponente des Sonnenlichtes abgestimmt ist. – Nicht sein könnte, meine Damen und Herren, nein, wirklich funktioniert. Die DNS erfüllt also neben der Fülle ihrer anderen Leitungsaufgaben in Ihrer Zelle in ebenso idealer Weise zusätzlich auch noch diese Doppelfunktion. Sie ist schon ein Wunderding.

Doch die Zellmembran selber nimmt ebenfalls Sonnenlicht auf, und sie leitet es weiter durch die Mikrotubuli, die mikroskopisch kleinen Hohlwellenleiter, (wie sie auch in der Radartechnik entwickelt worden sind, wobei jeder Hohlleiter, viereckig und frequenzangepaßt geformt und mit spiegelblankem Reflexionsinnenraum die Radarstrahlen zwischen 7 und 10 cm Wellenlänge mit minimalen Energieverlusten leitet). Die Lichtwege im Körper arbeiten verlustlos. Sie sind quasi Supraleiter. Die Natur hat diese geniale Erfindung schon Millionen Jahre früher ins Leben gerufen, und so sind die Mikrotubuli Supraleiter für das Sonnenlicht, d.h. verlustlos funktionierende Kanäle für den Sonnenlichttransport bis in die DNS.

Dann hat der Doktor gestern etwas von Mitochondrien erzählt. Der Begriff kommt aus dem Griechischen und bedeutet Fadenkörner, für uns etwas verwirrende Bezeichnung. Wir kennen entweder Fäden oder Körner, doch so heißen sie. Mitochondrien sind in Wirklichkeit die Kraftwerke der Zelle, die das lebenswichtige ATP, Adenosintriphosphat, die Weltlebenswährung, produzieren. Dies ist der Treibstoff für alle Lebensprozesse. Die Mitochondrien sind mit etwa 1500 in jeder einzelnen Körperzelle angesiedelt. Zwei weitere wundersame Tatsachen sind nun, daß jede unserer Mitochondrien durch rege körperliche Tätigkeit an Größe und Kapazität gewinnt, und weiter noch, daß Leistungssport – nun wird der Sportlehrer aufhorchen – ihre Anzahl pro Zelle bis auf 2400 vermehrt. Das ist doch grandios. Damit wird faktisch das Vier- bis Sechsfache der ursprünglichen ATP-Produktion erreicht, selbstverständlich verbunden mit vermehrter Blutbildung, Anreicherung mit Eisen und damit beschleunigte Sauerstofftransportfähigkeit des Blutes und daraus folgendender erhöhter Sauerstoffversorgung für jede einzelne Zelle, und vieles mehr.

Also, mit sportlicher Betätigung können wir unseren Organismus auf höhere Leistung bringen. In diesem Wohlfühlzustand kann er da selbstverständlich auch den Alltag viel besser bewältigen. Dann kann man laufen, springen, Treppen steigen, Lasten tragen und vorhandene Schäden besser ausbügeln oder wenigstens vermindern, weil mit der steigenden Leistungsfähigkeit des Körpers gleichzeitig seine Heilkraft wächst. Und nicht zuletzt schultert man so auch die schweren Stunden des Lebens leichter. Also, Bewegung als solche ist schon eine heilsame Tätigkeit. – ›Sich regen bringt Segen‹, heißt es. Wie richtig. – Wobei andererseits Ruhe und Einkehr, wie wir sie in der Meditation, beim Yoga oder autogenen Training üben, auch Quellen sind, aus denen wir Kraft schöpfen können. Erkenntnis aus fernöstlicher Weisheit. – Aber dies wäre ein anderes Thema. –

Zurück zu den Lebensfunktionen. Da neben der DNS als Steuerzentrum aller Lebensprozesse innerhalb der Zelle gleich jede der Mitochondrien ihre eigene kleine DNS besitzt, eine Nebenbibliothek sozusagen, wird mit deren wundersamer Vermehrung natürlich auch der DNS-Anteil am Ort drastisch erhöht. Es bedeutet hier eine Art Intelligenzzuwachs. Als Bemerkung am Rande sei nur gesagt, die wahre Intelligenz unseres Körpers steckt nicht in dem Apparat, der wie ein unordentlich in einen

Kofferraum gestopfter Teppich aussieht, nämlich hier unter der Hirnschale steckt, sondern die größte Intelligenz liegt in der Gesamtheit unseres Organismus. In ihm findet ein Riesenmanagement statt, das unseren Gehirnkasten glatt überfordern würde. Als Beleg dafür nur einige anschauliche Zahlen, z. B, daß die DNS als Kommandozentrale für alle Lebensprozesse, – der Doktor weiß, ihm habe ich das schon geflüstert, – bis zu 120.000 Ordnungssignale pro Sekunde an die einzelnen Zellorganellen gibt, – eine unglaubliche Zahl, und sie gehen an die Ihnen schon bekannten Mitochondrien, an die Ribosomen, die Proteinfabriken. Diese arbeiten so schnell, daß sie innerhalb einer Sekunde 12-13.000 verschiedene Proteine für die mannigfachen und speziellen Aufgaben in den Stoffwechselvorgängen zur Verfügung stellen können. Das muß sein, denn alle diese Vorgänge geschehen mit Lichtgeschwindigkeit.

In diesem Hochleistungsorchester spielen u.a. Enzyme und Hormone mit, deren Verwaltung im und um das Endoplasmatische Retikulum – kurz: ER – stattfindet, und im Falle der Zellteilung kommt die Steuerung der Zentriolen hinzu. Und es finden deren 10 Mio. pro Sekunde in unserem Organismus statt. Eine nähere Aufgabenbeschreibung führte hier zu weit. –

Alle diese Vorgänge finden nicht nur mit Lichtgeschwindigkeit statt, an ihnen ist das Licht auch aktiv als Kommunikationsmittel beteiligt. – Sie erinnern meine Einführungsbemerkungen über die Wesensmerkmale des Lichtes. Jetzt bekommen wir hier allmählich die Kurve im Begreifen, warum Licht für uns so wichtig ist, und warum ich Sie von verschiedenen Seiten immer wieder an das Lichtphänomen in unserem Körper heranführe. Dahinter steht meine Absicht zur Erkenntnisvermittlung, daß **die ›Sonnenkost‹ unsere Lichtnahrung ist**. *Die Lichttätigkeit in uns drückt sich natürlich in Form der Biophotonenaktivität und ihrer Gerichtetheit (Kohärenz) aus, und die Lichtgeschwindigkeit – wir wissen, sie beträgt 300.000 km pro Sekunde – ist erforderlich, um die Informationsübertragung zwischen allen daran beteiligten Stellen verzugslos abzuwickeln und damit* *auch die Aufgabenerfüllung der Zellorganellen zu beschleunigen.*

In gleicher Weise wirken auch die Enzyme in unserer Körperzelle. Sie arbeiten als Katalysatoren, Beteiligte und Beschleuniger zugleich. Würden alle Stoffwechselprozesse rein biochemisch ablaufen, müßte unser Organismus auf die Erledigung mancher Vorgänge lange Zeitspannen warten müssen, Tage, Jahre, Jahrhunderte. Soviel Zeit haben die prozessualen Lebensvorgänge in uns selbstverständlich nicht. Ich habe sogar die Feststellung gelesen, daß die exakte nahrungs- und verwertungsanalytische Berechnung aller Vorgänge, wie sie vom Informationsgeflecht im Organismus per Datenaustausch geleistet wird, alleine für eine einzige umfangreiche Mahlzeit den schnellsten Computer 200 Jahre lang beschäftigen würde. Nun, damit ist sicherlich eine überreichliche Kochkost-Festmahlzeit mit Fleisch, Fisch u.ä, Alkohol, Käse – schließt den Magen – vielleicht zum Schluß noch Kaffee und Kuchen, gemeint. Unser Organismus dagegen kann dieses unvernünftige Konglomerat in 3-5 Stunden, oder wenig mehr, abhandeln. Was jedoch nicht besagt, daß dies problemlos geschieht. Was bei dieser abenteuerlichen Mischung herauskommt, sind die allgemein bekannten Zivilisationskrankheiten, keine Gesundheit.

Reine Sonnenkost, manche Frucht, beispielsweise Melone, ist hingegen in blitzschnellen 15 Minuten ausgewertet und im Organismus verfügbar, und das nahezu verlustlos. Welch ein leistungsfähiger Computer steckt doch in jedem von uns. Und damit dieser nun mit Lichtgeschwindigkeit arbeiten kann, muß er natürlich auch mit Lichtanteilen versorgt werden. Und die spendet unsere Sonne mit der ›**Sonnenkost**‹.

Für die nun folgenden Funktionsbeschreibungen, in denen es elektromagnetisch und lichttechnisch zugeht, muß der Gordische Knoten aus meiner Schlußbemerkung im Einführungsreferat noch einmal herhalten. Wir sind an diesem Vortragspunkt nun dabei, die Leinenenden aufzunehmen, um sie zu entwirren. Ich hoffe nicht, daß ich Sie damit vollends verwirre. Es geht bei der Erklärung der elektromagnetischen Schwingungen in unserem Körper um Frequenztechnik und Schwingungslehre. Ich werde aber nur das Allernotwendigste ausführen. –

Unser Organismus ist ein Schwingungssystem, fest verkoppelt mit der uns umschließenden Biosphäre. In Resonanz, im Gleichtakt mit ihr und von ihr in Gang gehalten, kommt es – wie überall – auch in uns zu einem systematischen und sehr komplexen, elektromagnetischen Schwingungsgeschehen, welches viele rhythmisch oder zyklisch ablaufende physiologische Vorgänge in Lebewesen steuert und woran das Licht mit seinem dualen Charakter – wir erinnern uns: Teilchenstrahlung wie auch Schwingungsenergie – als Träger beteiligt ist. Wie kommt es nun dazu? – Nun brauche ich wieder meinen Zeigestock. –

Als Schwingung wird das rhythmische Anschwellen oder Ansteigen und wieder Abfallen eines Energiezustandes in einem definierten Raum, jetzt unser Organismus, bezeichnet. Dargestellt sehen wir diesen Vorgang meist in der uns aus der Schule bekannten Sinuskurve, die sich gleichzeitig ja sehr anschaulich als Sinnbild für die Meereswelle eignet. Die ansteigende Welle gefolgt von dem Wellental. Beides zusammengenommen ist eine Schwingung. Zum Schwingungsgeschehen gehört aber auch die Reflexion. Wie eine Meereswelle von einer Kaimauer oder von einem Schiffsbug zurückgeworfen wird und selbst gegen die neu ankommenden Wellen anlaufend noch optisch weiter verfolgt werden kann, so geschieht dies auch unsichtbar bei den Energieschwingungen in jeder unserer Körperzellen. Hier nun spielen Zellmembran, ja, selbst die einzelnen Zellorganellen die Rolle der Reflexionsfläche und -kanten, wie Kaimauer und Schiffsbug draußen. Hierbei ist das über die schon erwähnten verschiedenen Wege einkommende Lichtquantum der Motor, der alles in Gang hält. Die Reflektionen und die daraus entstehenden Überlagerungen bilden in all ihrer Vielfältigkeit und

Komplexität das Gerüst für das sogenannte ›stehende‹ oder ›kohärente Feld‹, denn in diesem Schwingungsgeflecht gibt es im Schwingungsraum feststehende Punkte, in denen die einkommende und die reflektierte Energie in ihrer Addition gleich null sind. Dieses Phänomen ist ebenfalls draußen im Wellenspiel zwischen Wind und Kaimauer zu beobachten. An diesen Stellen tritt normale Wasserspiegelhöhe ohne aufgesetzte Zusatzwelle oder besonders tiefes Wellental auf, so, wie es an anderen Stellen im ganzen Wellengemenge eben nicht geschieht. Insofern ist der Begriff ›stehendes Feld‹ eigentlich sehr bildlich und damit auch gut zu verstehen.

Ganz interessant ist nun die Tatsache, daß der Lichteinfluß auf die Materie weitergehender ist, als ursprünglich vermutet worden war. Es scheint sogar so zu sein, daß unsere Körperzellen – wie die Zellen überall als kleinste komplexe Bausteine des Lebens – in Gestalt und Abmessungen nach den Gesetzen der Lichtausbreitung und Lichtbrechung ausgelegt sind, wodurch ihr Resonanzverhalten sein Optimum erreicht, also das eintreffende Sonnenlicht bestmöglich ausgenutzt wird. So schwingt jede Zelle mit einem winzigen Energiefeld, in welchem sich in einer Zone längs des sogenannten Strahlenkegels die schon erwähnte Organisationskraft des Lichtes gegenüber der Materie manifestiert. D. h, in dieser Feldzone besitzt das Sonnenlicht mit seiner ›Beinahe-Laser-Charakteristik‹ direkten Einfluß auf die kleinsten Teilchen im Sinne von Ordnung und Zuordnung von Atomen und Molekülen hin zu Formationen, die das Leben begünstigen, gewissermaßen Grundvoraussetzungen für das Leben schaffen.

Und weil wir nun an diese Stelle der Erklärungen gekommen sind, möchte ich meine gestrige Bemerkung über die möglicherweise interpretierbaren Verbindungspunkte zwischen Schöpfungsgeschichte und evolutions-theoretischer Sicht etwas näher ausführen.

Die Genesis berichtet ja von der Erschaffung des Adam aus Erde. – Wissenschaftliche Erklärungsversuche gehen dahin, daß in gewissen Lehmformationen vorkommende ölige Tröpfchen mit ihrer natürlichen, lichtdurchlässigen Umhüllung, die membranähnlich einen kleinen Raum, eine Art Urzelle bilden. In ihr besteht unter Einwirkung des Sonnenlichtes in dem darin eingeschlossenen Material und den Lehmkristallen die Möglichkeit isolierter chemischer und physikalischer Vorgänge. Dies könnte als die Startposition für kreatives Geschehen, als Beginn von stoffwechselähnlichen Prozessen angesehen werden. Veränderung bedeutet nun schon Information, die sich dort im Innern aufbaut und die sich den überall vorhandenen Lehmkristallen, auch durch die Umhüllung hindurch, der angrenzenden Kontaktregion, also Nachbarorten, mitteilen kann. Diese Anfangsinformation könnte nebenan die gleichen Vorgänge anregen, wie sie hier am ›kreativen Örtchen‹ in Gang gekommen sind. Wir können hier also eine zellübergreifene Informationsbrücke erkennen, auf der neu entstandene Fähigkeiten transportiert werden können. Das wäre schon die Vorstufe zu einer gewissen Selbstreplikation (Fähigkeit zur Selbstkopie). Selbstreplikation aber wäre ein Status neuer Qualität, eigentlich sogar ein Kriterium für Leben. Und dieses alles hätte sich in Jahrmilliarden und an Trillionen Orten auf unserer Erde gleichzeitig ereignen können.

Eine zweite Möglichkeit der Membranbildung zur Schaffung abgeschlossener kleiner Räume, in denen sich unter Lichteinfluß eigenständige Vorgänge entwickeln könnten, wäre in Verbindung mit Fettsäure denkbar. Bei der damals herrschenden regen Gewittertätigkeit mit gigantischen Blitzentladungen sind nachgewiesenermaßen überall diese kleinen abgeschlossenen Räume entstanden. Die Kettenmoleküle der Fettsäure besitzen einen Wasser liebenden Kopf und einen Wasser abweisenden Schwanz, die sich zwangsläufig an den Grenzschichten zwischen Atmosphäre und Wasser ansiedeln und dort eine dichte Schicht auf der Oberfläche bilden. Das auch an Land in dauernd nassen Nischen. Im Platzregen geschieht es nun, daß kleine Mengen der Ursuppe hochgetrommelt werden, um die sich blitzschnell die Fettsäureschicht legt, so dicht und dünn, wie es auch bei einer Seifenblase geschieht. Beim Wiedereintauchen ins Wasser folgt eine zweite Schicht, nun aber umgekehrt, mit dem feuchtigkeitsliebenden Kopf nach außen und mit dem Wasser abweisenden Schwanz an die erste Fettsäurehülle. Beide eng aneinandergeschmiegte Fettsäureschichten bilden nun eine gute Membran zur Aufnahme des Minilabors von Mutter Natur, in dem der ›Sonnenlichtkobold‹ mit dem zufällig eingeschlossenen Material werkeln kann. –

Übrigens hat der amerikanische Student Stanley Miller 1953 als erster Forscher mit Hilfe einer einfachen Apparatur, einem mit Ursuppe und Uratmosphäre gefüllten Glaskolben, in den er 1-2 Tage lang Stromblitze eingeleitet hatte, die Entstehung von Aminosäuren nachgewiesen. Sie hatten sich unter den Blitzentladungen gebildet. Aminosäuren aber sind die Bausteine für Proteine, also, Bausteine des Lebens. Die Zutaten dazu im Glaskolben waren Wasserstoff, Stickstoff, Methan, Kohlendioxyd und Schwefelwasserstoff, also Bestandteile der Uratmosphäre, insgesamt eine nicht sehr lebensfreundliche Mixtur. – Welche Wunder doch elektrische Potentiale bewirken.

Diese eben beschriebene Situation führt in den von der Umgebung abgeschotteten kleinen Räumen zum Eigenleben. Sie birgt evolutionäre Kreativität in sich, die beim Zusammentreffen beider Umstände in Verbindung mit der geheimnisvollen Aminosäurenbildung um vieles gesteigert wird und so vielleicht sogar in der Lage wäre, eine Homöostase (griech: Gleichgewicht) anzustoßen. Auf diese Weise könnten die Vorformen der Urzelle entstanden sein und Stunden, oder vielleicht auch länger, in der Ur-Umwelt bis zur Stabilisierung von Leben überdauert haben können. – Also doch Leben aus Lehm, aus Ton, aus Erde – ?

Soweit die kleine Exkursion über mögliche Brücken zwischen Genesis und ihrer strengen wissenschaftlichen Auslegung. Es gäbe weiteres Bedenkenswertes aus der Bibel. Doch das steht hier nicht an.

Zurück zum Schwingungsgeschehen in unserem Organismus.

Aus meinen bisherigen Erklärungen erkennen wir sicherlich immer deutlicher das Sonnenlicht als wahren Tausendsassa und werden ihm auch jene beschriebenen Funktion im ›stehenden Feld‹ in der Zelle zutrauen.

Licht ist demnach der ideale Träger für die Kommunikation zwischen DNS/DNA und allen Zellorganellen. Es gibt wissenschaftliche Beobachtungen, in denen die DNS als eine Lichtpumpe beschrieben wird, die mit Ausdehnungen und Kontraktionen ein Pulsgeschehen vorgibt, in dem die Zellorganellen mitschwingen. Basis dieses gemeinsamen Pulsierens ist also das stehende Feld, welches nur bei kohärentem Licht existieren kann.

Die Kohärenz dieses Lichtes besteht in der Fähigkeit, durchgehend phasenstabil zu sein und so den ununterbrochenen Informationsaustausch zu ermöglichen. Wir hatten festgehalten: Einfaches Lampenlicht kann kein stehendes Feld erzeugen und damit auch keine gesicherte Datenübertragung gewährleisten. Für die Zeit im abendlichen Lampenschein übernimmt die DNS/DNA die unabhängige Lichtversorgung mit kohärenter Qualität. Sie übt hier also eine Überbrückungsfunktion für die sonnenlichtlosen Perioden des Tages aus. Wie sie aber als idealer Sonnenlichtspeicher länger Lichtenergie abstrahlen kann, so braucht sie andererseits auch längere Zeit für die Lichtaufnahme. Teile der Zellmembran, Mikrotubuli und Mitochondrien erfüllen deshalb eine Zwischenspeicherfunktion und transformieren das schnell aufgenommene Licht während des Nachtschlafes zur DNS. Und Lichtportionen kommen auch, was wir ja inzwischen schon wissen – als wirkliche und wahre Lichtpakete selbstverständlich aus unserer Sonnenkost. Unsere Körperzellen sind gegenüber Licht hoch sensibel. So kann schon ein einziges Photon eine Zellteilung ansteuern. Die Biophotonen, die unsere leuchtende

– weil naturbelassene – Sonnenkost aussendet, werden von unserem Organismus feinnervig aufgespürt und willig aufgenommen. So ist unser Organismus bemüht, den Lichtspeicher DNS stets geladen und einsatzbereit zu halten. Schließlich ist sie die Kommandozentrale für das Kommunikationsorchester in der Zelle und wirkt wahrscheinlich sogar zellübergreifend.

Die Irrsinnsgeschwindigkeiten der Lebensprozesse, die unvorstellbar hohe Anzahl ihrer Ordnungssignale pro Sekunde – wir hatten gehört bis 120.000 –, die Tatsache, daß wir in unserem Organismus innerhalb einer Sekunde 10 Mio. Zellteilungen haben, d.h. rund 864 Milliarden neue Zellen jeden Tag (die Zellneubildungsrate wird in der Nacht verdoppelt) ist eine ungeheure zusätzliche Aufgabe, die unser Organismus leisten muß. Dazu muß der Körper ruhen, Skelettmuskulatur und Verdauung müssen außer Betrieb gehalten werden, damit die gesamte Organkraft in diesen Erneuerungsprozeß fließen kann. Das geschieht ganz zweckmäßig während des Schlafes. Also, lange schlafen, mit den Hühnern auf die Stange klettern. Und wann tun die das? Bei Sonnenuntergang bis Sonnenaufgang.

Schon aus dieser Sicht sind elektrisches Licht und Fernsehen für uns Menschen eine fatale Ablenkung vom ausgiebigen und strikt naturgewollten Ruhen. Früher klappte das noch besser. Da hat der Nachtwächter die Straßenlaternen gelöscht und die Ruhezeit ausgerufen: »Hört ihr Herrn und laßt euch sagen, uns're Glock‹ hat zehn geschlagen. Zehn, das ist das Ziel der Zeit, Mensch, bedenk‹ die Ewigkeit.« –

Heute mißachten wir unser Wissen, daß die Verdauung tatsächlich dicht gemacht hat und sind dem späten Essen und Naschen nicht abhold. Alles das sind Sünden. Unser Körper schiebt den Neuzugang nach 2000 Uhr nur etwas zur Seite, denn die nun anstehende Erneuerungs- und Verwertungsphase fordert alle Organkräfte. Richtige Verdauung findet also nicht statt. Und wenn das etwa noch – ganz schlimm bei gutmeinenden Sonnenköstlern – Obst ist, was zu spät gegessen worden ist, dann geschieht das Unvermeidliche: Bei 37°-Einlagerung *kommt es zu Vorgängen, bei denen u.a. Fuselalkohol entsteht, der den Organismus schädigt, nicht nur die Leber. Dies ist fast so beschaffen, wie die Flüssigkeit, in der gewöhnlich die Kompaßnadel schwimmt. Dann geschieht das, was wir eigentlich nicht wollen. Wir wollen ja der Gesundheit dienen, aber sie nicht schädigen. Wir wollen den Organismus so rein wie möglich halten durch unsere Sonnenkost, mit hohen Flüssigkeitsanteilen Stoffwechselschlacken und Schadstoffe so schnell wie möglich ausleiten, nicht noch zusätzliche produzieren. Diese Vorgänge nimmt der Organismus aber erst vormittags bis ca 12^{00} Uhr vor.*

Also Hände weg vom abendlichen Obst. Ich persönlich esse zum Abend – bis 19^{00} Uhr – nur noch ein wenig Gemüse. Alkoholbildung also ausgeschlossen.

Alles andere liegt wie ein Klotz im Magen und beruhigt nur trügerisch.

Soweit, so gut. Damit haben wir ein paar wesentliche Erkenntnisse gewonnen,

- *das Sonnenlicht ist quasi Soft-Laserlicht*
- *dieses Licht ist heilsam*
- *dieses Licht erzeugt Leben anstoßende Vorgänge*
- *dieses Licht finden wir in unseren Früchten, im Gemüse und besonders in den unter freiem Himmel gediehenen Wildkräutern*
- *und wir nehmen es mit unserer ›*SONNENKOST*‹ in unseren Organismus auf.*
- *Und diese Früchte-, Gemüse- und Kräuteranteile schwingen mit in dem heilsamen, Ordnung vermittelnden Licht, und wir nehmen es also über unsere Ernährung auf. Erinnern wir uns an das, was uns der Herr Spiller gestern über die segensreiche Tätigkeit des Verdauungssystems, speziell die der feinen und feinsten Darmzotten, gesagt hat, die in ihrer Oberfläche 400 qm bedecken könnten. Dies ist unsere Kontaktfläche zur Biosphäre,*

4-mal mehr als die der Lunge. Die Darmoberfläche ist also ein Scheunentor für die Übernahme der Sonneninformation in unseren Organismus. Und wenn wir jetzt wissen, daß jede einzelne Zelle durch und mit diesem Informationssystem schwingt, welches wiederum auch Trägerfunktion bei der Steuerung jeder einzelnen Zellorganelle durch die DNS erfüllt, dann haben wir eigentlich den Dreh- und Angelpunkt dessen erwischt, was ich mir als Vermittlungsziel für dieses Seminar vorgenommen hatte :

- *Erstens, Ihnen die große Bedeutung des Sonnenlichtes für unseren Organismus in umfassendem, naturwissenschaftlich-nahem Zusammenhang darzustellen,*
- *zweitens, Ihnen damit die Überzeugung zu vermitteln, daß unsere Lichtversorgung am sichersten über die naturbelassene Nahrung,* **die ›Sonnenkost‹**, *erfolgt.*

Und wenn ich auch wiederholt einiges über die Funktion unseres Gehirns und die enge Verknüpfung von Körper und Geist angesprochen habe, dann auch deshalb, um als wichtig herauszustellen, daß die Reinheit des Organismus mit der des Geistes einhergeht – kein reiner schneller Geist ohne superreinen Organismus –

Vielleicht ist es mir ja auch gelungen, über neu gewonnenen Einsichten zur Nachahmung anzuregen.

Meine Damen und Herren, zugegeben, ich bin in einigen Ausführungen ziemlich ins Detail gegangen, aber ich hatte ja auch zu Beginn Ansprüche an Ihre Aufnahmebereitschaft und an Ihre Geduld angemeldet. Und während meiner Ausführungen habe ich mich dann über Ihre gespannte Aufmerksamkeit freuen dürfen. Dafür möchte ich Ihnen ganz herzlich danken.

Morgen werde ich in der Hauptausführung auf die praktische Anwendung der **›Sonnenkost‹***, auf die Bewegung und sportliche Betätigung eingehen.*

Also, bis dahin. –

Soweit der gewünschte Abdruck meiner ersten 2 Leoganger Referate. Die Themenreihe der übrigen Referate ist in ihrer Gesamtheit in den vorangegangenen Buchausführungen zu finden.

Reden-Nachtrag

Zu der von mir im 2. Referat angesprochenen *Losanow-Lernmethode* sind zahlreiche Leseranfragen bezüglich ihrer genauen praktischen Durchführung eingegangen. Auch in den Nachfolgeveranstaltungen zeigte das Publikum starkes Interesse daran.

Im Referat hatte ich ja gesagt, man müsse bei dieser speziellen Lernmethode die linke Gehirnhälfte, unsere sog. intellektuelle Kontrollinstanz, gesondert beschäftigen, um sie damit von unserem augenblicklichen Vorhaben abzulenken, sie zu überlisten. Nur so könnten wir unmittelbaren Zugriff auf unsere emotionale und kreative rechte Gehirnhälfte gewinnen. Hinter ihr stecke das Geheimnis, das wir uns aber dienstbar machen könnten. Die linke Hemisphäre unterhielte eine direkte Verbindung zu unserem Unterbewußtsein, und das sei unsere größte geistige Kapazität. Dahinein solle schließlich das Neugelernte dirigiert werden.

Hier nun also die ausführliche Beschreibung des Verfahrens mit der empfohlenen Vorgehensweise.

Um dieses Unternehmen erfolgreich angehen zu können, müssen wir uns zunächst einmal die existierende Kreuzschaltung zwischen unseren Gehirnhälften und den Körperseiten vergegenwärtigen. Für uns sichtbar wird dies z.B. nach Unfallbeschädigungen von Gehirnregionen oder als Schlaganfallfolgen. In der Regel tritt die beobachtbare Beeinträchtigung oder Behinderung auf der entgegengesetzten Körperseite ein. Das ist schon allgemein bekannt.

Und diese Tatsache weiterverfolgend: Selbstverständlich

besteht diese Kreuzverbindung genauso zwischen unseren Gehirnhälften und unseren Ohren. So ist für die linke Hemisphäre (Gehirnhälfte) unser rechtes Ohr dominant, das linke dementsprechend zuständig für die rechte, die emotionale und kreative Seite. Diese Grundzuordnung spielt bei der Anwendung der Losanow-Lernmethode eine wesentliche Rolle. Also immer im Kopf behalten. Zwei Ohren und zwei mit verschiedenen Funktionen und Vorlieben ausgestattete Gehirnhälften erfordern für diese spezielle Lernmethode selbstverständlich auch zwei Tonbandgeräte, um die beiden Hemisphären entsprechend differenziert und unabhängig voneinander einspannen zu können.

Wie geht nun die praktische Anwendung vor sich? -

Jede der beiden Gehirnhälften braucht ihr eigenes technisches Gerät. Zunächst muß im ersten Schritt die **linke Hirnhälfte** über Ohrstöpsel im **rechten Ohr** mit mathematischen Formeln, mit einem Hörbuchtext oder irgendeiner Musik aus dem ihr zugeordneten Tonbandgerät beaufschlagt werden. Das Ziel dabei ist, links systematisch von unserem geheimen Vorhaben abzulenken, und zwar mit einer gut wahrnehmbaren Lautstärke. Dies ist sehr wichtig.

Der zweite Schritt dieser Lernmethode: Vom anderen Tonband/Kassettenrecorder/CD-/DVD-Player wird dann erst der neue Lernstoff oder die fremde Sprache über den Ohrstöpsel im **linken Ohr** für die **kreative rechte Hirnseite** eingespielt. Und nun zwei wichtige Hinweise, die bei dieser Prozedur unbedingt befolgt werden müssen:

- die Lautstärke hier muß sehr viel l e i s e r eingestellt werden, als die Ablenkungssendung vom ersten Einspielgerät, muß beinahe unhörbar sein. Die neue Sprache (oder das neue Wissen) soll sich so auf leisen Sohlen ›einschleichen‹ können, und
- man darf sich auf keinen Fall, auch nicht im Geringsten, auf das zum Lernen Überspielte konzentrieren. Tut man's

doch – und es ist anfangs sehr schwierig, das Neue willentlich zu überhören – dann funktioniert dieses ganze Manöver nicht richtig.

Das Ignorieren der Einspielung ist bei dieser Lernmethode wirklich der springende Punkt. Nur auf diese Weise gelingt das Einschleichen überhaupt, also eben nur durch geflissentliches Überhören. Bei anfänglichem Nichtgelingen kann man selbstverständlich jede Menge Wiederholungen durchführen. Schon dieses Üben ist ein zielführendes Training.

Nun hört sich dieses gesamte Unterfangen mit den zwei getrennten Geräten und Lautstärken sicher kompliziert an. Zugegeben, es gestaltet sich auch so. Doch die Erfolge bei den Studenten haben dem Prof. Losanow Recht gegeben. Die Seminarteilnehmer haben in durchschnittlich 43 Tagen eine komplett neue Sprache erlernen können. – Nun, wir Älteren können uns dafür schon etwas mehr Zeit gönnen. Wir nehmen sie uns ja allgemein auch gerne für ein so schönes Hobby, wie das Beherrschen einer neuen Fremdsprache.

Machen wir in unserem Leben doch die Erfahrung, daß die Muttersprache als alleinige Verständigungsmöglichkeit auch Grenzen setzen kann. Neue Sprachen hingegen bedeuten neue Menschen, neue Länder, neue Lebenseinsichten und –ansichten. Das Beherrschen neuer Sprachen bringt also neue Erkenntnishorizonte mit sich. Meine Frau und ich wollten sie uns selbst im fortgeschrittenen Alter eröffnen und uns auf diese Weise die skandinavische Region erschließen.

Wir haben aber nach einigem Hin und Her und reiflicher Überlegung einen einfacheren, abgewandelten Weg gewählt, der uns praktischer erschien und uns damit auch Erfolg gebracht. Das sollte eigentlich bei allen wirklich Interessierten funktionieren.

Selbstverständlich haben auch wir bei ›unserer‹ Methode die vorher beschriebenen unterschiedlichen Funktionsweisen der beiden Gehirnhälften bedacht und einkalkuliert. Unsere Überlegung: Die Aufgabe des ersten Tonbandgerätes kann auch ein Fernseher übernehmen. Spannende Krimis, selbst Westernfilme oder auch Unterhaltungssendungen können die linke Gehirnhälfte genügend beschäftigen. Man kann also seelenruhig seine ungeteilte Aufmerksamkeit auf die Fernsehsendung richten. Besser noch, man muß es sogar. Und parallel dazu läuft dann leise die Tonband-Lektion der neuen Sprache. Die Losanow-Bedingungen sind auch bei dieser Vorgehensweise erfüllt. Die linke Hirnhälfte wird hinreichend beschäftigt, währenddessen sich das Einschleichen durch leise Einflüsterung des Neuen über unsere rechte, kreative Hirnseite vollzieht. Auch so wird die Verbindungstür zu unserem riesigen Speicher Unterbewußtsein geöffnet. Die Fachwelt schätzt diesen auf 95% unserer gesamten Geisteskapazität.

Und noch anders ging es auch. Auf den langen Autofahrten durch Dänemark und nach Schweden und Norwegen haben wir die Sprachkassetten über Autoradio gehört, während unsere volle Aufmerksamkeit, wie erforderlich, selbstverständlich dem Straßenverkehr galt; ebenso unseren Gesprächen. Auch hierbei waren und sind die beiden Bedingungen, einerseits Konzentration für die linke Gehirnhälfte und andererseits unbewußte Einschleichmöglichkeit für die neue Sprache in die rechte Hemisphäre, gänzlich erfüllt. Welcher der *beiden eigenen Wege* nun letztlich den Lernerfolg gebracht hat, vermag ich nicht genau zu bestimmen. Vermutlich beide.

Nachdem ich mich im Zusammenhang mit der Telepathie über Hirnforschung informiert hatte, gab es meiner Überzeugung nach noch einen dritten Weg. Und dieser ist verblüffend einfach. Ich bin mit dem Walkman und der neuen Sprache einfach schlafen gegangen.

Wir erinnern uns da doch an eine alte Lernempfehlung, die da lautet, man müsse das Lehrbuch nach dem abendlichen Lernen zur Stärkung des Gedächtnisses unter das Kopfkissen legen. Dieser Rat gilt nach wie vor. Den neuesten Forschungsergebnissen zufolge steckt mehr Sinn hinter dieser Vorschlag, als man oberflächlich vermutet. Der kommt aus altüberliefertem Wissen um die lernpsychologisch-physiologische Verquickung von Stimmung mit dem speziellen Verhalten der Gehirnhälften im Thetawellenbereich (ihre Resonanzschwingung mit Teilen der Erdkruste und der Ionosphäre). Dies erzeugt kurz vor dem Einschlafen ein Zustand, in dem wir eine hohe unbewußte geistige Aufnahmefähigkeit besitzen. Die Erklärung dafür liegt in der Tatsache, daß die linke Gehirnhälfte, die rational arbeitende, die auch als radikaler Zensor und als intellektuelle Kontrollinstanz gilt, langsam ausgesteuert wird. Damit dominiert nun die linke Hälfte unseres Denkapparates, die Emotionale unseres Ichs. Und nun das besondere Geheimnis. Diese unsere rechte Gehirnhälfte hat eine Brückenfunktion zum Unterbewußtsein. Er ist unser riesiger, geistiger Speicher, den wir ganz einfach brach liegenlassen, weil wir es noch nicht richtig verstanden haben, ihn für unser Tagewerk und unsere Ziele einzuspannen. Und das wir das können, ist doch faszinierend. Es macht die Faszination für das Lernen.

Ich glaube, mir persönlich schon etwas von dem Zusatzspeicher für besondere Aktivitäten, z.B. beim Schreiben meiner Kriegsbiographie in reinem Versmaß, für das Lernen von Gedichten, auch beim freien Vortrag aller dieser im Buch ausgeführten Themen, ein wenig erschlossen zu haben.

Diesen letzten Satz habe ich gesagt, um Sie zum Gleichtun zu animieren. Es geht mit Sonnenkost, Sport und Konzentration bei jedem von uns. – Auch hierbei wirkt die naturbelassene, reine Nahrung wirklich Wunder. – Und das wissen wir ja schon alle. Geistige Regsamkeit hält auch das Vehikel, unseren Körper, jung und in Gang. –

Das Zurruhegehen mit der fremden Sprache hat also ebenso Erfolg gezeitigt wie sonst das Pauken und Büffeln. Sehr oft bin ich auch darüber eingeschlafen, was der Sache des Lernens offenbar dienlich war, wie sich ja herausgestellt hat. Meistens durch Ablaufrauschen der Kassette geweckt, habe ich dann den Kopfhörer abgelegt. Diese Methode kann ich also reinen Gewissens empfehlen. Das notwendige Überlisten der linken Gehirnhälfte mit dem aufwendigen zweiten Tonband entfällt, weil sie durch den eintretenden Dämmerzustand vor dem eigentlichen Einschlafen schon langsam und durch den Tiefschlaf automatisch ausgeschaltet wird. So bekommt man die neue Sprache ohne technische Tricks im wahrsten Sinne des Wortes sofort ins ›richtige Ohr‹! -

Schlafforscher meinen nun, der erholsame Schlaf werde durch diese Manipulation gestört, die natürlichen Schlafmuster würden abgefälscht und damit sei kein wirklich erholsamer Schlaf mehr möglich. Das soll hier auch gar nicht in Abrede gestellt werden. Doch nächtliche Autobahnkilometer, die wir alle hin und wieder mal abspulen, sind eigentlich auch gegen die Natur. Andererseits haben wir alle schon erfahren, daß es sich zuweilen auch vor dem Fernseher und bei Radiomusik erquicklich einschlafen läßt. Das ›Lernschlafen‹ unter Fremdsprachenberieselung wird ja auch nicht zum Dauerzustand. Aber sie stellt ein großartiges Sprungbrett in die neue Sprache dar und beschleunigt die Sache. Und die schier wunderbare Erfahrung, ja, die Tatsache, daß einem das gewünschte Neue quasi *›im Schlaf‹* gegeben wird, ist doch wirklich phantastisch. Oder etwa nicht? - Schon das ist doch der köstliche Aspekt bei den Lernbemühungen mit ›Lernschlafen‹.

Unterstützend bei diesem Vorgehen wirkt, daß das natürliche Schlafen im Anschluß zudem den Lerneindruck vertieft und damit auch den Lerneffekt verstärkt. Das haben die Schlafforscher inzwischen wissenschaftlich untermauert. Während des Schlafes erfolgt nicht nur das Träumen, wie wir alle ganz persönlich erfahren, sondern darüber hinaus sortiert unser Gehirn die Tageseindrücke, sondert aus, was wegfallen kann, aber prägt, wo es für nötig befunden wird. Und daran sind wir persönlich nicht einmal beteiligt. Und die neue Sprache gehört dann, so die Erfahrung daraus, zu den prägewürdigen Eindrücken.

Hier sei an Freuds Theorie erinnert, wir seien gar nicht Herr in unserem eigenen Haus. Damit meinte er unser Gehirn, unser Bewußtsein und Unterbewußtsein. Vorhin war schon davon die Rede. Ohne diesen Komplex noch einmal gesondert auszuführen zu wollen, möchte ich doch eine neu gehörte Formulierung dafür zum Besten geben: Unter unser Schädeldecke spiele sich ein Zustand vergleichbar mit unserem Haus ab, das übervoll von Fremden Gästen sei, die sich nichts mehr sagen und verbieten ließen. Uns allen bliebe in diesem unserem eigenen Hause nur noch die Besenkammer als persönliches Refugium. Nur in ihr könnten wir alleine noch bestimmen.

Schöne Aussicht. – Doch nun der Schluß daraus: Wenn das so ist, dann holen wir uns doch unverdrossen die neue Sprache in unsere Besenkammer. Und die reicht sogar für mehrere Sprachen und viel neues Wissen. Und das ist doch schon wieder tröstlich, nicht wahr? -

Lassen wir uns also nicht unterkriegen.

Zum Schluß für die so wichtige Selbstmotivation noch ein kleiner Tipp: Lernen Sie gleich zu Beginn des Sprachstudiums ein, zwei oder auch mehrere Sätze auswendig, so daß Sie sie jederzeit sicher aussprechen können, auch lautsprachlich korrekt. Das dient einmal der Selbstversicherung, es auch schaffen zu können (damit nehmen Sie schon das geheimnisvolle Unterbewußtsein mit ins Studiumsboot), und zum anderen verinnerlichen Sie sich damit die spezielle Melodie der neuen Sprache, für die Sie ›entbrannt‹ sind. Für das Neue regelrecht *entbrannt* zu sein, ist eine starke Ausgangsbasis für das Unterfangen. Mit der neuen Sprachmelodie – bei typischer Musik des zukünftigen Sprachlandes - können Sie sich ebenfalls wirkungsvoll bei Ihrem Unterbewußtsein einschmeicheln. Wie schon gesagt, sehr wichtig. Musik beteiligt die Emotionen. Auf diese Weise kommt das intensive Gefühl einer Partnerschaft mit all den inneren Helfern auf, verbunden mit der Gewißheit, es *gemeinsam* schaffen zu können.

Meine Frau und ich haben, was unsere eigenen Erfahrungen anlangt, sowohl beim Lernen, als auch in der alltäglichen Anwendung der fremden Mundart, die neuen Erkenntnisse über das jeweilige Land und die Menschen als persönliche Bereicherung empfunden. Neues Wissen und neue Freundschaften haben sich daraus ergeben. Dieser Vorgang könnte eigentlich auch in einen größeren Zusammenhang gestellt werden: Die Identität eines jeden Einzelnen ist sicherlich wandelbar und wird von vielen Faktoren ausgemacht. Die Perspektive einer lebendigen Identität, die uns Menschen als lern- und fortentwicklungsfähig kennzeichnet, wird durch fremde Sprachen mit dem hinter ihnen verborgenen vielfältigen und reizvollen Schatz förmlich erweitert und eröffnet einen unerwartet breiten, vielleicht sogar kosmopolitisch zu nennenden neuen Blickwinkel.

In diesem Sinne möchte ich allen Leserinnen und Lesern Mut machen, die willens sind, den aufgezeigten Entdeckungspfad zu betreten und so den eigenen Horizont auszudehnen. Es lohnt sich mehr, als man anfangs glauben mag. Also, viel Glück! –

KRAFTÜBUNGEN

Der Autor wendet seit Jahren ein einfaches Kraftübungsprogramm an.

Die Kraftübungen sind hier in einfachen Zeichnungen dargestellt und sollten ohne konditionelle Vorbereitung ausgeführt werden. Damit sind langes Warmlaufen oder Aufwärmen gemeint. Die dadurch bewirkte Kreislaufbeschleunigung würde dem Körper die Durchführung der Kraftübungen erleichtern, was ja auch im allgemeinen Interesse der Trainierenden ist. und ihm nicht den eigentlich beabsichtigten Reiz für eine Muskelverstärkung aufzwingen.

Also – die zum Einsatz kommende Muskelgruppe mit 5-7 mittelleichten, gezielten Vorübungen anstoßen, damit es wegen keine Muskelzerrungen gibt.

Danach die Kraftübungen selbst mit der ›Last des Möglichen‹, je nach Leistungsstand und eigener Entscheidung, durchführen. Die Mindestanzahl der strengen Übungsausführungen sollte 7 betragen, jedoch nicht mehr als 12. Die Differenz stellt den Raum für Trainings- und Leistungssteigerungen dar, die sich auf diese Weise auch erzielen lassen. Sollte nach mit dem aktuell aufgelegten Gewicht nach 12 Ausführungen noch Kraft für weitere Wiederholungen vorhanden sein, dann war das Trainingsgewicht von vornherein zu gering bemessen. Auf keinen Fall die Kraftübungen fortführen. Es soll auf Kraftgewinn und nicht auf Kondition trainiert werden. Besser ist es, am nächsten Trainingstag für die entsprechende Muskelgruppe etwas mehr Gewicht aufzulegen, mit dem dann wieder nur 7 Wiederholungen möglich sind. So kann dann mit dem neuen Gewicht in der Folgezeit wieder bis maximal 12 Ausführen herauftrainiert und so die Leistungsgrenze wirksam erhöht werden.

Werden die nun folgenden Übungsempfehlungen regelmäßig durchgeführt – nach guter Erfahrung des Autors am späten Nachmittag – (weil bis dahin schon durch Alltagsbewegungen die übungsbegünstigenden Muskeltätigkeiten stattgefunden haben), dann wird die Muskulatur ohne Erleichterung durch Aufwärmung und Kreislaufbeschleunigung zum strikten ›Nachrüsten‹ gezwungen werden.

Zwei Photos (1998) über das Trainingsergebnis beim Autor selbst zeigen es, und das zahme Teichhuhn findet Gefallen an dem dargebotenen Müsli (das der Autor selbstverständlich nur zu dessen Verfütterung anrührt).

Empfehlungen: Je nach Leistungs- und Gesundheitsstand ein oder zwei Übungspaare durchführen. Mit Übungspaar sind der antrainierte Muskel und sein danach folgender Gegenspieler (Antagonist) gemeint. Beispiel Oberarmbeuger (Bizeps) und Oberarmstrecker (Trizeps).

Die Übungen zeitlich so durchführen, daß die Übungspaare/Muskelpartien am 3. oder 4. Tag zur Wiederholung heranstehen. Will der Anwender auch das Lauftraining aufnehmen, sollte das dann am 4. oder 5. Tage erfolgen. Zwischendurch dem Körper Regenerationszeit gewähren. Am Lauftage sollte kein Krafttraining erfolgen. Will es der Anwender dennoch kombiniert gestalten, dann dürfen die Kraftübungen wirklich nur v o r dem Lauf, der ja eine Kreislaufbeschleunigung bewirkt, erfolgen. Niemals hinterher.

Kurzbeschreibungen der Einzelübungen / Zweck:

Nr. 1 – Wadenmuskel: Gewichtstasche oder Kurzhantel in einer Hand, festhalten mit der anderen, einen Fuß auf Balken oder Stein, in die Zehenspitze gehen und wieder zurücksinken lassen.

Nr. 2 – Brustmuskulatur (Butterfly): Zwei Gurte am Dachbalken, die Unterarme liegen auf kurzen Schwebebrettchen ca. 30 cm über Boden, Fußspitzen wie bei Liegestütz am Boden, Arme vor die Brust ziehen und sich wieder durchsacken lassen. (Zunächst ohne Rückengewicht).

Nr. 3 – Brust- und obere Bauchmuskulatur/Schultermuskel: Rückenlage auf Hocker, Füße untergeklemmt (Gewicht, Möbel), Gewichte in beiden Händen, am langen Arm durchziehen bis zu den Oberschenkeln.

Nr. 4 – Untere Bauchmuskulatur: Gewicht in beiden Händen oder irgendwo festhalten, gestreckte Beine heben, später auch mit Gewicht versehen.

Nr. 5 – Unterarmmuskel: Stützen auf Hockerkante, Kurzhantel in die langen Finger gleiten lassen und dann Hand schließen.

Nr. 6 – Rückenmuskel: Bauchlage, Hacken untergeklemmt, bei langem Arm Gewicht anheben und senken, oder Langhantel/Gewichte mit langem Arm zur Aufrechthaltung (nur nach guter Eingewöhnung/ Trainingsstand).

Nr. 7 – Schulterblatt-Rückenmuskel: Bauchlage, beide Gewichte heben und senken.

Nr. 8 – Aushängen (nach Nr.6), geschlossene Beine seitwärts schwenken.

Nr. 9 – Liegestütz mit Gewichtstornister. (Zunächst ohne Rückengewicht).

Nr. 10 – Deltamuskel (oberer Schultermuskel): Eine Hand in Schlaufe einhängen (Wirbelsäule entlasten). Gewichtstasche am Ellenbogen, heben und senken.

Nr. 11 – Sägezahnmuskel (seitlicher Rippenmuskel): Gewicht über Flaschenzug seitlich durchziehen, andere Hand sichert.

Nr. 12 – Beinbeugemuskel: Gewichtstasche heben und senken.

Nr. 13 – Beinstrecker: Langhantel hinterrücks, Beine strekken.

Nr. 14 – Bauchmuskulatur (obere und untere): Am langen Arm Beine gebeugt/oder gestreckt anheben.

Nr. 15 – Delta- und Oberarmmuskel: Eine Hand einhängen, Gewicht anheben.

Nr. 16 – Armbeugemuskel (Bizeps): Gewicht anheben oder Klimmzüge.

Nr. 17 – Armstrecker (Trizeps): Rückenlage wie Nr.3, Füße gesichert, Gewichte von hinter dem Kopf bis zur Armaufrechtstellung, langsam wieder absenken.

Nr. 18 – Flanken-/seitl. Hüftmuskulatur: Ein Bein sichern, das beschwerte mit Gewicht langsam heben und senken.

Nr. 20 – verlangt hohe Armkraft: Vom Hang per Klimmzug gleich bis in den Stütz ziehen.

Bitte Eingangs-/Trainingsempfehlungen beachten, um Zerrungen zu vermeiden.

Wer sich die in den Symbolskizzen angedeuteten Helfer (Gewichte, Hocker, Leiter, Gewichtetaschen und Gurte) nicht anschaffen will, kann auch trainieren, indem er die jeweiligen Muskeln und Muskelgruppen des Körpers gegeneinander einsetzt.

Ich nenne dies: **AgA** (**A**rm **g**egen **A**rm), **BgB** (**B**ein **g**egen **B**ein) und **AgB** (**A**rm **g**egen **B**ein). Diese Übungen bieten den Vorteil, daß mit einer Übung gleicht zwei unterschiedliche, nämlich die gegenläufigen Muskeln, die eben genannten Antagonisten, trainiert werden. Das bedeutet nebenbei auch noch Zeitgewinn.

Z.B. AgA – Delta- und Sägezahnmuskel: Eine Hand auf das andere Ellenbogengelenk legen und Arm mit Gegenkraft herunterdrücken, nach 12 x Hand-/Armwechsel.

Z.B. BgB im Sitzen auf einem höheren Tisch das eine Bein vor das andere bringen, d.h., die eine Ferse in den anderen Spannwinkel setzen, und dann durch geschlossenes Beugen und Strecken den Beugemuskel des einen Beines gegen den Streckmuskel des anderen auszuspielen.

Z.B. AgB – Hand aufs Knie stützen und Arm- gegen Beinmuskulatur einsetzen.

Auf diese Weise kann man eine große Variationsbreite in sein

Privatprogramm holen, Überraschungen für die Körpermuskulatur, die darauf besser reagiert, als auf gewohnheitsgemäß und regelmäßig erfolgende Standardübungen. So ist die zuletzt beschriebene BgB -Übung auch im Hängen durchführbar. Vorteil dabei: Die Beine sind frei beweglich, die Arm- und Handmuskeln sind eingespannt und die Wirbelsäule wird während der Übung gut gestreckt. (Druckentlastung für die Zwischenwirbelscheiben bedeutet Nährstoffzufuhr über die Osmosewirkung).

In die hier angeführten Übungen kann man selbstverständlich die gewohnten Kniebeugen, Klimmzüge, Liegestütz, Dehnübungen und Rumpfgymnastik einflechten.

Sie alle bieten den Vorteil, daß man sie auch unabhängig vom jeweiligen Aufenthaltsort und Gerätebestand durchführen kann, selbst wenn sich eine ungeplante Wartezeit irgendwo ergibt. Sie kann so sehr nützlich gestaltet werden und ist niemals vertane Zeit. – Und, wie schon gesagt, wenn Laufen, dann immer erst nach dem Krafttraining. (Natürlich nicht vom Warteplatz).

Beweisrechnung für die Behauptung von Seite 238.
Durch Atmen gelangen mehr Moleküle in den Körper, als durch Essen und Trinken zusammen:

- Luftgewicht – 1,3 (genauer: 1,2923) Kg/ m3
- Bei 20 Atemzügen pro Minute und einem Lungeninhalt von 2,5 l sind es 50 l/min, das entspricht = 65 g Materie
- 65 g x 60 Minuten ergeben ein Stundenvolumen von 3900 g
- 3,9 Kg mal 24 Std. ergeben 93,6 Kg eingeatmete Materie pro Tag.

Bei größerem Lungenvolumen (Langstreckler, Radprofis, Ruderer, Boxer, Schwimmer) wird es selbstverständlich beträchtlich mehr.

Eine solche Masse könnten wir niemals den Tag über verfuttern und trinken.

Und was atmen wir denn nun damit ein?

- Stickstoff (N_2) – 78,09 %
- Sauerstoff (O_2) – 29,95
- Argon (Ar) – 0,93
- Kohlendioxid (CO_2) 0,03
- Neon (Ne) – 0,0018
- Helium (He) – 0,0005
- Methan (CH_4) – 0,0002 (Methan entwickelt die 25-30-fache Klimawirksamkeit von CO_2)
- Krypton (Kr) – 0,0001
- Wasserstoff (H_2) – 0,00005
- Distickstoffmonoxid (N_2O) – 0,00005
- Xenon (Xe) – 0,000009
- Wasserdampf – 1 – 4 % (Wasserdampf /Luftfeuchtigkeit wirkt mit Kohlendioxid zusammen und verstärkt so die CO_2-Aktivität)
- Lachgas – ? (Lachgas hat die 230-310-fache Klimawirksamkeit von CO_2)

Die wirklich vorhandene Luft enthält aber zusätzlich noch:

Ozon (O_3), (in der Stratosphäre 200 bis 300 mal soviel wie in der Troposphäre, der Wetterschicht).

Stickstoffoxide, Schwefeldioxid, Ammoniak, Kohlenmonoxid, Staub, selbstverschuldete Abgase und Schwebstoffe vielerlei Art (z.B. Reifenabrieb, Feinstaub), Blütenstaub/Pollen und Mikroorganismen.

Die Luft enthält auch radioaktive Isotope, die z.T. von den natürlichen Vorkommen von Radium und Thorium im Erdboden und vom Einfluß der kosmischen Strahlung stammen, (mit denen das Leben eben auch entstanden ist). Andere Isotope wurden von Kernwaffentests und wenige von Kernkraftwerken (Tschernobyl) verursacht.

Schwimmer und Badende im Hallenbad erfahren eine zusätzlich Chlor-Belastung durch die erforderliche örtliche Desinfektion (»Ökotest«). Gesichert ist, daß durch die Reaktion von Chlor mit Badewasser-Inhaltsstoffen durchaus toxische Produkte entstehen. Dazu gehören Trihalogenmethane(THM), deren Leitsubstanz Chloroform (krebserregend) ist. Allerdings sollen die gesetzten Grenzwerte generell und streng eingehalten werden. Doch die Environmental Protection Agency (EPA), US-Umweltbehörde, hat ermittelt, daß eine lebenslange inhalative Aufnahme (Einatmen) von 1200 Mikrogramm Chloroform pro Tag ein Restrisiko bedeutet. Gemäß Ökotest-Studie würde ein Badegast jedoch bei 65 Mikrogramm pro Kubikmeter Luft in zwei Stunden höchstens den Wert 130 Mikrogramm Chloroform aufnehmen. (Besucher-Belastung).

Zu bedenken gilt bei der Atemluftbelastung, auch der in freier Luft, daß sportlich Aktive, und besonders Sportler, ein erhöhtes Luftaufnahmequantum erreichen; oft mehr als einen Kubikmeter pro Stunde. Mit extremer Inhalationsrate steigen selbstverständlich auch die Aufnahmewerte, die der natürlichen, aber auch die der durch uns verschuldeten Fremdstoffe.

Alles dies geht in die oben angeführte Einatem-Rechnung mit ein.

LITERATURVERZEICHNIS

Bibel 3. Mose, 17

Marco Bischoff: Biophotonen – Das Licht in unseren Zellen, Verlag Zweitausendeins
Frankfurt 1995

Marco Bischoff: Energiemedizin, raum&zeit Nr.149/150, ehlers verlag, wolfratshausen

Mathias Bökers: Können Tomaten träumen? Von der Intelligenz der Erde – Aufbruch zu einem neuen Naturverständnis, Königsfurt Verlag, Klein Königsförde, Krummwisch, 2001

Guy Claude Burger: Die Rohkosttherapie. Der Weg zurück zur naturgemäßen Ernährung. Wilhelm Heyne Verlag, München 1985

Jean Carpenter: Nahrung ist die beste Medizin.
Econ Verlag, Düsseldorf, 1991

Deutsche Apothekerzeitung:
Jahrgang 142 v.21.02.2002

Harvey und Marilyn Diamond: Fit fürs Leben. Fit for life 2. Goldmann Verlag, 1992

Hoimar von Ditfurth: Am Anfang war der Wasserstoff. Hoffmann und Campe, Hamburg, 1972

Hoimar von Ditfurth: Der Geist fiel nicht vom Himmel. Die Evolution unseres Bewußtseins.
Weltbild Verlag GmbH, Augsburg, 1990

Hoimar von Ditfurth: Zusammenhänge.
Gedanken zu einem naturwissenschaftlichen Weltbild.
Hoffmann und Campe Verlag, Hamburg, 1976

Bernhard Eppich: Alles schwingt.
Waldthausen Verlag, Ritterhude, 1995

James F. Fixx: Das komplette Buch vom Laufen. Fischer. Wolfgang Krüger Verlag GmbH, Frankfurth/Main, 1979

Robert Gansler: Vitalisiertes Wasser auf dem Prüfstand, raum&zeit Nr.151, ehlersverlag Wolfratshausen, 2007.

Patrick Geryl: Topfit mit Sonnenkost. Richtige Ernährung für Sportler. Waldthausen Verlag, Ritterhude, 1995

Ulrike Gonder: Rohkost macht krank. Natur & Kosmos, Natur und Kosmos, Juni 2003

A.t. Hovannessian: Unsere natürliche Nahrung Rohkost. Waldthausen Verlag, Ritterhude, 1993

Werner Kieser: Krafttraining. Falkenverlag GmbH, Niedernhausen/Ts., 2000

Prof. Bernd Kröplin; „Welt im Tropfen" – Gedächtnis und Gedankenformen im Wasser. GutesBuchVerlag, 2004

Prof. Dr. Harald Lesch: TV – Reihe ›Alpha Centauri‹. BR Alpha, Bayerischer Rundfunk.

Theo Löbsack: Versuch und Irrtum. Der Mensch: Fehlschlag der Natur. C.Bertelsmann Verlag, Wien, 1974

Oscar Kiss Maerth: Der Anfang war das Ende.
ECON Verlag, Düsseldorf, 1971
Dr. Georg Meinecke: Der Königsweg zu Gesundheit und hohem Alter. Stark erweiterte Neuausgabe. Books on Demand GmbH, Norderstedt, 2004

(U.a. ein kenntnisreicher und ausführlich gefaßter Literaturführer durch die Rohkost- und Gesundheits- Bibliothek, der schon im Vorgriff detailliertes Wissen vermittelt und die Neugier weckt. Er hilft, Zeit zu sparen).

Dr. Georg Meinecke: Gesund für immer. Die Revolution im Gesundheitswesen. Books on Demand GmbH, Norderstedt, 2008

(Der Autor spricht die Versäumnisse im System mit rückhaltsloser Offenheit an, appelliert mit gewohnter Verve an die Verantwortlichen in Politik, Gesundheitsorganisation und Krankenkassen und fordert Umdenken sowie Handlungsbedarf ein. Wer in der Leserschaft für sein Leben und Wohlergehen selbst Verantwortung übernehmen will und nach dem rechten Weg dahin sucht, nehme dieses Büchlein zur Hand. Es klärt auf, macht Mut zur Eigeninitiative in der geradezu erschreckenden Erkenntnislosigkeit der eigentlich Wissen-Sollenden über den naturwissenschaftlich offensichtlichen Zusammenhang zwischen naturbelassener Nahrung und Naturgesundheit des Menschen und wird den Entschlossenen auch zum Erfolg führen)

Dr. Kathrin Metz-Müller, Dr. Holger Metz: Gesunde Ernährung leicht gemacht.
Verlag Dr. Metz KG, Kelkheim, 1995

Prof. Dr. Konstantin Meyl: Skalarwellen, raum&zeit Nr.150, ehlers verlag gmbh. Wolfratshausen, 2007.

Earl Mindell: Die Vitamin Bibel für das 21. Jahrhundert. Vitamine – Bausteine für ein gesundes Leben. Wilhelm Heyne Verlag München, 2000

Dr. rer.nat. Hartmut Müller: Erste Adresse für neue Physik und ganzheitliche Naturwissenschaft, spezial 1 Global Scaling, raum&zeit, ehlers verlag gmbh, Wolfrathshausen, 2004

Dr. rer.nat. Hartmut Müller: Die Melodie der Schöpfung, raum&zeit Nr 129, ehlers verlag gmbh, Wolfratshausen, 2004

Christian Opitz: Ernährung für Mensch und Erde. Grundlagen einer neuen Ethik des Essens. Hans-Nietsch-Verlag

Prof. F.A. Popp: Die Botschaft der Nahrung.
Verlag Zweitausendeins, Frankfurt/Main, 2000

Dr. med. Hans-Heinrich Reckeweg: Schweinefleisch und Gesundheit
(Vortragsbroschüre) Aurelia-Verlag GmbH, Baden-Baden, 1977

John Robbins: Ernährung für ein neues Jahrtausend.
Hans Nietsch Verlag, Waldfeucht, 1995
Dr. med. Volkert: Komplette Laufmethode. Hege Verlag, Radolfzell, 1988

Michel Schiff: Das Gedächtnis des Wassers. Verlag Zweitausendeins

Marcus Schmieke: Die Physik des Bewußtseins.
raum&zeit Nr 149, ehlers verlag gmbh, Wolfratshausen, 2007

Dr. Herbert M. Shelton: Richtige Ernährung mit natürlicher Nahrung. Waldthausen Verlag, Ritterhude, 1993

Dr. Walter Sommer: Das Urgesetz der natürlichen Ernährung. Walter Sommer Verlag, Ahrensburg i.Hlst. 1986

Marieluise Holzer-Sprenger: Krankheiten. Folgen einer Fehl(ent) wicklung. Verlag Natur und Leben, Offsetdruck Hutters, Krautheim, Jagst

Dr. R. Steintel. Das natürliche Ernährugsgesetz. (Nicht mehr erhältlich. Privatauszug aus 3.Auflg.,1960)

Robert Thieleke: Die Heilkraft der Muskeln.
FOCUS Nr. 17, April 2008, Seite 84 (*)Bengt Saltin, S. 217)

Christopher Vasey: Das Säure – Basen – Gleichgewicht. Midena Weltbild Verlag GmbH, Augsburg, 1996

Are Waerland: Befreiung aus dem Hexenkessel der Krankheiten. Humata Verlag Harold S. Blume, 6. Auflage

Are Waerland: Der Weg zu einer neuen Menschheit. Humata Verlag Harold S. Blume, 5. Auflage

Dr. Norman W. Walker: Darmgesundheit ohne Verstopfung. Waldthausen Verlag, Ritterhude, 1994

Dr. Norman W. Walker: Täglich frische Salate erhalten Ihre Gesundheit, Waldthausen, Ritterhude, 1994

Dr. Norman W. Walker: Auch Sie können jünger werden. Waldthausen Verlag, 1993

Helmut Wandmaker: Willst Du gesund sein? Vergiß den Kochtopf. Waldthausen, Ritterhude, 1989

Dr. Devanando Weise: Harmonische Ernährung. Bewußter leben – genußreich essen. Goldmann Verlag, Elsnerdruck, Berlin,1992

Dr. John Yiamouyiannis: Gesund und aktiv. Das natürliche Ernährungs- und Fitnessprogramm. Waldthausen, Ritterhude, 1992

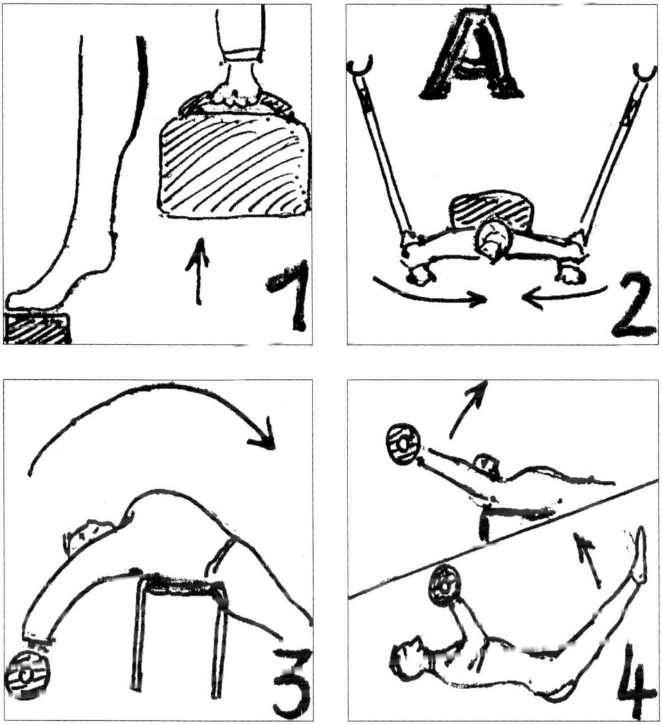
1
A
2
3
4

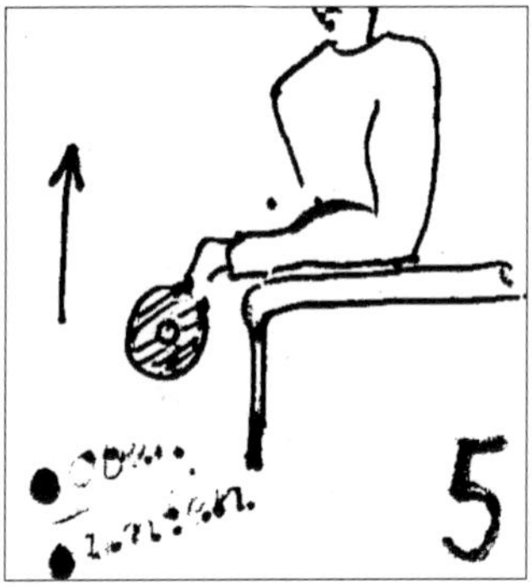
5

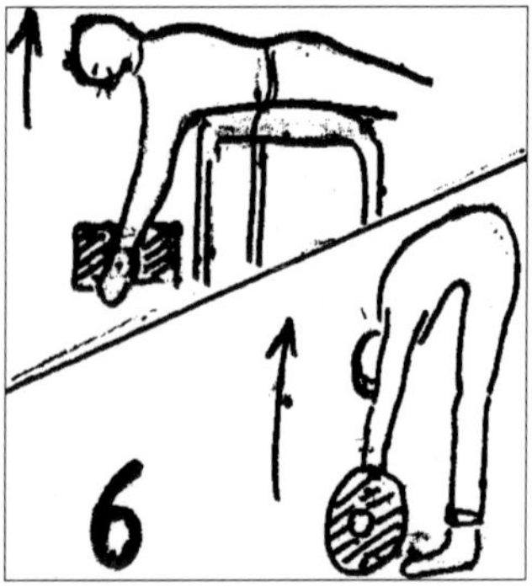
6

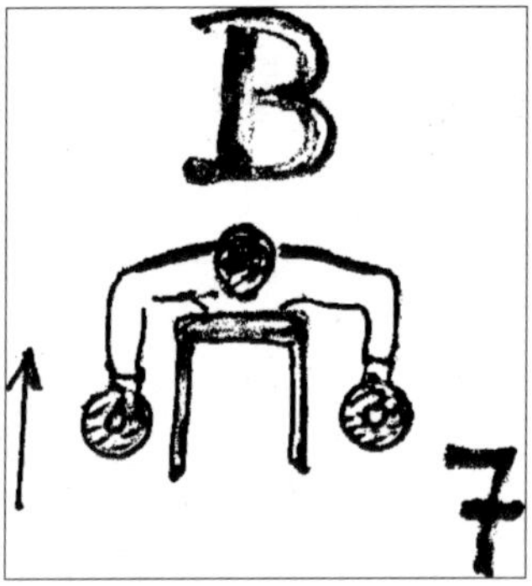
B
7

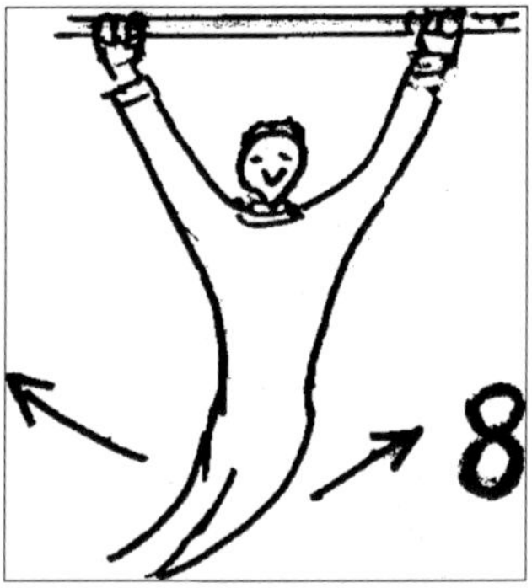
8

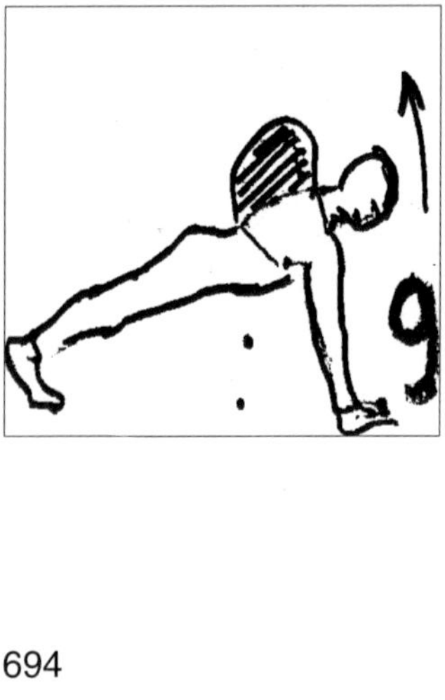
9

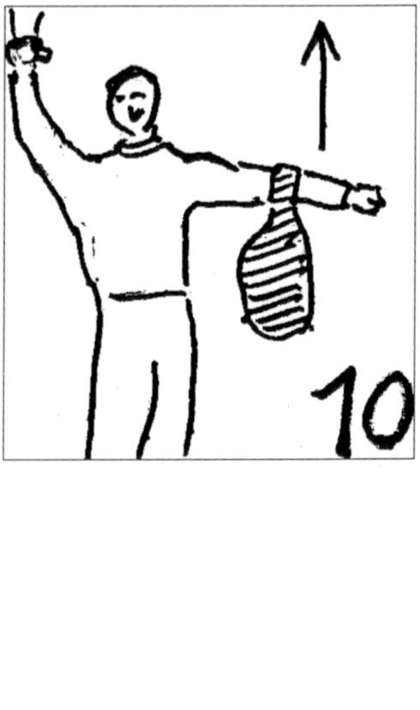
10

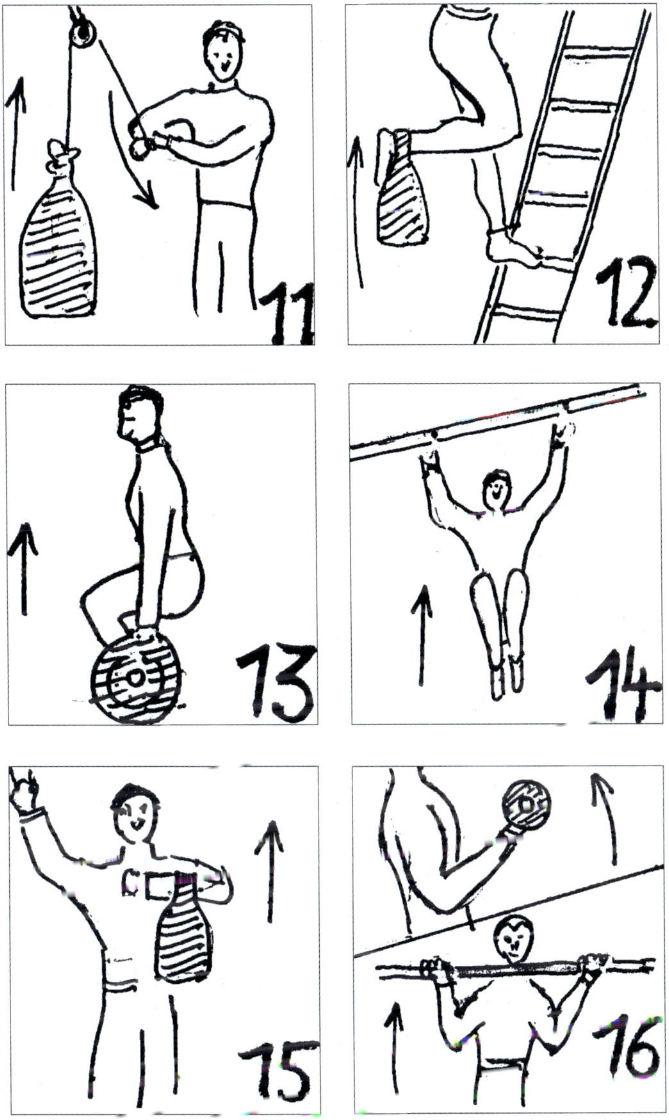
11
12
13
14
15
16

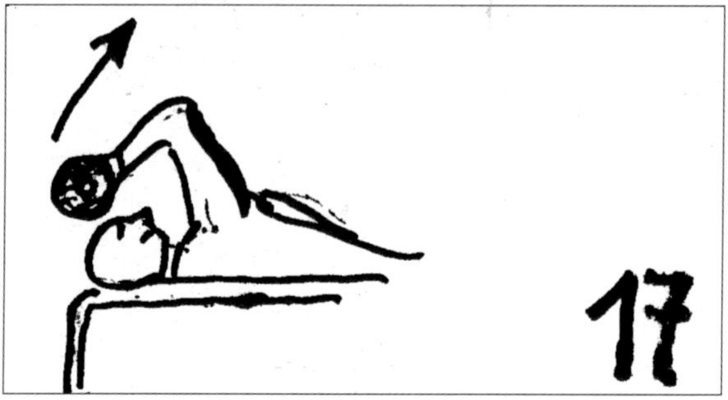
17

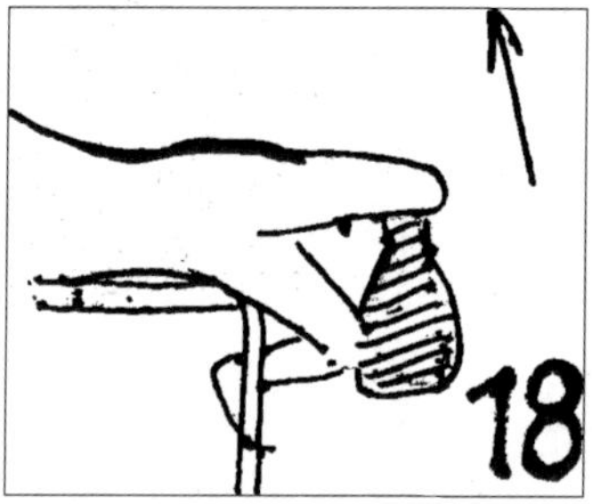
18

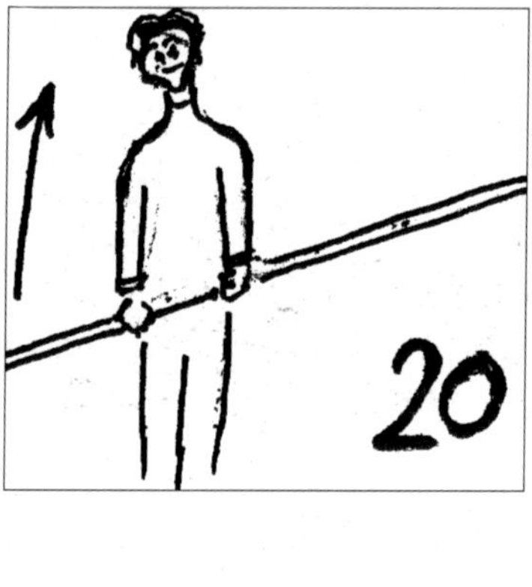
20

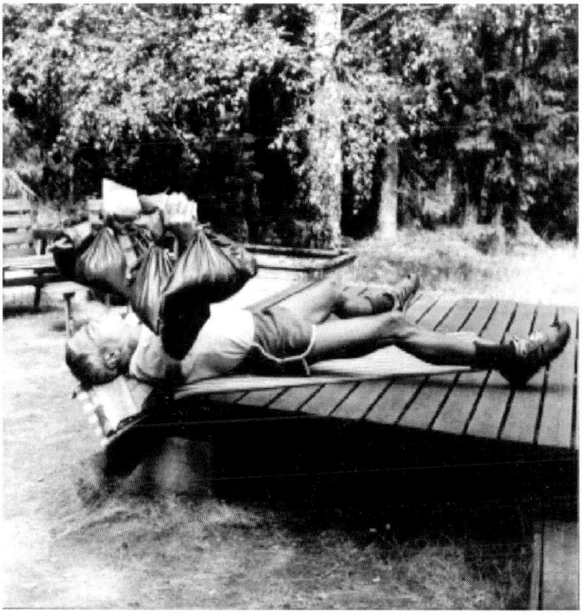

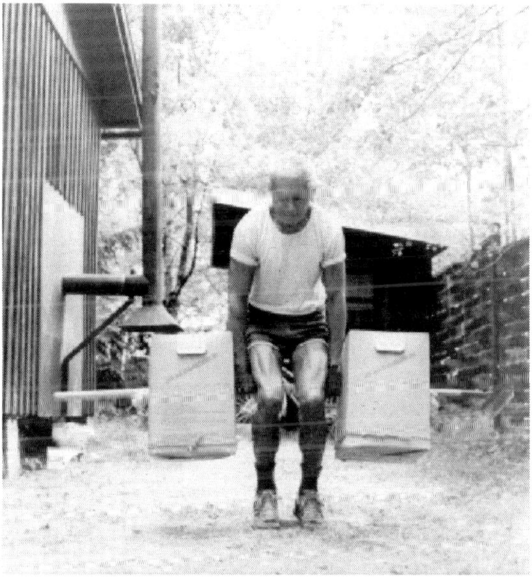

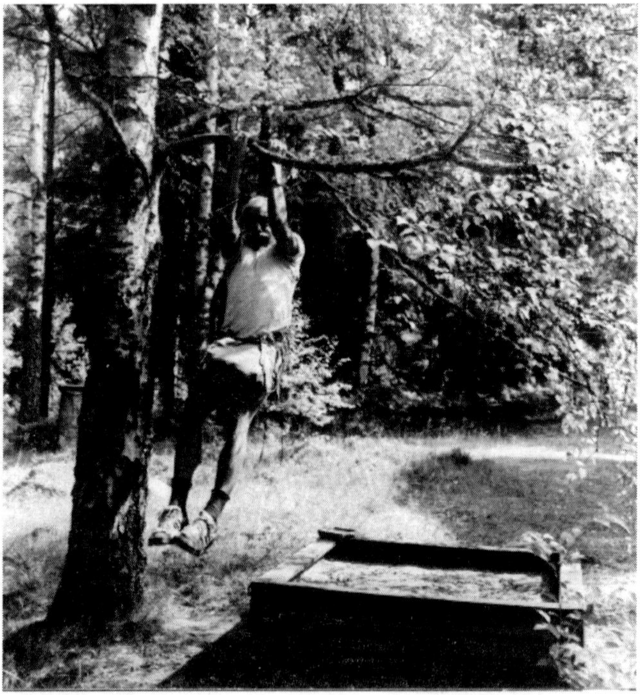

Die letzten drei Photos zeigen Kraftübungen im schwedischen Busch. Mit Steinen gefüllte Kartons am Harkenstiel, Plastiksandsäcke und eine Provianttasche voller Steine als Bizeps-Trainingspartner. Der Phantasie sind keine Grenzen gesetzt. Gelegenheiten gibt's überall.

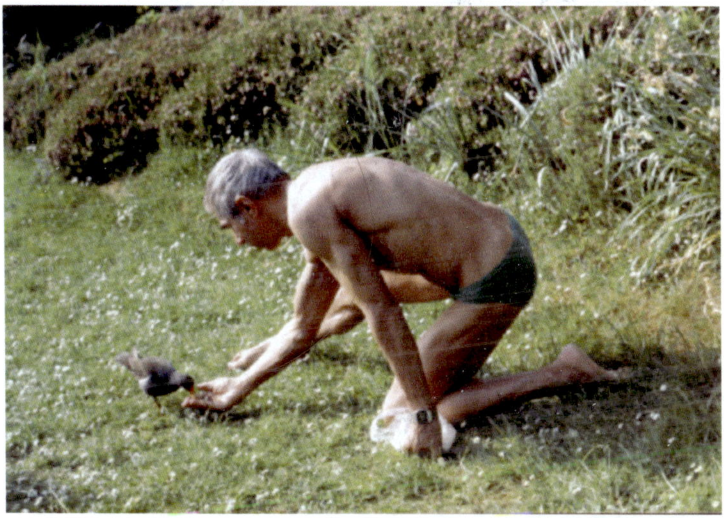

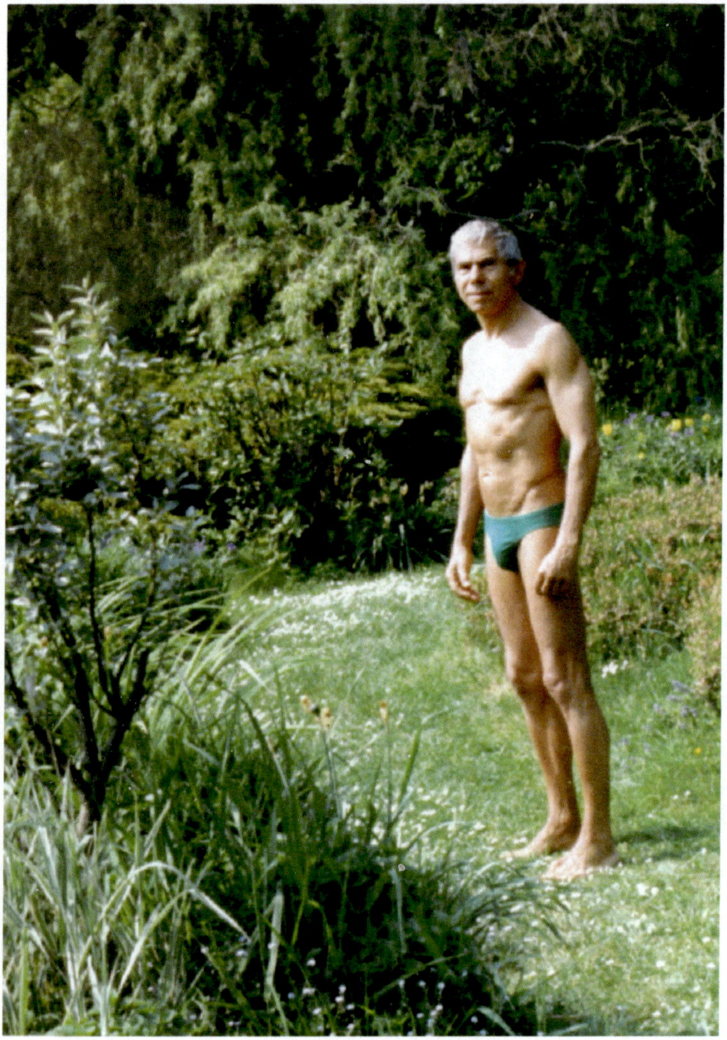

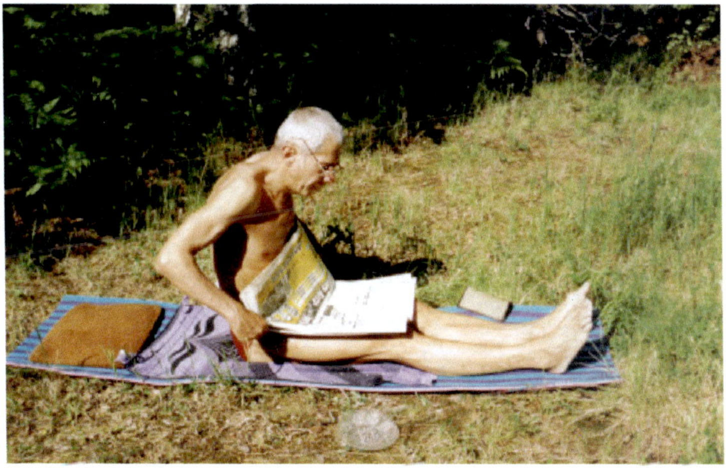

Sommer 1991 (zu Seite 257)

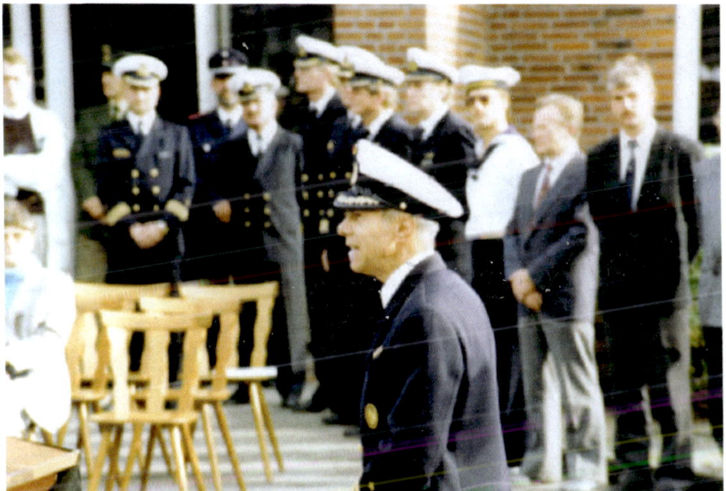

Herbst 1991 (zu Seite 257)

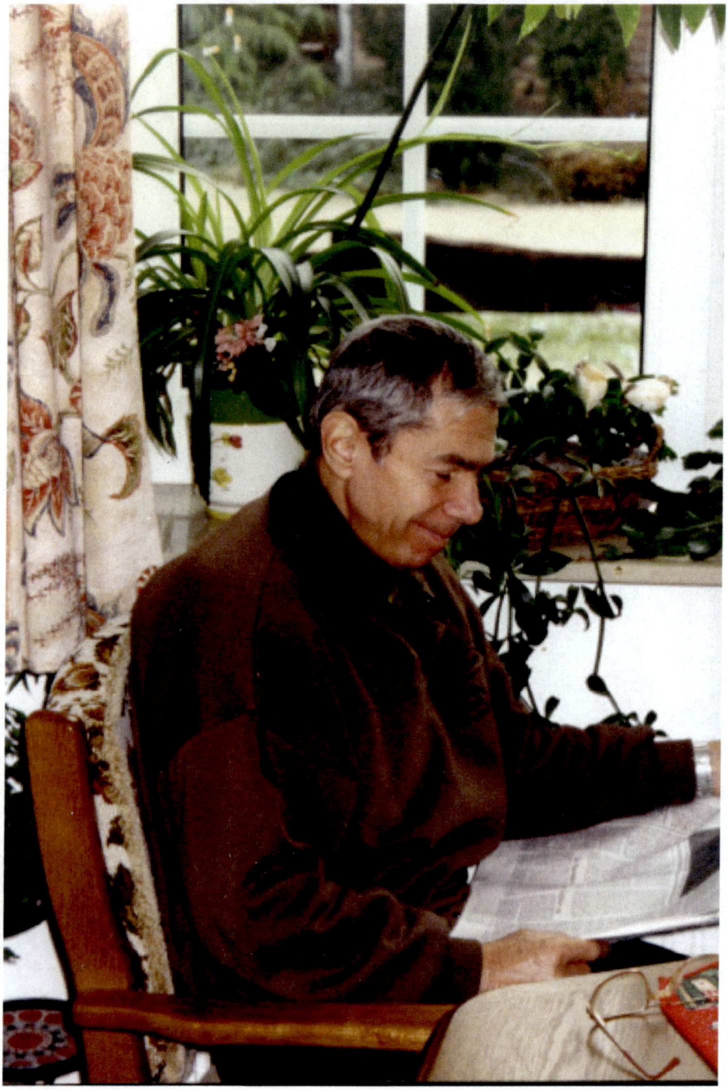

1995

Lebenslauf

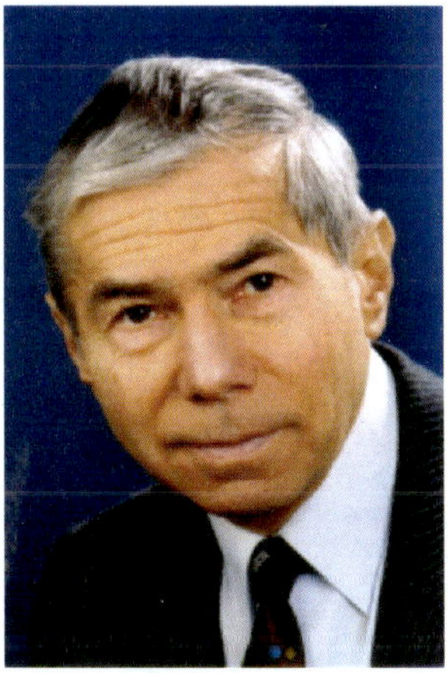

Siegfried W.F. Pagel ist am 24.Mai 1936 im Ostsee-Fischerort Stolpmünde in Pommern als Sohn des Schneidermeisters Willy Pagel und seiner Ehefrau Erna geboren. Nach Überwindung einer Totallähmung (siehe Photo) und der Flucht aus Gotenhafen als dann fast 12-jähriger in Travemünde (Endpunkt der Flucht) eingeschult worden, absolvierte er die dortige Mittelschule und den Technischen Oberbau in Hamburg-Rahlstedt. Anschließend erfolgte die Ausbildung zum Außenhandelskaufmann im Hamburger Hafen. Um als solcher auch einmal hinter den Horizont zu schauen, Länder und Menschen, mit denen er bisher nur vom Schreibtisch aus korrespondierte, kennenzulernen, trat er im April 1957 in die Bundesmarine ein, der er dann 35 Jahre angehörte, zuletzt als Korvettenkapitän.

Der Autor war verheiratet, hat drei erwachsene Kinder und lebt seit dem Tode seiner Ehefrau (April 1994) im gemeinsam gebauten Familienheim in Hattlundmoor bei Steinbergkirche (Kreis Schleswig-Flensburg).

Er beschäftigt sich mit gesunder Ernährung und Lebensführung, ist seit 30 Jahren Vegetarier; seit 20 Jahren reiner SONNENKÖSTLER (Früchte, Gemüse u. Wildpflanzen, roh, ohne Zutrinken), ist schon 55 Jahre begeisterter Langstreckenläufer und hält Vorträge über seine Erfahrungen aus dieser Lebensführung. Der Autor ist außerdem Hobbymaler und hat schon einige Ausstellungen eigener Gemälde veranstaltet.

Seine Kriegs- und Kindheitserlebnisse, Tod der Mutter auf der Flucht, Fluchtfortsetzung als 8 ½ -Jähriger mit zwei jüngeren Schwestern (7 und 4 Jahre), hat der Autor in dem Gedichtband **«Und Mutter liegt in Pommerland»** veröffentlicht.

Aus seiner Feder stammt auch das Kleinbandgedicht:
ZUR GOLDENEN HOCHZEIT – Georg & Bärbel Meinecke
Verlag make a book

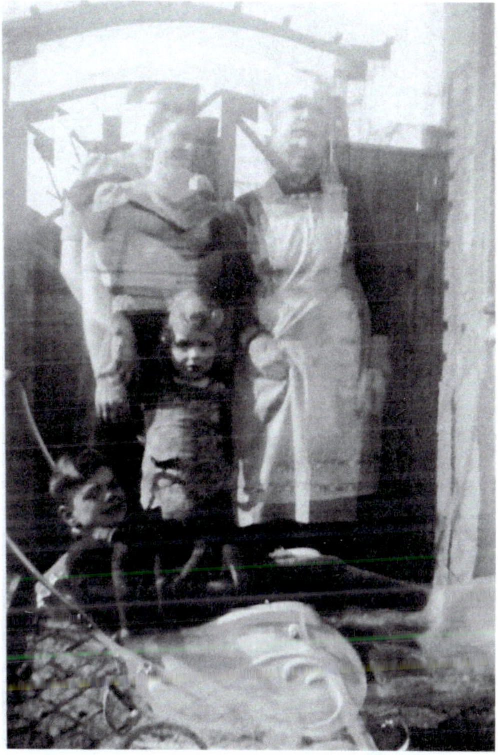

Der Autor in der Sportkarre, 1943
Die Krankheitsursache hat der Autor im Rückschluß erst 40 Jahre später erkannt. (siehe Seite 489/492)

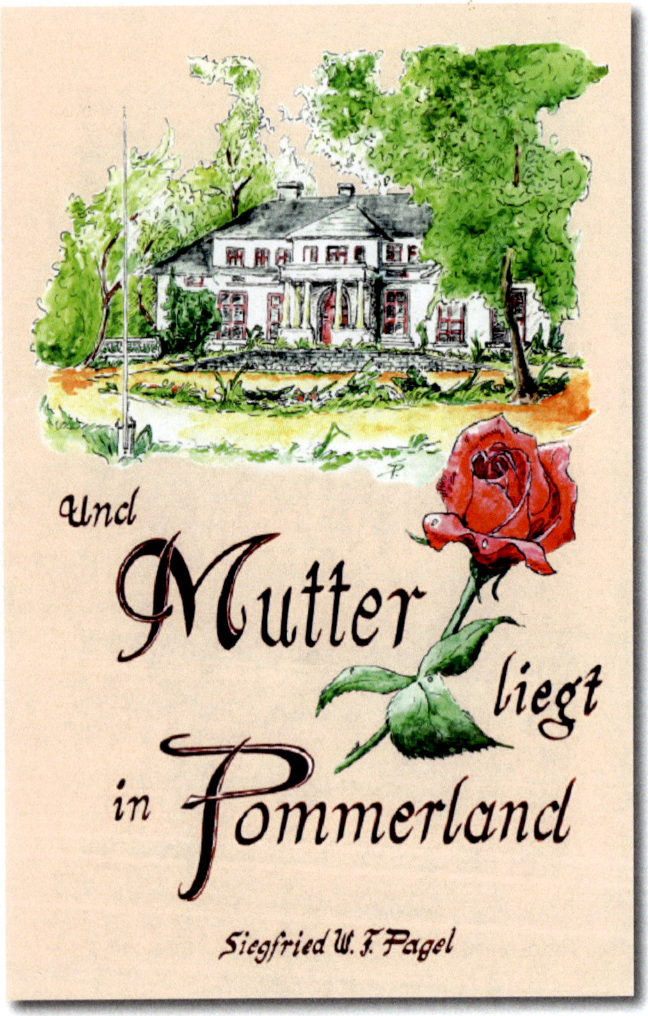

Bod, 22848 Norderstedt,
344 Seiten, Paperback, ISBN: 3-89906-501-8, 15,80 €
344 Seiten, Hardcover, ISBN: 3-89906-501-3, 25,00 €